临床影像诊断丛书

GUIDELINE FOR X-RAY DIAGNOSIS

X线读片指南

（第4版）
Fourth Edition

主　　编　邢　伟　邱建国　邹立秋

副 主 编　陈　杰　陈　明　史新平　张永成

编　　委（以姓氏拼音为序）

陈　赟　丁玖乐　顾　军　何展飞　胡海霞

黄建松　黄文杰　黄云海　江锦赵　蒋振兴

凌志新　卢海涛　卢又燃　马德忠　潘昌杰

石　芳　孙玲玲　孙益芳　王新民　吴　杰

吴金平　徐中华　许绍奇　俞胜男　张　坚

张京刚　张兴仕　郑建刚　周　智　朱小云

主编助理　邢兆宇　张寅青

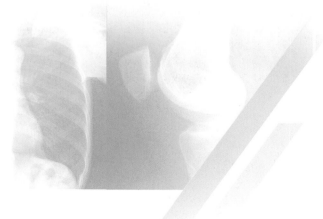

江苏凤凰科学技术出版社

南京

图书在版编目（CIP）数据

X 线读片指南 / 邢伟，邱建国，邹立秋主编. —4 版.
—南京：江苏凤凰科学技术出版社，2018.9（2023.9重印）
（临床影像诊断丛书）
ISBN 978 - 7 - 5537 - 9320 - 7

Ⅰ. ①X⋯ Ⅱ. ①邢⋯ ②邱⋯ ③邹⋯ Ⅲ. ①X 射线诊断—指南 Ⅳ. ①R814 - 62

中国版本图书馆 CIP 数据核字（2018）第 124009 号

临床影像诊断丛书

X 线读片指南

主　　　编	邢　伟　邱建国　邹立秋	
责 任 编 辑	王　云　程春林	
责 任 校 对	仲　敏	
责 任 监 制	刘文洋	

出 版 发 行	江苏凤凰科学技术出版社
出版社地址	南京市湖南路 1 号 A 楼，邮编：210009
出版社网址	http://www.pspress.cn
照　　　排	南京紫藤制版印务中心
印　　　刷	徐州绪权印刷有限公司

开　　　本	880 mm×1 230 mm　1/16
印　　　张	28.75
插　　　页	4
版　　　次	2018 年 9 月第 4 版
印　　　次	2023 年 9 月第 5 次印刷

标 准 书 号	ISBN　978 - 7 - 5537 - 9320 - 7
定　　　价	118.00 元（精）

序　言

    自伦琴发现 X 射线到该项检查技术应用于临床至今,一百多年来,惠及民众之广大不可计数。X 线检查技术在医学影像学科的确立与发展的基础地位根深蒂固。根据国际医疗影像专业机构调查显示,X 线检查在医院影像检查科室中占比达 60%～70%,结合目前我国的医疗现状,这一比例更高。这主要得益于 X 线检查的诸多优势,如成像清晰、经济、简便等。尽管有了更多的检查手段,但一些部位,例如胃肠道,仍主要使用 X 线检查;骨骼、肌肉系统和胸部也多首先应用 X 线检查。

    随着我国分级诊疗制度的建立和完善,提高基层医疗机构的服务质量成为重中之重。而重视 X 线检查,提高 X 线诊断准确率,是为基层医疗机构服务质量保驾护航的重要辅力。而如何能在基础的检查手段中,收获更高的诊断及鉴别诊断效果,这无疑对广大的医学影像科专业人员、相关临床科室医师以及更多即将走上临床工作的广大影像专业的学生提出了更高的要求。

    《X 线读片指南》一书,从 1999 年出版后一版再版至今,长销不衰,正是契合了进一步学习、提高的临床专业诉求。由我院影像科邢伟教授领衔的专家编写团队,均长期工作在临床一线,拥有丰富的理论知识和实践经验。他们在继承以往版本精华的基础上进一步完善了该书的疾病甄选,增加了乳腺钼靶等章节,使得本书内容更加丰富、全面。从内容到编排形式,本书更像一本浓缩精炼的 X 线检查技术资料、数字化信息、声像资料等多种形式的"活教材"和"学习包"。如病例【评述】栏目的设置,集中体现了编写团队临床经验的累积,既是 X 线诊断基础的拔高,也是 X 线诊断与其他检查手段相关联的枢纽所在。其对进一步鉴别诊断的提示、对后续可能需要进行的检查线索的提供,亮点频现,可圈可点。

    值本书出版之际,特此祝贺！相信本书的出版不仅有绘于广大的医学影像学专业人员及相关临床科室的工作人员,对于更多的影像专业的学生也将会提供极具价值的参考。希望本书继续发挥其推动医学影像学发展、为我国医疗进步贡献力量的宝贵作用。

苏州大学附属第三医院
常州市第一人民医院　　院长、博士生导师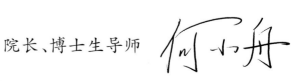

前　言

《X线读片指南》于1999年出版，又于2006年第2版，2014年第3版，2017年组织第4版工作，于今将近二十年了。本书的每一版都多次重印，累计印数达十多万册，读者对其的青睐程度可窥见一斑，所有参编的专家对此甚感欣慰。

影像新技术的发展与应用，不断推动着传统X线诊断的发展和完善。X线诊断涉及众多脏器、部位，至今仍是多种疾病诊断的首选检查方法。就影像科医师而言，传统X线检查不仅仅是一种检查方法，更是影像诊断与鉴别诊断思维的基础。因此，传统X线诊断学既是临床医师的实践课程、影像科医师入门的必修课程，也是相关临床科室医师需要常规关注和学习的一门检查技能。

鉴于传统X线诊断图谱类图书的直观及临床实用性（适合广大放射医技人员及临床医师参考借鉴），结合本书热心读者的信息反馈，《X线读片指南（第4版）》我们在保留第3版内容的基础上增加了乳腺章节，进一步完善X线诊断范畴。本书的编排与第3版一致，以X线诊断的常见病、多发病以及一些少见、疑难病例为主线，突出图像表现，丰富鉴别诊断的内容，分八个章节系统阐述。第一章除简单介绍了X线的基本原理、特点及检查适用范围外，还重点介绍了阅读X线片相关的基本概念和实用技巧。第二章至第八章为分述部分，从【病史摘要】、【X线表现】、【X线诊断】和【评述】四个方面叙述。其中，【病史摘要】简要阐述患者病史，提供基本临床资料信息；【X线表现】简要列出疾病的X线表现，解读图像反映或提示的病理信息；【X线诊断】是综合影像表现，给出诊断意见；【评述】主要是比较X线的诊断价值与限度，简述重要影像征象以及可能需要鉴别诊断的疾病，并提示后续检查的线索。

本书的编写得到了苏州大学附属第三医院（常州市第一人民医院）何小舟院长、张晓膺书记等领导的关心和大力支持，在此特表示最诚挚的谢意！同时，我也藉此，对本书前两版主编傅长根教授所做出的开创性工作和成绩表示敬意和感谢！对从出版至今所有的参编专家献上我内心深深的敬意，谢谢你们无私的付出！一路走来，我们的编写工作也得到了全国各地同行和热心读者的诸多帮助，你们的关心和支持，你们的宝贵意见和建议，督促着我们更加认真、仔细工作的同时，也是我们继续努力前行的动力源泉，在此一并衷心感谢！

书中的一些观点源自编著者团队每一位专家学者的临床经验积累，所有病例、图片都经过了反复的核对和审校，但由于工作量大及个人学术水平所限，错误与疏漏难免，本书的不尽如人意之处，恳请各位专家、同仁以及广大的读者朋友们批评指正，以便再版时改正。

苏州大学附属第三医院
常州市第一人民医院影像科

目　录

第一章　X线诊断基础

邢　伟　陈　明

第一节 X线成像的基本原理及图像特点

X线自伦琴(Wilhelm Conrad Röntgen)于1895年发现后不久,就被医学用于疾病的诊断,并形成了放射诊断学。

20世纪50年代到60年代开始应用超声与核素扫描进行人体检查,出现了超声成像和γ闪烁成像。20世纪70年代到80年代又相继出现了X线计算机断层成像(CT)、磁共振成像(MRI)、发射计算机断层成像(ECT)[如,单光子发射计算机断层成像(SPECT)与正电子发射计算机断层成像(PET)]等新的成像技术。虽然各种成像技术的成像原理与方法不同,诊断价值与限度亦各异,但都是通过人体内部结构和器官的影像来了解人体解剖、生理功能及病理变化,以达到诊断的目的,这样就形成了影像诊断学。

放射诊断学是影像诊断学中重要的组成部分,从某种意义上讲亦是医学影像学的基础。了解其成像原理、方法和图像特点,掌握图像的观察、分析与诊断方法及其在疾病诊断中的价值与限度,从而加以合理应用,这对影像科医师来说是极其重要的。

一、X线成像的基本原理

一般来说,高速行进的电子流被物质阻挡即可产生X线。具体地讲,X线是在真空管内高速行进成束的电子流撞击钨(或钼)靶时而产生的。X线是一种波长很短的电磁波。目前,X线诊断常用的X线波长范围为0.008~0.031 nm。X线具有以下几种与成像相关的特性:

1. 穿透性　X线具有很强的穿透力,能穿透一般可见光不能穿透的各种不同密度的物质,并在穿透过程中受到一定程度的吸收(即衰减)。X线的穿透力除与X线波长有关外,还与被照体的密度和厚度相关。X线穿透性是X线成像的基础。

2. 荧光效应　X线能激发荧光物质,产生肉眼可见的荧光,荧光效应是进行X线透视的基础。

3. 摄影效应　X线能使涂有溴化银的胶片感光,经显影和定影处理,产生黑和白的影像。感光效应是进行X线摄片的基础。

4. 电离效应　X线通过任何物质都可产生电离效应。它是放射防护学和放射治疗的基础。

基于以上X线特征,加之当X线透过人体各种不同组织结构时,由于其密度和厚度的差别,X线被吸收的程度不同,所以到达荧光屏或胶片上的X线量即有差异。这样,在荧光屏或X线片上就形成黑白对比不同的影像。这就是X线成像的基本原理。

传统X线检查可区分四种密度:① 高密度的有骨组织和钙化灶等,在X线片上呈白色;② 中等密度的有软骨、肌肉、神经、实质器官、结缔组织以及体液等,在X线片上呈灰白色;③ 较低密度的有脂肪组织,在X线片上呈灰黑色;④ 低密度的为气体,在X线片上呈黑色。

人体组织器官的形态不同,厚度也不一致。厚的部分,吸收X线多,透过的X线量少;薄的部分相反,从而在X线片上或荧光屏上显示出黑白或明暗差别。

由此可见,密度和厚度的差别是产生影像对比的基础,是X线成像的基本条件。而密度与厚度在成像中所起的作用要看哪个占优势。例如,肋骨密度高但厚度小,而心脏大血管系软组织,为中等密度,但厚度大,因而心脏大血管在X线胸片上的影像反而比肋骨影像白。

二、X线图像特点

X线图像是X线束穿透某一部位的不同密度和厚度组织结构后的投影总和,是一种叠加影像,使原本三维的立体结构变成了一个二维平面图像。

由于X线束是从X线管向人体做锥形投射,因此X线影像有一定程度放大并产生伴影。这其中处于中心射线部位的X线影像,虽有放大,但仍保持被照体原来的形状;而边缘射线部位的X线影像,由于倾斜投射,使被照射体既有放大,又有歪曲失真。

第二节　X线检查技术

X线图像是由从黑到白不同灰度的影像所组成的，这些不同灰度的影像反映了人体组织结构的解剖及病理状态。传统的X线检查可区分骨骼、软组织、脂肪和气体，这就是自然对比。对于缺乏自然对比的组织或器官，可人工引入一定量的在密度上高于或低于它的物质，便产生了人工对比。自然对比和人工对比是X线检查的基础。

一、普通检查

X线普通检查包括X线透视和X线摄影。

1. X线透视　主要优点是可以转动患者体位进行多方位观察，了解人体组织器官的全貌；了解器官的动态变化，如心脏大血管的搏动、膈肌运动及胃肠道蠕动等；操作方便，费用较低。主要缺点是透视图像欠清晰；密度与厚度较大部位难以观察，如头颅、脊柱等；透视无法留下永久性记录；透视照射时间长，X线量大。

2. X线摄影　优点是图像清晰，可留有永久性记录，便于复查时对照和会诊。缺点是仅能获得一个方位一个区域的影像；无法进行动态观察；费用比透视稍高。

这两种方法，根据检查的需要可配合使用，以提高诊断的正确性。

二、特殊检查

1. 体层摄影　普通X线片是一个重叠的影像，故有部分组织结构或病变不能充分显示。体层摄影则可通过特殊装置和操作获得某一选定层面上组织结构的影像，而不属于选定层面的结构则在投射过程中被模糊掉。多用于了解病变内部结构，有无空洞、钙化、病灶边缘情况；还可显示气管、支气管通畅情况等。

2. 软线摄影　如常用钼靶摄影，主要用于检查软组织，特别是乳腺组织的检查。

3. 其他特殊检查　放大摄影，以显示较细微的病变；荧光摄影，多用于集体体检；记波摄影，以了解心脏大血管的搏动、纵隔肿瘤的鉴别、心脏瓣膜钙化、膈肌运动、胃肠道蠕动等。

三、造影检查

人体内有很多器官和系统缺乏密度的差异，例如胃肠道、胆系和泌尿系统等。即使在天然对比较明显的胸部和四肢，也不能完全满足诊断要求。为了扩大诊断范围，必须在密度相近的管腔内或器官的周围，注入密度高于或低于它们的物质，进行人工对比。这种方法通常称为造影检查，引入的物质称为造影剂。造影检查及其应用，大大地扩大了X线检查的范围。

（一）造影剂　按密度高低分为高密度造影剂和低密度造影剂两类。

1. 高密度造影剂　为原子序数高、密度（比重）大的物质。常用的有钡剂和碘剂。

钡剂为医用硫酸钡粉末，按粉末微粒大小、均匀性和一定量胶分为不同类型。市场上有不同类型和规格的成品销售，使用时只需加入适量水，达到一定浓度，即可适应不同部位检查需要。硫酸钡混悬液主要用于食管及胃肠道造影，目前多采用钡气双重对比检查，以提高检查质量。

碘剂种类繁多，应用很广，分为有机碘和无机碘制剂两类。

有机碘水剂类造影剂注入血管内以显示器官和大血管，已有数十年历史。广泛应用于胆管及胆囊、肾盂及尿路、动静脉及心脏造影、CT增强检查等。20世纪70年代以前均采用离子型造影剂，系高渗，故可引起血管内液体增多和血管扩张、肺静脉压升高、血管内皮损伤及神经毒性较大等缺点，使用中可出现毒副反应。近30多年来开发出数种非离子型造影剂，这类造影剂具有相对低渗性、低黏度、低毒性等优点，大大降低了毒副反应，更适用于血管、神经系统及造影增强CT扫描，但费用较贵。

有机碘水剂类造影有以下三种类型：① 离子型：以泛影葡胺（Meglumine Diatrizoate）为代表。② 非离子型：以碘苯六醇（Iohexol）、碘普罗胺（Iopromide）、碘必乐（Iopamidol）为代表。③ 非离子型二聚体：以碘曲仑(Iotrolan)为代表。

无机碘制剂中,碘化油(Iodinate Oil)含碘40%,常用于支气管、子宫输卵管造影等。碘化油造影后吸收极慢,故造影完毕应尽可能将碘化油吸出。

脂肪酸碘化物的碘苯酯(Iophendylate),可注入椎管内做脊髓造影,但近年来已用非离子型二聚体碘水剂取代。

2. 低密度造影剂　为原子序数低、密度(比重)小的物质。目前应用于临床的有二氧化碳、氧气和空气等。体内二氧化碳吸收最快,空气吸收最慢。空气与氧气均不能注入正在出血的血管,以免发生气栓,可用于蛛网膜下腔、关节囊、腹腔、胸腔及软组织间隙的造影,近年来已较少使用。

(二)造影方法及其应用　现就各系统目前常用造影方法及其应用做一简要介绍:

1. 骨与关节系统　为了了解关节囊内软组织损伤和病理改变,可行关节造影。

2. 呼吸系统　支气管碘油造影是直接观察支气管病变的检查方法,诊断效果好,有一定的痛苦。自CT广泛应用于临床后,这种造影已较少应用。支气管动脉造影用于肺癌的诊断,进而可行介入放射学治疗。肺动脉造影可用于肺动静脉瘘畸形的诊断及栓塞治疗,亦有助于肺隔离症的诊断。

3. 循环系统　心血管造影是将造影剂快速注入心脏和大血管内,以显示心脏和大血管腔内解剖结构及血流动力学改变,从而进行疾病的诊断。

对造影剂的要求:高浓度、低黏度、毒性小。目前常用70%泛影葡胺或非离子型水溶性碘造影剂,用量按千克体重计算,每千克体重为1 ml,总量一般不超过50 ml,注射速度要求每秒15~25 ml,快速连续摄影或行数字减影血管造影。

造影方法:根据造影目的、造影剂注入的方式和部位的不同,现介绍几种造影方法:

(1)右心造影:先行右心插管,根据需要将导管前端置于右心房或右心室心尖部,注入造影剂,显示右侧心腔和肺血管。主要适用于右心、肺血管的异常及伴有发绀的先天性心脏病。

(2)左心造影:导管自周围动脉插入,其前端一般置于左心室心尖部。适用于二尖瓣关闭不全、主动脉瓣口狭窄、心室间隔缺损、永存房室共道及左心室病变。

(3)主动脉造影:导管自周围动脉插入,其前端置于主动脉瓣上3~5 cm处。适用于显示主动脉本身的病变如动脉瘤、主动脉夹层、主动脉缩窄、大动脉炎等以及主动脉瓣关闭不全、主动脉与肺动脉或主动脉与右心之间的异常沟通如动脉导管未闭、主肺动脉隔缺损、主动脉窦瘤破裂等。

(4)冠状动脉造影:用特定的导管从周围动脉插入主动脉,进而入冠状动脉内进行选择性冠状动脉造影。适用于冠状动脉粥样硬化性心脏病的检查,是冠状动脉搭桥术或血管成形术及内支架置放术术前必须的检查步骤。

心血管造影是一种比较复杂而有一定痛苦和危险的检查方法,必须慎行。

4. 胃肠道　胃肠道疾病的检查主要用钡剂造影。血管造影用于胃肠道血管性疾病、胃肠道出血的检查和介入治疗。

(1)钡剂造影:按检查范围可分为:① 上消化道造影:包括食管、胃、十二指肠及上段空肠。② 上中消化道造影:在做完上消化道造影检查后每隔1小时检查一次,观察空肠、回肠及回盲部情况。③ 结肠造影:分为钡剂灌肠造影及口服法钡剂造影,前者为检查结肠的基本方法。

按造影方法可分为传统的钡剂造影法和气钡双重造影法。后者已较广泛使用,在检查过程中,除需注意气钡双重相外,尚应结合充盈相、黏膜相及压迫相,才不至于遗漏病变。

为了检查小肠还可用小肠灌钡造影。

胃肠道钡剂造影应注意以下几点:① X线透视与摄片结合,前者可动态观察,后者可观察细微病变。② 形态与功能并重。③ 触诊和加压交替使用。

必要时可用抗胆碱药,以降低胃肠道张力,有利于观察细微结构,亦可帮助鉴别狭窄是痉挛性还是器质性。

（2）血管造影：动脉造影主要用于钡剂检查无阳性发现的胃肠道出血和肿瘤。造影方法是经股动脉穿刺，在透视监视下，将导管插入腹腔干、肠系膜上动脉或肠系膜下动脉，注入造影剂，快速连续摄影。

对于门静脉高压症、食管或胃静脉曲张的患者，可做肝门静脉造影以显示侧支循环的走向、程度，为治疗方案提供资料。

5. 肝、胆、胰　肝动脉造影对肝占位病变和血管病变有较大价值，常在超声成像和 CT 不能确诊的情况下或在介入治疗前施行。胆系造影检查种类较多，分述如下：

（1）口服法胆囊造影：主要用于观察胆囊的形态和功能，从而进行疾病诊断。口服胆囊造影剂（常用碘番酸）后，造影剂被小肠吸收进入血液，然后经胆汁排入胆管到胆囊，经胆囊浓缩后，使胆囊显影。一般于检查前 1 天晚服造影剂后 14 小时摄取充盈相，若充盈良好，即吃脂肪餐，之后 1 小时再摄一片，观察胆囊收缩排空功能。

（2）静脉法胆系造影：静脉注射胆影葡胺，使胆管和胆囊显影。由于超声图（USG）的广泛应用，以上两种造影已退居次要地位。

（3）术后经引流管（T 管）造影：手术后经 T 管做胆管造影，主要观察胆管与十二指肠通畅情况，并了解胆管内有无残留结石或其他疾患。

（4）内镜逆行胰胆管造影（ERCP）：是将十二指肠纤维镜送至十二指肠降部，经过十二指肠大乳头插入导管注入造影剂，以显示胆管或胰管。对诊断胆管病变有很大价值。

（5）经皮经肝胆管造影（PTC）：是用细针穿刺皮肤、肝脏进入胆管后，注入造影剂使胆管显影。主要用于鉴别阻塞性黄疸的原因并确定阻塞的部位，通常于 CT 或 USG 确定有胆管阻塞后，才施行该项检查。在该检查基础上发展了胆管引流术。

胰腺小，位置深，USG、CT 可以在无损伤情况下显示胰腺，并对其疾病做出诊断，是目前首选的方法。有些造影检查亦对其有所帮助。如低张十二指肠造影，能较好显示胰腺肿瘤或胰腺炎对十二指肠和胃窦部大弯侧造成的压迫或浸润，当然这是在病变大到一定程度时才能显示的。ERCP 对诊断慢性胰腺炎、胰头癌和壶腹部癌有一定帮助。胰头癌是造成胆管阻塞的原因之一，故 PTC 检查对其诊断亦有一定帮助。选择性腹腔干造影主要用于胰岛细胞瘤的诊断，但多在 USG 或 CT 难于确诊后应用。

6. 泌尿系统　造影检查可显示泌尿系统器官的解剖结构及其功能情况，进而对疾病做出诊断。

（1）排泄性尿路造影：是泌尿系统常用的造影检查方法。常用的造影剂为 60% 泛影葡胺，经静脉注射后，几乎全部经肾小球滤过排入肾盂、肾盏而使之显影，不但可以显示肾盂、肾盏、输尿管及膀胱内腔的解剖形态，而且可以了解两肾的排泄功能。严重的肝、肾和血管疾病是本法的禁忌证。

常规法尿路造影：成人用 60% 泛影葡胺 20～40 ml，约 4 分钟内静脉注射完毕，于注射后 7 分钟、15 分钟、30 分钟摄取两肾区腹部加压片，如显影良好，除压后摄全腹部片。如有肾盂积水而显影不清，可延长摄影时间 2～4 小时，甚至更长时间。

（2）逆行肾盂造影：膀胱镜检查时，以导管插入输尿管，注入造影剂而使肾盂、肾盏显影。多用于排泄性尿路造影显影不良或不适于做排泄性尿路造影患者。

（3）膀胱及尿道造影：是将导管插入膀胱，注入造影剂，使膀胱显影。用于诊断膀胱肿瘤、膀胱憩室、前列腺增生等。将导尿管插入前尿道或将注射器直接抵住尿道口，注入造影剂，可显示男性尿道的病变。亦可进行排尿期尿道摄影。

（4）腹主动脉造影和选择性肾动脉造影：主要用于诊断大动脉炎和肾血管性疾病，也可观察肾肿瘤和肾上腺肿瘤。在选择性肾动脉造影的基础上，可对肾癌进行化疗、栓塞等介入治疗。

7. 女性生殖系统造影　生殖系统的 X 线造影可了解子宫和输卵管情况，为女性生殖系统某些炎症和肿瘤的诊断提供依据。

（1）子宫输卵管造影：是经子宫颈口注入 40% 碘化油或有机碘水剂以显示子宫和输卵管内腔。主要用于观察输卵管是否通畅、子宫有无畸形等。

(2) 盆腔动脉造影:经皮穿刺股动脉插管,将导管先置于腹主动脉分叉处或髂总或髂内动脉进行造影,可显示髂内动脉及子宫动脉。该法主要用于诊断生殖器官的血管性病变,确定盆腔肿块的血供和性质,并通过导管进行介入治疗。

8. 中枢神经系统　早先该系统造影检查方法较多,自从 CT 及 MRI 使用以来,已大大减少,目前常用的有脑血管造影,必要时可进行脊髓造影。

(1) 脑血管造影:目前多采用经皮穿刺股动脉插管,根据需要导管前端可分别进入右颈总动脉、左颈总动脉和椎动脉,将有机碘水剂引入脑血管中,使其显影。需摄动脉期、静脉期和静脉窦期照片。主要用于诊断脑动脉瘤、血管发育异常和血管闭塞等病变,并可了解脑瘤的供血动脉,在造影的基础上,尚可进行介入治疗如动静脉瘘的栓塞治疗。

(2) 脊髓造影:是将造影剂引入蛛网膜下腔中,通过改变患者体位,在透视下观察其在椎管内流动情况和形态,以诊断椎管内病变。

除上述各系统常用的造影检查方法外,尚有一些较少应用的造影检查,此处不再赘述。

总之,以上各种造影检查可概括为两种方式:直接引入和间接引入。直接引入又可分为:① 口服法:食管及胃肠钡餐检查。② 灌注法:钡剂灌肠、支气管造影、逆行胰胆管造影、逆行泌尿道造影及子宫输卵管造影等。③ 穿刺注入法:可直接或经导管注入器官或组织内,如心脏造影、血管造影、关节腔造影和脊髓造影等。间接引入为造影剂先被引入某一特定组织或器官内后,经吸收并聚集于欲造影的某一器官内,使之显影,分为:① 吸收性:淋巴管造影。② 排泄性:口服胆囊造影、静脉胆管造影和静脉泌尿道造影等。

(三)检查前准备及造影反应的处理　各种造影检查都有相应的检查前准备和注意事项,必须严格执行,认真准备,以保证检查效果和患者的安全。在造影反应中,以碘过敏较常见并较严重。造影前,必须了解患者有无造影的禁忌证,进行碘过敏试验。阳性者,不宜造影检查;但阴性者,造影中也可发生过敏反应,因此造影过程中自始至终应密切观察患者。一旦出现严重反应,立即终止造影并进行抗休克、抗过敏和对症治疗。

四、X线检查方法的选择原则

X线检查方法的选择,应该在了解各种 X 线检查方法的适应证、禁忌证和优缺点的基础上,根据临床初步诊断,提出一个 X 线检查方案。一般应该选择安全、准确、简便且又经济的方法。X 线透视和 X 线摄片是比较简单的检查方法,通常被首先考虑,如应用这些方法可达到诊断目的的要求,就无需再进行其他复杂检查,以免增加患者的痛苦和负担。对活动性器官进行动态观察,需了解其功能,以透视为宜。而有些部位检查如颅骨、脊柱和骨盆等只能摄片,X 线透视无助于事。有时两三种检查方法都是必需的,如胃肠道检查,既要透视又要摄片;再如对于某些先天性心脏病准备手术治疗的患者,不仅需要心脏透视和摄片,还必须做心血管造影。对于可能产生一定反应和一定危险的检查方法或价格昂贵的检查,必须慎用,不可视作常规检查、不加选择的使用,以免给患者带来不必要的痛苦和损失。

第三节　X线诊断的原则和方法

一、X线诊断的原则

X线诊断是重要的临床诊断方法之一。诊断以 X 线影像为基础,综合 X 线各种病理表现,联系临床资料,进行分析推理,才可能提出比较正确的 X 线诊断结论。在诊断过程中,应根据下列原则来进行:① 根据正常解剖、生理的基础知识,认识人体器官和组织的 X 线影像表现。② 根据病理解剖学和病理生理学的基础知识,认识人体病理改变所产生的阴影。③ 结合临床资料,包括病史、症状、体征以及其他临床检查资料进行分析推理,做出结论。

为了正确做出 X 线诊断,除应参照上述原则外,还必须具有全面的 X 线检查程序,包括检查部位和检查方法的选择、摄片位置和曝光因素的确定等,均应根据临床需要及患者具体情况决定。临床所提出X线检查的要求,一般是为了进一步明确疾病的诊断、病变的范围和程度,或者是为排除临床上可疑之疾患。基于临床上的不同要求,在提出X线诊断意见时,则应力求做出具体回答。在分析病例时,应对所有的X线表现按照检查的程序,客观地、全面地进行观察与研究。首先从常见病入手,通常情况下,常见病毕竟常见,少见病毕竟少见,罕见病毕竟罕见,作为一名称职的医师,头脑中应具有较广泛的罕见疾病、少见疾病的知识,这一点很重要。在分析过程中,可多考虑些疾病,然后根据X线影像及相关临床资料,将其中部分疾病排除掉,提出几种可能性,原则上诊断意见不宜超过3个,并指出何种可能性最大,以便临床上参考和处理。对那种根据X线表现和临床资料能做出十分肯定X线诊断的,必须做出肯定诊断。对无法诊断或无法明确诊断的,尚可提出进一步检查的建议。

二、X线诊断的方法

(一)系统周密的观察　要想做出正确的诊断,必须从系统周密的观察开始。观察的要求和内容包括以下几方面:

1. X线片的技术条件　阅读分析X线片时,首先应注意照片的质量是否符合诊断的要求。一张良好的照片必须达到位置正确、黑白对比鲜明、细微结构清晰可见、照片清洁不带污迹及其他伪影、标记(左、右及片号)鲜明无误。

2. 按一定程序观察X线片　为了不至于遗漏重要X线征象,应按一定顺序,全面而系统地进行观察。如以胸片为例,应按胸廓、肺、纵隔、横膈及胸膜等逐步观察。在分析肺部的X线表现时,可从肺尖到肺底,从肺门到肺周依次进行观察。在分析骨关节片时,应依次观察骨骼、关节及软组织。在分析骨骼时,则应注意骨皮质、骨松质及骨髓腔等。否则很易被引人注目的部分所吸引,忽略观察其他部分,而往往这部分正是更重要而必须阅读的部分。

3. 对病变观察的要点

(1)病变的部位和分布:某些病变好发于人体的一定部位,它的分布可表现出一定规律。如骨肉瘤多发生于长骨干骺端,而尤文肉瘤多在骨干;后纵隔肿瘤多为神经源性肿瘤,而中纵隔的肿瘤则多为淋巴类肿瘤等。

(2)病变的数目:常与其性质相关。类风湿性关节炎常为多发性关节病变,而结核性关节炎则多为单个关节发病;肺内转移瘤常多发,而原发性周围性肺癌多为单发。

(3)病变的形状:肺内斑片状阴影多为炎症,而球形阴影多为肿瘤,有时亦可为结核球或炎性假瘤;骨囊肿往往呈囊状透光区,而恶性骨肿瘤表现为不规则状骨破坏。

(4)病变的大小:在肺内弥漫性病变中,急性粟粒型肺结核其斑点状阴影直径为1~2 mm,矽肺结节一般为2~4 mm,而转移瘤的斑点因转移时间不一,往往大小不一。

(5)病变的边缘:肺内良性肿瘤边缘光滑锐利,恶性肿瘤边缘呈分叶状,并见细小毛刺;肺内炎症往往边缘模糊不清。又如胃的良性溃疡龛影口部边缘光整,而恶性溃疡边缘不光整,可见指压迹、裂隙征。

(6)病变的密度:可以较周围组织增高或减低。急性骨髓炎时以骨破坏为主,表现为密度减低;当骨质破坏转向修复时,可见骨质增生硬化,密度增高。浸润性肺结核初期病灶的密度较为浅淡,当硬结钙化时密度增高。又如2 cm以下周围性肺癌,病灶往往密度不均匀,可见颗粒征、空泡征,而3 cm以上病灶通常密度增加且均匀一致。

(7)器官本身的功能变化:如胃窦炎的患者,行上消化道钡餐检查时,可见胃窦部处于半收缩状态,但形态可有所变化;而胃窦癌,其壁变得僵硬,蠕动消失。左心功能不全时可表现为肺瘀血,甚至肺水肿;慢性支气管炎伴肺气肿患者,透视下呼吸改变时,膈移动甚小,肺野透亮度改变甚微,反映患者换气功能下降。

(8)病变周围的组织结构:观察病变时,对其周围情况也应有所了解,才能使诊断正确、全面。如中央型肺癌,早期可致外围出现阻塞性肺气肿,而后可引起阻塞性炎症,甚至出现肺不张,局部肋间隙变窄,同侧膈肌升高,更有甚者出现局部肋骨破坏。又如结核球,其周围往往可见斑点索条状阴影,即所谓卫星灶。恶性溃疡,龛影周围可见癌灶浸润所致的僵硬的环堤征,并见周围黏膜不规则、破坏等。

4. 掌握临床情况　对患者的临床情况,除病历中或检查申请上记载外,根据诊断需要,有时可亲自做进一步询问和必需的查体。也可与有关临床医师共同研究,以便掌握更可靠和全面的临床资料,这对完成正确的X线诊断是非常重要的。

(二)客观的逻辑分析判断　在我们通过对X线影像的观察取得了大量丰富的材料后,会产生许多印象,必须经过科学的分析和研究,才能得出正确的结论。在进行综合分析时,如何使X线表现与临床资料紧密结合起来,这是非常重要的。以下问题值得注意:

1. 性别　有些疾病的发生,与性别有一定关系。如下腹部肠道外的肿块,对女性患者应考虑为卵巢或子宫的疾病,而在男性则考虑来自睾丸或精囊肿瘤转移的可能。再如前列腺疾病则仅为男性所有。类风湿性关节炎多发生于30岁以上女性,而强直性脊柱炎多见于青少年男性,大动脉炎多见于女性。

2. 年龄　根据受检者的年龄对疾病进行分析。如儿童肺内肿块多为良性,而老年则多为恶性。冠状动脉粥样硬化性心脏病多于40岁以上发病,而原发性心肌病发病年龄偏轻。骨肉瘤一般发病年龄在15～25岁,而骨巨细胞瘤多于20～40岁发病,年长者骨肿瘤以转移瘤多见。如原发性肺结核多见于儿童及青少年,支气管肺炎多见于儿童及体弱年老者。

3. 体形　人的体形对心脏方面影响较明显。如瘦长者心脏多呈垂位心,而矮胖者心脏多呈横位。因此,对瘦长者来说,出现横位心时往往提示心脏增大。

4. 职业史和接触史　受检者的职业史与接触史,为诊断职业病和寄生虫病的重要依据。如诊断尘肺或放射损伤等时,则均应有特殊的职业史和接触史;在诊断肺部血吸虫病时,必须询问是否有疫水接触史。

5. 生活史　在诊断地方病或区域性疾病时,应详细了解受检者生长和居住过的地区,这对确定某些疾病的性质是有决定作用的。如包虫病多发生于西北牧区,而华东地区则有血吸虫病,大骨节病又以东北多见。

6. 过去史　病史对决定病变的急性与慢性有很大帮助。如位于肺底部斑片状模糊阴影,如系发病突然且伴有发热、咳嗽、胸痛者,可诊断为急性肺炎;而对病程较久,又有长期咳嗽、咳痰与咯血者,则应考虑为支气管扩张合并感染的可能;如在一个局部反复出现炎症,年龄偏大,应想到阻塞性肺炎可能。又如,当发现关节有狭窄或破坏征象时,病史短者多为化脓性病变,而结核性关节炎则往往病史较长。

7. 体征　心脏病的早期或心脏的X线征象改变不典型时,心脏听诊更为必要。对肺多血、心影呈梨形患者,胸骨左缘第2至第3肋间闻及较柔和的收缩期杂音,多为房间隔缺损;胸骨左缘第3至第4肋间闻及粗糙响亮的收缩期杂音,可扪及震颤,多为室间隔缺损;胸骨左缘第2肋间闻及滚筒样连续性杂音,则多为动脉导管未闭;听到心包摩擦音或心音遥远者,应想到心包炎。小肠、大肠广泛积气,明显扩张,腹部听不到任何肠鸣音,可诊断为麻痹性肠梗阻。

8. 重要的临床检查结果　对分析病变性质和确定X线诊断也是非常重要的。如在痰中发现结核杆菌时,上肺野出现斑片状阴影,应首先考虑为肺结核;颅骨和扁骨出现斑点样破坏而尿中本周蛋白阳性,可诊断为骨髓瘤。

9. 治疗经过　对某些X线影像一时难以确定其性质时,可通过诊断性治疗观察病灶的变化,最终给予判断。如在肺部发现片状阴影,而临床症状轻微,经过抗感染治疗后,阴影消失,则可诊断为肺炎而不是结核。又如骨骼的广泛性囊样骨吸收,经过甲状旁腺摘除后,病情好转,则可诊断为甲状旁腺功能亢进。

应该指出,X线诊断是有价值的,但也有一定限制。传统X线检查只能分辨四种密度,如只能诊断胸腔积液,而无法区别是脓胸、血胸还是胸水;有些疾病临床表现已经出现,而X线可暂时表现为阴性,有滞后现象,如大叶性肺炎、骨髓炎、右心衰竭等。

总之,X线诊断结果基本上有三种情况:① 肯定性诊断,即确诊。② 否定性诊断,即经过X线检查,排除了某些疾病,此种判断应慎重,因有时X线表现比临床症状与体征有滞后现象,必须跟踪观察。③ 可能性诊断,即经过X线检查,发现了某些X线征象,但一时难以明确性质,可列出几种可能性,当然可能性最大者应放在首位。

X线诊断用于临床已有百年历史,积累了丰富的经验,尽管其他一些先进的影像检查技术,例如CT、MRI、PET等对一部分疾病的诊断,显示出很大的优越性,但它们不能取代X线检查,而且X线诊断学是这些先进的影像检查技术的基础。一些部位的检查,例如胃肠道、骨与关节及心血管,仍主要使用X线检查。X线片的空间分辨率高,图像清晰,且经济、简便,因此X线诊断仍然是影像诊断中使用最广泛和最基本的方法。当然,在检查中应该高度重视防护。

第四节　医学影像诊断报告书写原则

医学影像诊断报告是医学影像学科质量管理体系的重要组成部分。为了提高医疗服务质量,能够客观、准确地反映医学影像检查结果,避免发生漏诊和误诊,在书写医学影像诊断报告时也要遵循一定的原则。具体步骤包括以下几个方面:

一、充分做好书写前的准备工作

1. 认真审核影像检查申请单　申请单上记载患者的姓名、性别、年龄等一般资料,以及临床病史、症状、体征、实验室检查和其他辅助检查(包括其他影像检查)结果,此外还包括临床拟诊情况、本次影像检查的要求和目的等。在正式书写影像诊断报告之前,要认真审核这些内容。当这些项目,尤其是病史、症状、体征等临床资料填写不够详细和不够充分时,应及时予以补充,可与临床医师、患者及其家属进行沟通,因为这些内容是做出正确影像诊断的重要参考资料。

2. 认真审核影像检查影像　它包括如下内容:

(1) 影像的患者信息是否与申请单相符:影像上标有患者的信息,包括姓名、性别、年龄、检查号等,要认真核对这些信息是否与申请单内容一致,避免发生错误,否则将会导致重大医疗事故。

(2) 影像的检查技术和检查方法是否合乎要求:临床对不同系统的不同疾病进行影像检查有着不同的目的和要求,而不同影像检查技术和检查方法对于这些目的和要求有着不同的价值和限度。因此,针对临床的目的和要求,首先要认真审核所进行的影像检查能否满足这些需要,如不符合需要,则应及时进行补充检查。其次,要仔细核对影像与申请单所要求的检查技术、方法和部位是否相符,是否完全。对于不相符或不完全者,要及时安排重新检查。

(3) 影像的质量是否合乎标准:对于各种成像技术和检查方法所获得的图像,良好的对比度和黑化度是发现异常表现的关键。在数字化成像包括CR、DR影像上,正确运用窗技术对于异常表现的显示也非常重要。此外,影像上的各种伪影也可干扰正常和异常表现的识别,从而影响了诊断的准确性。因此,在书写诊断报告之前要认真审核影像质量,对于不符合质量标准的影像,不能勉强书写,以免发生漏诊和误诊。

3. 准备齐全相关资料　相关资料包括与疾病诊断有密切关系的各项实验室检查结果、各项功能检查和各项其他辅助检查结果,还包括其他影像检查结果。申请单上,这些检查结果未必填写详细,或填写有误,然而这些检查结果可以支持、但也可以否定影像诊断时的最初考虑,因此对最终影像诊断和鉴别诊断有着非常重要的影响。再有,对于疾病治疗后随诊复查的影像检查,要准备好既往影像检查影像和诊断报告,以资进行比较。

二、集中精力认真书写影像诊断报告

影像诊断报告要求计算机打印。对于不具备打印条件的单位,手写时要求字迹清楚,字体规范,禁用不规范的简化字和自造字。书写影像诊断报告要使用医学专用术语,要语句通畅,具有逻辑性,且要正确运用标点、符号。特别要提出的是,无论计算机打印或手写的诊断报告,均不得用笔涂改,否则日后一旦对诊断报告发生异议时,难以确定责任。

影像诊断报告的格式要规范化。一般包括以下五项基本内容:一般资料,成像技术和检查方法,影像检查表现,印象或诊断,书写医师和复核医师签名。

1. 一般资料　要认真填写诊断报告上一般资料,其中包括患者的姓名、性别、年龄、门诊号或住院号、影像检查号、临床拟诊情况、检查部位、检查日期和报告日期。不应有空项,并特别注意填写时要与申请单和影像上相应项目的内容保持一致。

2. 成像技术和检查方法　是对所要分析、诊断的影像叙述清楚采用何种影像设备、使用何种成像技术和检查方法获取的。其中,对于与影像分析有关的检查步骤(如胃肠道造影前的胃肠道准备、静脉尿路造影中的摄片时间)、使用的材料和方法(如所用对比剂的名称、剂量、引入途径等)以及检查时患者的状态(如屏气检查、神志等)均要予以说明。这些内容的叙述对于正确评估影像,确认异常表现非常重要。

3. 影像检查表现　对影像检查表现的叙述是影像诊断报告的核心内容,是最终印象或诊断的依据。书写这部分内容时,应在全面、系统观察影像的基础上进行。在书写时,还应注意以下几点:

(1) 关于异常表现:要重点叙述异常表现即病灶所在的部位、数目、大小、边缘、形态、密度、回声和信号强度,邻近组织结构的改变及其与病灶的关系。这些征象是进行疾病诊断的主要依据。需指出的是,在异常表现的描述中,不应出现有关疾病名称的术语,也就是说不能与最后的印象或诊断相混淆。

(2) 关于正常表现:应简单、扼要叙述影像上所显示但未发现异常表现的组织结构和器官。如此可以表明书写者已观察了这些部位,并且排除了病变的可能性,从而避免了对这些部位病变的遗漏;但需注意,对正常表现的叙述要防止走过场,即并非仔细观察,而只是进行习惯性书写。

(3) 其他方面:要注意叙述对病变诊断和鉴别诊断有重要意义的阳性和阴性征象。如孤立性肺结节,其内有无钙化、轮廓有无分叶、边缘有无细短或粗长毛刺、周围有无卫星病灶、邻近胸膜有无改变等,这些征象对于结节良、恶性的鉴别非常有帮助,均应一一叙述。

4. 印象或诊断　是影像诊断报告的结论部分,应特别注意它的准确性,把握好度,既不要诊断不足,也不应过诊。印象或诊断基本有以下三种情况:① 肯定性诊断,即经影像检查不但发现了病变,而且可以做出准确的定位、定量和定性诊断。② 否定性诊断,即经影像检查排除了临床所怀疑的病变。但应注意,在此方面影像学检查有一定限度,因为疾病自发生至影像检查发现异常表现常需一定的时间,而且某些疾病可能影像检查难以发现异常。因此,对于否定性诊断,要正确评估它的意义,必要时应建议临床进行影像复查。③ 可能性诊断,即经影像检查,发现了一些异常表现,甚至能够清楚显示出病变的位置、范围和数目,但难以明确病变的性质,此时印象或诊断宜提出几种可能的病变,并依它们可能性的大小进行排序。在这种情况下,还应根据拟诊的可能性,建议临床行其他影像检查、相关的实验室检查和(或)其他辅助检查、随诊影像检查,乃至诊断性治疗或影像导向下穿刺活检。

在书写印象或诊断时,还应注意以下几点:

(1) 关于印象或诊断与影像检查表现叙述的一致性:即印象或诊断应与影像检查表现的叙述内容相匹配,绝不能相互矛盾,也不应有遗漏,即表现中已叙述异常,而印象或诊断却无相应异常表现的结论,反之亦然。

(2) 关于印象或诊断中的疾病描述:① 应指明疾病的部位、范围和性质。② 当同一次影像检查发现几种疾病并存时,印象或诊断中要依这些疾病的临床意义进行排序。

(3) 关于用词的准确性:在书写印象或诊断时,要注意用词的准确性,疾病的名称要符合相关规定。特别是不要有错字、别字、漏字及左、右侧之误,否则可导致严重的医疗事故。

5. 书写医师和复核医师签名　这是影像诊断报告的最后一项内容,不要用计算机打印,而要用笔手签(已得到主管部门同意使用电子签名的除外),以表示对报告内容负有责任。

最后,书写医师在完成报告的书写后,要认真核对报告内各项内容,确认无误后,提交给复核医师。复核医师一般年资和职称要高于书写医师,其应逐一复核医学影像报告中的每一项内容是否准确,并要再次核对申请单、影像和报告所示患者姓名、性别、年龄和检查项目的一致性。各项内容无误后,由复核医师签字,并准发报告。

第五节　X线鉴别诊断思路

X线鉴别诊断几乎贯穿了所有的疾病诊断,在遵循上述诊断原则的同时,首先要全面、仔细观察X线片上的各种征象,提取其特征性的改变,联系它们与病理之间的关系,合理地解释X线征象的意义。一个征象可能是一个甚至多个原因的结果,对其加以鉴别诊断以尽量减少诊断中的"可能",达到最后、最可能的诊断目的。因此,X线鉴别诊断应当先从认识患者(X线片及检查单)开始,仔细发现和解读各种X线征象,再从有哪些疾病可发生该征象来考虑。

首先应当快速观察患者的姓名、性别、检查技术以总揽全局的概要;任何时候都要关注有无快速致命的征象(如膈下游离气体、气胸等征象)以减少重大事故的发生;熟知检查部位及检查方法可能存在的盲区并重点观察以减少漏诊;仔细观察并发现各种X线征象;对征象的解读应当综合考虑可能出现的疾病大类,记住CINTV:先天性(C),感染性、特发性(I),肿瘤性(N),创伤性(T)和血管性(V)。

其次对征象的分析要先考虑是否为常见病中的某种典型或不典型征象,再考虑是否为少见或罕见病中的典型或不典型征象。

如有以往检查,尽可能地与以往X线片比较,进行动态观察。

经过上述考虑后,取其中最符合的鉴别作为最可能的诊断;如均不符合,应当考虑可能是征象太不典型或尚未被大家所认识的新征象或新疾病。

得出初步印象后,需结合临床、其他实验室检查进行分析,做出尽可能准确的诊断。

需要强调的是,结合临床资料应该在根据X线征象的特征得出初步印象后进行,否则很可能受临床资料先入为主的影响,而妨碍医师的独立思考。

资料不足或特殊疾病的鉴别诊断(如骨肿瘤等)强调影像与病理、临床的三结合诊断,必要时可以提出进一步的检查步骤和方法。

第二章 骨、关节系统

邢 伟 陈 杰 邹立秋

顾 军 丁玖乐

第一节 正常骨、关节 X 线解剖

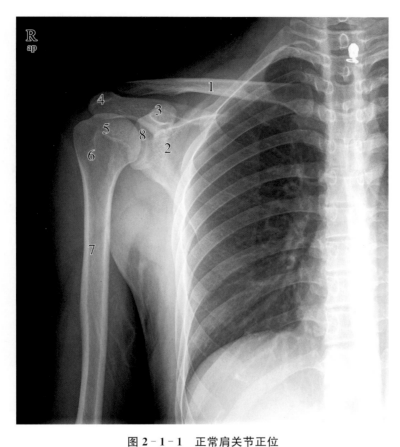

图 2-1-1 正常肩关节正位

1.锁骨　2.肩胛骨　3.喙突　4.肩峰　5.肱骨头　6.肱骨外科颈　7.肱骨　8.肩关节盂

【X 线表现】 正常的肩关节由锁骨、肩胛骨和肱骨构成。锁骨呈横 S 形弯曲,内侧端粗而大,称胸骨端,有关节面与胸骨柄的锁切迹相关节,形成胸锁关节。外侧端扁平,称肩峰端。内侧 2/3 呈棱形,凸向前,外侧 1/3 呈扁平状,凸向后。肩胛骨为三角形扁骨分为关节盂、喙突、肩峰、体部和肩胛冈四部分。肩胛冈外侧端向前外侧的扁平突起,称肩峰,为肩部最高点;喙突从肩胛骨向上向内延伸,然后向前向外弯曲,位置较深,周围多为肌肉和韧带。肱骨为长管状骨,上端为肱骨头,与肩胛骨构成肩关节。肱骨骨干的上段为圆柱形,中段为三棱形,下段逐渐变为前后向的扁形。骨干的上端与肱骨大、小结节交界处略变细为肱骨外科颈,为骨折好发处。

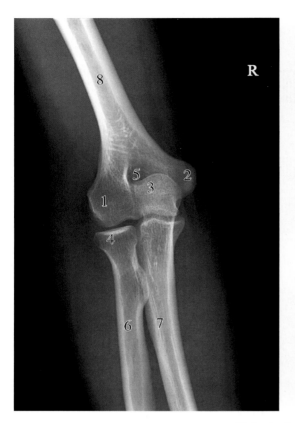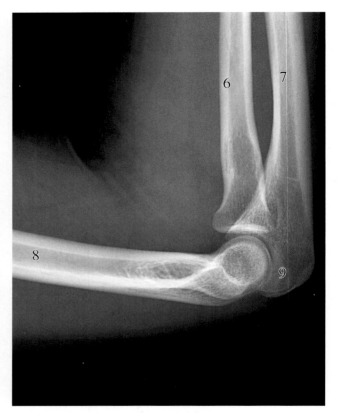

图 2 - 1 - 2 正常肘关节正侧位

1.肱骨外上髁 2.肱骨内上髁 3.肱骨滑车 4.桡骨小头
5.鹰嘴窝 6.桡骨 7.尺骨 8.肱骨 9.尺骨鹰嘴

【**X线表现**】 肘关节由肱、尺、桡三骨组成，是由肱尺关节、肱桡关节与上尺桡关节共同组成的复合关节，且三个关节共同位于一个关节腔内，其骨性结构包括肱骨远端与尺骨、桡骨近端。肱骨远端内侧为肱骨滑车，内上为内上髁，外上为外上髁，滑车前方有冠状窝，后方有鹰嘴窝，两者之间仅有一层极薄的骨片相隔，所以髁上部易发生骨折。尺骨近端前方有冠状突，后方有鹰嘴，肱骨远端透光区是鹰嘴窝和冠状窝形成的。桡骨近端为桡骨小头，小头下方为桡骨颈，桡骨颈内下方为桡骨粗隆。桡骨头无论在正位或是侧位始终对应肱骨小头，为关节在位。肱骨远端关节囊外有肘前及肘后脂肪垫，关节积液时被撑开形成八字征。

前臂骨由尺、桡骨组成，两骨之间有骨间膜，尺骨上大下小，桡骨上小下大。桡骨上端为桡骨小头，形如环状小盘，与肱骨小头构成关节，内侧还与尺骨的桡骨切迹形成上尺桡关节。尺骨远端为尺骨小头，与桡骨远端的尺骨切迹构成下尺桡关节，内侧尚有向下延伸的突起为尺骨茎突。桡骨远端膨大并形成关节面与腕部的手舟骨、月骨构成桡腕关节。其外侧有向下延伸的突起为桡骨茎突。

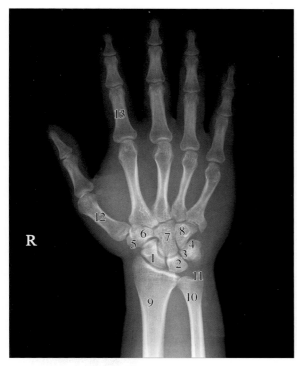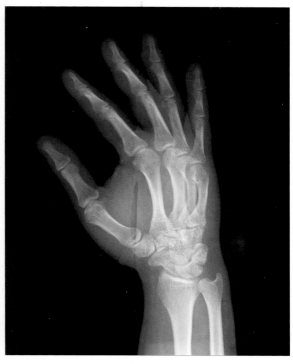

图 2‑1‑3 正常手腕关节正斜位

1.手舟骨 2.月骨 3.三角骨 4.豆状骨 5.大多角骨 6.小多角骨 7.头状骨
8.钩状骨 9.桡骨 10.尺骨 11.尺骨茎突 12.第1掌骨 13.第2指近节指骨

【X 线表现】 前臂与手的连接部位称为腕部,包括桡尺骨远端、8 块腕骨和 5 个掌骨的近端,以及其相互构成的桡腕关节、腕骨间关节及腕掌关节。腕关节主要由桡骨远端和腕骨组成。尺骨远端因有三角软骨遮盖,故不与腕骨直接对应。尺桡骨远端关节面为凹形,与近排腕骨相对。腕关节的主要活动在桡腕关节。腕骨间的运动很少。腕部运动主要为背伸、掌屈、尺偏和桡偏。8 块腕骨分两排,由外到内近排为手舟骨、月骨、三角骨、豆状骨(简称"舟月三角豆"),远排为大多角骨、小多角骨、头状骨、钩状骨(简称"大小头状钩")。各骨相互形成腕间关节。近排的手舟骨、月骨和三角骨近端关节面与桡骨远端关节面共同构成桡腕关节。远排腕骨与各掌骨构成腕掌关节。

手部有 5 块掌骨和 14 块指骨,均为短管状骨,通过关节组成。掌骨和指骨近端为基底,中部为干,远端为头,远节指骨远端掌侧面粗糙,称为指骨粗隆。各关节由韧带及软组织相连。第 2 掌骨最长,第 1 掌骨最粗短。掌骨的近端与腕骨构成腕掌关节,远端分别与各指的近节指骨构成掌指关节。除了拇指只有两节指骨外,其余四指均有三节指骨,分别称为近节、中节和远节指骨。

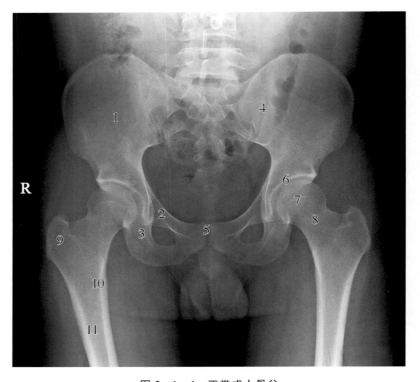

图 2 - 1 - 4　正常成人骨盆

1.髂骨　2.耻骨上支　3.坐骨支　4.骶髂关节　5.耻骨联合　6.髋臼
7.股骨头　8.股骨颈　9.股骨大粗隆　10.股骨小粗隆　11.股骨干

【X线表现】　骨盆由两侧的髋骨和后方的骶尾骨组成。髋骨上部为髂骨,前下部为耻骨,后下部为坐骨。两侧髂骨与骶骨构成骶髂关节。两侧耻骨由纤维软骨构成耻骨联合。髋关节由髋臼、股骨头及关节囊构成。髋臼口朝外下方,直径约3.5 cm,窝内有半月形的关节面称月状面,髋臼中心对着小骨盆的髂耻线。髋臼后缘投影成一条致密线,横过股骨头。股骨头大部分套在髋臼之内,股骨头表面光滑,股骨颈的大部在髋关节囊内,股骨颈外上方为大粗隆,内下方偏后为小粗隆。

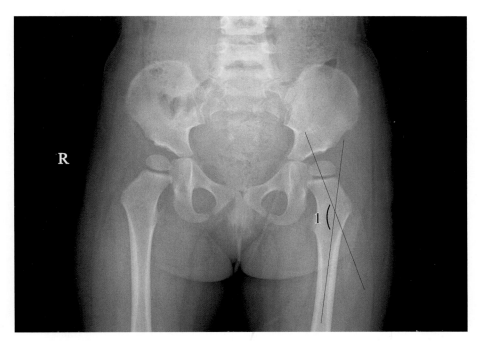

图 2 - 1 - 5 骨盆正位
1. 颈干角

【**X 线表现**】 股骨为人体内最长大、最结实的长骨。整个股骨呈圆柱形，骨干为长管状，略向内、后弯曲，其外层是较厚实的骨皮质，X 线显示为均匀密实的高密度条形带状阴影，外缘锐利光滑，内缘不光滑。在骨干的中部，松质骨很少，而由脂肪及造血组织充填，称为骨髓腔，X 线表现为模糊无结构的较透亮区。

（1）Y 软骨连线：小儿的髋臼由髂骨、耻骨、坐骨组成，三者软骨连接点为 Y 软骨中心点，左右两点连一直线。正常时股骨头在此线的延长线下方。

（2）髋臼角：髋臼外上点与 Y 软骨顶点连一直线，再与 Y 软骨水平线向同侧的延长线相交之角，正常值 12°～30°，随着年龄增长，角度缩小。

（3）沈通线（Shenton's line）：闭孔上缘与同侧股骨颈画一弧线，若此线不存在则为髋脱位。

（4）颈干角：股骨颈轴线与股骨干轴线相交之角，小儿 130°，成人 120°。

（5）Perkin 方格象限：自髋臼外上点向下作垂直线与 Y 软骨的延长线相交形成四方格，正常股骨头位于内下象限内。

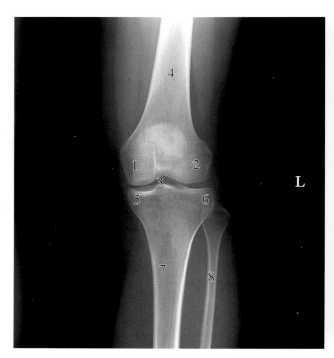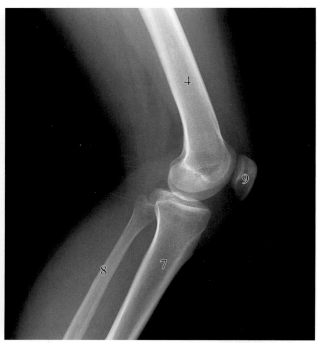

图 2-1-6 正常膝关节正侧位

1.股骨内侧髁 2.股骨外侧髁 3.髁间隆突 4.股骨 5.胫骨内侧髁 6.胫骨外侧髁 7.胫骨 8.腓骨 9.髌骨

【X线表现】 膝关节由股骨远端、胫骨近端、髌骨组成,腓骨小头不参加膝关节的组成。股骨下端膨大部分形成内侧髁、外侧髁,其前端相连,与髌骨形成髌股关节。胫骨上端也分内侧髁和外侧髁,其平坦的关节面称为胫骨平台,中间为髁间隆突,可以限制膝关节的移动。胫骨外侧髁下方有小关节面,与腓骨小头形成上胫腓关节。胫骨上端前部的胫骨粗隆,是髌韧带的附着处。正位见股骨与胫骨关节面光整,关节间隙两侧对称,髌骨重叠于股骨远端,侧位见股骨、胫骨、髌骨形成关节。髌骨上方、股四头肌肌腱后方与股骨间形成髌上囊,其内含脂肪,X线下为透光影。髌骨下方、髌韧带后方,与股骨、胫骨间形成不等边四边形透光区,为髌下脂肪垫影。关节积液时此垫受压向前移位。

胫骨为长管状骨,骨干外侧与腓骨相邻缘有骨间嵴。腓骨为较细长的长管状骨,不承受体重,伴随于胫骨的外侧。骨干内侧与胫骨相邻缘亦有骨间嵴。上端略呈球形为腓骨头,其上突出的尖端称茎突。

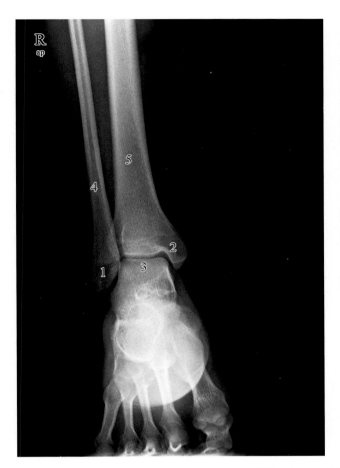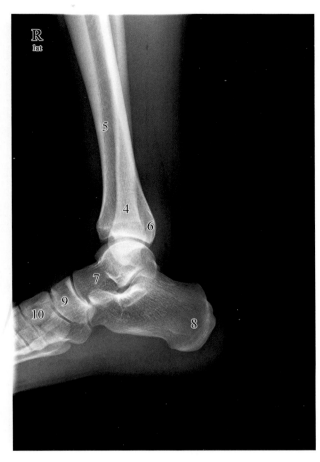

图 2－1－7　正常踝关节正侧位

1.外踝　2.内踝　3.距骨滑车　4.腓骨　5.胫骨　6.后踝　7.距骨　8.跟骨　9.足舟骨　10.外侧楔状骨

【**X 线表现**】　踝关节由腓骨远端(外踝)、胫骨远端(内踝)、距骨滑车组成,胫骨下端内侧为内踝,腓骨下端为外踝,胫骨前方为前踝,胫骨后方为后踝,胫骨的腓骨切迹与腓骨下部组成胫腓联合关节。诸关节间隙清晰光整。踝关节前后关节囊均可见囊外脂肪层。

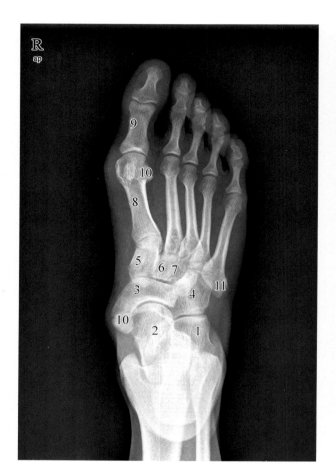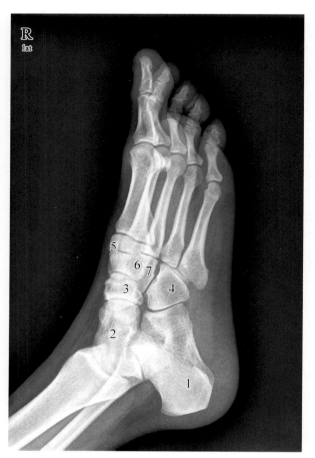

图 2 - 1 - 8　正常足正斜位

1. 跟骨　2. 距骨　3. 足舟骨　4. 骰骨　5. 内侧楔状骨　6. 中间楔状骨　7. 外侧楔状骨

8. 第 1 跖骨　9. 第 1 近节趾骨　10. 籽骨　11. 第 5 跖骨粗隆

【X线表现】　足部骨骼包括趾骨、跖骨和跗骨。跟骨呈弓形,可分为体部和跟结节。每侧足共有 14 个趾骨:其中第 1 趾有 2 节,其余各趾各有 3 节。跖骨共有 5 块:第 1 跖骨最粗短,第 2 跖骨最长。跗骨共有 7 块:分别为跟骨、距骨、足舟骨、骰骨及内侧楔骨、中间楔骨、外侧楔骨。在第 1 跖骨远端常可见小籽骨,在足舟骨的内侧亦可见一籽骨(副舟骨)。

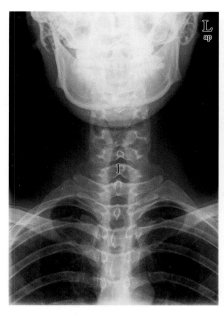 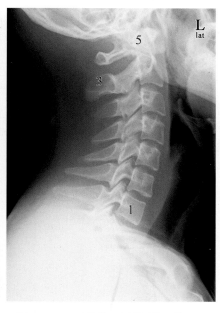 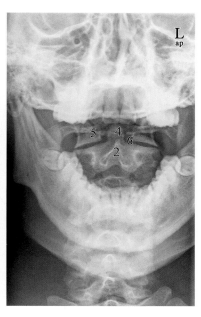

图 2 - 1 - 9　颈椎正侧位；张口位

1.第 7 颈椎椎体　2.枢椎椎体　3.枢椎棘突　4.齿状突　5.寰椎侧块　6.寰枢关节

【X 线表现】　寰椎无椎体，由两个侧块将前后弓联合。枢椎椎体前上部有一齿状突起，称齿状突，齿状突与寰椎前弓后缘构成关节。枢椎的齿状突与寰椎侧块间距离，正常两侧应相等。

第 3～7 颈椎椎体在正位上呈鞍形，椎体上缘两侧端可见斜面向内的三角形突起称为钩突，侧位上可见第 2 颈椎棘突又宽又大、第 7 颈椎棘突最长。颈椎侧位平片的重点：① 7 个椎体清晰可辨；② 椎前间隙存在；③ 4 条平行弧线分别连续下降（椎体前线、椎体后线、棘突椎板线和棘后线）；④ 寰齿间距；⑤ 椎间隙（增宽或变窄）。

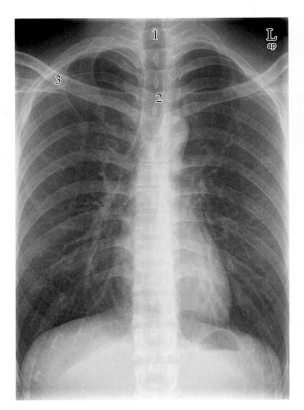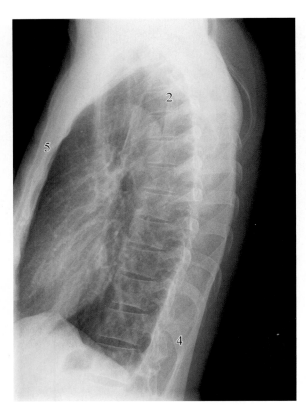

图 2 - 1 - 10　胸椎正侧位
1. 第 1 胸椎椎体　2. 第 4 胸椎椎体　3. 锁骨　4. 第 12 后肋　5. 胸骨

【**X 线表现**】　正常胸椎由 12 个椎体构成，椎体形态较规则，呈四方形。椎间隙因生理性前曲的关系在侧位上显示前窄后宽。椎间小关节的关节面呈冠状位，故关节间隙需在侧位片显示，椎间孔亦在侧位片上显示。每根肋骨的肋小头与胸椎椎体的肋凹构成肋椎关节，同时肋结节和横突肋凹构成肋横突关节（第 11 肋、第 12 肋无此关节）。

目前比较一致公认的脊柱三柱分类概念为：脊柱分为前柱、中柱、后柱三柱，脊柱的稳定性有赖于中柱的完整。其中前柱为前纵韧带、椎体和椎间盘的前 2/3；中柱为后纵韧带、椎体和椎间盘的后 1/3 部；后柱为椎弓、黄韧带、棘间韧带。凡中柱损伤者属于不稳定性骨折。

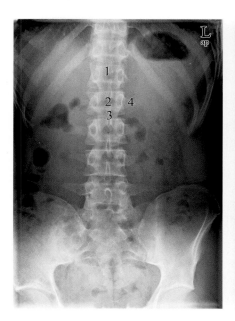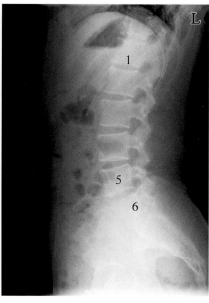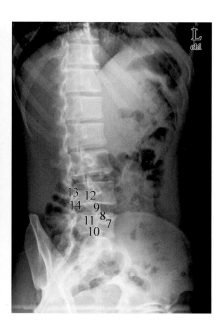

图 2 - 1 - 11　正常腰椎正侧位、斜位

1. 第 1 腰椎椎体　2. 第 2 腰椎椎弓　3. 第 2 腰椎棘突　4. 第 2 腰椎左侧横突　5. 第 5 腰椎　6. 第 1 骶椎　7. 近片侧横突
8. 椎弓根　9. 上关节突　10. 下关节突　11. 椎板　12. 椎弓峡部　13. 远片侧横突　14. 远片侧下关节突

【X 线表现】　腰椎椎体形态较粗大,近似四方形。椎间隙因生理性后曲的关系在侧位上显示为前宽后窄。
椎间小关节的关节面多呈矢状位,故关节间隙在正位片显示良好。椎间孔在侧位片上显示。斜位片上椎弓
形态类似狗的模样:近片侧横突相当于狗嘴,椎弓根为狗眼,上关节突相当于狗耳,下关节突是狗前腿,狗耳
与狗前腿间的间隙为近侧的小关节间隙,椎板相当于狗腹,峡部相当于狗颈;远片侧横突相当于狗尾,下关
节突相当于狗后腿。

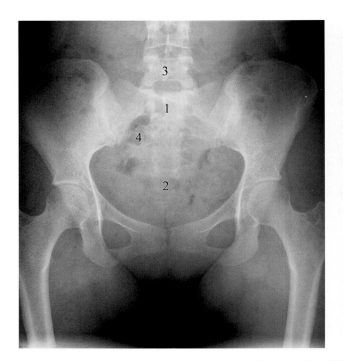 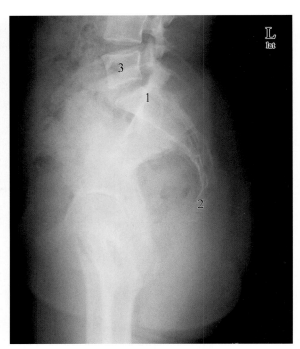

图 2 - 1 - 12 骶尾椎正侧位

1.第 1 骶椎椎体 2.第 1 尾椎 3.第 5 腰椎椎体 4.骶前孔

【**X线表现**】 骶骨由 5 节骶椎融合而成,呈倒三角形,底向上,尖向下,前面凹陷,上缘中分向前隆突称岬,中部有 4 条横线,横线两端有 4 对骶前孔。背面粗糙隆突,正中部为骶正中嵴,中间部为骶中间嵴,此嵴外侧有 4 对骶后孔,孔外侧部有骶外侧嵴。骶前后孔与骶管相通,有骶神经前、后支通过。骶管下端的裂孔为骶管裂孔,两侧向下突出为骶角。骶骨外侧部上份有耳状面,与髋骨耳状面相关节,为骨盆的后壁。上与第 5 腰椎相连,下与尾骨相连。尾骨由 3~4 节退化的尾椎融合而成。骶尾骨共同形成向后的生理弯曲。

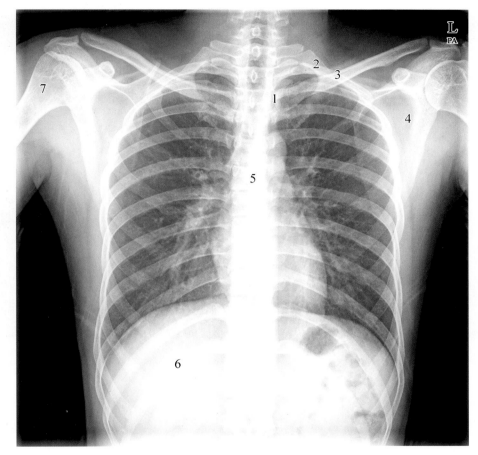

图 2‑1‑13 正常肋骨正位

1.左侧胸锁关节 2.左侧第 1 肋骨 3.锁骨 4.肩胛骨 5.第 6 胸椎椎体 6.右侧第 12 浮肋 7.肱骨

【**X 线表现**】 胸廓由 12 个胸椎、12 对肋骨和胸骨借关节和软骨连结而组成。肋骨 12 对,左右对称,后端与胸椎相关节;前端仅第 1～7 肋借软骨与胸骨相连结,形成肋弓,第 11、12 肋骨前端游离,又称浮肋。胸骨位于胸前壁正中,分为胸骨柄、胸骨体和剑突三部分。构成胸廓的主要关节有胸锁关节、胸肋关节和肋椎关节。

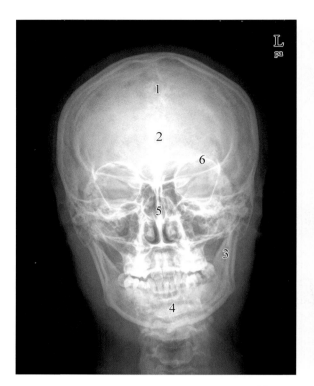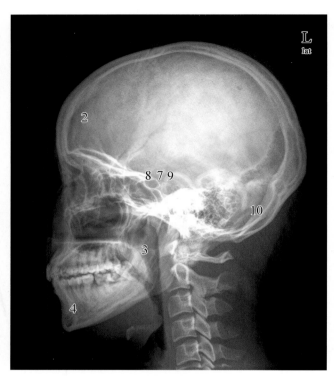

图 2-1-14 颅面骨正侧位

1. 矢状缝 2. 额骨 3. 下颌支 4. 下颌骨体部 5. 鼻中隔 6. 左侧眼眶 7. 蝶鞍 8. 前床突 9. 后床突 10. 枕骨

【X线表现】 颅骨分颅盖骨和颅底骨两部分,前者由额骨、顶骨、颞骨及枕骨组成,后者由蝶骨、岩骨、筛骨、额骨眶板和枕骨等组成,各颅骨均包括颅骨内外板和板障。

颅缝为两块颅骨衔接处,呈锯齿状。额、顶骨间为冠状缝,顶、枕骨间为人字缝,都可在侧位片中显示清楚。颞、顶骨间为鳞状缝(或称颞鳞缝),侧位片中能见度较差。两顶骨间为前后走向的矢状缝。颅缝间多余的骨块,为缝间骨,多见于人字缝,不可误认为骨折。颅缝宽度不超过 2 mm,随年龄增长而逐渐变窄。冠状缝、人字缝和矢状缝约 30 岁闭合。

蝶鞍是观察头颅平片的重点。因它位于颅底部的中央,无论鞍内、蝶鞍附近或离其较远的颅内占位病变常直接地或间接地影响蝶鞍,并引起相应的骨质改变。其形状有椭圆形、圆形和扁平形三种。成人大多为椭圆形,小儿以圆形占多数。其前后壁间最大距离为前后径,为 8~16 mm(平均 11.5 mm);前后床突间连线至鞍底间最大垂直距离为深径,为 7~14 mm(平均 9.5 mm)。蝶鞍前方以鞍结节及向下延续的前壁为界,鞍结节两侧的蝶骨小翼对称地向内后方的骨性隆起为前床突。鞍背为蝶鞍后界,其前缘的外上角有后床突指向外方。蝶鞍与其下方的蝶窦隔以鞍底。鞍底为一薄层密质骨,轮廓清楚,侧位片中平直或轻度凹陷。

第二节　骨、关节先天发育畸形

病例 1　融合椎

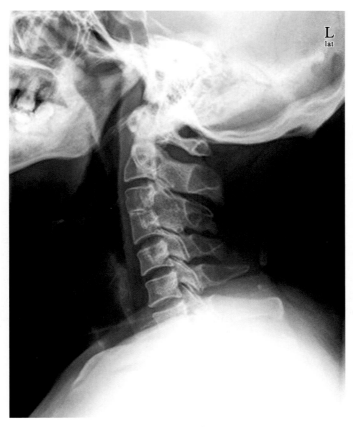

图 2‑2‑1　颈椎侧位

【病史摘要】　男性，53 岁。体检时发现 C3、C4 椎体融合。

【X 线表现】　C3、C4 椎体、棘突骨性融合。

【X 线诊断】　C3、C4 融合椎。

【评　　述】　本病由于脊柱分节异常导致邻近的两个或多个椎体完全或部分互相融合。有时椎弓、椎板、小关节甚至棘突也融合在一起。常见于腰椎，其次为颈椎，胸椎较少。如发生在胸椎，相邻的肋骨也可受累。需要与病理性融合椎鉴别。先天性融合椎，表现为融合在一起的椎体，其总高度与相邻单个椎体高度之和相仿；而病理性融合椎，表现为融合椎的总高度低于相邻单个椎体高度之和。

颈椎融合综合征系颈椎两节以上的先天性融合又称 Klippel-Feil 综合征（K-F 综合征）、短颈综合征、颈胸椎体先天性骨结合综合征等。临床以颈椎缩短、后发际低和颈部活动受限等三联征为特征。短颈畸形可合并颈肋、隐性脊柱裂、神经根或神经丛分布畸形，可出现臂痛、腰痛和坐骨神经痛。合并心脏畸形、肾脏畸形者也会出现相应的临床症状。此外，短颈畸形也可合并脊柱侧弯、高位肩胛骨和蹼状畸形等。

病例 2　裂椎畸形

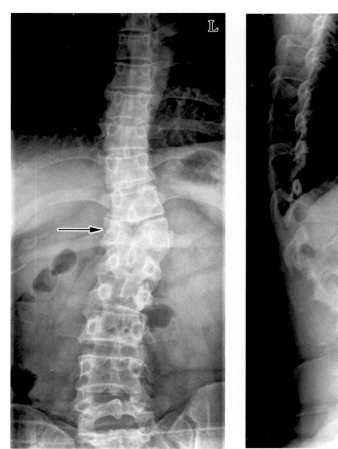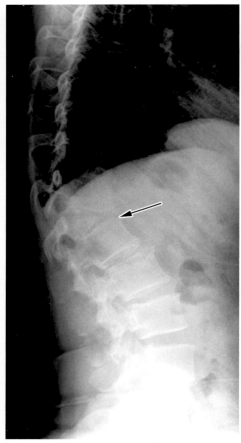

图 2-2-2　胸椎正侧位

【**病史摘要**】　女性,38 岁。体检发现脊椎有畸形。

【**X线表现**】　T12 椎体中央部缺如,两半椎体大小形态相似,尖端相对形如蝴蝶,两侧有正常的肋骨连接。

【**X线诊断**】　T12 裂椎畸形。

【**评　　述**】　胚胎发育时椎体被冠状裂及矢状裂分成前后左右四个骨化中心,若椎体两半部未融合或仅部分融合,则形成裂椎。正位 X 线片可显示为蝴蝶椎或裂椎。侧位片上椎体影像可显示为中部密度增高的方形或楔形。需要与椎体骨折鉴别,后者表现为骨折断端锐利,临床症状更为明显,同时随时间推移,骨折断端骨痂形成,骨折裂隙模糊。

病例 3 先天性肩胛骨高位症

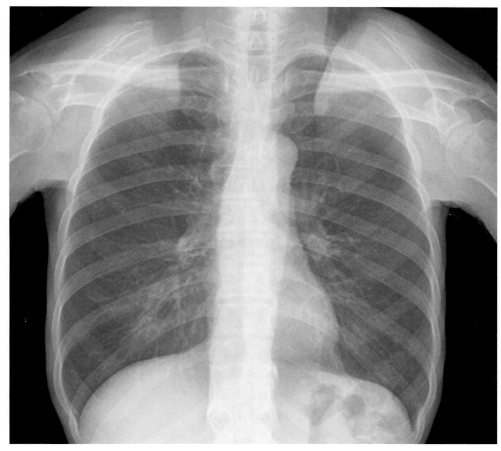

图 2-2-3 胸部正位

【病史摘要】 男性,58 岁。胸部摄片检查无意中发现肩胛骨位置异常。

【X 线表现】 双侧肩胛骨位置抬高,肩胛骨发育不良,肩胛盂浅而平,肩胛骨下缘向内旋转。

【X 线诊断】 双侧先天性肩胛骨高位症。

【评 述】 本病又称 Sprengel 畸形、肩胛骨下降不全。是由于胚胎时期,肩胛骨自颈部下降至正常位置过程中出现障碍,导致肩胛骨高位。女性多于男性,两侧均可发病,单侧多见。除肩胛骨高位外,尚可伴有其他骨发育畸形。1/3 病例可见到肩胛骨呈桥样连接于颈椎。单侧发病,表现为双侧颈肩部不对称,患侧颈肩部饱满,颈向健侧倾斜;双侧发病,表现为短颈及颈蹼等外观。

病例4 先天性髋关节脱位

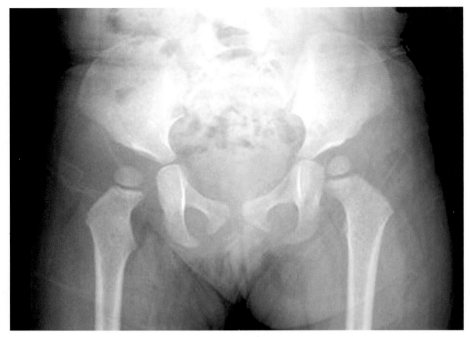

图 2-2-4 骨盆正位

【病史摘要】 女性,2岁。半年前出现跛行,易摔跤。

【X线表现】 左侧髋臼浅,髋臼角大于正常值。左侧股骨头发育小,骨骺不光整,并向外上方移位。沈通线不连续,股骨头不全。

【X线诊断】 左侧髋关节先天性脱位。

【评　　述】 本病发病原因、机制不明,多为5岁以下女孩,20%有家族史,单侧发病较双侧多见,单侧者出现跛行,双侧者常表现为鸭步,X线片易于诊断。需与先天性髋内翻、小儿麻痹后遗症相鉴别:① 先天性髋内翻,由股骨近端骨骺局限性的骨化障碍导致,表现为走路跛行或摇晃,患肢外展受限。X线显示股骨颈干角小,股骨头下有三角形碎块影。② 小儿麻痹后遗症,由髋关节周围肌肉麻痹而导致脱位,患肢肌肉萎缩及畸形,曾有发热病史。X线显示髋臼小,股骨头发育圆形,股骨颈变细。目前先天性髋关节脱位的X线诊断见表2-2-1,适用于6个月以上儿童。

表 2-2-1 先天性髋关节脱位 X 线诊断

观察指标	正 常 情 况	脱 位 情 况
髋臼指数（AI）	0～6个月<30° 6～12个月<27° 1～3岁<25° 3岁以上<20°	髋臼指数较正常值增大
沈通线	耻骨支与股骨内侧连线连续	连线中断
股骨头骨骺发育	通常双侧股骨头骨化中心发育对称,一般两侧股骨头骨化中心相差小于30%	股骨头二次骨化中心发育延迟、骨化中心不规则成熟
Perkin方格	髋臼软骨水平连线与髋臼骨化外缘垂直线组成Perkin方格,股骨头二次骨化中心位于Perkin方格内下象限	脱位时股骨头二次骨化中心脱出Perkin方格内下象限,常位于外上或外下象限

病例 5　先天性尺桡骨融合

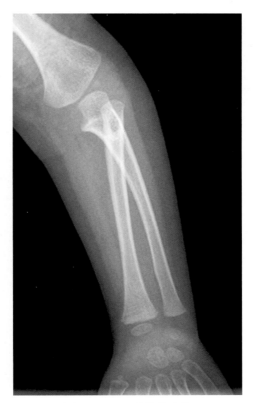

图 2-2-5　尺桡骨正位

【病史摘要】　男性,2 岁。左前臂旋转障碍。

【X 线表现】　左尺桡骨近端融合,左侧近侧尺桡关节脱位。

【X 线诊断】　左侧先天性尺桡骨融合。

【评　述】　本病主要表现为尺桡骨近端的骨性联合合并近端尺桡关节脱位,男性多见,单侧或双侧发病。因尺桡骨联合,前臂失去旋转功能。本病需与尺桡骨骨干双骨折内固定术后前臂旋转功能障碍鉴别。首先,后者有手术史,临床上鉴别较简单;其次,致伤暴力大、损伤范围广、骨折内固定术后肢体外固定的体位不当、制动时间过长及手术操作技术失误等,亦是导致前臂旋转功能障碍的主要原因,故应认真地问清病史。

先天性尺桡骨融合畸形是桡尺骨近端先天融合,前臂固定在一定角度上的旋前位罕见畸形。双侧受累者占 60%。男女无差别。该病偶有显性遗传性。发病机制为在胚胎发育中尺桡骨均起自中胚层组织。当胚胎第 5 周时,尺桡骨软骨杆之间不发生分离而骨化或尺桡骨之间填充中胚层组织时则发生尺桡骨融合。该病无自愈倾向,随年龄增长有加重趋势,必须手术治疗。

X 线可以明确融合的部位及程度,为手术提供帮助,若 X 线显示角度欠佳,可行 CT 三维扫描观察骨融合细节。

病例 6 马德隆畸形

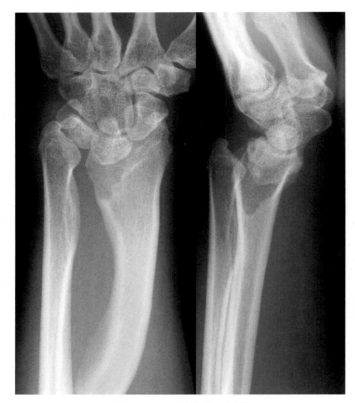

图 2-2-6 腕关节正侧位

【**病史摘要**】 女性,34 岁。发现右前臂畸形多年。

【**X线表现**】 右桡骨呈弓形缩短,并向外侧突出,桡骨关节面向尺侧倾斜。尺骨相对变长,尺骨茎突向背侧突出,远端尺桡关节半脱位,近排腕骨失去正常光滑弧线而呈锥形。

【**X线诊断**】 右腕马德隆畸形。

【**评　　述**】 马德隆畸形(Madelung deformity)又称为腕关节发育异常。本病系桡骨远端骨骺内侧发育障碍所致。原因不明,多为先天遗传,以女性发病多见,两侧发病较单侧为多,需与假性马德隆畸形鉴别。假性者常因骨骺外伤而无桡骨发育畸形。典型的 X 线表现鉴别难度不大,但是本病仍需与腕部或桡骨远端外伤后出现的马德隆畸形、畸形愈合的 Colles 骨折及 Ollier 病所造成的假性马德隆畸形相鉴别。因此,详细询问病史对本病诊断比较重要。本病患者大多数身高较矮并有双侧畸形,当伴发其他畸形如短而弯曲的胫骨、短的腓骨、膝外翻时就叫作软骨骨生成障碍。而假性马德隆畸形多是由于青少年创伤产生的腕关节类似畸形。

先天性发育畸形与正常变异的鉴别非常重要,因为前者需要治疗,后者则无需治疗。当怀疑先天性畸形时,需注意以下三点:① 病变是否为孤立性或单发;② 是否为对称性发病;③ 病变是否为全身性或多部位。

常见的先天性畸形包括孤立性病变和全身性病变。孤立性病变可根据病变发生的解剖部位来进行更精确的分类,并且可伴发其他类型的先天性或发育性异常。全身性疾病则有许多先天性疾病不同程度地累及骨骼系统,大部分非常罕见,诊断需要凭借 X 线检查。

病例 7　右手多指

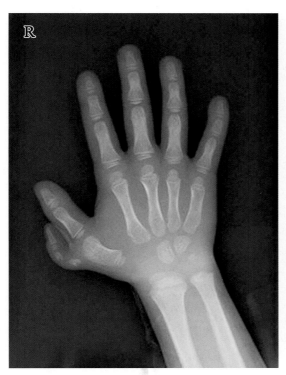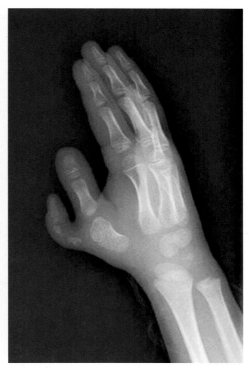

图 2‑2‑7　右手正斜位

【**病史摘要**】　男性，4 岁。发现右手多指 4 年。

【**X 线表现**】　右手拇指外侧多生指，含有指骨，并与第 1 掌骨头构成关节。

【**X 线诊断**】　右手多指。

【**评　　述**】　多指，又称额外手指，多为六个手指，多者可达八个，发生在拇指或小指旁。一般分为三型：① 软组织型，仅为一赘生的软组织，内无骨和软骨。② 多生指型，最常见，与正常指骨一样，含有指骨并与掌骨构成关节，掌骨关节增大或呈分叉状。③ 多指骨型，即在固有的掌骨上发生两指骨或指骨有分叉，少见。本例为多生指型。本病诊断不难，准确的分型对临床指导意义更大。

先天性多指（趾）多为单侧性，双侧受累仅占 10% 左右。复拇畸形确切病因不明，大多为散发，提示该病与环境因素有关，与遗传因素关系不大。并指（趾）常伴发心血管、神经系统或泌尿系统的畸形，例如先天性心脏病、先天性脑发育不良等，对有疑似的患儿应进行全面系统的体格检查。

病例8　并趾

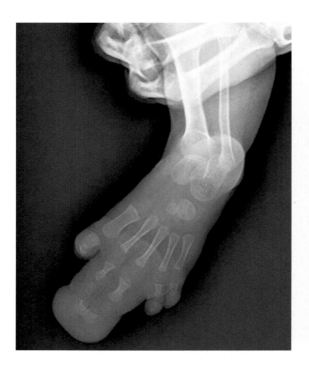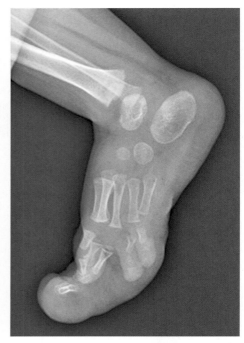

图 2－2－8　足正斜位

【病史摘要】　男性，2岁。发现左足畸形2年。

【X线表现】　左足第2、3趾骨骨性融合，左足第1、4、5趾短小。

【X线诊断】　左足第2、3趾并趾，并左足第1、4、5趾短趾畸形。

【评　　述】　并指（趾），单、双侧均可发生，常发生在第3、4指（趾）间，亦可多指合并，拇指（趾）极少累及。连接并趾间的组织可仅为软组织，也可为骨连接。常并发多趾、短趾畸形。本病诊断不难，临床分为软组织并趾和骨性并趾。前者骨骼发育正常，关节完整，可以屈伸。最轻者两趾间仅有一层薄薄的蹼，似鸭掌。重者两趾靠近，中间有软组织连接，外观似一巨趾，但X线示骨骼完全分开。后者两趾骨骼合并，轻者仅有部分趾骨粘连，一般近1、2节分开，末节趾骨连接，有的趾甲合拢。重者两趾骨完全融合，甚至关节亦不存在。

并指畸形既可以是单独出现，也可以是其他畸形或综合征的症状之一，如常见的在先天性手畸形中伴有并指畸形；如多指并指、短指并指、分裂手并指、指端交叉并指、肢体环状狭窄合并并指、手发育不良并指、Apert综合征、Poland综合征等。

病例9 股骨滑车发育不良

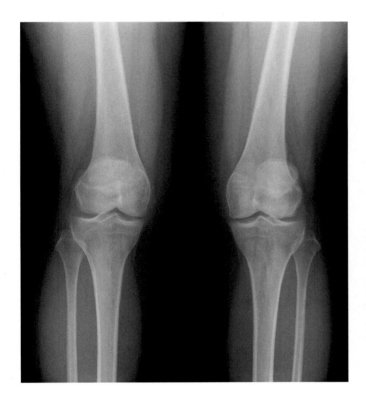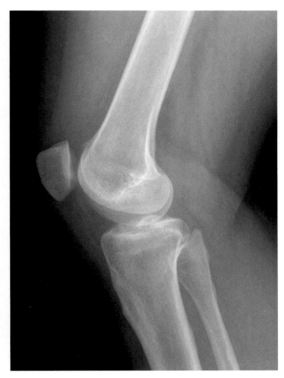

图 2-2-9 膝正侧位

【病史摘要】 女性,28 岁。双侧髌骨不稳定,膝部反复疼痛。

【X 线表现】 X 线正位片示双侧髌骨呈明显高位,髌骨位于股骨滑车上缘。侧位片示右侧髌骨呈明显高位,股骨滑车沟向前突起,滑车沟线与股骨外侧髁线形成交叉。

【X 线诊断】 股骨滑车发育不良伴双侧髌骨高位征。

【评　述】 股骨滑车发育不良(femoral trochlear dysplasia,FTD)是指滑车沟的几何外形和深度存在解剖学异常,尤其是滑车上部。当出现 FTD 时髌骨与股骨滑车近端不能稳定衔接,可在伸直位或屈曲早期发生半脱位,出现髌骨不稳定、膝部疼痛等症状。髌股关节运动轨迹也可出现异常,从而引发髌股关节骨关节炎。膝关节侧位 X 线片是对 FTD 诊断的最佳投照位置。股骨滑车的形态分为以下几种:① 正常股骨滑车:A 型,滑车沟线与股骨髁前缘线无交叉;B 型,滑车沟线仅与内髁前缘线相交叉。② FTD,滑车沟线与内、外髁前缘线皆相交:Ⅰ型,交叉征对称,位于滑车近端;Ⅱ型,交叉征不对称,先与内髁相交,然后与外髁相交;Ⅲ型,交叉征位于内、外髁下端。③ 中间态股骨滑车:Ⅰ型,滑车沟在股骨髁前缘附近延续为股骨干,但无交叉征;Ⅱ型,滑车沟与内髁前缘交叉,但不与外髁相交。FTD 主要 X 线表现为交叉征和滑车沟突起。交叉征指滑车沟底与股骨外侧髁的轮廓线相交叉。滑车沟突起指沿股骨干向其远端作延长线(代表滑车沟底平面),平行于该线作股骨髁的切线,两条直线的线间距即代表突起的大小,此值超过 3 mm 即为滑车沟突起,可诊断为股骨滑车发育不良。

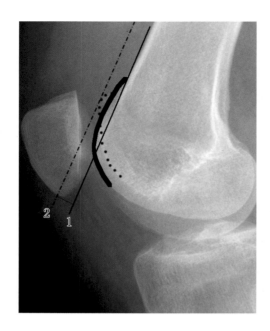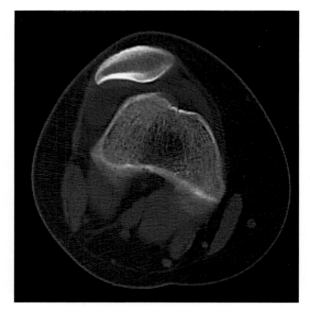

图 2 - 2 - 10   膝 X 线侧位及 CT 横断位

图 2-2-10 为图 2-2-9 的 X 线侧位片放大图和 CT 横断位。前者示弧形的滑车沟底线（点状虚线）与股骨外侧髁的轮廓线（黑色实心线）交叉，此"交叉征"是股骨滑车发育不良的特征性表现；沿股骨干延长线作一平行线（1 线），沿滑车底腹侧点作平行于 1 线的直线（2 线），两线之间的距离即为滑车沟突起距离，该距离远大于 3 mm，即为滑车沟突起。两个指标即可诊断股骨滑车发育不良。CT 横断位示股骨滑车沟明显变浅，股骨滑车外侧髁发育不良，髌骨向外侧脱位，关节腔内见少量积液。

CT 横断位上股骨滑车发育不良分为四种类型：① 相对较浅的滑车沟；② 扁平或突出的滑车沟；③ 滑车关节面不对称，外侧面突出，内侧面发育不全；④ 滑车关节面不对称，垂直的关节面与峭壁征。本例即为相对较浅的关节面。诊断该类疾病，目前主要依靠 X 线片，尤其是侧位片和 CT，两者对股骨滑车发育不良的骨性标志诊断确切，但是 MRI 对该疾病的诊断有更重要的价值，例如 MRI 可明确关节软骨的损伤和发育情况，对评估患者的病情更有意义。

第三节 骨与关节创伤

病例 10 肩关节脱位

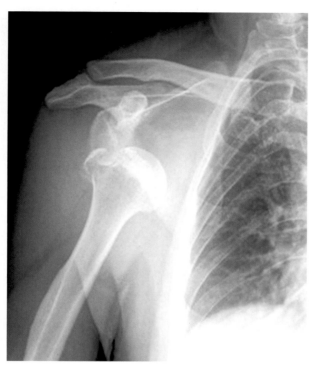

图 2-3-1 肩关节正位

【病史摘要】 男性，60 岁。跌倒时手外展着地，肩关节肿痛、活动障碍。肩部呈方形。

【X线表现】 右肱骨头向前下方移位至肩胛盂下方，肱骨大结节处见撕脱小骨片。

【X线诊断】 右肩关节前脱位。

【评　述】 肩关节解剖特点为关节盂浅，肱骨头大。肩关节的稳定全靠肌肉及韧带维系，容易脱位，在关节脱位中占第二位。肩关节脱位可分为前脱位和后脱位两种，因其前下方缺乏软组织保护，故前脱位最常见(约占肩关节脱位的 95%)，多为跌倒时手掌着地，肱骨高度外旋及中度外展位，掌面传达到肱骨头的暴力冲破关节囊的薄弱前壁，向前滑出。正位片可见肱骨头与肩盂和肩胛颈重叠，位于喙突下 0.5～1.0 cm 处，肱骨呈外旋位，肱骨干轻度外展。肩关节后脱位非常少见，在脱位过程中还可造成关节盂唇软骨或后缘骨折，此型易漏诊或误诊，注意体检和侧位观察。准确区分半脱位、前脱位及后脱位是诊断的关键。半脱位关节间隙上宽下窄，肱骨头下移，尚有一半的肱骨头对向肩盂；后脱位的正位片肱骨头与肩盂的对位关系尚好，关节间隙存在，极易漏诊；在侧位片或腋位片才能显示肱骨头向后脱出，位于肩盂后方。

肩关节脱位与年龄有重要关系，35 岁以下患者首次脱位易导致前关节盂或关节囊前部撕裂，35 岁以上患者则易导致关节肩袖肌撕裂或肱骨大结节撕脱。因此，当出现肩关节脱位时根据患者年龄需要关注：① 有无肱骨大结节撕脱性骨折，关节盂及肩袖等有无损伤；② X线检查不能明确以上病变时，应进一步行 MRI 检查明确诊断。

病例 11　肩关节钙化性肌腱炎

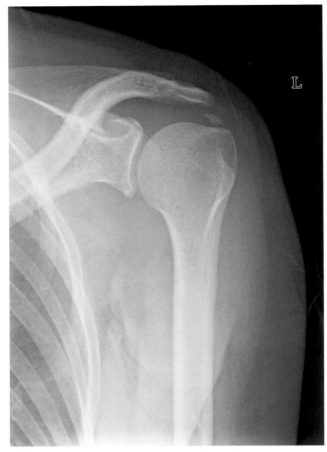

图 2-3-2　左肩关节正位

【**病史摘要**】　女性,40 岁。左肩关节后方反复疼痛,肱骨大结节处压痛明显。

【**X线表现**】　正位片示左肩关节肩袖处可见小片状高密度影,钙化边缘模糊不光整,周边软组织未见明显肿胀。

【**X线诊断**】　左肩关节钙化性肌腱炎。

【**评　　述**】　肩关节钙化性肌腱炎最常见于肩袖肌腱,尤其是冈上肌腱。好发于 30～50 岁的运动人群,糖尿病患者更易发病。其发病机制为钙盐沉着于肌腱中,可能与肌腱退变、缺血缺氧等病理改变有关,病理上一般分为三期:钙化前期、钙化期及钙化后期。钙盐吸收时可表现肩部剧烈疼痛,尤其是肱骨大结节处压痛较明显,患肢无力,上举困难。钙化前期可无明显症状。该病多为自限性,疼痛 1 个月即可缓解,保守治疗即可,疼痛较重时可行进一步手术治疗。X线表现为肩袖处尤其是冈上肌腱处高密度钙化影,钙化模糊或清楚均可见。

鉴别诊断:① 骨化性肌炎:有相关病史,多与外伤有关,表现为沿肌肉肌腱走行的长条状钙化影。② 肌腱和韧带附着处骨赘:常伴有骨小梁形成并向肌腱附着处延伸,和肌腱钙化易鉴别。③ 痛风:临床上有炎症病史,X线有软组织肿胀和钙化,鉴别有时较难,但痛风可伴骨侵蚀,实验室检查血尿酸等指标明显升高。④ 二水焦磷酸钙结晶沉积:又称为假痛风,多继发于代谢性或内分泌性疾病,此病可见到关节纤维软骨或透明软骨上点状或线状高密度钙化影,另外可伴发关节囊、韧带和肌腱钙化,常较弥漫且呈现长条形;关节液中检测到焦磷酸盐晶体即可诊断。

病例 12　肱骨外科颈骨折(内收型)

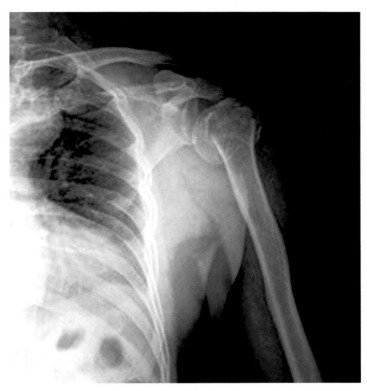

图 2-3-3　肩关节正位

【病史摘要】　男性,73 岁。跌倒时左肩部外展着地,肿痛,活动受限。

【X线表现】　左肱骨外科颈处见骨折线,肱骨头向下倾斜,远断端向上移位,外侧见小骨片。

【X线诊断】　肱骨外科颈骨折(内收型)。

【评　述】　肱骨外科颈位于解剖颈下方 2~3 cm,是肱骨头松质骨和肱骨干皮质骨交界的部位,易发生骨折。各种年龄均可发生,老年人较多。X 线片可确诊,且可显示骨折类型及移位情况。区分外科颈骨折的类型是影像检查的主要目的,主要分为三型:① 内收或外展型损伤:最常见。X 线正位片所见骨折线为横行,骨折轻度向内或向外成角,远侧断端内收或外展。侧位片上均无明显向前或向后成角、错位改变。② 伸展型损伤:是间接外力引起的损伤。X 线特点为骨折线横行,骨折向前成角,远侧断端向前错位,肱骨头后倾,关节面向后。③ 屈曲型损伤:是较少见的间接外力引起的损伤。骨折向后成角畸形,远侧断端向后上移位。

病例 13 肱骨髁上骨折

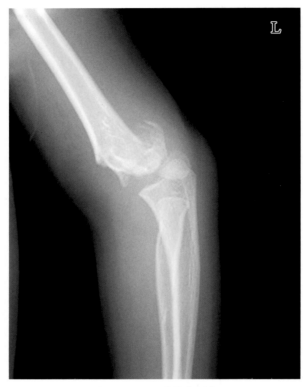

图 2-3-4 肘关节侧位

【病史摘要】 男性,8 岁。跌倒时左手臂伸直,手掌着地。左肘关节肿胀、畸形、活动障碍。

【X 线表现】 左肱骨髁上见横行骨折线,骨折远断端向背侧移位。

【X 线诊断】 左肱骨髁上骨折(伸直型)。

【评　　述】 肱骨髁上骨折,是肘部最常见的损伤,最多见于儿童,成人及老年人亦可发生。髁上骨折基本分为两型:① 伸展型损伤:儿童最多见,占此型 90% 以上。骨折线通过鹰嘴窝或其上方,骨折线由前下至后上,断端间向前成角,骨折断端向后上方移位。② 屈曲型损伤:见于较大儿童、成人或老年人,较少见,仅占 8%。骨折线亦位于髁上,多呈斜行,由后下向前上或者横断,断端间向后成角,骨折远端向前移位。肱骨髁上骨折应注意和肱骨远端全骺分离相鉴别。骨骺全分离在 X 线片无骨折线,桡骨纵轴线与肱骨小头关系不变,但与肱骨下端关系改变,肘部肿胀,环周压痛。

　　肘部是外伤常见的部位,特别是儿童,由于肘部解剖结构比较复杂,有时比较严重的创伤在 X 线上可能仅表现为轻微异常。以下几点可帮助鉴别肘部创伤:① 骨化中心的判定,骨化中心最常见的顺序为CRITOL,即肱骨小头(capitellum,C)、桡骨小头(radical head,RI)、滑车(trochlea,T)、鹰嘴(olecranon,O)、外上髁(lateral epicondyle,L),熟悉骨化中心出现的顺序便可与异常的骨折碎骨片相鉴别;② 脂肪垫征;③ 肱骨前线,正常侧位片上沿肱骨皮质前缘画一条线,与肱骨小头前中 1/3 相交,如果肱骨小头前缘位置超过肱骨前线不足 1/3,则提示髁上骨折并远侧断端后移;④ 桡肱小头线,沿近端桡骨干的中心画线并经过肱骨小头中心,称为桡肱小头线,若该线未经过肱骨小头,则提示桡骨小头或肱骨小头移位。

病例 14 肱骨髁间骨折

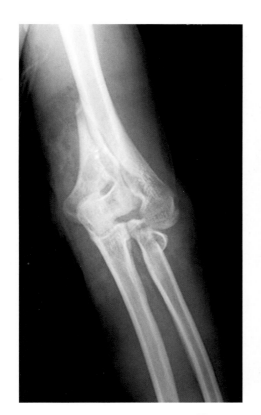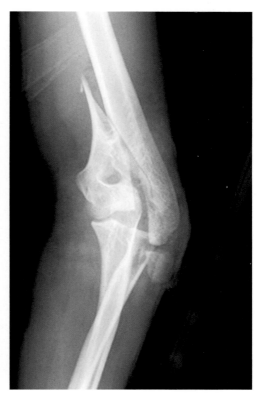

图 2-3-5 肘关节正侧位

【病史摘要】 男性,29 岁。车祸伤及左肘,肿痛、活动障碍。

【X 线表现】 左肱骨髁间见斜行骨折线,远断端略向上移位;左桡骨小头骨折、移位。

【X 线诊断】 左肱骨髁间骨折;左桡骨小头骨折。

【评　述】 肱骨髁间骨折,多见于成人,是肘部较严重的关节内骨折,较少见。骨折线从肱骨两髁之间纵行向上,把两髁劈裂为两半,整个骨折线可呈 T 形或 Y 形。肱骨髁间骨折有时需与肱骨髁上骨折相鉴别。前者骨折波及关节面,关节面破坏;后者未波及关节面。

　　一份合格的骨折平片及 X 线诊断报告需要向临床提供四方面的信息:① 解剖位置(定位);② 骨折的类型(横形骨折、斜形骨折、螺旋形骨折,闭合性骨折、开放性骨折,关节外骨折、关节内骨折,病理性骨折,青枝骨折等);③ 骨折两端的对位、对线关系;④ 软组织损伤评价。

病例 15　尺骨鹰嘴骨折

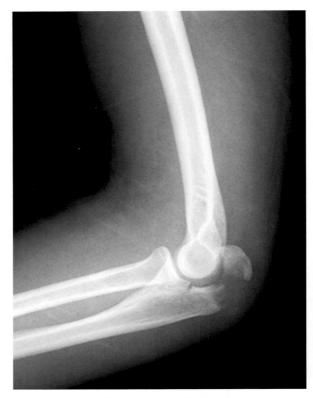

图 2‑3‑6　肘关节侧位

【**病史摘要**】　男性,51 岁。骑车摔伤右肘部,疼痛,活动障碍。

【**X线表现**】　右尺骨鹰嘴处见骨折线,断端分离。

【**X线诊断**】　右尺骨鹰嘴骨折。

【**评　　述**】　尺骨鹰嘴骨折常由肘部直接暴力所致,多为粉碎性骨折。骨片移位较少。尺骨鹰嘴为肱三头肌的止点,当肱三头肌急骤收缩使肘关节伸直而另一暴力强使其屈曲时,易造成尺骨鹰嘴撕脱性骨折,骨片可很小,也可是近端骨折被牵拉而向上移位。本例考虑病因为后者。肘关节骨化中心在融合前有可能与骨折混淆,可疑者应摄健侧 X 线片以行对比。

　　脂肪垫征(或后脂肪垫征、前脂肪帆征)对儿童的肘关节损伤检查有帮助,常提示肘关节骨折,主要见于髁上骨折、侧髁骨折和桡骨小头骨折。存在脂肪垫则应立即寻找这些骨折。在标准屈肘侧位片上,常可见到前侧脂肪垫,而不能见到后侧脂肪垫。肘关节内的渗出能使前后侧脂肪垫都增厚且在同一张肘侧位 X 线片上观察到。肘关节伤后出现增厚的后侧脂肪垫征提示有肘关节囊内骨折的可能。以往报道侧位 X 线片上显示后侧脂肪垫增厚者有明显囊内骨折的占 41%~100%。因此,即使未见骨折亦应夹板固定、随访。

病例 16 Monteggia 骨折

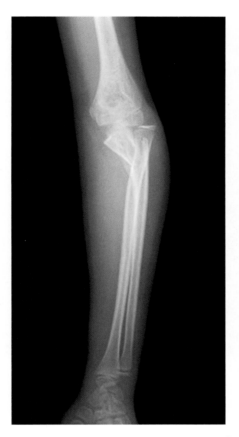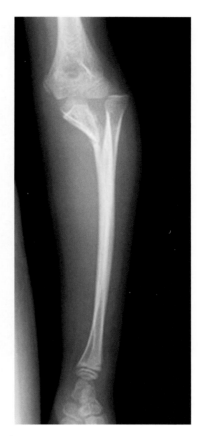

图 2-3-7 尺桡骨斜位、侧位

【病史摘要】 男性,13 岁。跌倒时左肘微屈,前臂旋前着地。左肘部肿胀,疼痛,功能障碍。

【X 线表现】 左尺骨近段骨折,断端向背侧成角;桡骨小头向后外侧脱位。

【X 线诊断】 左前臂 Monteggia 骨折(屈曲型)。

【评　述】 Monteggia 骨折,是指尺骨近段骨折合并桡骨小头脱位。本病多发生于青壮年及小儿,直接或间接暴力皆可引起。根据暴力方向及移位情况临床可分为伸直型、屈曲型和内收型。前臂正位、侧位片可以确诊。摄片时应包括肘关节以免漏诊,同时注意肱桡关节的解剖关系,必要时可加摄健侧 X 线片做对照。本病主要与先天性桡骨头脱位相鉴别。后者缺乏外伤病史,多为双侧,多伴有桡骨头发育畸形等。

病例 17　肘关节后脱位

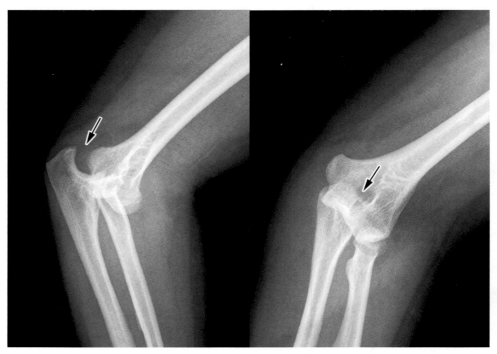

图 2-3-8　肘关节正侧位

【病史摘要】　女性,47岁。跌倒时右肘关节伸直,右手掌撑地,关节畸形,活动障碍。

【X线表现】　右尺桡骨近端向后外方移位,关节结构紊乱(箭头)。

【X线诊断】　右肘关节后脱位。

【评　　述】　肘关节脱位是四肢关节中最多见的一种脱位,肘部畸形呈弹性固定状,鹰嘴窝空虚,常合并骨折,或伴有血管、神经损伤。X线正位片见尺桡骨上端与肱骨下端重叠,肘关节间隙消失。侧位见桡骨头与尺骨鹰嘴向后移位,有时两者可同时向外或内侧移位,肱尺、肱桡关节对应关系失常,常伴有尺骨鹰嘴、滑车后缘、肱骨内上髁或外上髁等骨折。临床治疗前需鉴别后脱位和前脱位:后脱位者,暴力传导到肘部后上方,沿尺骨纵轴上传,鹰嘴突撞击肱骨下端鹰嘴窝,将关节囊撕裂,尺骨冠状突和桡骨小头同时滑向后方;前脱位者,前臂遭受自肘后方向前或纵向扭转的暴力,可致鹰嘴骨折,尺桡骨上段向前移至肱骨下端前方。

病例 18　桡骨远端伸直型骨折

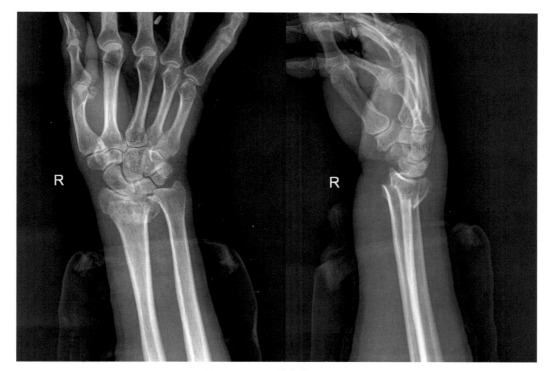

图 2 - 3 - 9　腕关节正侧位

【病史摘要】　女性,60 岁。被撞倒时右手掌着地,右腕关节畸形、肿胀,不能活动。

【X 线表现】　右尺桡骨远端见透亮线影,骨折远端向外后方移位。

【X 线诊断】　右桡骨远端伸直型骨折(Colles 骨折)。

【评　　述】　Colles 骨折最常见于老年女性,为发生在桡骨远端、距离远端关节面 2.5 cm 内的横行骨折,骨折可累及桡腕关节及下尺桡关节,引起脱位或半脱位,约 60% 伴尺骨茎突骨折,其特征性的临床表现为手腕呈银叉状畸形。Colles 骨折需与 Smith 骨折鉴别:前者为摔倒时手掌着地所致,常伴远侧断端向桡背侧移位和向掌侧成角;后者即桡骨远端屈曲型骨折,为跌倒时手背着地所致,远侧断端向掌侧上方移位和向背侧成角,也称反 Colles 骨折。

病例 19　桡骨远端骨骺分离

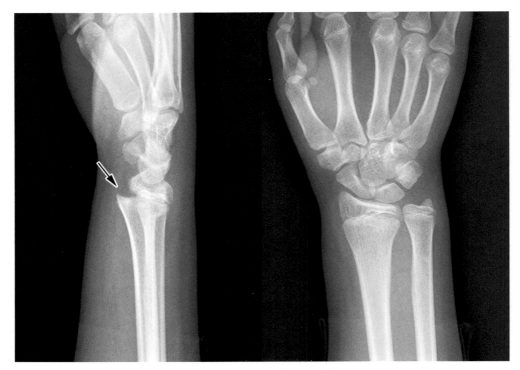

图 2 - 3 - 10　腕关节正侧位

【**病史摘要**】　女性,12 岁。撞倒时左手掌着地,左腕关节活动障碍。

【**X 线表现**】　侧位片示左桡骨远端骨骺向后移位,关节面成轻度后倾角畸形改变(箭头);正位片未见明显异常。

【**X 线诊断**】　左桡骨远端骨骺分离。

【**评　　述**】　骨骺分离是儿童骨关节损伤中最常见的,所有四肢管状骨骨骺均可发生,其创伤机制是垂直和水平两个方向的综合暴力造成的。不熟悉儿童骨骺发育及解剖情况,极易造成漏诊,应着重观察侧位片。根据 X 线表现,骨骺损伤分为五种类型(Salter - Harris 分类法):Ⅰ 型,骨骺与干骺端完全分离,骨折线完全通过骺板的薄弱带;Ⅱ 型,部分骺板断裂,可以有干骺端小的骨折片仍与骨骺相连,但干骺端的主要部分与骨骺分离,此型最为多见;Ⅲ 型,骨折线自关节面进入骨骺达骺板处再沿一侧薄弱带到骨骺板边缘;Ⅳ 型,骨折线穿过干骺端、骺板和骨骺的骨折,多数也穿过关节软骨;Ⅴ 型,骨骺软骨板的压缩性骨折,临床症状明显,却查不出明显骨骺损伤时,要考虑到本型。

青少年骨骺发育不全,骺板(生长板)相对脆弱,容易受到损伤。骨骺/干骺骨折分离可导致骨骺早闭的并发症。若患者临床症状明显但 X 线检查未发现异常时,可行 MRI 检查以明确骨骺损伤的类型和程度。

病例 20　桡骨远端青枝骨折

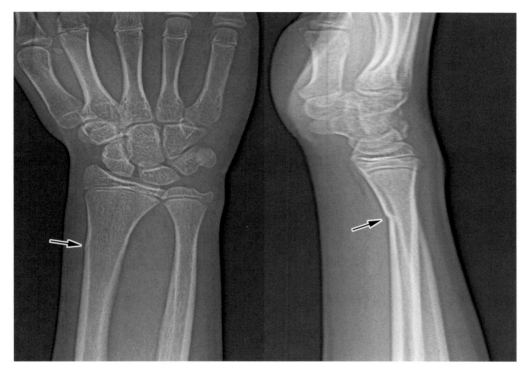

图 2-3-11　腕关节正侧位

【病史摘要】　男性,9 岁。跌倒时右手腕着地,手腕疼痛。

【X线表现】　右桡骨远端骨皮质皱褶,骨折断端轻微成角畸形(箭头)。

【X线诊断】　右桡骨远端青枝骨折。

【评　　述】　青枝骨折多见于儿童。儿童的骨骼在力学上具有很好的弹性和韧性,遭受暴力发生骨折就会出现与植物青枝一样折而不断的情况,属于稳定性骨折,通常不需要手术治疗。需与完全性骨折相鉴别。青枝骨折表现为桡骨张力侧骨皮质发生皱褶、扭曲、断端轻微成角,为不完全性骨折;后者表现为骨皮质完全断裂,骨折线呈横形、纵形、斜形或螺旋形等,断端常移位。

　　儿童骨质富有弹性和柔韧性,不易碎裂,故其特点与成人不同。常见的儿童骨折有以下几种类型:青枝骨折、带扣样骨折、管状骨折、弓形骨折、婴儿骨折、骨骺/干骺骨折、撕脱性骨折以及完全性骨折。带扣样骨折指外力冲击或压迫导致骨皮质隆起呈带扣样改变,常见于长骨,尤其是尺桡骨的干骺端。管状骨折是一侧骨皮质不完全性横断骨折,对侧皮质呈带扣样骨折。弓形骨折指长骨的弓形弯曲,一般无骨折,但可伴发毗邻骨的骨折,好发于尺桡骨及腓骨等。婴儿骨折一般无明确外伤史,但见于跛行的幼儿。多为行 X 线检查意外发现的无移位的骨折。最早见于胫骨远端,也可见于股骨远端及跟骨。撕脱性骨折多发生于韧带或肌腱附着处,可见于任何年龄。青年的次级骨化中心(骨突)尤其是骨盆最易发生撕脱性骨折。

病例 21 腕手舟骨骨折

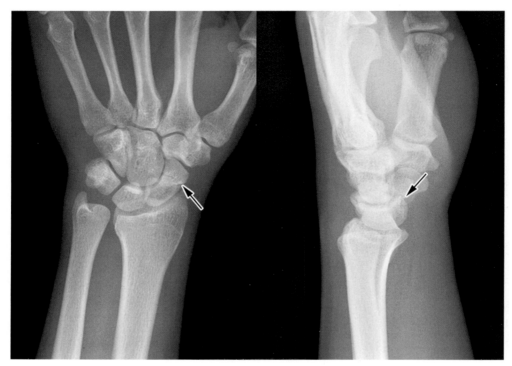

图 2-3-12 腕关节正侧位

【**病史摘要**】 男性，30岁。撞倒时左手掌着地，鼻咽窝变浅、压痛，左腕关节背伸时压痛明显。

【**X线表现**】 左手腕手舟骨上腰部见透亮线影，对位好（箭头）。

【**X线诊断**】 左腕手舟骨骨折。

【**评　　述**】 腕骨损伤以手舟骨最多见，三角骨和月骨次之，其创伤机制为跌倒时手掌着地后传达暴力直接作用于手舟骨而致骨折。多见腰部，结节部较少见。因血供差，易引起骨迟缓愈合和不愈合，甚至发生缺血坏死。临床怀疑手舟骨骨折时，应摄腕关节外展位（手舟骨位）片，一次摄片未发现，则应在 7～10 天后复查，此时骨折线附近的骨质吸收，骨折线清晰可辨。手舟骨骨折需与二分手舟骨鉴别：后者表现为对应面有骨质硬化，无错位，手舟骨旁脂肪纹理清晰；前者则表现为骨折断端锐利，有移位，伴有手舟骨旁脂肪纹理的移位、模糊或消失。

病例 22 腕月骨前脱位

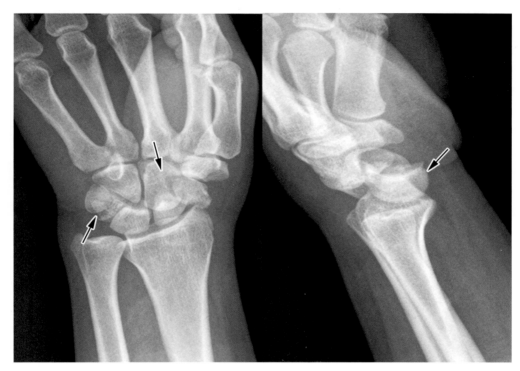

图 2-3-13 腕关节正侧位

【病史摘要】 女性,53 岁。跌倒后左手掌撑地,左腕关节疼痛,关节肿胀,活动障碍。

【X 线表现】 正位片左手舟骨见透亮线影、断端分离,三角骨见裂隙影(箭头);侧位片见左手月骨向前移位、凹面向前(箭头)。

【X 线诊断】 左腕月骨前脱位,伴手舟骨、三角骨骨折。

【评　述】 腕骨脱位中最常见的是月骨前脱位,当摔倒且腕部处于极度背伸位时着地,月骨则被挤压于桡骨下端和头状骨之间,加之周围韧带及关节囊破裂,月骨脱离背侧韧带的束缚而向掌侧推出,并翻转凹面向前,X 线正位片可显示头月关节间隙消失,侧位片表现为月骨脱出于掌侧。需与月骨周围脱位、经手舟骨月骨周围脱位鉴别。月骨周围脱位表现为月骨原位不动,与桡腕关节面保持正常位置,只有头骨和其他诸腕骨一起向背侧脱位;经手舟骨月骨周围脱位,实际上就是月骨周围脱位伴有手舟骨骨折,月骨与近侧手舟骨原位不动,与桡腕关节面保持正常位置,只有头骨和远侧手舟骨及其他诸腕骨一起向背侧脱位。

　　手舟骨位于腕关节的外侧部,分为腰、体、结节 3 个部分。由桡侧副韧带、桡头韧带、桡舟韧带和背侧韧带来维持它的稳定性。尤其与月骨间有坚强的舟月骨间韧带。整个手舟骨大部分为软骨所覆盖。其血供主要来自桡动脉的掌侧和背侧分支。桡动脉深支在手舟骨腰部背侧分 2～4 支细小动脉进入骨内。30% 血运由掌侧支从手舟骨结节处进入手舟骨远端。内部血管走行是从外向内斜行,所以手舟骨脱位后必将由外经内走行的骨内血管损伤造成手舟骨缺血,影响骨的营养、再生和愈合。

　　腕关节前后位片(旋后位)上手舟骨变短,手舟骨结节呈环状,手舟骨与月骨间关节的间隙＞2 mm,即 Terry-Thomas 征阳性。

病例 23　肋骨不全骨折

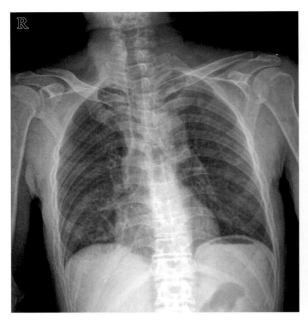
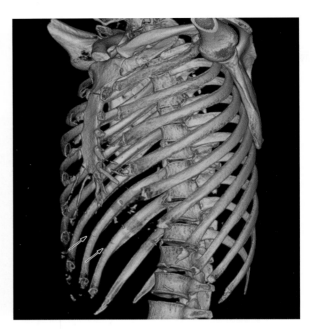

图 2 - 3 - 14　肋骨正位、右斜位

【病史摘要】　　男性,52 岁。车祸伤及右胸部,疼痛 1 小时,体检右前胸压痛(＋)。

【X 线表现】　　双侧胸廓对称。气管尚居中。右侧肋间隙较左侧略缩小。所见右侧肋骨未见明显移位骨折,第 9、10 肋骨皮质欠光整。双肺内未见明显异常。心脏大小属正常。右侧膈面外 1/3 略上移。右侧肋膈角略钝。左侧肋膈角锐利。

【X 线诊断】　　右侧第 9、10 肋骨不全骨折可能,伴少量右侧胸腔积液可能,建议肋骨 CT 三维重建检查。

【评　　述】　　肋骨骨折在胸部损伤中发生率为 40％～60％,常发生于中、老年人,很少见于儿童,这与骨质脆性增加有关。直接或间接暴力均可引起骨折。直接暴力骨折多发生在肋骨直接受打击部位,尖锐的骨折端向内移位,可刺破肋间血管、胸膜、肺组织或上腹部脏器,产生血胸、气胸或血气胸、皮下气肿、咯血等。间接暴力骨折(胸部前后受挤压)发生在暴力作用点以外的部位,多见于肋骨角或肋骨体部,骨折端向外移位,可损伤胸壁软组织,产生胸壁血肿。肋骨骨折以第 4～7 肋最常见,因其较长且固定,容易折断。第 1～3 肋骨较短,且有锁骨、肩胛骨和肌肉的保护,很少发生骨折。第 8～10 肋骨虽较长,但不与胸骨直接连接,而连接于肋弓上,有弹性缓冲,较不易折断。第 11 及 12 肋骨为浮肋,前端游离不固定,活动度较大,骨折更为少见。但外来强大暴力亦可引起这些肋骨骨折。肋骨骨折可发生在单根或多根肋骨,同一肋骨可在一处或多处折断,甚至多根多处骨折(多于 3 根肋骨)而产生“浮动胸壁”,出现反常呼吸运动。较大面积的“浮动胸壁”,严重影响呼吸回流功能,可出现气短、发绀或呼吸困难。如并发肺裂伤,可有咯血、气胸、血胸或皮下气肿。年老、体弱患者,肋骨骨折同时可并发肺炎、肺不张。肋骨骨折的 X 线检查,最容易漏诊,其原因有:① 无移位性骨折,因肋骨结构单薄缺乏对比,无移位的骨折线比较细微,又多与肺纹理重叠,故容易漏诊。特别是当骨折处咬合较紧密时,早期 X 线检查骨折线可不显示或不明显显示,而较容易引起漏诊;但当患者受伤一段时间后,由于活动或者牵拉,骨折处由咬合紧密而变为分离,此时 X 线检查可明显显示骨折线而确立诊断;因此,当早期 X 线检查未显示骨折线而临床症状明显时,应提醒患者及时复查及时发现,以免漏诊。② 肋骨腋段骨折,因该段肋骨呈半圆形,且前后重叠较多,在正位片上因相互重叠而影响了骨折线显示。③ 照片伪影的影响,有些患者因疼痛等原因屏气不好或体位不正,造成了细微骨折线显示不清。X 线诊断肋骨骨折时,如骨折线显示不清,有时需结合其他继发征象观察,如胸腔积血、皮下纵隔气肿、气胸、胸壁软组织肿胀及胸膜影增厚等。CT 三维肋骨重建可多角度观察肋骨形态,显示轻微骨折线(箭头)。当 X 线检查不能明确时,可建议采用 CT 三维重建检查。

病例 24　肋骨骨折

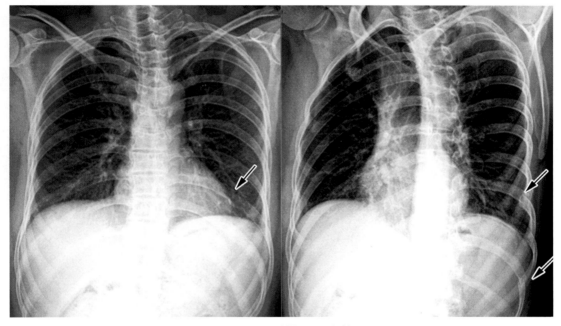

图 2 - 3 - 15　肋骨正位、左斜位

【病史摘要】　男性,46 岁。左胸部撞伤,胸部疼痛。

【X线表现】　正位片示左侧第 9 肋见骨折线(箭头),斜位片示左侧第 9、11 肋骨见骨折线(箭头)。

【X线诊断】　左侧第 9、11 肋骨新鲜骨折。

【评　　述】　怀疑肋骨骨折时一定要同时摄正、斜位片。如果受伤当时断端移位不明显,摄 X 线片可能不显示骨折线,1 周或半个月后,当断端出现移位或骨痂形成时则易显示。故胸部受伤后,若平片未发现骨折,而临床又高度怀疑时,应行螺旋 CT 扫描或随诊摄片观察。需与陈旧性肋骨骨折、病理性肋骨骨折及自发性肋骨骨折鉴别。陈旧性肋骨骨折一般骨折线显示不清,断端可见骨痂形成;病理性肋骨骨折指肋骨由于先前已经存在的病变(如原发肿瘤、转移瘤、骨纤维异常增殖症等)使其强度下降,很小的外力或没有外力作用下亦可发生骨折;自发性肋骨骨折是由于剧烈的咳嗽或喷嚏等引起胸部肌肉强烈收缩而发生。

可疑多发伤的患者急诊需要强制性摄三个部位的 X 线平片:① 颈椎的侧位片;② 胸片(排除纵隔血肿、气胸、血胸、肋骨骨折和肺挫伤);③ 前后位骨盆片。

若 X 线平片和 CT 常规扫描均不能发现隐匿性肋骨骨折时,肋骨的 CT 三维重建尤其是表面重建图像对骨折的诊断有一定帮助。

病例 25　股骨颈骨折

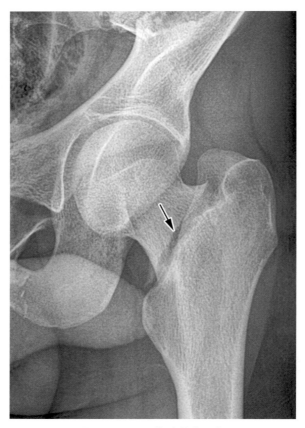

图 2‑3‑16　左髋关节正位

【病史摘要】　女性,68 岁。摔倒后左臀部着地,左髋部肿胀,活动障碍,患肢轻度缩短、外旋畸形。

【X线表现】　左股骨颈基底部见透亮线影,断端对位、对线良好(箭头)。

【X线诊断】　左股骨颈基底部骨折。

【评　　述】　股骨颈骨折是髋关节中最常见的一种创伤,老年人骨质疏松、轻微外伤即可引起骨折,青壮年多为暴力所致。按发生部位,股骨颈骨折可分为头下部、中央部及基底部三型;头下部和中央部属关节囊内骨折,骨折近侧断端因与关节囊分离而血运不足,易发生股骨头缺血性坏死,骨折愈合困难;基底部骨折属关节囊外骨折,血运障碍少,易愈合。隐匿性股骨颈骨折在 X 线与 CT 上容易漏诊,需仔细观察股骨颈张力骨小梁、应力骨小梁和骨皮质是否连续,诊断困难时应行 MR 检查,且 MR 能早期发现股骨头缺血性坏死。X 线对鉴别外展、嵌顿、稳定型与内收、非嵌顿、不稳定型股骨颈骨折有帮助。前者少见,多数为头下部骨折,在有嵌顿的骨折中骨折线显示不清,而表现嵌插后骨小梁压缩的致密带,外展型的骨折线与股骨干纵轴的垂线的交角(Linton 角)一般小于 30°,骨折线剪力小,愈合率高;后者较多见,多数为中央部骨折,Linton 角一般大于 50°,骨折线剪力大、易移位,愈合率低。在不适当的治疗下,外展、嵌顿骨折可以转变为有移位的内收骨折。

病例 26　股骨转子间骨折

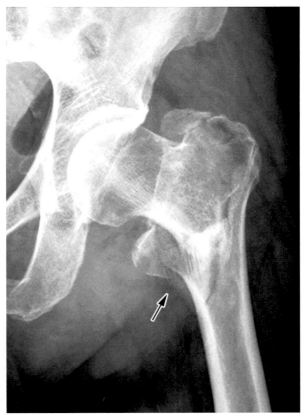

图 2‑3‑17　左髋关节正位

【病史摘要】　女性,67 岁。撞倒后左臀部着地,左髋部肿胀,活动障碍。

【X 线表现】　左股骨大小转子见透亮线影,远端有轻度外旋(箭头)。

【X 线诊断】　左股骨转子间骨折。

【评　　述】　股骨转子间骨折多为老年人,其创伤机制包括直接暴力与间接暴力。直接暴力即直接作用于大小转子间,间接暴力指大小转子受到内翻及向前成角的复合应力。骨折线的形态多自大转子斜行向下至小转子,骨折常为粉碎型。转子间骨折较易愈合,但易产生髋内翻畸形。稳定型与不稳定型股骨转子骨折鉴别诊断:前者的骨折线自大转子斜向内下方到小转子,可合并小转子纵行骨折,此型多见;后者的骨折线则自小转子向外下达大转子下方,上骨折端受臀肌牵拉外展,向外错位,此型少见。

病例 27　髋关节后脱位

【病史摘要】　男性,49 岁。被撞倒后左股骨内收畸形,左髋关节活动障碍。

【X 线表现】　左股骨头向上移位(箭头),髋臼不完整,股骨头外上方可见碎裂骨片。

【X 线诊断】　左髋关节后脱位(如右上图所示)。

【评　　述】　髋关节结构稳固,必须有强大的外力才能引起脱位,因而是一种严重损伤,在脱位时常伴有的骨折及周围软组织损伤亦较严重。髋关节脱位在 X 线上均表现为髋臼与股骨头失去正常对应关系,一般诊断不难。需要强调的是由于每个患者外伤受力不同,会造成髋关节脱位在 X 线检查中出现股骨头向不同方向、位置的移位,所以在影像诊断中需要结合临床症状、体征,必要时可行骨盆侧位 X 线摄片;CT 诊断更为准确,且容易发现 X 线平片遗漏的骨折碎片。

三种类型的髋关节脱位鉴别:① 前脱位,大腿急骤外展、外力从臀部向前冲击时所致。正位 X 线见股骨干外展水平位,股骨头脱出于髋臼,常位于髋臼下方,与闭孔同高,并与坐骨结节重叠。② 中心脱位,当强暴力作用大转子或沿股骨干向髋臼冲击时,可造成髋臼底骨折,随后股骨头向盆腔内突出,X 线表现为髋臼呈粉碎性骨折,髋臼窝分为上、下两半,部分髋臼底被股骨头冲击向骨盆内转移,股骨头也随之向盆腔内突出,也可发生骶髂关节和耻骨联合韧带的撕裂与分离,甚至耻骨骨折。③ 后脱位,多见,当大腿屈曲过度猛烈内收内旋,或大腿屈曲内收、外力从膝沿股骨干向髋传导时所致,患肢屈曲、内收、内旋及缩短畸形,常伴有髋臼后上缘骨折。

为了与后脱位 X 线征象对比,下面附上一例前脱位的病例(如右下图所示)。

髋关节前脱位:男性,28 岁。被撞倒后左股骨外展畸形,左髋关节活动障碍。X 线检查显示左侧股骨头向内下方移位,股骨头与闭孔同高,并与坐骨结节重叠。左侧股骨呈轻度外展改变。X 线表现符合典型髋关节前脱位。

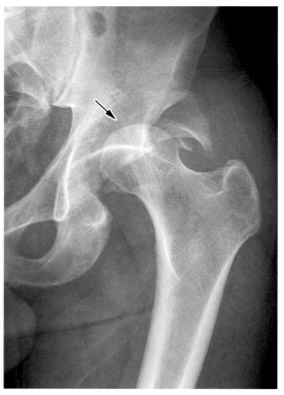

图 2-3-18　左髋关节正位

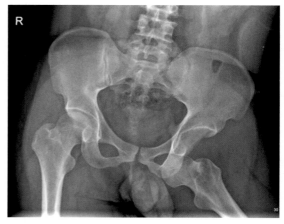

髋关节前脱位

病例 28 髌骨骨折

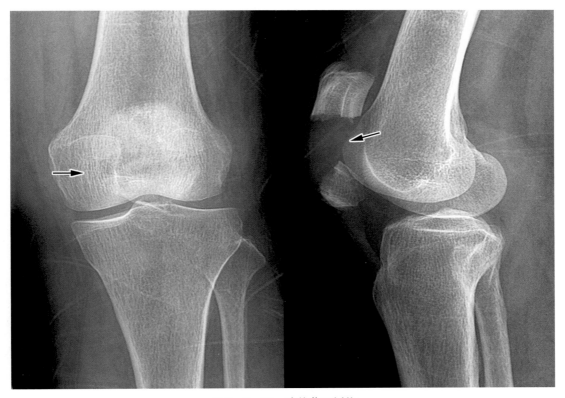

图 2‐3‐19 膝关节正侧位

【病史摘要】 男性,46 岁。摔倒后左膝部着地,左膝关节疼痛,活动受限,关节肿胀。

【X 线表现】 左侧髌骨断裂,断端分离较远(箭头)。

【X 线诊断】 左侧髌骨骨折。

【评   述】 髌骨骨折较常见,多为 30～50 岁。男性多于女性,间接暴力所造成的骨折多为横行骨折。直接暴力所致骨折多为星状粉碎性骨折,骨片可无移位。若正侧位骨折线显示不清,而临床症状明显时,应加摄髌骨轴位片,以免漏诊。

鉴别诊断:① 发生在髌骨边缘的骨折,X 线片上髌骨可以光滑、完整,与正常无异。② 髌骨软骨袖套状骨折,X 线表现正常髌骨形态发生变化,在髌骨上方或下方有发丝样、蛋壳样或袖套状的较淡影像,必要时可行 MR 检查。③ 髌骨是人体中最大的籽骨,在出生时完全为透明软骨构成,2～5 岁时出现骨化中心,17～18 岁时骨化完成,髌骨一般只有一个骨化中心。但是个别少年可出现一个或多发副骨化中心,常位于髌骨外上角。如果副骨化中心在髌骨发育成熟后不与主骨融合,即二分或多分髌骨。二分髌骨极易误诊为髌骨骨折,其主要原因:① 询问病史、查体不详细;② 阅片不仔细或 X 线片质量不高,仅凭单一体位 X 线片作出诊断;③ 医师对二分髌骨缺乏了解和认识;④ 忽略了患者体征与 X 线片的统一。

病例 29 胫骨平台内侧髁骨折

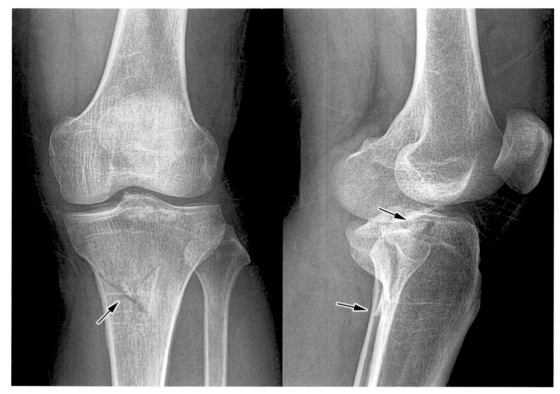

图 2 - 3 - 20 膝关节正侧位

【**病史摘要**】 女性,66 岁。从楼梯摔下,左膝部着地,左胫骨上段疼痛,左膝关节肿胀。

【**X线表现**】 左胫骨上端内侧髁见多发斜行及纵行透亮线影(箭头)。

【**X线诊断**】 左胫骨平台内侧髁骨折。

【**评   述**】 胫骨髁或平台骨折多见于青壮年,骨折多为传达暴力所致,如从高处坠下、足底着地。胫骨内、外髁受相等压力时,可同时发生骨折。压力不等时,压力大的一侧发生骨折。膝关节过度外翻或内翻,亦可造成单髁骨折,并合并内、外侧副韧带的撕裂。胫骨髁骨折多为压缩、劈裂及粉碎性骨折,外髁骨折可合并腓骨颈骨折。胫骨髁骨折多累及关节面,关节腔内常积血,半月板和十字韧带可发生损伤。胫骨平台骨折可分为六种类型(Schatzker 分型):Ⅰ型,外侧平台的单纯楔形骨折或劈裂骨折;Ⅱ型,外侧平台的劈裂压缩性骨折;Ⅲ型,外侧平台单纯压缩性骨折;Ⅳ型,内侧平台骨折,其可以是劈裂性或劈裂压缩性;Ⅴ型,包括内侧平台与外侧平台劈裂的双髁骨折;Ⅵ型,同时有关节面骨折和干骺端骨折,胫骨髁部与骨干分离,即所谓的骨干-干骺端分离,常伴有相当严重的关节破坏、粉碎、压缩及髁移位。

病例 30　Segond 骨折

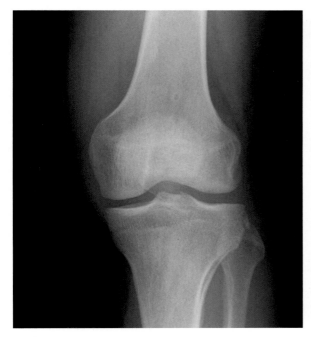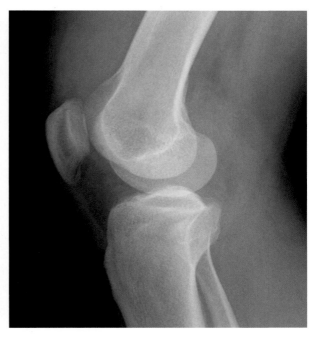

图 2 - 3 - 21　左膝关节正侧位

【病史摘要】　男性,38 岁。下蹲搬重物时扭伤左膝关节,左膝关节外侧缘疼痛,关节肿胀。

【X 线表现】　左膝关节正位片示左侧胫骨平台外侧缘局限性撕脱性碎骨片,膝关节肿胀,关节间隙变宽,侧位片示股骨外侧沟向内凹陷大于 2mm,前后缘脂肪垫消失。

【X 线诊断】　左膝关节胫骨外侧缘 Segond 骨折。

【评　　述】　Segond 骨折又称为胫骨平台外缘撕脱性骨折,该病由 Paul Segond 于 1879 年首次报道,并以其名命名。发病机制为膝关节处于半屈曲位 10°～90°时存在一个内旋应力致外侧副韧带前斜束止点的撕脱性骨折。Segond 骨折常伴有前交叉韧带的断裂,由此可以作为诊断前交叉韧带断裂的线索。临床上该病表现为关节肿胀,很容易漏诊,前抽屉试验和 Lachman 实验不能确定交叉韧带是否损伤,即使早期 MRI 检查,有时也会因关节腔积液过多导致诊断困难,而 X 线检查简单易行,若表现为胫骨平台外侧缘小片撕脱性骨块,股骨外侧沟向内凹陷大于 2 mm,则高度提示前交叉韧带损伤可能,早期采取制动措施避免进一步损伤。当患者关节积液减少时再行 MRI 检查明确诊断。单纯撕脱性骨折,仅需石膏固定即可,若损伤前交叉韧带,则需手术治疗。

病例 31　前交叉韧带损伤

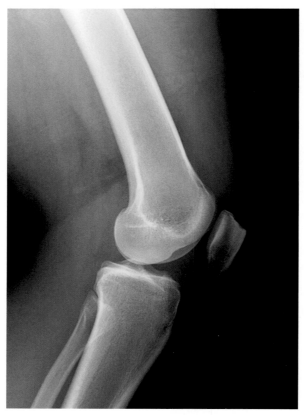

图 2 - 3 - 22　左膝关节侧位

【病史摘要】　女性,16 岁。车祸致伤左膝关节,左膝关节疼痛。

【X线表现】　左股骨外侧沟局限性凹陷,余未见明显异常。

【X线诊断】　左膝关节股骨外侧局限性凹陷,考虑为前交叉韧带损伤所致。

【评　　述】　前交叉韧带止点撕脱骨折属于关节内骨折,好发于运动员,尤其是橄榄球和滑雪运动员。多为运动伤、交通事故伤,其损伤机制为膝关节外伤暴力后,前交叉韧带牵拉致止点骨片掀起。前交叉韧带起源于股骨外侧髁侧髁间窝的骨皮质,走行于髁间窝并与胫骨平台相连。前交叉韧带损伤时,其近端附着点(股骨附着点)最容易损伤,X线表现的一些征象可提示前交叉韧带的断裂。首先是股骨外侧深沟征(股骨外侧关节面不规则,股骨沟变深,超过 2 mm 以上,X线侧位片显示比较好),其次是 Segond 骨折,均提示前交叉韧带撕裂。另外,关节腔积液和胫骨平台前唇的骨折间接提示前交叉韧带损伤。一般 X 线检查只能客观地提供前交叉韧带损伤的间接征象,若要明确诊断必须行 MRI 进一步检查。

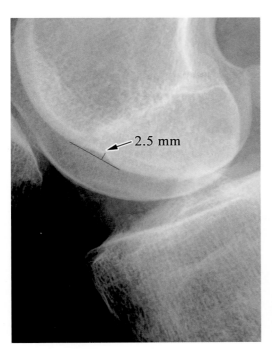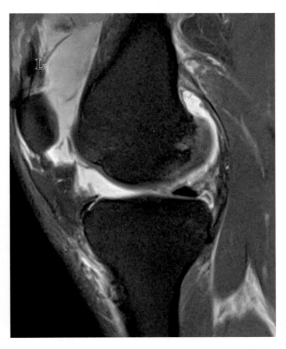

图 2 - 3 - 23 前交叉韧带损伤 X 线片局部放大与 MRI 对照

标准的侧位片示股骨外侧髁关节面不光整,中央可见局限性凹陷,形成深沟征,沿深沟两点作关节面的切线,再向深沟的最低点作垂线,若垂直线的距离大于 2 mm,则诊断为深沟征,提示前交叉韧带撕脱性骨折。矢状位脂肪抑制 T_2WI 证实 X 线上股骨外侧沟的深沟征。

有时 X 线片撕脱性骨折碎片较小不易发现,但临床症状比较明显,此时应进一步行 MRI 检查。MRI 检查对前交叉韧带损伤的敏感性和特异性明显提高,不仅可显示前交叉韧带损伤的具体位置和程度,而且对一些特异性征象,如空窝征(韧带附着处仅见积液,无韧带)、关节腔内的碎骨片以及对吻损伤(股骨外侧髁和胫骨平台后外侧部骨髓水肿损伤)显示更加明确。可以完全评估损伤的程度,为临床诊断和治疗提供更为精确的依据。

病例 32　腓骨小头骨折

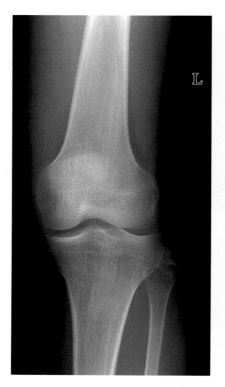 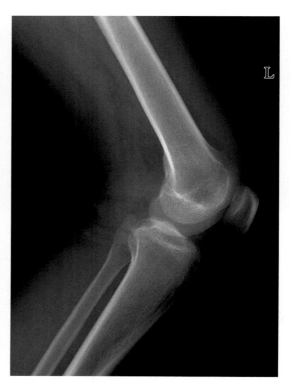

图 2－3－24　左膝关节正侧位

【病史摘要】　男性,37 岁。上楼时不小心碰到楼梯缘,直接撞伤左膝外侧缘,感剧痛,不能行走。

【X 线表现】　左膝关节正位片示腓骨小头见骨折透亮线影,周边软组织稍肿胀,胫骨平台外侧缘局限性骨密度减低,侧位片示腓骨小头不完全性骨皮质断裂。

【X 线诊断】　左侧腓骨小头骨折。

【评　　述】　腓骨小头骨折是一种比较隐蔽性的骨折。因为胫腓骨比较表浅,易遭受暴力损伤导致骨折,临床上以胫腓骨双骨折比较常见,单纯的腓骨小头骨折比较少见。其骨折机制是腓骨小头遭受侧方暴力直接撞击膝关节所致。在 X 线正侧位片上大部分腓骨可显示,仅小部分腓骨小头位于胫骨垂直投影侧,容易漏诊。腓骨小头是膝关节外侧副韧带、股二头肌肌腱和胭腓韧带的止点,对膝关节的稳定起重要作用,因此腓骨小头骨折会导致膝关节慢性不稳,另外腓骨小头骨折可导致胭动静脉损伤或腓总神经的损伤,因此腓骨小头骨折一定要重视,明确检查,了解是否并发膝关节韧带损伤或神经血管损伤。

若 X 线检查不能明确诊断时,尽早行 CT 三维重建明确骨折,MRI 检查具有更高的特异性和敏感性,在对周边软组织损伤,尤其是在关节韧带、神经损伤的鉴别诊断上更加准确。

病例 33 腓肠豆综合征

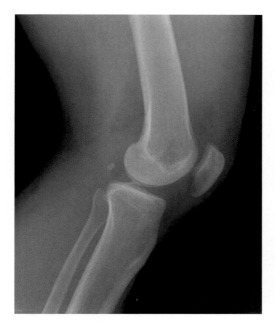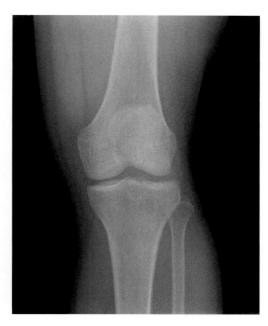

图 2-3-25 左膝关节正侧位

【病史摘要】 男性,37 岁。左膝关节后方反复疼痛。

【X 线表现】 左膝关节侧位片示左膝关节后缘近腘窝处见点状高密度籽骨影,病灶较小,边缘模糊,正位片显示欠佳。

【X 线诊断】 左膝腓肠豆综合征。

【评　述】 腓肠豆是腓肠肌外侧头内的一块籽骨,腓肠豆异常时常引发膝关节后方间歇性疼痛,引起腓肠豆综合征(fabellar syndrome)。其最常见原因为青少年运动时直接踢伤或踢球时用力过猛,或腓肠豆和股骨后外侧髁局部反复摩擦所致。腓肠豆综合征主要表现为膝部后外侧间歇性疼痛,关节伸展时疼痛加重,压迫腓总神经,诱发腘窝外侧及小腿腓肠外侧发麻、酸痛,不能久蹲,重则拇趾背伸无力。X 线表现为股骨外侧髁后缘软组织内高密度影,密度高于周边软组织,与股骨皮质密度类似,籽骨大小不定,有时较大,形状欠规则。发病机制可能与股骨外侧髁后缘软骨或软骨下改变有关,表现为股骨外侧髁的骨软骨的部分缺失或剥离。若 X 线不能明确时,可行 CT 三维检查以进一步明确诊断。

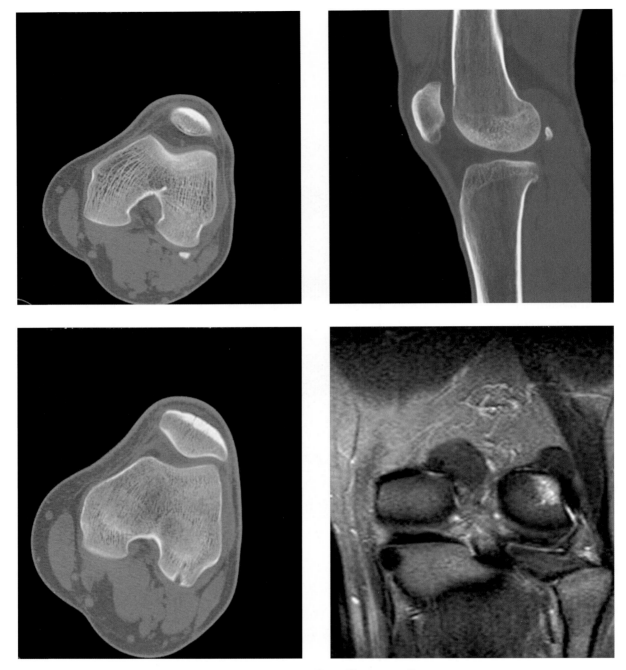

图 2-3-26 左膝关节 CT 横断位和矢状位

CT 横断位和矢状位分别展示了左膝关节股骨外侧髁后方点状高密度灶,另一幅横断位展示股骨外侧髁部分缺损,提示籽骨可能来源于股骨外侧髁的骨软骨的部分剥离。T_2WI 示股骨外侧髁压脂后呈小片状高信号,提示腓肠豆综合征导致股骨外侧髁的部分炎性水肿。

因此,CT 扫描包括三维重建及 MRI 不仅可明确病灶的位置、大小等,还可明确腓肠豆综合征发生的病因和导致的损伤(尤其是 MRI 可诊断骨、关节以及软骨的损伤)。

病例 34 髌骨脱位

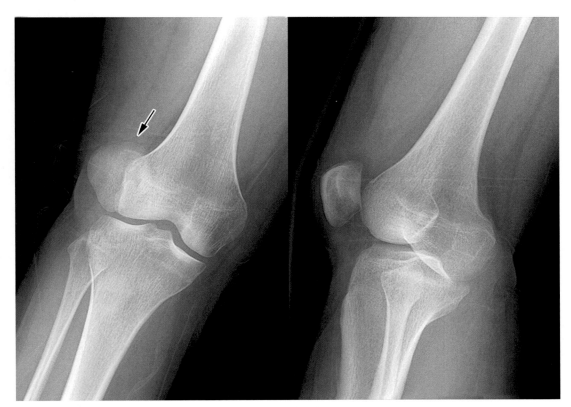

图 2-3-27 膝关节正侧位

【病史摘要】 女性,41 岁。上楼梯时被绊倒、跪地,右膝关节疼痛,活动障碍,浮髌征阳性。

【X 线表现】 右侧髌骨向外移位,髌骨超出股骨髁缘 2/3,关节囊肿胀(箭头)。

【X 线诊断】 右侧髌骨脱位。

【评　　述】 本例为创伤性髌骨脱位,发病机制多为股四头肌的股内侧肌与内侧扩张部因外伤撕裂而引起髌骨向外脱位,在 X 线正位片上表现为髌骨移位于股骨外髁的外侧,MR 检查可以清晰地显示髌骨关节半脱位、膝关节积液、股骨髁软骨损伤及其他关节内结构(包括韧带、肌肉)损伤等。本病需与习惯性髌骨脱位相鉴别。习惯性髌骨脱位常在膝关节局部结构发育不良的基础上,经轻微的外伤引起,局部结构发育不良包括膝外侧软组织挛缩而内侧松弛、髌韧带附着点偏外侧、股外侧肌止点异常、髌骨发育小而平、股骨髁间凹发育不良、高位髌骨、膝外翻畸形等,多见于青少年及儿童,中年以上发病较少。

病例 35 踝部外展型三踝骨折

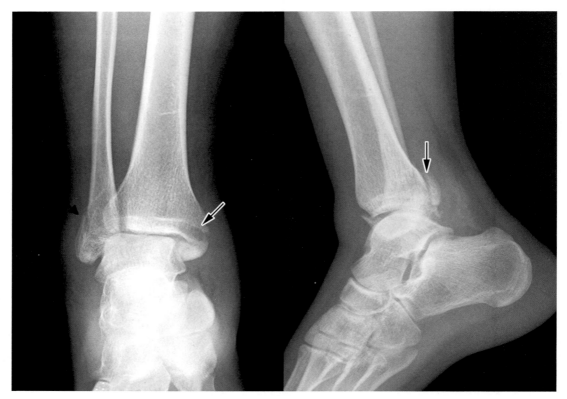

图 2 - 3 - 28 踝关节正侧位

【病史摘要】 男性,42 岁。车祸撞伤左脚踝,左踝关节不能活动,周围软组织肿胀、压痛。

【X线表现】 左外踝见斜行透亮线影,内踝基底部见横行透亮线影,后踝见纵行透亮线影(箭头)。

【X线诊断】 左踝部外展型三踝骨折。

【评　　述】 踝关节由胫、腓骨下端及距骨组成,构成滑车关节,是一个比较稳定的关节。踝关节骨折是最常见的关节内骨折,可累及一踝、双踝、三踝(胫骨后缘),骨折线可分横行、斜行、螺旋形或纵行,主要为较严重的间接暴力引起。其中三踝骨折可分为四种不同形式:① 外旋骨折,内踝骨折线位于基底部或内踝尖端撕脱性骨折,骨折线为斜行或螺旋形,由内上方斜向外下方,在侧位片上较易观察,可合并胫骨后缘骨折和距骨脱位。② 外展骨折,内踝骨折线位于基底部,为横行骨折线;外踝骨折线为斜行,位于内踝骨折线的同一水平或腓骨尖端上方数厘米处;后踝骨折线位于胫骨下端后方,为纵行骨折线。③ 内收骨折,内踝骨折线为垂直或斜行,外踝骨折线位于踝关节水平的横行骨折或为外踝尖端的撕脱骨折。④ 压缩骨折,踝部压缩骨折由严重的自上而下的重压导致,包括距骨前方半脱位、胫骨前缘纵行骨折、双踝骨折等。本病常伴有胫距后韧带损伤,MR 检查表现为韧带增粗,信号异常。

病例 36 距骨后突骨折

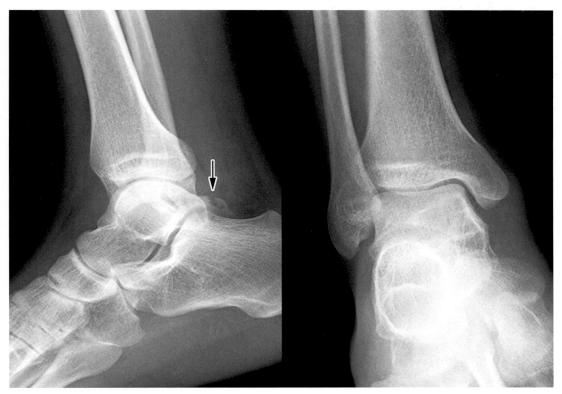

图 2-3-29 踝关节正侧位

【病史摘要】 女性,38 岁。下楼时踏空从楼梯上摔下,右踝扭伤、畸形,关节不能活动。

【X线表现】 右侧距骨后突见裂隙影,骨片轻度下移(箭头)。

【X线诊断】 右侧距骨后突骨折。

【评　　述】 距骨骨折可分为距骨头、颈、体及后突骨折四种类型。后突骨折多为暴力经足跟向上传导或足强力过度跖屈、跟骨向上嵌压时发生。距骨血供不充足,骨折可损伤距骨营养血管,易引起较严重的骨折后不愈合、骨性关节炎及骨缺血性坏死。

鉴别诊断:① 先天性距骨后三角副骨,表现为边缘光滑而锐利,多数呈双侧对称分布。② 距骨二次骨化中心,常于 8~9 岁时与距骨体融合,不融合者形成三角副骨。

病例 37　跟骨粉碎性塌陷型骨折

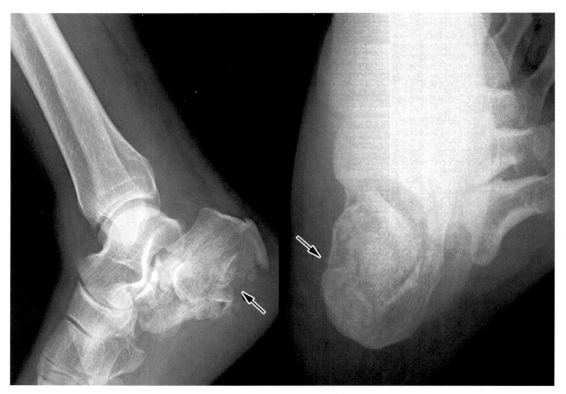

图 2‑3‑30　跟骨侧位、轴位

【病史摘要】　女性,30 岁。从高处坠落,右后跟着地。

【X线表现】　右侧跟骨见多发骨折碎片,关节面塌陷(箭头)。

【X线诊断】　右侧跟骨粉碎性塌陷型骨折。

【评　　述】　跟骨骨折多由高处摔下,跟骨着地,垂直暴力从距骨传导至跟骨,造成跟骨压缩或劈开,其最常见的合并症是足弓塌陷,距下关节狭窄,凹凸不平,关节面硬化,功能障碍,还可逐渐转化为严重的骨质疏松。对临床怀疑跟骨骨折者,除正侧位观察外,轴位有时也是必要的,以免骨折线和移位不明显的跟骨骨折漏诊。需鉴别塌陷型与部分碎裂型跟骨骨折:前者骨折线常影响距骨下关节面,根据塌陷情况又可分为外侧距骨下关节塌陷和全部距骨下关节塌陷;后者骨折线不累及距骨下关节面,愈合较好。

　　大约 75% 跟骨骨折的患者其骨折延伸至跟距关节。有时轻微的凹陷型骨折不易被显示,可通过观察跟距角的减小来提示诊断。当跟距角(即 Bohler's 角,侧位片上从跟距关节最高点到跟骨前突和跟骨后上面分别连线之间的夹角)小于 28°时诊断为跟距关节下移。

病例 38　跖骨骨折

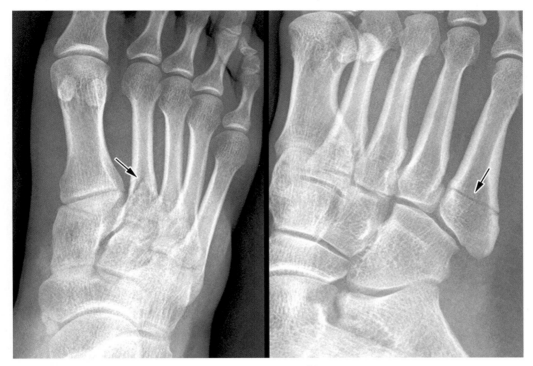

图 2 - 3 - 31　足正斜位

【病史摘要】　女性,47 岁。搬家时重物砸伤左足背,足背肿胀、疼痛。

【X 线表现】　左足第 2、5 跖骨基底部见透亮线影,对位、对线良好(箭头)。

【X 线诊断】　左足第 2、5 跖骨基底部骨折。

【评　　述】　跖骨骨折多因扭伤、车轮压伤或重物直接撞击所致,分为基底部、骨干及颈部骨折,其中基底部骨折最多见,骨干部次之,颈部最少,常为几个跖骨同时发生,但第 2 跖骨和第 5 跖骨基底部常可单独发生。跖骨亦可发生疲劳性骨折,多发生在跖骨中段或上、中 1/3 交界段,长期、反复的外力集中作用于此,逐渐形成慢性骨折,2～3 周后可有骨痂形成,呈典型的梭形隆起,其中可见致密线。需与第 5 跖骨基底部骨骺鉴别,后者大致 9 岁出现,15～16 岁愈合,骨骺呈鳞片状,骺线纵行。

跖骨骨折常伴发跗跖关节脱位,跗跖关节脱位在 X 线诊断时很容易遗漏,因此必须熟悉正常的关节对合关系。如正位片上第 2 跖骨基底部内侧缘与中间楔骨内侧缘呈直线对应关系;斜位片上第 3 跖骨基底部内侧缘与外侧楔骨内侧缘呈直线;如发现 4 块跖骨的基底部骨折,应同时注意有无关节脱位。需要注意的是糖尿病患者神经关节病常表现为慢性跗跖关节脱位。

跖骨是很容易发生疲劳骨折的部位,疲劳骨折是由于超负荷承重反复作用于正常骨质导致的一种应力性骨折,疲劳骨折主要跟患者从事的活动性质有关,多见于训练中的运动员和新兵。疲劳骨折典型的好发部位和原因包括:① 跖骨干,行军和芭蕾舞;② 跟骨,初学走路的幼儿;③ 胫骨,初学走路的幼儿,长跑;④ 腓骨远端,长跑;⑤ 腓骨近端,跳跃;⑥ 股骨颈、股骨干,芭蕾舞、体操和长跑;⑦ 脊椎椎弓峡部,芭蕾舞、举重和清洁工;⑧ 肋骨,咳嗽,携重物;⑨ 下位颈椎或上位胸椎棘突,挖掘,耕作。

若骨折线不能被 X 线所发现,MRI 或核素检查常为阳性,可提供早期诊断。但是在对应力性骨折的评价中,MRI 相对于核素扫描来说诊断敏感性相似,但特异性较高。

病例 39　椎体压缩性骨折

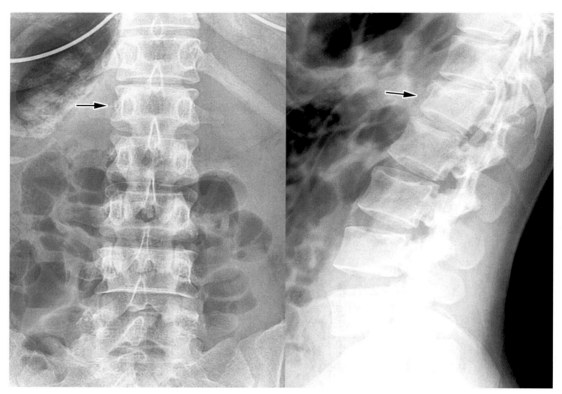

图 2 - 3 - 32　腰椎正侧位

【**病史摘要**】　女性,33 岁。被汽车撞后,腰背部疼痛,背部压痛明显,活动时加剧。

【**X线表现**】　腰 1 椎体变扁,呈楔形改变,前缘及上缘骨皮质不连续(箭头)。

【**X线诊断**】　腰 1 椎体压缩性骨折。

【**评　　述**】　椎体压缩性骨折,多数为间接暴力,如从高处落下;少数为直接暴力,如交通事故直接撞击;还可由肌肉拉力所致的病理性骨折。最常见的 X 线征象为椎体呈楔形变,前缘压缩明显,后缘压缩较轻;较少见的征象可以为椎体横径稍增宽,椎体上部骨质内见压缩而致骨小梁排列紊乱的致密带;最少见的征象为椎体没有压缩而在边缘出现斜行或横行骨折线或小片骨撕裂。需要与骨质疏松及病理性原因引起的椎体压缩性骨折鉴别。骨质疏松引起的椎体压缩性骨折 X 线表现为椎体普遍性骨质疏松,椎体上、下缘呈双凹变形,多见于老年女性和内分泌紊乱患者;病理性原因引起的椎体压缩性骨折 X 线表现为一个或多个椎体有骨质破坏,常累及椎体后部、椎弓及附件,老年人多为转移瘤。

椎体骨折最常见的位置依次为:C1～C2(上颈椎)、C5～C6(下颈椎)、T10～T12(胸腰段)。不仅 20％为多发骨折,而且 85％的患者会并发脊髓损伤。

椎体骨折的平片需要诊断 4 个主要特征:① 骨折的水平或位置;② 有无明显移位(对线关系);③ 脊柱的稳定性;④ 骨折的时间(陈旧性骨折、新鲜骨折、混合性骨折)。

病例 40　寰枢关节脱位

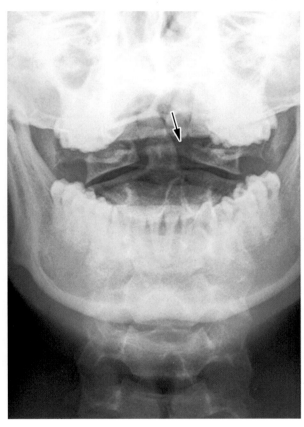

图 2 - 3 - 33　颈椎张口位

【病史摘要】　男性,41 岁。急刹车时头一侧撞击在车厢上,头颈部不能旋转,疼痛。

【X 线表现】　齿状突偏位,寰椎两侧侧块与齿状突形成的关节间隙不对称(箭头)。

【X 线诊断】　寰枢关节脱位。

【评　　述】　寰枢关节为轴承状关节,可使头部产生旋转运动,正常时齿状突位于寰椎两侧块中央。寰枢关节脱位的暴力多为头部过度前屈所致,常合并齿状突骨折及韧带损伤,严重时可损伤脊髓和延髓,摄片时应尽量避免过度搬动头颈部。X 线张口位及 CT 多平面重建能观察寰枢关节脱位。

　　鉴别诊断:① 齿状突偏位,与寰椎两边侧块的间距不等宽。② 寰枢椎关节间隙增宽,成人超过 3 mm、儿童超过 4 mm。③ 脊椎椎管前后缘连线及棘突连线相错。

　　张口位、侧位和前后位是可疑颈椎骨折的最常用的三个摄片体位。由于韧带损伤可能,急诊就诊患者不准摄伸颈和屈颈位侧位片。如果常规 X 线平片隐性,CT 检查可以发现隐匿性骨折,MRI 则可以发现韧带损伤。

　　齿突骨折分型:① Ⅰ型,齿突上部骨折(稳定型);② Ⅱ型,齿突基底部骨折(不稳定型);③ Ⅲ型,齿突基底部骨折累及椎体(稳定型,预后较好)。

病例 41　骨盆骨折

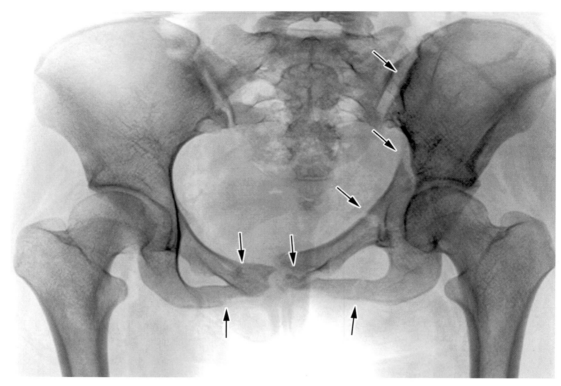

图 2 - 3 - 34　骨盆正位

【**病史摘要**】　女性,34 岁。被撞倒后,骨盆疼痛,不能活动。

【**X线表现**】　双侧耻骨上下支、左侧髋臼见透亮线影,左侧骶髂关节间隙增宽,耻骨联合间隙增宽(箭头)。

【**X线诊断**】　骨盆环多发骨折伴左侧骶髂关节脱位、耻骨联合分离。

【**评　　述**】　骨盆是一个坚强的骨环,由骶骨、髂骨、坐骨和耻骨联合组成。骨盆骨折多由直接暴力挤压骨盆所致,多见于交通事故和塌方,也可因肌肉强烈收缩引起骨盆的骨突撕脱骨折,常合并内部脏器损伤,如膀胱、直肠、尿道、大血管及神经损伤等,严重者出现创伤性失血性休克,危及生命。根据骨折与骨盆环的结构关系分为骨盆环骨折、骨盆边缘骨折及骨盆撕脱性骨折。

　　一般 X 线平片多可诊断,CT 及 MR 检查主要用于观察骨盆脏器受损情况。X 线检查需要鉴别单发骨折和多发骨折:前者主要发生在骨盆环状结构中,某一处骨折使骨盆环中断,骨折端多无移位,骨盆仍保持稳定;后者发生在两处以上,骨折端有明显移位,可同时伴有骶髂关节脱位和耻骨联合分离,骨盆的稳定性遭到破坏。

第四节 骨缺血性坏死及骨软骨病

病例 42 股骨头骨骺缺血性坏死

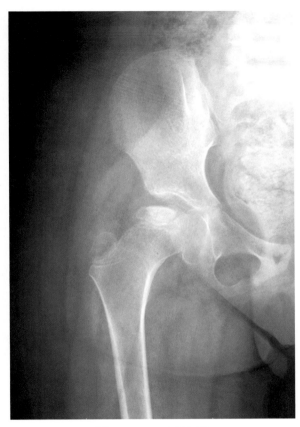

图 2‑4‑1 右髋正位

【**病史摘要**】 女性,8 岁。右髋关节疼痛不适 4 个月。

【**X 线表现**】 右侧股骨头骨骺变扁,骨骺密度增高,不均匀,内见密度减低区,髋关节间隙增宽,股骨颈缩短、增粗。

【**X 线诊断**】 股骨头骨骺缺血性坏死。

【**评　　述**】 本病又称扁平髋,多见于 5～10 岁儿童,常为单侧,亦可为双侧。30％有外伤史。好发于股骨头的前外侧,逐渐累及全髋。早期骨质改变不明显,关节囊软组织肿胀,股骨头骨骺较健侧小,密度均匀性增高。进展期股骨头内出现节裂及小囊性变。晚期股骨头出现蕈样或圆帽状畸形,骨骺碎裂,股骨颈短粗,大粗隆升高,颈干角变小,形成髋内翻。常可继发退行性骨关节病改变。

鉴别诊断:① 化脓性髋关节炎,发病急,症状重,股骨头的关节面关节软骨首先发生变化,骨质破坏迅速,晚期常有关节骨性强直。② 髋关节结核,股骨头骨骺局限性骨质破坏,随后骨骺进行性骨破坏,股骨颈外形无明显改变,骨质疏松广泛,髋臼受累破坏,晚期可见纤维性强直。③ 先天性髋内翻,病史明确,脱位明显,髋内翻,髋臼小,股骨颈不增粗,股骨头向下移位。

病例 43 成人股骨头缺血性坏死

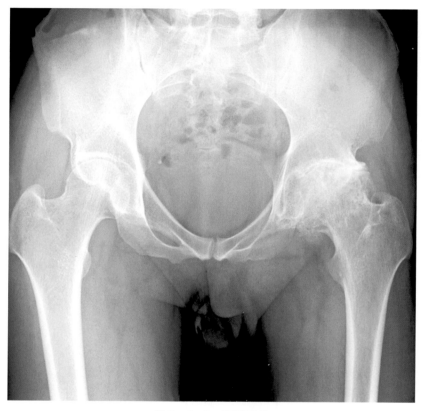

图 2-4-2 双髋正位

【病史摘要】 女性,49 岁。左髋关节疼痛 6 个多月,关节活动障碍,行走困难。下肢有缩短、外展。

【X线表现】 左侧股骨头形态不规则,骨质破坏区内见片状致密影,骨小梁结构模糊,股骨颈变短、变粗,髋臼上缘关节面密度增高。

【X线诊断】 左侧股骨头缺血性坏死。

【评　　述】 多数患者有长期或大量应用类固醇激素史,另外髋关节外伤、糖尿病和酗酒者以及放疗后患者也可引发本病。X线表现早期股骨头骨小梁模糊,轻度骨质疏松,以后逐渐出现斑片状骨质硬化及不规则透亮区,大块骨碎裂、塌陷,股骨头碎解、吸收,重者股骨头可消失,颈部成为关节端。晚期可引起继发性退行性骨关节病及关节间隙变窄。脱落的骨片可形成关节游离体。髋臼可发生相对的关节面下骨增生改变。本病主要应与化脓性关节炎、关节结核进行区别。后两者多为溶骨性破坏,髋臼同时受累。化脓性关节炎发病急,症状重,骨破坏迅速,周围骨增生明显,晚期可发生骨性强直。结核病程长,骨质疏松广泛,病变周围无骨增生现象,骨破坏广泛,多见于青少年。

病例 44　椎体缺血性坏死

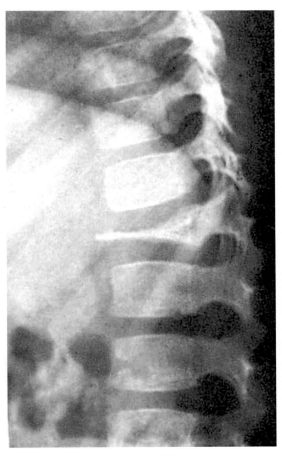

图 2-4-3　胸椎侧位

【病史摘要】　男性，6岁。腰背疼痛2年，胸腰段有轻度驼背，无其他特殊症状，胸椎有压痛。

【X线表现】　T12椎呈扁平状，前后径增加，密度增高，椎间隙正常。其周围未见软组织肿块，椎弓未见破坏。

【X线诊断】　椎体缺血性坏死。

【评　　述】　本病系椎体一次骨化中心缺血坏死所致，亦称扁平椎、铜板椎，最常见的是由嗜酸性肉芽肿引起。多见于2～15岁儿童，好发下胸椎，单个椎体多见，也可多发。临床症状可伴有脊柱后突畸形。典型者椎体X线上呈盘状或铜钱状，椎体前后径及横径增大，椎间隙多增宽，少累及椎弓根。病变椎体可逐渐恢复或接近正常，后突畸形可逐渐纠正。

鉴别诊断：① 脊柱结核，多有肺结核，病变累及多个椎体，椎体密度减低、破坏，椎间隙变窄、消失，其周围见寒性脓肿。② 椎体病理性骨折，原有病变，多累及椎体附件。

病例 45 月骨骨软骨病

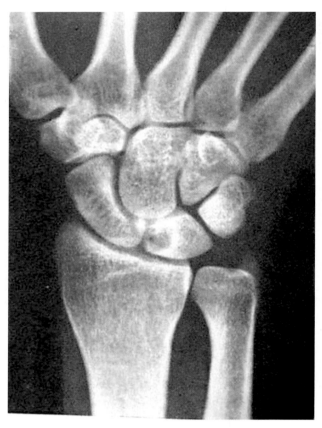

图 2 - 4 - 4 腕关节正位

【病史摘要】 男性,30 岁。右腕疼痛 10 个月,活动障碍,握力下降,局部有压痛。

【X线表现】 月骨正常骨小梁结构消失、模糊,呈明显不均匀异常高密度,周围关节间隙尚可。

【X线诊断】 月骨缺血性坏死。

【评　　述】 本病好发年龄为 20～30 岁,男性多于女性,右手较左手多 5 倍,常发生于重手工劳动者,临床以疼痛为主,活动受限,局部压痛。月骨 X 线表现为密度增高,外形扁平、不规则,见有裂隙或小囊变,邻近关节间隙正常或稍宽。晚期月骨密度趋向正常,骨小梁再现,但骨外形不能恢复。常合并退行性关节病。

鉴别诊断:① 月骨骨折,有明确外伤史及骨折线。② 腕关节结核,以骨质破坏为主,累及关节及其他腕骨。③ 二分手舟骨,为先天变异,表现为双侧发生,骨块边缘光滑,骨小梁正常,临床无症状。

病例 46　跖骨头缺血性坏死

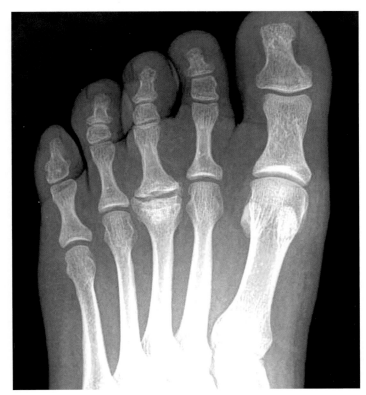

图 2-4-5　足正位

【病史摘要】　女性,24 岁。第 3 跖趾关节疼痛 1 年,活动后加重,曾有外伤史。

【X 线表现】　第 3 跖骨头扁平、增宽,中央有凹陷,密度增高、不均。对应趾骨关节面边缘呈唇样骨质增生、硬化,关节间隙狭窄。

【X 线诊断】　第 3 跖骨头缺血性坏死。

【评　　述】　好发于 10～20 岁青少年,女性多于男性。多见于第 2 跖骨头,偶见于第 3 跖骨头。以局部肿胀、疼痛、压痛、活动加重、行走困难为主要症状。早期第 2 跖骨头密度增高,关节面变平、不规则或碎裂,其下方的骨质出现骨质疏松和节裂。随病变发展,跖骨头增宽,中央凹陷呈喇叭状,其内可见不规则游离体,相对应的跖骨基底部也发生骨质增生。晚期可发生退行性骨关节病。

　　鉴别诊断:① 跖骨远端陈旧性骨折,有明显外伤史及关节肿痛。② 跖趾关节炎,早期关节红肿、热痛明显,关节间隙增宽;晚期骨质增生明显,关节面变形,关节间隙变窄。

病例 47　椎体骺板软骨病

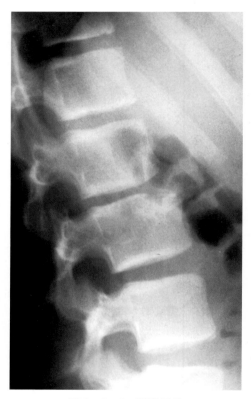

图 2-4-6　腰椎侧位

【病史摘要】　女性,12 岁。腰背部疼痛 1 年余,有疲劳感,直立时酸胀明显,卧位休息可缓解。

【X线表现】　L2、L3 椎体终板不规则,L3 前缘可见许莫氏结节,L2/3 椎间隙狭窄。

【X线诊断】　L2、L3 椎体骺板骨软骨病。

【评　　述】　本病又称青年驼背症,好发于 12~18 岁青少年,男性为女性的 4~5 倍。主要临床表现为驼背,腰背部疼痛,卧床休息后好转。主要病变是椎体环骺缺血性坏死和软骨疝。常累及多个椎体,以负重大的下胸段至上腰段为好发部位。主要 X 线表现为椎体骨骺出现延迟并呈现疏松、分节、密度增高、轮廓不清。椎体和环骺间匀称透明线不规则增宽,椎间盘变窄,椎体前部可呈不规则毛糙、凹陷,上下缘阶梯状凹陷,常有许莫氏结节(Schmorl 结节)形成。多个椎体楔形变使脊柱后突畸形,呈圆背状后突或侧突,椎间隙多正常。恢复期,椎骺与椎体融合,椎间隙可变窄,椎体变形及永久性驼背,常合并脊椎退行性骨关节病。椎体骺板骨软骨病需要在概念上与椎体终板骨软骨炎相区别。虽然两者都指软骨缺血坏死,但它们所指的解剖部位不一样,前者是在骨骺未与椎体融合时存在,因此它通常发生于青少年,缺血坏死后椎体会发生楔形变;而终板是椎体和椎间盘相邻近的一层薄软骨板,椎体终板终生存在,而且终板骨软骨炎又是发生于椎间盘退变的基础上,一般发生于中老年人,此时椎体骨骺已经和椎体融合,骺板消失,因此它不发生楔形变。

病例 48　胫骨结节骨软骨病

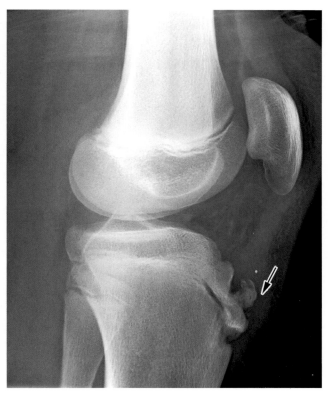

图 2-4-7　膝关节侧位

【病史摘要】　　男性，16 岁。右膝疼痛 1 年，其周围软组织肿胀，压痛明显。

【X线表现】　　右侧胫骨结节密度不均匀，见部分碎裂致密骨片（箭头），胫骨结节下方与骨干分离。膝关节面未见异常。

【X线诊断】　　右侧胫骨结节骨软骨病。

【评　　述】　　本病好发于 10～15 岁男性，与剧烈运动和外伤有关，多为单侧，亦可为双侧，患部肿胀、疼痛、压痛，形成胫骨结节的唇状骨骺 4～11 岁出现，20 岁与胫骨干联合。X 线主要表现早期为局部软组织肿胀，以髌韧带的增大、增厚为特征。胫骨结节密度增高，呈碎裂状并与骨干分离，相应干骺端常出现对应的骨缺损。晚期骨质可恢复正常或有骨性隆起，碎片亦可存留在髌韧带内。

　　鉴别诊断：① 胫骨结节正常变异，胫骨结节骨骺唇状骨突在发展过程中出现两个或两个以上骨化中心，表现为一个或多个边缘光滑、间隙匀称的骨块，多位于髌韧带的屈侧，局部压痛、X 线片上软组织肿胀、髌韧带局限性增厚突出现象是本病诊断要点。② 撕脱性骨折，有明确外伤史，局部剧痛及肿胀，游离骨块部分边缘毛糙不齐并明显移位。

病例 49　耻骨骨软骨炎

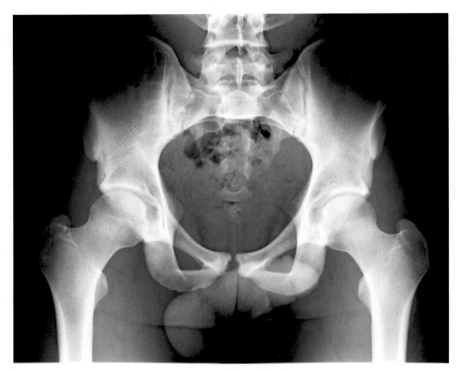

图 2-4-8　骨盆正位

【**病史摘要**】　男性，21岁。耻骨联合处疼痛1个月，休息后缓解，局部有压痛，活动受限，皮肤无红肿。

【**X线表现**】　耻骨联合明显增宽，双侧耻骨缘呈鼠咬状，密度增高。

【**X线诊断**】　耻骨骨软骨炎。

【**评　　述**】　本病又称非化脓性耻骨炎、耻骨联合关节炎，好发于男性泌尿系统术后以及30岁以下的孕、产妇及某些项目的运动员。临床表现为单侧及双侧耻骨联合部剧痛和局限性压痛，病程有自限性趋势，数月或数年后自愈。本病X线表现与临床症状不同步，症状出现或消失均早于骨改变。X线主要表现为耻骨联合间隙有不同程度的增宽（0.6～4.8 cm）。耻骨缘骨质可见纵行透亮区，耻骨局限性骨密度增高，一侧或双侧耻骨呈鼠咬状骨质破坏，严重者其边缘呈多弧形切迹，边缘锐利，可有碎裂骨片。数个月或数年后可自愈。

　　鉴别诊断：① 耻骨结核，多呈囊状破坏，内见沙粒样死骨，周围骨质疏松，耻骨变形，易形成脓肿或瘘管。② 化脓性骨髓炎，局部红肿、热痛，常单侧发病，一般不累及对侧耻骨，骨质破坏与增生均较广泛，骨膜反应明显，痊愈后往往留有骨密度增高和结构紊乱现象。

病例 50 髂骨致密性骨炎

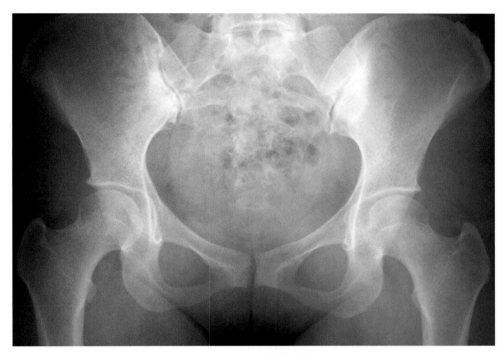

图 2-4-9 骨盆正位

【**病史摘要**】 女性,29 岁。两侧骶髂关节疼痛 6 个月。

【**X 线表现**】 两侧骶髂关节髂骨缘中下部见片状致密影,骨小梁消失,外侧边缘模糊,关节面未见破坏,关节间隙正常。

【**X 线诊断**】 两侧髂骨致密性骨炎。

【**评　　述**】 本病多发生于 20～25 岁女性。与妊娠、慢性劳损和泌尿系统感染有关,有自限性,50 岁以后很少有此病。本病绝大多数发生在髂骨耳状面,经产妇和站立工作者发病率较高。髂骨耳状面中下 2/3 出现三角形、半月形的均匀致密影,内缘达骶髂关节面,外缘与正常骨移行界限不清,关节间隙正常,无骨质破坏。本病与结核性骶髂关节炎、强直性脊柱炎、低毒性骶髂关节炎的鉴别要点为关节间隙正常、关节面光整、无骨质破坏。

第五节　骨及关节化脓性感染

病例 51　急性化脓性骨髓炎

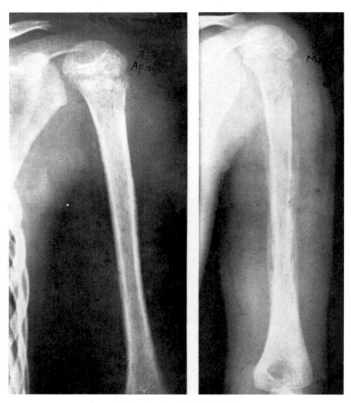

图 2-5-1　肱骨正侧位

【病史摘要】　男性,15岁。左侧上肢胀痛1周,伴发热、寒战,活动障碍。体格检查:左上臂软组织红肿明显,皮温高,并有压痛。

【X线表现】　上臂软组织肿胀,肌间隙模糊,肱骨干骺端见斑片状骨质破坏,骨干见线样骨膜反应,中上段骨松质及骨皮质密度不均匀。

【X线诊断】　左肱骨上段急性化脓性骨髓炎。

【评　　述】　好发于儿童和青少年,多为男性,以胫骨、股骨、肱骨、桡骨等长管骨的干骺端为常见。起病急,寒战、高热等全身中毒症状明显,局部红、肿、热、痛,压痛,血象增高。特点为骨改变的X线表现晚于临床表现。骨破坏与骨增生并存。早期仅表现为软组织肿胀。发病1~2周后,干骺端斑片状或大片状低密度区,迅速向骨干蔓延,骨皮质呈筛孔样、虫蚀样不规则低密度或中断消失,常合并病理性骨折。骨膜反应明显,与病变范围一致。严重者病变区可见与长轴一致长方形密度更高的死骨,周围密度较低,边界清楚。病变可侵犯关节。

　　鉴别诊断:① 尤因肉瘤(Ewing's sarcoma,又称尤文肉瘤)本病多位于骨干,少数位于干骺端及骨骺,髓内生长,破坏皮质,可见软组织肿块。② 骨肉瘤,可见软组织肿块及瘤骨。急性化脓性骨髓炎有时也表现为粗或细的骨针,甚至出现Codman三角(骨膜三角),与骨肉瘤鉴别较难,因此了解患者病史对诊断非常重要。

病例 52　慢性化脓性骨髓炎

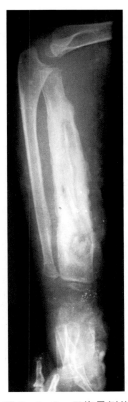

图 2-5-2　尺桡骨侧位

【病史摘要】　男性，8岁。左前臂肿胀1年伴流脓2个月，肢体有弯曲畸形。体格检查：左前臂软组织肿胀，皮肤温度稍高，见窦道。

【X线表现】　左桡骨全段骨质破坏，皮质不规则增厚，骨髓腔狭窄，骨破坏区内见长条形死骨。骨干变形，周围软组织明显肿胀。

【X线诊断】　慢性化脓性骨髓炎。

【评　　述】　本病临床表现较急性轻，X线主要表现以骨质增生为主，表现为骨质硬化，骨膜新生骨增生显著，形成骨包壳，骨干增粗，髓腔消失，可见脓腔及死骨、窦道。经久不愈的窦道可引发类上皮癌。在增粗及增厚的皮质边缘突然出现线样骨膜反应提示急性发作。慢性化脓性骨髓炎愈合标准：脓腔及死骨消失，病变区密度均匀性增高，并逐渐出现骨小梁。

鉴别诊断：① 结核性骨髓炎，一般多侵入关节，病史较缓慢，有结核病或结核病接触史等，其典型的X线片显示以骨质破坏为主而少有新骨形成。② 后天获得性梅毒，鉴别要点为骨内膜和骨膜新生骨导致长骨硬化增厚，内可见边界模糊的溶骨性骨质破坏灶（梅毒树胶肿），是其特征性改变。

大约有1%的慢性化脓性骨髓炎患者在慢性排脓的窦道口发生表皮样癌，X线表现为软组织肿块显著增大，并且侵蚀病骨，此时要引起高度重视。

病例 53　慢性局限性骨脓肿

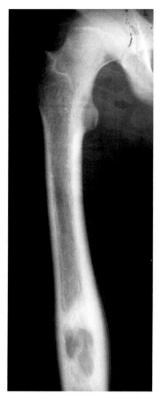

图 2-5-3　股骨正位(局部放大)

【**病史摘要**】　女性,17 岁。右股骨下段疼痛 1 个月余。体格检查:股骨下段局限性压痛,其周围软组织未见异常。

【**X线表现**】　股骨下段见圆形透亮区,边缘光整,其周围骨密度增高,骨小梁模糊。

【**X线诊断**】　慢性局限性骨脓肿。

【**评　　述**】　本病为慢性局限性低毒性感染,好发于胫骨上下端、股骨上端干骺端。临床症状轻微,以疼痛为主,呈阵发性、夜间加重。X线表现骨干骺端中心或偏一侧见类圆形低密度影,边界清楚,周围骨质增生硬化带,边缘移行。骨外形一般无改变,一般无死骨、骨膜反应和软组织肿胀。如病变发生在边缘或较细骨骼,可见骨膜反应,偶见死骨。

　　鉴别诊断:① 骨样骨瘤,病变发生在骨皮质,引起骨皮质增生硬化。② 骨骺、干骺结核,为干骺端边缘清楚的低密度骨质破坏区,易累及骨骺,破坏区周边无硬化带而有骨质疏松。

病例 54　硬化性骨髓炎

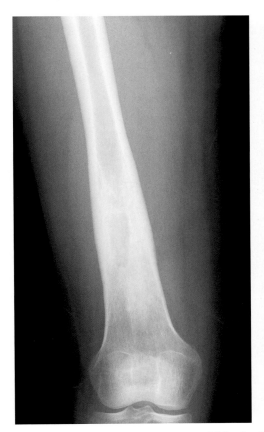 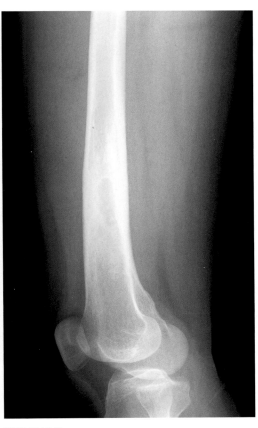

图 2-5-4　股骨正侧位

【病史摘要】　女性,44 岁。右侧股骨下段隐痛,间断性发作。体格检查:右股骨下段压痛,周围软组织未见明显异常。

【X 线表现】　右股骨下段呈梭形增粗,骨皮质增厚,骨髓腔变窄,未见明显骨膜增生反应及骨质破坏。

【X 线诊断】　硬化性骨髓炎。

【评　　述】　本病又称干性骨髓炎,是骨组织低毒性感染性疾病。病变处骨质以硬化为主。临床症状轻微,表现为局部的反复疼痛。病骨骨干匀称性梭形增粗,皮质增厚,髓腔狭窄;外缘光整,无骨膜反应。病程较长时,可见不规则斑点状破坏区,常无死骨形成。

鉴别诊断:① 硬化性骨梅毒,梅毒性骨膜炎以多发、硬化为特征,两侧对称,而且有性病家族史及螺旋体抗原阳性等。② 骨样骨瘤,骨干骨皮质增生,中间见小透亮区。③ 硬化性骨肉瘤,好发于青少年的干骺端,有放射状增生和 Codman 三角存在。④ Ribbing 病(多发性骨干硬化),与广泛性硬化骨髓炎鉴别,不同点是前者的典型表现为骨干非对称性增生硬化。

病例 55　脊柱化脓性骨髓炎

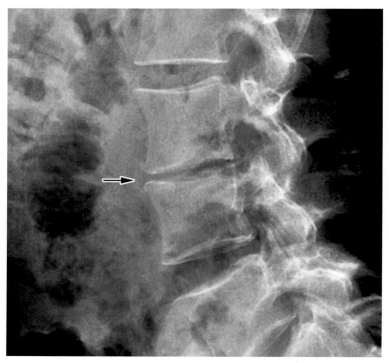

图 2-5-5　腰椎侧位

【病史摘要】　男性,39 岁。咳嗽 2 个月余,现感"腰部不适"。实验室检查:中性粒细胞计数为7.1×10^9/L。

【X线表现】　L3 下缘及 L4 椎体上缘终板密度减低,L4 终板下椎体密度不均,L3/4 椎间隙狭窄(箭头)。

【X线诊断】　L3、L4 化脓性骨髓炎。

【评　　述】　本病青壮年多见,以腰椎为多。临床有高热、寒战等败血症史。X 线表现分为椎间型、椎体型、骨膜下型和附件型。本病起病急,进展迅速,早期即可引起椎间隙狭窄。X 线征象与临床相结合能够准确诊断。本病现已少见。

　　鉴别诊断:① 骨结核,病程缓慢,以骨破坏为主,病变区可见沙砾样死骨或干酪组织钙化,增生硬化及骨桥少见。② 转移性肿瘤,病变多累及多椎体及椎弓根,无骨桥形成。

第六节　骨及关节结核

病例 56　骨骺及干骺端结核

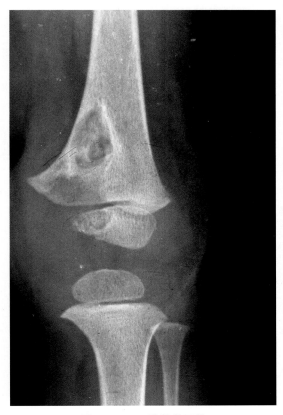

图 2-6-1　膝关节正位

【**病史摘要**】　男性,13 岁。2 年前发现肺结核,正规药物治疗 1 年余,左侧膝关节隐痛半年,无高热病史,红细胞沉降率(血沉)25 mm/h。

【**X 线表现**】　左侧股骨干骺端及骨骺见多发囊状密度减低区,病变跨越干骺端及骨骺,病变中心见死骨,边缘局部轻度增生,未见明显骨膜反应。左侧膝关节间隙增大,周围软组织明显肿胀。

【**X 线诊断**】　左侧股骨干骺端及骨骺结核。

【**评　　述**】　本病好发于儿童及青少年长骨的干骺端或骨骺。临床一般无全身症状,但是局部破坏严重。X 线表现为骨骺及干骺端类圆形或不规则形骨破坏区,边缘较锐利,破坏区可见沙砾样死骨,很少有骨膜反应。病变常向关节方向发展,干骺端结核可穿越骺板进入骨骺形成病灶骑跨骺板现象。

鉴别诊断:① 骨囊肿,好发于干骺端中央部,多为卵圆形,边缘清晰锐利,内无死骨。② 巨细胞瘤,好发于骨端突出部分,偏心、膨胀性生长,无死骨及周围软组织肿胀。

病例 57 骨干结核

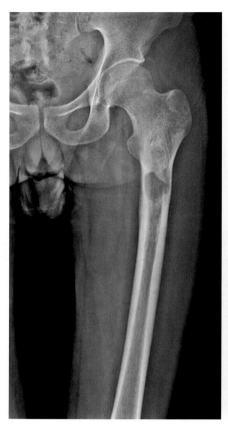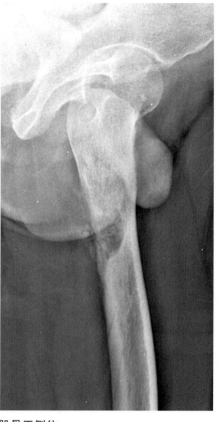

图 2-6-2 股骨正侧位

【病史摘要】 男性，19岁。左下肢反复酸痛、无力，近3个月感觉左大腿肿胀，无明显红肿、热痛改变。

【X线表现】 左股骨上段见局部卵圆形低密度影，边界清晰，一侧骨皮质破坏明显，可见轻度骨膜反应。

【X线诊断】 左股骨上段骨干结核。

【评 述】 长骨骨干结核较少见，好发于儿童，常见于桡骨、胫骨，为一种局限性慢性结核感染。临床有局部不适、疼痛。重者X线表现为骨干中央呈圆形或卵圆形的破坏区；病变较大侵犯骨皮质时，骨干呈梭形增粗，骨膜增生明显。

鉴别诊断：① 慢性局限性骨脓肿，好发于干骺端，在骨质破坏区常伴有广泛的骨质增生，很少有骨膜反应。② 非骨化性纤维瘤，多位于骨端，呈单房或分房状膨胀性骨质破坏。

病例 58　短骨结核

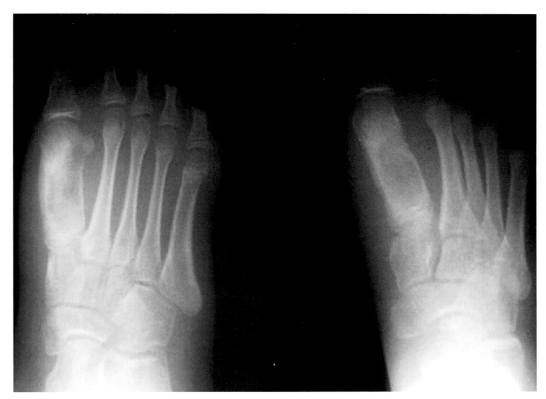

图 2-6-3　足正斜位

【**病史摘要**】　男性,25 岁。右足第 1 跖骨肿胀半年余,服用抗炎药治疗无效,近日感觉症状明显,无明显红肿、热痛改变。

【**X 线表现**】　右足第 1 跖骨见卵圆形骨质破坏区,边界尚清晰,未见明显骨质增生硬化,周围软组织未见明显异常。

【**X 线诊断**】　右足第 1 跖骨结核。

【**评　　述**】　本病又称骨气臌,多见于儿童,双侧发病。病变往往多发,但很少侵犯末节指(趾)骨。早期局部症状轻微,随后病骨周围组织逐渐肿胀,并出现疼痛。病变从骨髓开始,短骨呈梭形增粗。典型的骨气臌及病灶内沙砾样小死骨是诊断的关键。病变一般不侵犯关节。

　　鉴别诊断:① 多发性内生性骨软骨瘤,膨胀性骨质破坏,瘤区内有条状骨嵴,周围无骨硬化及骨膜反应。② 痛风,X 线片示短管状骨骨端虫蚀状破坏,但无骨膜反应,局部皮肤红肿。

病例 59 脊椎结核

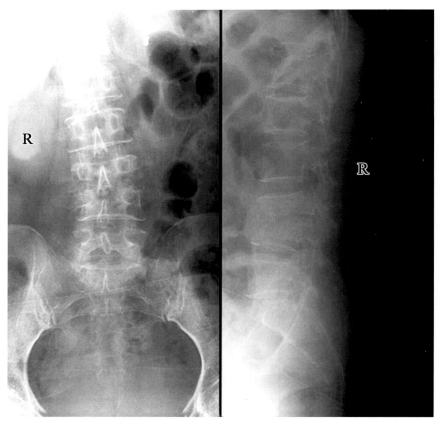

图 2-6-4 腰椎正侧位

【病史摘要】 男性,28岁。乏力1个月,低热、腰痛2周。

【X线表现】 腰椎侧弯,L3/4椎间隙明显变窄。侧位片示生理曲度变直,L3/4椎间隙变窄,L3、L4椎体明显变小,呈融骨性骨质破坏,未见明显骨质硬化。

【X线诊断】 脊椎结核。

【评　　述】 本病在骨关节结核中最常见,占骨关节结核的40%～50%,以青壮年为主。腰椎为最好发的部位,胸椎次之。临床常有腰背部疼痛、脊椎畸形和运动障碍,部分患者可有寒性脓肿形成。X线表现有骨质破坏、椎间隙变窄或消失、后突畸形、死骨和寒性脓肿等征象。

鉴别诊断:① 转移瘤,多个椎体及附件见骨质破坏,无椎间盘破坏及寒性脓肿形成,而90%的脊椎结核侵犯椎体,很少累及附件。② 椎体压缩性骨折,可见一个或多个椎体楔形变,但是椎间盘间隙无明显变窄。③ 化脓性脊柱炎,病程进展快,骨质增生硬化明显。

目前X线诊断脊柱结核有以下几个要点:① 累及3个或更多椎体。② 脊柱内跳跃病灶。③ 一个大的或钙化的椎旁脓肿。④ 很少累及椎弓。

病例 60　骶髂关节结核

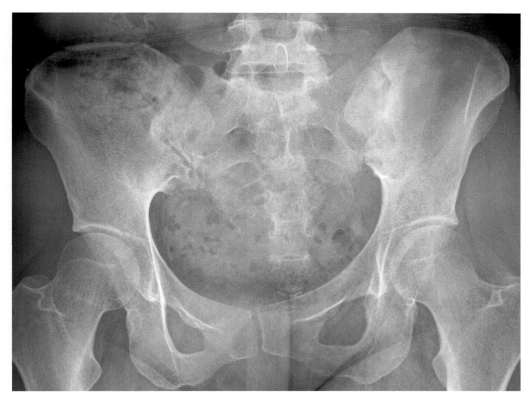

图 2-6-5　骨盆正位

【病史摘要】　女性,24 岁。左腿痛,左侧臀部肿大,无明显红肿。

【X 线表现】　左侧骶髂关节的关节面毛糙、硬化,局部骨质破坏。

【X 线诊断】　左侧骶髂关节结核。

【评　　述】　骶髂关节结核常与相邻的腰骶椎或髋关节结核并存,多见于青壮年。起病隐匿,常倦怠无力、食欲减退,午后低热、盗汗和消瘦等全身中毒症状明显,也可无上述低热等全身症状,仅感患部钝痛或放射痛。骶髂关节结核分为滑膜型和骨型。常发生于骶髂关节前 1/3 滑膜部,早期关节面局部骨质密度减低,晚期可见关节面毛糙,关节间隙变窄,骨质硬化。大多数有脓肿形成,多数发生在关节后部,脓肿张力大时可自行穿破形成窦道。

鉴别诊断:① 强直性脊柱炎,男性多见,呈对称性发病,关节面虫蚀状骨质破坏。② 致密性髂骨炎,多为女性,多对称性侵犯骶髂关节中下 2/3 髂骨部分,表现为新月形或三角形致密影,不侵犯关节。

病例 61　髋关节结核

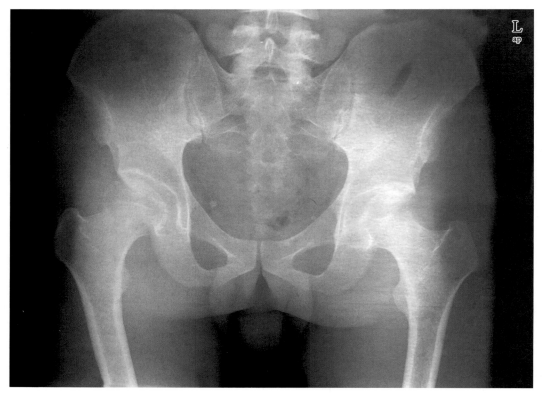

图 2-6-6　骨盆正位

【**病史摘要**】　男性,26 岁。左侧髋关节痛,活动受限,跛行 3 年余。

【**X 线表现**】　左侧髋臼及股骨头骨质密度增高,关节间隙变窄,左股骨头未见明显骨质破坏,左侧股骨上段骨质疏松。

【**X 线诊断**】　髋关节结核。

【**评　　述**】　本病仅次于脊椎结核而居第二位,95％继发于肺结核,好发于儿童和青少年。病变多起自股骨头或髋臼,逐渐扩展到关节,表现为局部早期有股骨头及髋臼骨质疏松,以后因软骨破坏、关节间隙变窄,骨质不规则破坏,有死骨或空洞,甚至股骨头、股骨颈完全破坏,但少有新骨形成。滑膜型关节结核少见,表现为关节囊肿胀,骨质疏松,股骨骨骺增大,关节间隙增宽,继而出现关节边缘骨质破坏并逐渐侵犯整个关节面,使关节间隙变窄。关节病变愈合时,严重者出现骨性强直。

　　鉴别诊断:① 股骨头骨骺缺血性坏死,骨骺变扁或碎裂,密度增高,关节间隙正常或增宽,髋臼则正常。② 化脓性关节炎,发病急,骨破坏迅速,同时伴有骨梗死的临床表现。

病例 62　膝关节结核(滑膜型)

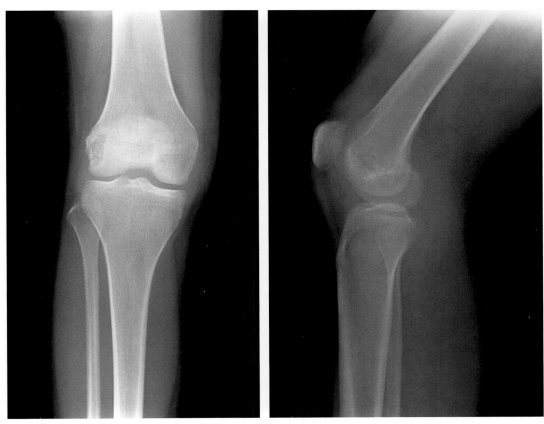

图 2－6－7　膝关节正侧位

【病史摘要】　男性,35 岁。肺结核病史 8 年,反复发作,近 3 年右侧膝关节感觉隐痛,轻度肿胀,无明显活动受限,无红肿、热痛病史。

【X 线表现】　右侧股骨外侧髁局部虫蚀状骨质破坏,无明显骨质硬化及关节间隙变窄,周围软组织轻度肿胀。

【X 线诊断】　右膝关节结核(滑膜型)。

【评　　述】　关节结核是一种慢性进行性的关节疾病,好发于大关节,下肢多于上肢。早期诊断较为困难,多为长期的关节囊肿胀、积液。根据 X 线表现分为滑膜型和骨型。膝关节结核多为滑膜型,约占 80%。X 线表现为关节间隙增宽,周围骨质疏松,生长期还可见骨骺提早骨化;随后出现关节边缘骨质破坏,继而逐渐影响关节面,以非承重面为主,并累及相对应关节面;晚期表现为关节间隙狭窄,可引起关节畸形和纤维性强直。如果骨质疏松、骨质破坏及关节间隙变窄三者同时出现,高度提示关节结核。

　　鉴别诊断:① 化脓性关节炎,除病变发展迅速外,承重关节面首先破坏具有鉴别意义。② 类风湿性关节炎,早期常单侧膝关节发病,但是关节间隙变窄较早,而且为匀称性狭窄,后期多关节发病。

病例 63 肩关节结核

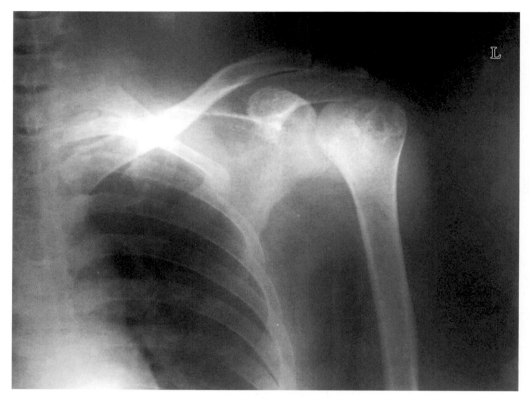

图 2‑6‑8 左侧肩关节正位

【**病史摘要**】 男性,34 岁。左侧肩关节不适,活动受限半年,无明显红肿、热痛病史。

【**X线表现**】 左肱骨头上端(相当于大结节处)见穿凿样骨质破坏,边界尚可,周围可见轻度骨质硬化改变,左肩关节间隙未见明显狭窄。

【**X线诊断**】 左肩关节结核(骨型)。

【**评 述**】 肩关节结核在上肢三大关节中发病率最低,患者大多数是青壮年,多继发于肺结核。肩关节结核又称干性骨疡。早期肩部隐痛,劳累时加重;全关节结核时出现明显关节肿胀。病变多来自肱骨头、解剖颈。肱骨头、肩胛盂等骨质疏松和小囊状破坏,多个破坏区可融合在一起,病变区见沙砾样死骨。部分患者骨皮质出现局限性骨缺损区。关节一般肿胀不明显。晚期全关节严重破坏,关节间隙变窄,可发生纤维性强直。

鉴别诊断:① 肩周炎,好发于 50 岁的成人,无寒性脓肿及窦道。② 化脓性骨关节炎,发病急剧,疼痛剧烈,早期有高热,X线可见大量骨质破坏及新骨形成。

病例64　腕关节结核

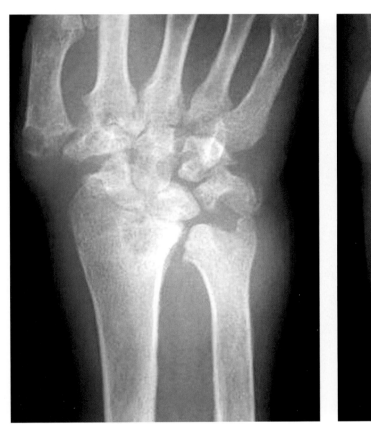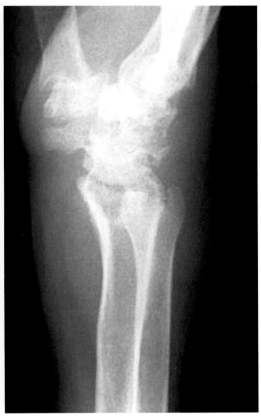

图 2-6-9　腕关节正侧位

【病史摘要】　男性,23 岁。右腕关节酸痛 1 年,关节活动受限。

【X线表现】　右桡骨远端及多发腕骨关节面下的融骨性骨质破坏,累及关节面,关节间隙明显变窄。

【X线诊断】　右腕关节结核(骨型)。

【评　　述】　腕关节结核以青壮年多见。早期病腕肿胀、疼痛、功能受限,可有窦道形成;晚期可有腕下垂和尺偏畸形。腕关节结核多开始于骨骺,腕骨及桡骨下端骨质破坏,继而累及掌骨基底部,晚期关节间隙变窄,腕骨可融合畸形;滑膜型表现为腕骨小梁模糊,皮质密度变淡,轮廓不完整;晚期由于骨皮质消失及皮质下侵蚀,腕骨可变小。

　　鉴别诊断:① 类风湿性关节炎,病变侵及骨表面呈小囊状骨质破坏,无死骨,软组织肿胀不明显。② 痛风性关节炎,疼痛显著,突然发作,关节面呈斑点状或小囊状骨缺损。

病例 65　扁骨结核

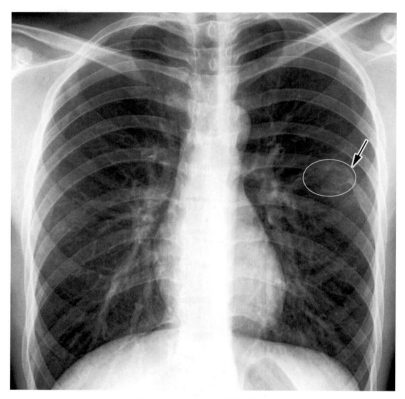

图 2－6－10　胸部后前位

【病史摘要】　男性,45 岁。无结核病病史,左侧背部局部膨隆,有压痛,轻度红肿。

【X线表现】　左侧第 7 后肋局部明显肿胀,骨质不规则破坏(箭头),未见明显骨质硬化。

【X线诊断】　左侧第 7 肋骨结核。

【评　　述】　本病较少见,以青壮年为主。局部软组织肿胀,顽固性的脓窦,分泌物具有特殊臭味。病变可局限或广泛,局限型的病变呈囊状透亮区,广泛病灶呈不规则破坏,边缘呈虫蚀状。邻近软组织肿胀,可有少量骨膜反应。如继发感染(窦道)者,骨质破坏周围有骨质硬化现象,骨膜反应亦较明显。

　　鉴别诊断:骨纤维异常增殖征,多为囊状骨质破坏,边界清晰、光整,病变周围软组织无肿胀。

第七节 骨肿瘤与肿瘤样病变

病例 66 骨瘤

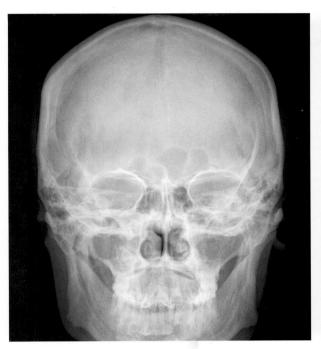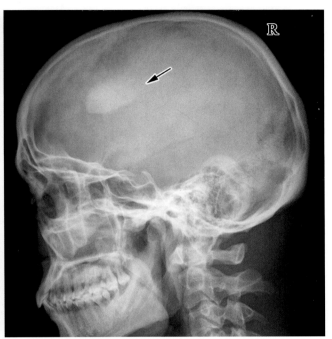

图 2-7-1 颅骨正侧位

【病史摘要】 男性,30 岁。右侧颞部局部突出半年。

【X 线表现】 右顶骨局部骨质增厚,骨密度增高(箭头)。

【X 线诊断】 顶骨骨瘤。

【评 述】 本病多见于 30～50 岁患者,男女之比约为 2:1,一般无临床症状。该肿瘤是发生于膜化骨的良性肿瘤,常见于鼻旁窦、颅骨,少数发生于四肢长骨,一般为单发,少数多发。儿童或青春期发病的,肿瘤随生长发育成熟而停止生长。根据 X 线表现分为致密型、松质型和混合型。致密型表现为骨表面向外突出、圆形或半圆形、边缘光滑、密度均匀、偶有分叶的骨皮质性肿块;松质型表现为自骨表面向外突出的球形或扁平形,表面光滑,呈磨砂玻璃样密度骨性肿块;混合型两种成分都有。

鉴别诊断:① 骨内脑膜瘤,好发于中耳,其次为额骨、蝶骨等,多发生在骨缝附近,呈膨胀性磨砂玻璃样改变。CT 和 MRI 能区分骨组织与脑膜组织。② 骨岛,病变一般小于 2 cm,可发生于任何骨骼,是位于骨髓腔内的致密岛。③ 颅骨内板增生症,主要表现为两侧内板增厚呈波浪状增生,绝经后妇女多见。

骨肿瘤的诊断原则:首先要了解患者的病史包括年龄,性别,种族,地域,家族史,既往史,病变是否单发或多发,如儿童多发性病变提示为先天性骨发育不良,嗜酸性肉芽肿,白血病或神经母细胞瘤骨转移等,而成人多考虑转移瘤和淋巴瘤等。若患者 HIV 阳性,应警惕卡波西肉瘤。综合考虑各种因素后会大大缩小诊断范围,然后对 X 线表现进行详细分析,应考虑以下方面:① 哪一块骨受累;② 骨的具体位置;③ 骨质破坏类型;④ 有无骨膜反应及类型;⑤ 有无骨化、钙化及其类型等。

病例 67　骨软骨瘤

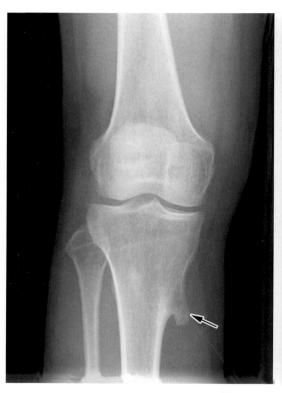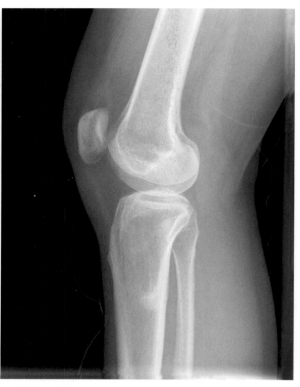

图 2 - 7 - 2　膝关节正侧位

【病史摘要】　女性,39 岁。右膝痛 1 年。

【X线表现】　右侧胫骨干骺端内侧背向关节生长骨性结构,宽基底,基底直接与骨皮质相连续(箭头)。

【X线诊断】　右侧胫骨骨软骨瘤。

【评　　述】　骨软骨瘤可生长于任何由软骨化骨的骨骼,以股骨远端、胫骨近端和肱骨近端最为多见。肿瘤基底与骨皮质连续是诊断的重要依据。典型的骨软骨瘤 X 线即可明确诊断。约 1% 骨软骨瘤发生恶变。良恶性鉴别要点:① 骨软骨瘤近期突然增大。② 肿瘤表面的分叶状或环形钙化带突然中断不连续,局部出现软组织肿块或软骨帽明显增厚。③ 钙化带密度减低,软组织肿块内出现散在的斑点状或低密度钙化环。④ 大部分钙化带模糊,密度减低,局部骨皮质发生破坏或出现骨膜反应。⑤ 瘤体内发生象牙质样瘤骨。

　　骨软骨瘤有 4 个典型 X 线特征:① 病变起自干骺端;② 病变表面(软骨帽)直接与骨皮质连续;③ 病变内与骨髓质连续;④ 病变背向关节生长。

病例 68　多发性遗传性骨软骨瘤

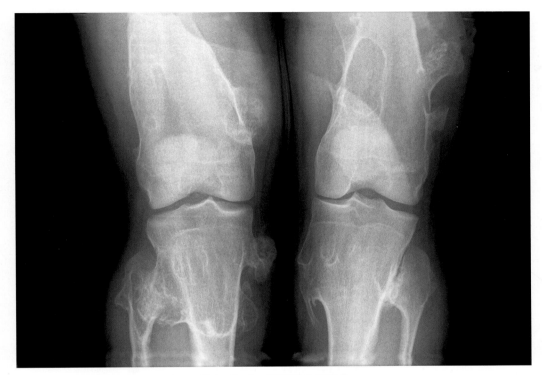

图 2 - 7 - 3　双侧膝关节正位

【**病史摘要**】　男性,40 岁。双膝畸形数十年。

【**X 线表现**】　双侧胫骨、腓骨及股骨多发骨疣,背向关节方向生长。

【**X 线诊断**】　双侧胫骨、腓骨及股骨多发性外生骨疣。

【**评　　述**】　一般为弥漫、对称性发病,所有软骨化骨的骨都可成为骨软骨瘤的发生部位。多发性遗传性骨软骨瘤有三个特征:① 具有遗传性。② 骨缩短或畸形。③ 恶变成周围型软骨肉瘤的发生率高。X 线表现与孤立性骨软骨瘤相似,仅在多骨上有不同大小的骨软骨瘤。

　　鉴别诊断:① 骨软骨瘤恶变,认识骨软骨瘤恶变为软骨肉瘤的早期征象相当重要。恶变往往起始于肿瘤的软骨帽和其纤维包膜,表现为骨软骨瘤远端周围的软组织肿块中,散在多量棉絮状不规则的钙化点;放射样的骨膜反应性新骨增生则不多见,有时可发现 Codman 三角。② 纤维肉瘤:病变可能侵蚀其附近的骨骼,少数瘤内可见钙化。

病例 69　孤立性内生软骨瘤

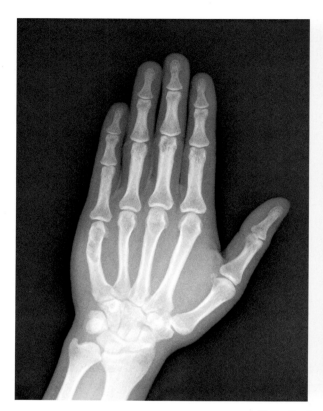 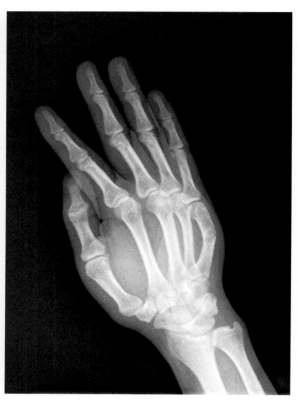

图 2-7-4　手正斜位

【**病史摘要**】　男性,30 岁。右腕关节外伤。

【**X线表现**】　右侧第 5 掌骨囊状透亮影,右侧第 5 掌骨膨胀弯曲,无明显骨膜反应。

【**X线诊断**】　右侧第 5 掌骨内生软骨瘤。

【**评　　述**】　软骨瘤是来源于软骨内化骨的比较常见的良性骨肿瘤。任何年龄均可发病,常见于20～40岁人群。病变常开始于干骺部,随骨骼的生长逐渐移向骨干。病变呈局限性、膨胀性骨质破坏,骨皮质变薄,无骨膜反应。病变区密度增高如云雾状或磨砂玻璃状,有不同程度如斑片状、环状或点状钙化。X线平片显示肿瘤内钙化有一定的局限性,CT 能够清晰显示灶内钙化及分布。

鉴别诊断:① 低度恶性软骨肉瘤,常有软组织肿块,有骨膜反应,骨皮质有破坏及增厚,病灶范围大于4 cm。② 软骨母细胞瘤,多见于 10～20 岁青少年的干骺部,病灶内有不规则钙化,周围有骨质硬化。③ 骨髓硬化,X线片可见圆形、椭圆形或不规则形的硬化斑片影,排列成串或散在分布,少数呈条纹状钙化,从外周到中央,边界欠清楚。

内生骨软骨瘤恶性变的概率是 1%,如果发现病灶部分疼痛、最大径大于 5 cm 或皮质骨破坏三个征象中的一个,即提示恶变可能。

病例 70　多发性内生软骨瘤

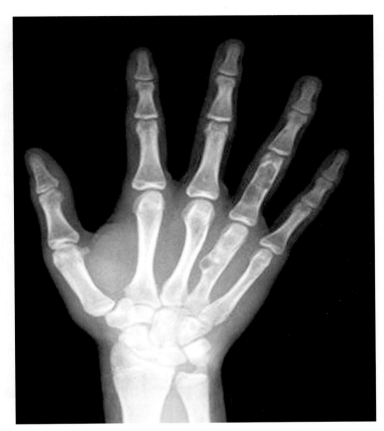

图 2-7-5　手正位

【病史摘要】　男性,22 岁。左手掌肿块数年,近来感觉有增大。

【X 线表现】　左侧第 4 掌骨、第 4 指近节指骨可见多发透亮区,皮质膨胀,内可见散在钙化。

【X 线诊断】　左侧第 4 掌骨、第 4 指近节指骨多发性内生软骨瘤。

【评　　述】　本病又称多发性软骨瘤病,多发生在骨髓腔,单纯发生在骨皮质,骨膜较少见,混合性发病较常见。病变部位多有钙化,呈沙粒样或条索状,本病除有病理性骨折外无骨膜反应和软组织肿胀。因其表现特殊,多发生于手或足,易于诊断。

鉴别诊断:① 骨囊肿,多发生于长骨,罕见于指骨,即使有亦多累及指骨之远端。② 巨细胞瘤,罕见于手部,即使有亦多在掌骨,总是发生在骨骺融合之后,累及骨端,瘤内无钙化出现。③ 骨纤维异常增殖症,发生于短骨的局限性病变较少。手骨受累时,四肢骨多已有广泛的侵犯,病变可出现钙化,但发生的机会较内生软骨瘤少。

Maffucci's 综合征:多发性内生软骨瘤病伴发软组织内多发血管瘤。此时,多发性内生软骨瘤发生恶性变的概率明显增加。

骨肿瘤中有家族史和遗传史的疾病不是很多,而本病(又称为 Ollier 病)具有家族遗传性和恶变倾向,很有可能进展为恶性软骨肉瘤,因此了解相关的家族病史可为诊断和治疗提供巨大帮助。

病例 71　皮质旁软骨瘤

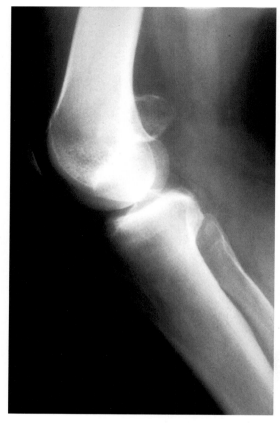

图 2-7-6　膝关节侧位

【病史摘要】　男性,45岁。发现左侧大腿肿块数年,无明显不适。

【X线表现】　左侧股骨干骺端旁稍高密度影,股骨可见轻度压迫,内可见细小钙化,周围可见骨包壳。

【X线诊断】　左侧股骨干骺端皮质旁软骨瘤。

【评　　述】　本病是一种起源于骨膜或骨膜下结缔组织的良性软骨瘤,病变位于骨干的皮质旁,可侵犯骨皮质但肿瘤不进入髓腔。X线表现以骨皮质旁软组织肿块、局部骨皮质外缘受压、内陷不规则伴有硬化为其特征。早期平片不易明确诊断,肿瘤软骨组织的钙化和骨化为诊断本病的重要依据。

鉴别诊断:① 纤维皮质缺损,为真正的皮质病变,仅向髓腔突入而不向皮质外发展。② 动脉瘤样骨囊肿,位于皮质内也可见皮质膨胀,钙化壳不常见或很细,其骨皮质内缘硬化带范围不如骨膜软骨瘤广。③ 皮质旁骨肉瘤,特征为皮质增厚,不呈分叶状改变,有骨针和软组织肿块等恶性征象。④ 软骨肉瘤,两者的组织学很相像,软骨肉瘤也可起源于骨皮质,有丰富的软骨基质和软组织肿块,但大多由皮质向外生长而没有皮质的分叶状改变,而骨膜软骨瘤的软组织肿块一般较小。

病例 72　软骨肉瘤

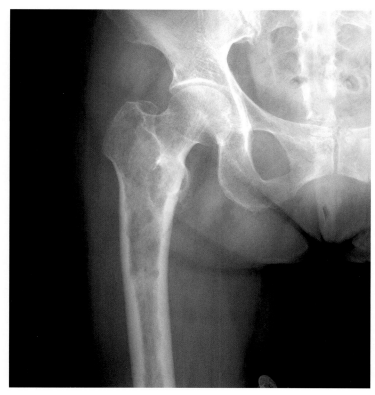

图 2-7-7　髋关节正位

【病史摘要】　女性,45 岁。右髋关节疼痛 4 个月。

【X线表现】　右侧股骨上段不规则骨质破坏,边界模糊,骨皮质中断。

【X线诊断】　右侧股骨软骨肉瘤。

【评　　述】　本病发病率居恶性骨肿瘤的第三位,其组织学类型多样,几乎可发生于全身各骨甚至骨骼系统外。软骨肉瘤最基本的 X 线特点为肿瘤内点状、环状、絮状、片块状钙化,其中以环状钙化最具有定性诊断价值。X 线能够清晰显示各种形态的骨质破坏、钙化、骨化及骨膜反应,但对髓腔浸润、软组织肿块及周围组织侵犯情况显示欠佳。

鉴别诊断:① 内生软骨瘤,病变范围相对较小,骨皮质扇贝样破坏一般不超过皮质厚度的 2/3,肿瘤不会穿透骨皮质形成软组织肿块,但是软骨瘤可以恶变,形成继发性软骨肉瘤。② 皮质旁骨肉瘤,多位于骨干的中部,表现为溶骨性破坏,骨膜反应多为针状垂直于皮质。③ 骨软骨瘤,一般软骨帽厚度不超过 6 mm,无软组织肿块,瘤体基底部皮质与骨干的皮质相连续,无骨膜反应。

病例 73　软骨母细胞瘤

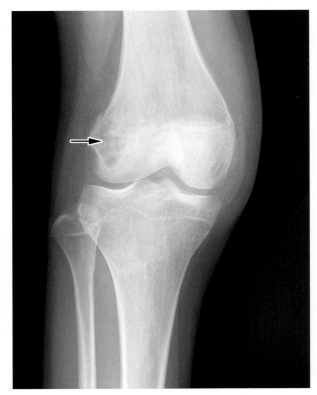

图 2－7－8　膝关节正位

【病史摘要】　女性,16 岁。右膝疼痛 1 个月余。

【X线表现】　右侧股骨外髁类圆形透亮影(箭头),病灶跨骺线生长,周边薄层硬化。

【X线诊断】　右侧股骨软骨母细胞瘤。

【评　　述】　本病好发于儿童和青少年长骨的骨骺及附近与骨骺密切相关的骨端,特别好发于股骨和胫骨。多数软骨母细胞瘤根据 X 线平片即可诊断,典型表现为发生于长骨骨端近干骺板处偏心性的类圆形或不规则形骨质缺损,病灶止于骨皮质,轻度膨胀。周围可见薄而锐利的硬化边,或无硬化边但边界清楚。病灶内常见小斑片样或羽毛样钙化。病灶跨越骺板是该肿瘤的特征性表现。

鉴别诊断:① 骨巨细胞瘤,发病部位和形态有时与良性软骨母细胞瘤相似,多见于 20～40 岁者。X 线表现为横向生长,膨胀明显,内有皂泡样阴影,病灶内无钙化,周围有骨壳形成,但无硬化带。② 内生软骨瘤,多见于成人短管骨。生于长骨者病变自干骺端向骨干延伸,而软骨母细胞瘤以病变跨越骨骺板为其特征。

病例 74　骨母细胞瘤

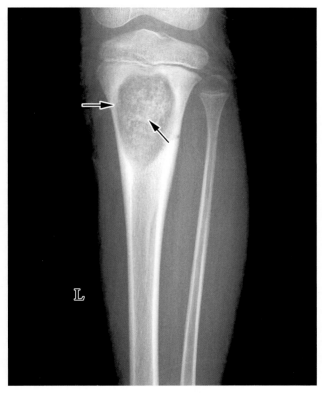

图 2-7-9　胫腓骨正位

【病史摘要】　男性,16 岁。左膝关节疼痛数年,血碱性磷酸酶升高。

【X 线表现】　左侧胫骨干骺端卵圆形囊性透亮区(箭头),边界清,内可见细沙样钙化(箭头)。

【X 线诊断】　左侧胫骨骨母细胞瘤。

【评　　述】　X 线平片基本上都能发现病变,表现因肿瘤的部位、大小、发展过程、钙化程度等不同而异。典型的 X 线表现为沿长骨长轴的膨胀性、单囊或多囊状、圆形或椭圆形骨破坏区,呈中心型,少数为偏心型。病变与正常骨组织分界清楚,边缘有硬化环,内有细沙样钙化、骨化。

　　鉴别诊断:① 骨巨细胞瘤,多见于男性青壮年,好发于骨端关节面下;多呈偏心型生长,横向生长多见。破坏区多呈典型的皂泡样外观,偶见溶骨型或混合型。骨间隔较细且均匀,无骨膜反应及骨质增生硬化现象,少有液平。而骨母细胞瘤常有钙化,有时有厚的硬化缘,甚至呈结节状,病灶强化明显。② 软骨细胞瘤,好发于 10~20 岁,多见于长骨骨骺或骨骺软骨部位,肿瘤内有骨小梁,晚期钙化沉着呈沙砾样。③ 动脉瘤样骨囊肿,动脉瘤样骨囊肿是一种原发性瘤样病损(约占 70%)或骨创伤或骨血循环障碍所致的继发性改变。表现为一种孤立性、膨胀性、出血性、多房性囊肿。有认为系瘤样病,可以独立发病,也可以是在骨肿瘤的基础上并发的病变。其内容物为充满血液的囊腔血窦,以纤维组织为间隔,其中有多核巨细胞聚积并有骨化,可为原发性,也可继发或伴发于非骨化性纤维瘤、软骨母细胞瘤、骨母细胞瘤、单纯骨囊肿、软骨黏液纤维瘤和纤维结构不良等。动脉瘤样骨囊肿与上述病变的联系相当密切,所以组织学报告必须包括病损多个部位取材的结果,以排除可能的原发基础病理改变。

病例 75 骨巨细胞瘤

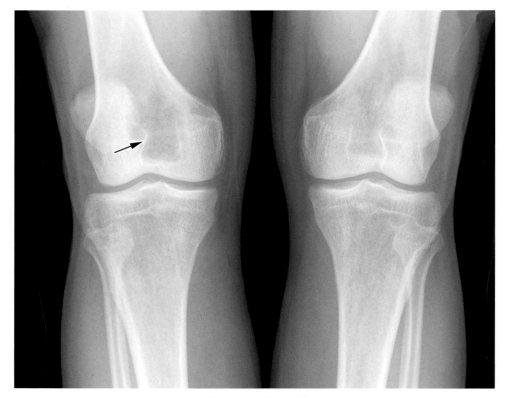

图 2-7-10 双侧膝关节正位

【病史摘要】 男性,39 岁。右侧膝关节无力。

【X线表现】 右侧股骨下段骨端可见地图状骨质破坏区(箭头),边界不清。

【X线诊断】 右侧股骨骨巨细胞瘤。

【评　　述】 本病是一种发生于骨髓质的原发性良性骨肿瘤,但具有局部侵袭性和潜在恶性。本病很少见于 20 岁以下患者,发生在骨骺未闭患者仅占 1.8%。典型的发病年龄、发病部位及 X 线表现是诊断本病的主要依据。50% 位于膝关节。

鉴别诊断:① 骨囊肿,发病年龄较小,好发于骨骺愈合之前,骨囊肿由干骺端逐渐向骨干发展,向周围(尤其是向横的方向)的膨胀不如骨巨细胞瘤明显,其长轴平行于骨干,囊内虽可有残余条状骨小梁,但不易见到皂泡状影。② 软骨母细胞瘤,发病年龄较小,多发生于骨骺融合之前,肿瘤内常有钙化斑。

发生于骨髓质的原发性骨肿瘤包括:① 良性骨肿瘤,骨巨细胞瘤、嗜酸性肉芽肿、淋巴管瘤;② 恶性骨肿瘤,多发性骨髓瘤、尤文肉瘤、淋巴瘤和白血病。

病例 76 非骨化性纤维瘤

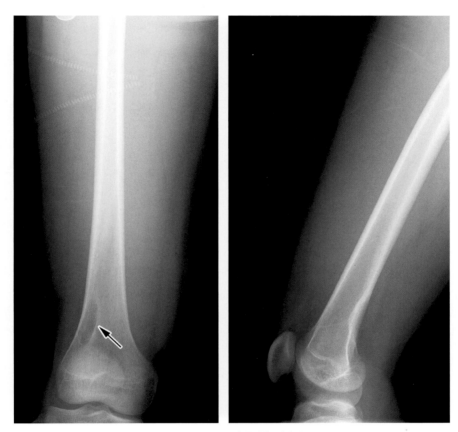

图 2-7-11 右股骨正侧位

【病史摘要】 男性,18 岁。双侧大腿疼痛数月。

【X线表现】 右侧股骨干骺端可见椭圆形透亮影,周围可见薄硬化带(箭头)。

【X线诊断】 右侧股骨干骺端非骨化性纤维瘤。

【评 述】 本病好发于儿童和青少年,无显著性别差异。病灶以下肢长管状骨多见,如胫骨、股骨和腓骨,其他部位则很少发现,偶尔也可见于髂骨及骶髂关节或上肢尺骨和肱骨处。病灶一般位于骨干的上、下端,呈偏心膨胀性生长,界限清晰。病灶开始时距骨骺板不远,随着骨的生长而移向骨干。经彻底清除或切除后,复发率很低,预后良好。

鉴别诊断:① 骨巨细胞瘤,多发生于 20～40 岁成人,发病部位较非骨化性纤维瘤广泛,局部可高度膨胀、皮肤红、温度高、有明显压痛及羊皮纸感。X线片上肿瘤呈球形,有典型皂泡样改变,肿瘤周围壁薄如壳,一般无硬化现象。② 多房性骨囊肿,为干骺端或骨干中央的对称性膨胀性病灶,均匀光滑,界限分明,极少偏心型,周围无硬化边缘,常有病理性骨折。③ 动脉瘤样骨囊肿,囊肿膨胀程度大,呈气球状,早期骨皮质侵蚀变薄,晚期可有骨膜掀起,骨膜下新生骨形成的包壳菲薄如纸。血管造影有典型表现。④ 纤维骨皮质缺损,虽然两者的病理改变不同,但是两者的影像学表现相似,只能根据病灶的大小鉴别诊断。

病例77　弥漫性囊性血管瘤

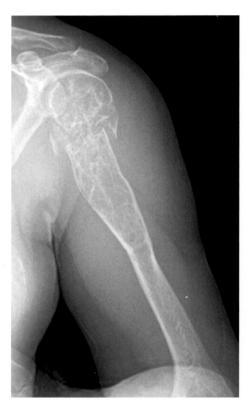

图2-7-12　左肱骨正位

【**病史摘要**】　女性,59岁。左上肢无力半年,外伤入院。

【**X线表现**】　左肱骨上段约12 cm×3.8 cm骨质呈泡沫状囊样膨胀破坏区,密度不均;肱骨外科颈骨皮质不连续,断端移位。

【**X线诊断**】　左肱骨上端弥漫性囊性血管瘤伴病理性骨折。

【**评　　述**】　本病发病年龄平均为40岁左右,75%位于脊椎,其次为颅骨、长骨。该肿瘤为原发于骨骼血管的良性肿瘤,是一种呈肿瘤样增生的血管组织,掺杂于骨小梁之间,不易单独分离。X线表现为髓腔内单囊或多囊骨缺损区,边界清楚,多有皮质膨胀和硬化边缘,骨小梁呈皂泡状结构,骨膜反应少见。

鉴别诊断:① 转移性肿瘤,不规则骨质破坏,多为溶骨改变,边界不清,病变发展迅速。② 畸形性骨炎,骨皮质增厚,骨质破坏,骨小梁增粗,骨质硬化、变形。

病例 78 骨肉瘤(成骨型)

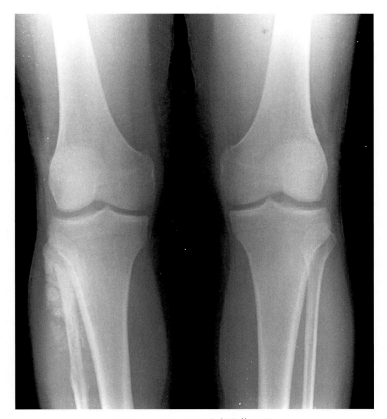

图 2-7-13 双侧膝关节正位

【病史摘要】 女性,16 岁。右小腿上段疼痛半年。

【X线表现】 右侧腓骨上段骨质破坏,局部密度增高,皮质旁有骨膜反应,周围不规则骨性组织密度。

【X线诊断】 右侧腓骨上段骨肉瘤(成骨型)。

【评 述】 本病多见于生长相对迅速的青少年时期,男性略多,好发于长骨干骺端,55%在膝关节周围。该肿瘤起源于原始的成骨性结缔组织,具有高度恶性,可向骨、软骨和纤维组织各个方向发展。X 线表现为边界不清的虫蚀样骨质破坏,累及髓腔、骨皮质,周围可有成骨性组织伴进行性增大的软组织肿块;可出现多形性骨膜反应,Codman 三角及放射状骨针。CT 及 MRI 检查有助于分辨组织结构层次和侵犯的范围。

鉴别诊断:① 软骨肉瘤,发病年龄大于成骨肉瘤,好发于 20~30 岁。在 X 线表现中该肿瘤组织内常见大量环状、点状成骨性高密度。② 急性化脓性骨髓炎,早期广泛性软组织肿胀,骨小梁模糊,骨皮质破坏,伴骨膜反应,骨质坏死或死骨。③ 尤因肉瘤,多见于 15 岁以下,好发于长骨骨干,虫蚀样骨质破坏伴广泛性骨膜反应。

判断骨肿瘤侵袭的 8 个标准:① 骨质破坏的形态;② 过渡带的形态;③ 骨膜反应;④ 周围软组织的侵犯;⑤ 瘤骨的出现;⑥ 骨骼的部位(皮质、髓质);⑦ 发生部位;⑧ 患者年龄。

三种侵袭性的骨膜反应的 X 线表现:① 洋葱皮样反应;② Codman 三角;③ 放射状骨针。

可疑骨肉瘤患者 CT 和 MRI 检查的意义:① CT 检查,评估骨质侵犯的程度和瘤骨的形态,同时可引导穿刺;同时行胸部扫描评估胸部转移情况;② MRI 检查,可更好地用于术前评估肿瘤的分期、肿瘤的边缘,同时发现可能存在的跳跃病灶。

病例 79　皮质旁骨肉瘤

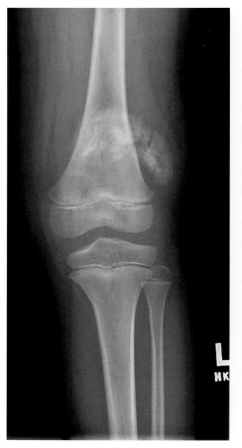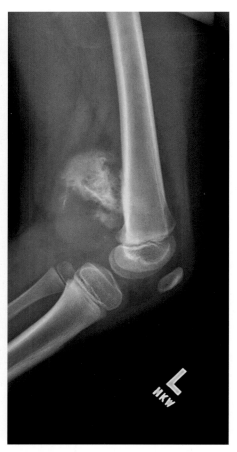

图 2-7-14　膝关节正侧位片

【病史摘要】　男性,7 岁。左膝疼痛,活动受限伴低热 2 个月余。

【X 线表现】　左侧股骨下端后方见团块影,伴有不均匀骨化。

【X 线诊断】　左侧股骨下端皮质旁骨肉瘤。

【评　　述】　本病多见于 30～50 岁患者,女性略多,好发于长管状骨,60％位于腘窝部。该肿瘤是成骨性结缔组织肿瘤,发生于骨表面,与正常骨皮质间有骨膜存在,具有潜在恶性。镜下可见肿瘤组织内有瘤骨存在,骨小梁紊乱,其间充满肿瘤纤维组织。X 线表现一般无骨膜掀起、无 Codman 三角,肿瘤绕骨皮质生长,但不累及骨皮质,在肿瘤与骨干间有狭窄透亮间隙。

　　鉴别诊断:① 骨肉瘤,边界不清的虫蚀样骨质破坏,累及髓腔、骨皮质,可出现多形性骨膜反应、Codman 三角及放射状骨针。② 尤因肉瘤,多见于 15 岁以下,好发于长骨骨干,虫蚀样骨质破坏伴广泛性骨膜反应。

病例 80 尤因肉瘤

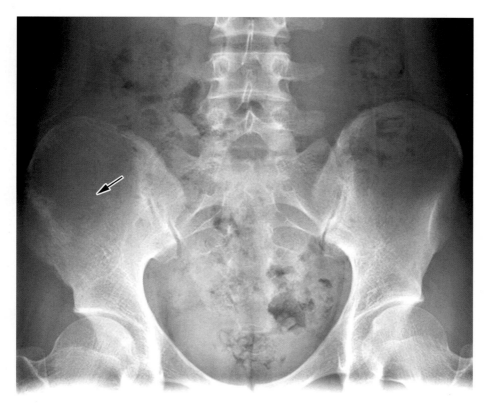

图 2 - 7 - 15 骨盆正位

【**病史摘要**】 男性,35 岁。右髋疼痛,渐加重数月。

【**X 线表现**】 右侧髂骨体见虫蚀样边界不清的溶骨性破坏,皮质糜烂,呈筛孔状骨膜增生。

【**X 线诊断**】 右侧髂骨尤因肉瘤。

【**评 述**】 本病儿童多见,男性略多,全身骨骼均可发病,以四肢长骨多见,其中下肢骨约占 2/3,扁骨中以髂骨和肋骨为多。X 线表现呈虫蚀样边界不清的溶骨性破坏,皮质糜烂,呈筛孔状、葱皮样、放射状骨膜增生;穿透皮质形成骨外软组织肿块;无钙化、骨化性肿瘤基质。

鉴别诊断:① 骨肉瘤,边界不清的虫蚀样骨质破坏,累及髓腔、骨皮质;可出现多形性骨膜反应、Codman三角及放射状骨针。② 急性化脓性骨髓炎,早期广泛性软组织肿胀,骨小梁模糊,骨皮质破坏,有骨膜反应,骨质坏死或死骨。③ 嗜酸性肉芽肿,地图样骨破坏,穿破骨质时出现骨膜反应。

骨肿瘤的类型与年龄密切相关,各种恶性肿瘤最好发的年龄段如下:白血病、神经母细胞瘤转移瘤 0~5岁,尤因肉瘤 5~25 岁,骨肉瘤 10~25(60~80)岁,骨淋巴瘤 25~40 岁,骨旁骨肉瘤 25~35 岁,恶性纤维组织细胞瘤 30~50 岁,转移瘤和骨髓瘤 40 岁以上。

良性骨肿瘤和肿瘤样病变的发病年龄与恶性肿瘤有所不同,具体如下:嗜酸性肉芽肿 2~25 岁,单纯型骨囊肿、非骨化性纤维瘤 5~20 岁,骨样骨瘤、骨母细胞瘤 5~30 岁,动脉瘤样骨囊肿 10~30 岁,软骨母细胞瘤、软骨黏液样纤维瘤 10~20 岁,骨巨细胞瘤 20~45 岁。

病例 81　纤维肉瘤

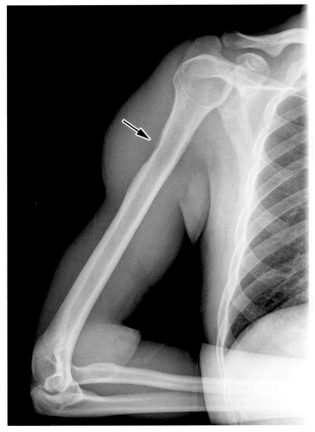

图 2-7-16　肱骨侧位

【**病史摘要**】　男性,58 岁。右侧上臂疼痛伴肿胀数月。

【**X 线表现**】　右侧肱骨上段局部骨质缺损,周围软组织肿胀。

【**X 线诊断**】　右侧肱骨上段纤维肉瘤。

【**评　　述**】　本病多见于中青年,男性好发,躯干和下肢是最好发部位。该肿瘤为少见的恶性骨肿瘤,起源于非成骨性间叶组织。分为中央型和周围型,尤以前者多见。本病多为单发,但也可多发。X 线表现:中央型的特征为溶骨性囊状破坏,周围呈筛孔样改变,一般无骨膜反应,瘤区有残留骨;周围型少见,骨旁高密度软组织肿块,可有钙化,邻近骨皮质毛糙或虫蚀样破坏。

　　鉴别诊断:① 骨恶性纤维组织细胞瘤,长骨近干骺端多见,中心性或偏心性、浸润性、虫蚀样骨破坏,伴广泛性软组织肿块,15%有匍行性钙化。② 软组织纤维肉瘤,边界清楚或模糊的软组织肿块,有时可见不规则形钙化,常压迫和破坏骨皮质,部分可出现骨膜反应。

病例 82　软骨肉瘤（继发性）

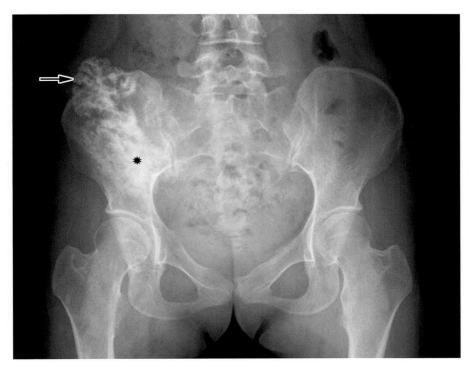

图 2-7-17　骨盆正位

【**病史摘要**】　女性,46 岁。右臀部肿胀不适进行性加重 3 个月。

【**X 线表现**】　右侧髂骨可见外生珊瑚状软骨帽钙化(箭头),病灶基底部可见大片不规则钙化(星号)。

【**X 线诊断**】　右侧髂骨软骨瘤恶变。

【**评　　述**】　继发性软骨肉瘤来自良性的肿瘤或其他疾病,如软骨瘤、骨软骨瘤、畸形性骨炎等的恶变,多见于 30 岁以上成年人,男性多见。病程长,发展较慢,预后较好。好发于骨盆,其次为肩胛骨、股骨及肱骨。

　　继发性软骨肉瘤多有良性骨肿瘤典型的 X 线表现,在良性病变的基础上出现恶变的征象。本病诊断的关键在于早期发现原发肿瘤恶变的征象,早期发现对制订治疗方案及预后评估具有重要价值。瘤体较前明显增大,软骨帽不规则增厚、消失,基底部及骨干骨皮质溶骨性破坏,放射状骨针及骨膜反应,周围散在密度不均、边缘模糊、环状、沙砾样或颗粒状钙化或成堆絮状及块状钙化,周围软组织明显肿胀等征象对本病的诊断有重要提示作用。

病例 83   浆细胞瘤

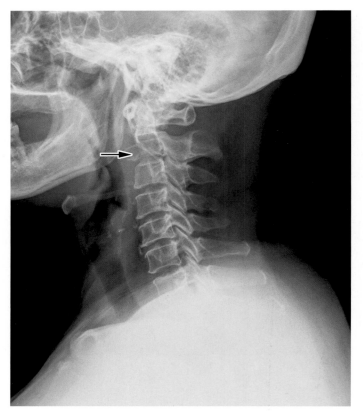

图 2 - 7 - 18   颈椎侧位

【病史摘要】   女性,65 岁。头颈部疼痛数月。

【X线表现】   C2 椎体变扁(箭头),椎间隙未见明显狭窄。

【X线诊断】   C2 椎体浆细胞瘤。

【评   述】   X线平片显示脊椎单发膨胀性破坏,尤其在胸椎,病变在周围形成软组织肿块,相邻椎间隙存在,应想到浆细胞瘤可能,加行 CT 或 MR 检查,同时做局部骨髓穿刺及相应实验室检查。

鉴别诊断:① 单个椎体结核,具有椎体破坏变扁、可有沙砾样死骨、椎间隙变窄或消失和寒性脓肿等特点。② 椎体巨细胞瘤,椎体膨胀性破坏,可呈皂泡状改变,病变可突破皮质在周围形成软组织肿块。③ 单个椎体骨软骨炎,椎体压缩变扁或呈楔形,密度增高,椎间隙存在,但病变不向周围扩展,无软组织肿块。④ 单个椎体转移瘤,椎体呈溶骨性破坏,常累及椎体后缘及椎弓根,常有其他部位原发病变的表现。⑤ 嗜酸性肉芽肿,早期椎体呈溶骨性破坏,晚期呈扁平椎,椎间隙存在,附件一般不受累。

病例 84 多发性骨髓瘤

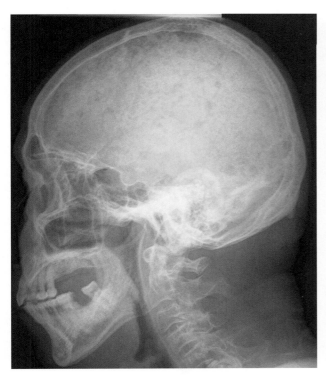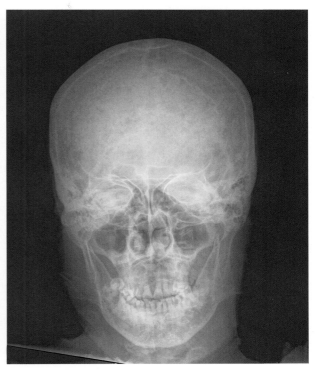

图 2 - 7 - 19 颅骨正侧位

【**病史摘要**】 男性,68 岁。排尿困难 5 个月,贫血、蛋白尿并骨痛 3 个月入院。

【**X 线表现**】 颅骨见多发大小不等的穿凿样骨质破坏区,边缘较清晰,形态不规则,无新生骨形成。

【**X 线诊断**】 颅骨多发性骨髓瘤。

【**评　　述**】 本病主要发生于 50～70 岁患者,以男性为多,好发于头颅、脊柱、肋骨、胸骨及股骨和肱骨的近端,还可发生于髓外组织。该肿瘤起源于骨髓的原始网状细胞,浆细胞骨髓瘤是最常见的一种,分为单发和多发两种。X 线主要表现为穿凿样溶骨性破坏和广泛性骨质疏松,早期诊断较困难,临床上尿中出现本周蛋白具有重要诊断意义。

鉴别诊断:① 骨转移瘤(溶骨型),虫蚀样骨缺损,界限不清,周围无硬化,溶骨区可见残留骨小梁,无骨膜反应。② 老年性骨质疏松,普遍性或局限性骨密度降低,骨皮质变薄。③ 嗜酸性肉芽肿,多见于青少年,多为孤立性病灶,边缘锐利,可有轻度硬化。

病例 85　滑膜肉瘤

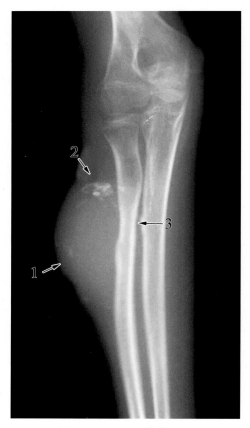

图 2 - 7 - 20　尺桡骨正位

【**病史摘要**】　男性,48 岁。有前臂肿块数月,增大迅速,压痛不明显。

【**X线表现**】　肘关节下方软组织肿块(箭头 1),病灶内可见不定形钙化(箭头 2),邻近桡骨可见压迫吸收(箭头 3)。

【**X线诊断**】　右前臂滑膜肉瘤。

【**评　　述**】　本病发病年龄不定,以 21～30 岁最多见,好发于关节附近。该肿瘤系围绕着关节、腱鞘、黏液囊等部位的滑膜组织的原发肿瘤,是一种恶性程度较高的肿瘤。一般认为在大关节的周围有边界清楚的软组织肿块,其内有钙化,并使附近骨质发生溶骨性破坏是滑膜肉瘤的典型表现。

　　鉴别诊断:① 软组织肉瘤,好发于四肢近侧和臂部软组织,邻近骨呈浸润性骨破坏。② 骨恶性纤维组织细胞瘤,长骨近干骺端多见,中心性或偏心性、浸润性、虫蚀样骨破坏,伴广泛性软组织肿块,15％有匍行性钙化。③ 色素沉着绒毛结节性滑膜炎,关节内结节性肿块、无钙化,邻近骨见侵蚀性缺损。

病例 86 骨转移瘤（溶骨型）

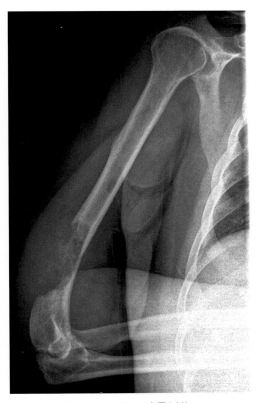

图 2-7-21 肱骨侧位

【病史摘要】 男性,55 岁。右侧上臂疼痛数月。

【X 线表现】 右侧肱骨中下段局部虫蚀样骨质破坏,周围无明显硬化,溶骨区可见残留骨小梁,无骨膜反应,周围软组织肿块。

【X 线诊断】 右侧肱骨中下段骨转移瘤（溶骨型）。

【评　　述】 本病发病年龄以中老年为主,好发于红骨髓丰富的中轴骨,包括脊柱、骨盆、头颅、肋骨、股骨和肱骨近端。该肿瘤系癌、肉瘤或其他恶性病变转移至骨骼而发病。亲骨性肿瘤,常发生骨内转移,如前列腺癌、甲状腺癌、乳腺癌、肾癌、肺癌等。男性最多见于前列腺癌骨转移（60％）和肺癌（15％）;女性最多见于乳腺癌骨转移（70％）,转移的方式为血行播散型。X 线表现为虫蚀样、穿凿样骨缺损,界限不清,周围无硬化,溶骨区可见残留骨小梁,无骨膜反应。

鉴别诊断:① 多发性骨髓瘤,多累及到颅骨,呈穿凿样骨质破坏,具有特征性。鉴别依然困难时,实验室检查可以明确诊断。② 甲状旁腺功能亢进纤维囊性骨炎,全身长骨多发大小不等囊肿样病变,边缘清晰,骨骼外形基本无变化,多发囊状骨密度减低区,局部骨皮质变薄,但未见骨干膨胀性改变。

骨转移瘤是最多见的恶性骨肿瘤。

X 线表现为骨转移瘤（溶骨型）的原发肿瘤:肾癌、肺癌、甲状腺癌和黑色素瘤。

X 线表现为骨转移瘤（成骨型）的原发肿瘤:乳腺癌、前列腺癌、骨肉瘤、肠黏液腺癌、支气管类癌、膀胱癌、脑恶性肿瘤、淋巴瘤。

病例 87 骨转移瘤（成骨型）

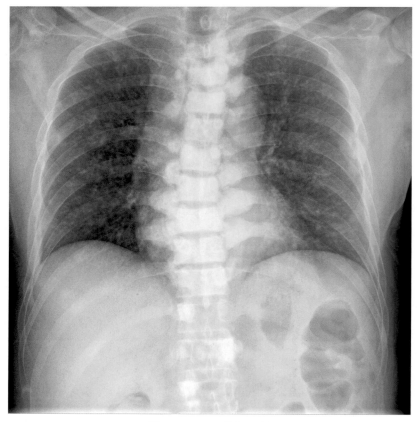

图 2-7-22 胸部正位

【**病史摘要**】 男性,53 岁。左肺肺癌 1 年余。

【**X线表现**】 T2~L1 椎体(包括附件)致密;双侧多发肋骨头明显肿大,密度增高至象牙质;双肺野弥漫性分布小结节。

【**X线诊断**】 胸椎、腰椎、肋骨多发转移瘤;两肺多发转移瘤。

【**评　述**】 本病发病年龄以中老年为主,好发于中轴骨,包括脊柱、骨盆、头颅、肋骨、股骨和肱骨近端。X线表现为骨小梁增粗、粗糙、紊乱,也可表现为斑点、小结节、块状或棉球状高密度灶,边缘较清晰,个别可表现为骨质均匀一致的硬化似象牙样。有时骨膜下有大量新骨形成,病骨体积可略增大。常见于前列腺癌、鼻咽癌、膀胱癌、乳癌、肝癌骨转移。肺癌成骨型转移的发病率为 6.5%~32%,近年发病率逐渐增高。

鉴别诊断:① 氟骨症,病变分布以躯干为主,向四肢逐渐减弱,手足较少改变。X线表现为骨纹粗糙,密度增高,呈粗纱布网格样,常见明显的韧带和骨间钙化。② 骨斑病,主要表现为松质骨内出现多发的小圆形、椭圆形或不规则形的斑点状硬化阴影。松质骨多的骨盆、股骨颈等处多见,长骨则多见于干骺端,松质骨少的骨干则很少分布。颅骨、下颌骨、脊柱和胸廓不受累及。③ 石骨症,一般表现为全身性对称性骨质硬化,以软骨内骨化者显著。典型特征性表现为夹心椎(椎体上下缘致密而中心部较正常)、骨中骨(骨内有更高密度的雏形小骨)、条纹带(深浅交替,在髂骨翼表现为同心圆状带,在长短管状骨干骺端表现为多条平行状带)等。

病例 88 骨纤维异常增殖症

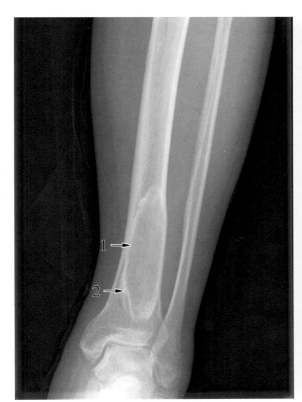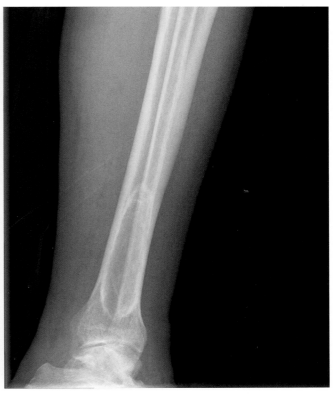

图 2-7-23 胫腓骨正侧位

【**病史摘要**】 男性,70 岁。左小腿中下段肿痛 2 个月。

【**X 线表现**】 左侧胫骨下段梭形磨砂玻璃影(箭头 1),周围薄层增生硬化带(箭头 2)。左侧胫骨下段骨干稍膨胀。

【**X 线诊断**】 左侧胫骨下段骨纤维异常增殖症。

【**评 述**】 本病病因不明,为一种缓慢进展的自限性良性骨纤维组织疾病。主要分多骨型、单骨型及艾布赖特综合征。为缓慢进行性局部肿块,因肿块压迫邻近器官组织,产生各种功能障碍与畸形,从而出现临床症状。病灶 X 线的密度取决于不同病理成分的比例,可表现为囊状、磨砂玻璃状等。

鉴别诊断:① 甲状旁腺功能亢进,表现为全身普遍性骨质疏松,同时可见多发囊变或局限性破坏区,边缘锐利。指骨骨膜下骨质吸收为其特征性表现。实验室检查有高血钙、低血磷、高碱性磷酸酶,尿检有尿酸增高等表现。② 畸形性骨炎,颅骨的外板呈绒毛样增厚为其典型改变,其中可见虫蚀样骨破坏或颗粒样骨缺损。③ 骨巨细胞瘤,呈偏心性膨胀性生长,内有纤维间隔,周围骨质无增生硬化,病变较为局限。

病例 89 骨囊肿

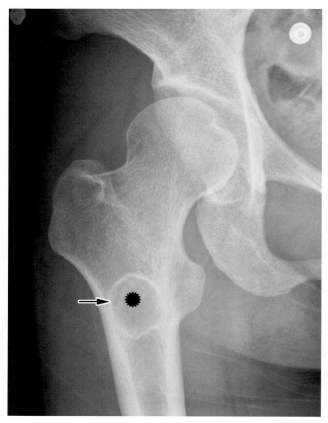

图 2 - 7 - 24 右髋关节正位

【病史摘要】 男性,26 岁。右髋偶有不适数年。

【X线表现】 右侧股骨上段内可见圆形透亮影(星号),周围可见环形硬化带(箭头)。

【X线诊断】 右侧股骨上段骨囊肿。

【评　　述】 本病多在长骨的干骺端。活动性骨囊肿靠近骨骺区,随着儿童年龄增大,病灶会逐渐远离骨骺,成为非活动性。年龄超过 17 岁的患者,病变会在非长管状骨发生,如跟骨、骨盆等。合并病理骨折时,骨碎片向囊内移位,称碎片陷落征。骨囊肿诊断根据临床表现及 X 线摄片,一般可确诊。MRI 可以明确囊内富含的液性成分。

鉴别诊断:① 骨巨细胞瘤,病变发生在骨端,横向膨胀性生长,典型者可呈皂泡样改变。② 内生软骨瘤,好发于四肢短骨,肿瘤内可见沙砾样钙化,而不见骨嵴。③ 骨纤维异常增殖症,发病部位与骨囊肿相似。但多为偏心性,骨皮质膨胀如气球状,且可穿破骨皮质包壳。肿瘤内可见斑片状或点状钙化。

病例 90 动脉瘤样骨囊肿

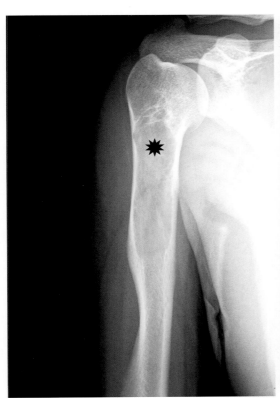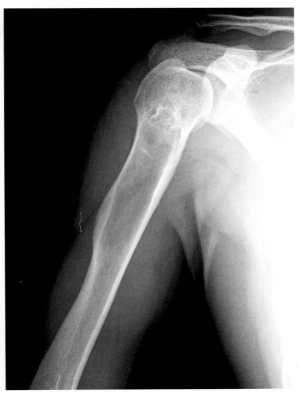

图 2-7-25 肱骨正侧位

【病史摘要】 男性,18 岁。右上肢疼痛 4 个月。

【X 线表现】 右侧肱骨上段椭圆形透亮影(星号),骨干轻度膨胀,病灶边缘骨嵴残留。

【X 线诊断】 右侧肱骨动脉瘤样骨囊肿。

【评　　述】 动脉瘤样骨囊肿可发生于任何骨,但最常见的部位为长管状骨,约占 50%,20%～30%的病变发生于脊柱。动脉瘤样骨囊肿有典型的 X 线表现,位于四肢长骨的表现为病变在骨干与干骺端处,但不侵犯骨骺。偏心性者向骨外突出如气球状膨胀,囊肿表面为一薄层骨壳,其中有粗或细的不规则小梁分隔呈蜂窝状。位于骨中心者,向周围扩张膨胀呈卵圆形,与骨的纵轴一致。位于脊椎的病变多在棘突、椎板、横突上,亦可膨出骨外。对于少数影像表现相似病例,X 线难以定性,需要 CT 或 MRI 进一步检查。

鉴别诊断:① 孤立性骨囊肿,多见于四肢长骨,常为中心型,呈对称性轻度膨胀的骨坏死,周围为致密硬化带。囊壁外缘光滑整齐,内缘则不光整。随骨骼生长逐渐移向骨干,常因病理性骨折而被发现。② 巨细胞瘤,发病年龄较大,病变多位于长骨端的关节下方,关节面常为肿瘤的部分轮廓,由于肿瘤纵行、横行生长差不多,故肿瘤多呈球形。瘤内有皂泡状阴影。骨化及反应性骨硬化现象少见。③ 非骨化性纤维瘤,常侵犯骨皮质,沿骨干蔓延,呈分叶状,边缘有硬化现象。有时边缘不完整,甚至有骨皮质断裂。④ 软骨黏液样纤维瘤,多见于青少年,偏心生长,分叶状,并呈分房样。突入软组织时多无包壳。破坏区内有斑点状及斑片状钙化。

病例 91   骨嗜酸性肉芽肿(一)

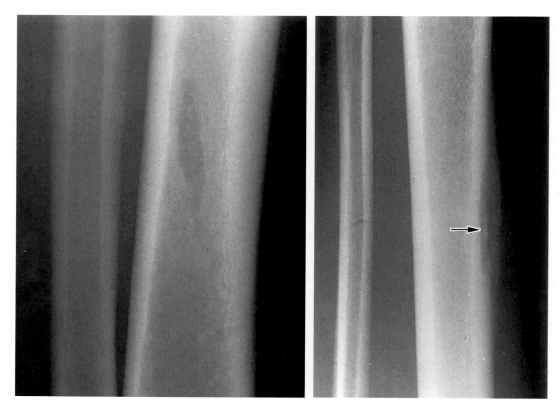

图 2-7-26   胫腓骨正位、斜位

【**病史摘要**】   男性,30 岁。左下肢酸胀不适 5 个月。

【**X线表现**】   左侧胫骨皮质局部破坏,内可见小片状高密度影:"纽扣状"死骨(箭头),周围可见轻度骨膜反应。

【**X线诊断**】   左侧胫骨中段嗜酸性肉芽肿。

【**评　　述**】   本病发生在管状骨少见。临床症状多轻微,无特异性,诊断较困难,易误诊。骨质病变的进展和消退都非常迅速,即所谓的"暂时现象",是本病的重要特征。活组织检查对于本病诊断有决定意义。

鉴别诊断:① 尤因肉瘤,骨破坏常较广泛,周围一般无硬化,即使有硬化,也与骨破坏不成比例或不协调,葱皮样骨膜反应大多密度不均,无骨皮质的反应性增厚。肿瘤侵入软组织后常形成明显的软组织肿块,且肿块范围多大于骨破坏区范围。② 慢性骨脓肿,骨破坏区周围的增生硬化带较广泛,且逐渐移行。骨皮质增厚,以骨内膜增厚尤为显著,骨皮质无缺失及膨胀。MRI 增强检查,病灶不强化,而嗜酸性肉芽肿可强化,结合临床有无炎症表现不难鉴别。③ 其他骨病变,如骨髓炎、骨结核等,虽然在某一阶段影像学表现与嗜酸性肉芽肿类似,但临床上有局部炎症表现,结合患者的发病年龄、部位以及临床和相关实验室检查,一般鉴别不难。

病例 92　骨嗜酸性肉芽肿（二）

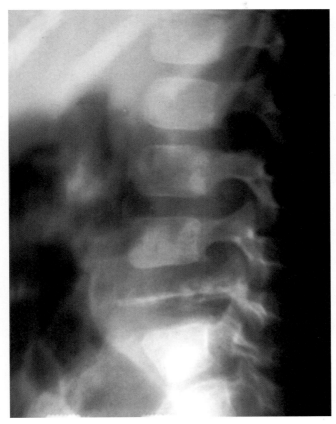

图 2－7－27　腰椎侧位

【病史摘要】　男性，4 岁。腰骶部疼痛数月。

【X 线表现】　L5 椎体变扁，椎体附件同时受累，上下椎间隙正常。

【X 线诊断】　L5 嗜酸性肉芽肿。

【评　　述】　脊柱嗜酸性肉芽肿多见于年轻患者，成人患者较少见。本病发生于任何椎体，以胸椎多见，腰椎次之，多为单发。扁平椎是本病的特征性影像学表现，椎间隙多保持正常。病灶周围骨质出现硬化带和新生骨可作为本病的重要征象之一。

　　鉴别诊断：① 化脓性脊柱炎，累及椎体和椎间盘，椎体在骨质破坏的同时就可出现成骨反应，合并椎旁软组织肿块较弥漫，边界不清，结合临床特点以及实验室检查可帮助鉴别。② 椎体结核，可累及相邻两个或数个椎体，椎间盘破坏，椎间隙狭窄或消失，椎旁可见寒性脓肿形成，结合临床特点以及实验室检查可帮助鉴别。③ 转移性病变，单个椎体溶骨性、成骨性或混合性改变，病变常累及椎弓根，出现原发病变等。④ 脊柱淋巴瘤，椎体呈网状破坏，压缩变形，常累及附件，形成软组织肿块，椎间隙正常等。⑤ 巨细胞瘤，椎体或附件多房膨胀性破坏，病变突破骨皮质可形成软组织肿块等。

病例 93　颅骨嗜酸性肉芽肿

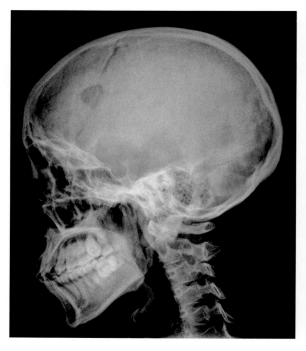 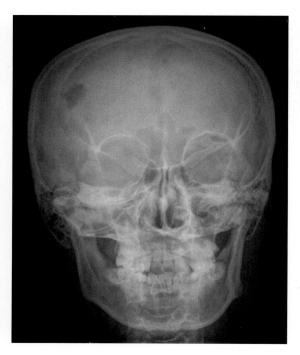

图 2-7-28　颅骨正侧位

【病史摘要】　女性,28 岁。自觉右额部肿块,轻微疼痛。

【X线表现】　右额骨局限性低密度灶,呈不规则形。

【X线诊断】　右额骨嗜酸性肉芽肿。

【评　　述】　颅骨嗜酸性肉芽肿是一种良性肿瘤,多见于儿童和青年。病变一般局限于颅骨内,多单发,好发部位的顺序为额骨、顶骨及颞骨。患者一般无明显症状,如病变破坏骨组织可引起疼痛。颅骨嗜酸性肉芽肿起源于颅骨的板障,并且同时向颅骨内外板同时膨胀,以向外板膨胀为主,边缘较锐利。嗜酸性肉芽肿侵犯颅骨时,常见软组织肿块。颅骨 X 线片显示局部颅骨缺损,呈圆形或椭圆形,边界清楚,无硬化,身体其他部位扁平骨也可能有类似病变;CT 常表现为颅骨局限性骨质缺损,无死骨或周边骨硬化。

　　该病的鉴别诊断如下:① 颅骨骨囊肿,常单发,起源于骨内或骨膜下,与外伤有关。② 颅骨骨纤维异常增殖症,好发于儿童及青少年。可伴有皮肤色素沉着、内分泌紊乱、女性性早熟等 Albright 综合征表现。颅骨外板隆起,表面光滑,内板呈嵴状,呈丝瓜瓤样或磨砂玻璃样稍高密度。③ 动脉瘤样骨囊肿,X 线表现为囊性膨胀性骨质破坏,骨壳菲薄,病灶内常见液平面。

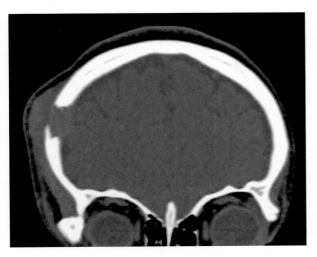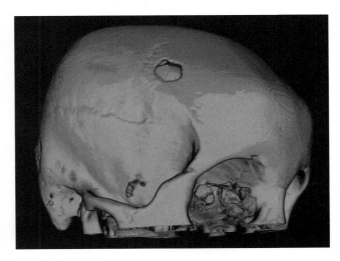

图 2-7-29 CT 冠状位和重建图像

上图前者示右额骨局限性骨质缺损区,内见软组织肿块影,肿块向内外板生长,跨越颅骨两侧生长,大部分向颅外生长,远端可见点状死骨。VR 重建图像更加直观展示右侧额骨局限性骨质缺损。

X 线检查对嗜酸性肉芽肿不能定性诊断,仅能展示病灶的大体情况,而不能确定颅骨缺损的原因。CT 扫描可以明确颅骨缺损的具体原因,并能直观展示肿块的外观、大小、周边情况及肿块生长情况,重建图像可以更加直观地展示肿块的空间位置,进一步指导手术或进一步治疗。

第八节 慢性骨关节病变

病例94 退行性骨关节病变

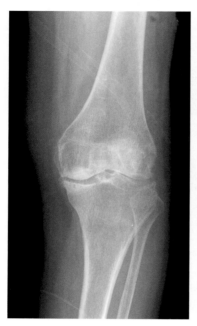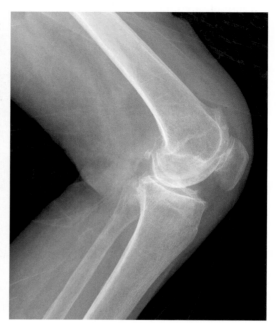

图 2‐8‐1 膝关节正侧位

【病史摘要】 女性,65岁。双侧膝关节疼痛数月,屈曲时加重。

【X线表现】 双膝关节关节间隙变窄,关节面骨密度增高,骨边缘有骨赘形成。

【X线诊断】 双侧膝关节退行性变。

【评　述】 退行性骨关节病变是关节软骨变性后,继之以邻近软骨增生骨化形成的关节病变,常见于承重的大关节如髋和脊柱等。原发的见于与新陈代谢有关的生理性病变,继发的多由外伤、感染、先天畸形或局部缺血引起。早期关节软骨退变,关节间隙变窄。后期关节边缘出现唇样骨质增生,可出现退行性假囊肿和骨质破坏区。晚期关节间隙更窄,骨赘形成,关节腔内游离体,关节囊可钙化,关节半脱位。

鉴别诊断:① 痛风性关节炎,间歇性发作,易累及拇趾、趾跖关节。受累关节旁软组织内可见痛风结节及边缘性的穿凿样骨端破坏。一般缺少骨质疏松,无明确的骨质增生硬化,无严重关节结构紊乱。② 类风湿性关节炎,易侵犯近端指间关节和四肢远端关节,骨端无毁损性骨质吸收。临床上多有游走性关节肿胀疼痛史。

目前退行性骨关节炎常用的分级系统为 Kellgren-Lawrence 平片分级:

0级:无骨性关节炎的平片表现。

1级:无确定临床意义的微小骨赘。

2级:有明确的骨赘形成,不伴关节间隙狭窄。

3级:有明确的骨赘形成,伴中度关节间隙狭窄。

4级:有明确的骨赘形成,伴重度关节间隙狭窄和软骨下骨质硬化。

在平片评述关节炎时应观察的内容包括:软组织,骨的矿化,关节和软骨下骨,骨质侵蚀,组织增生,变形,病变分布。观察更细微的表现如积液、滑膜增生、软骨缺损等,需要在进一步的检查如 MRI 中进行。

病例 95　类风湿性关节炎

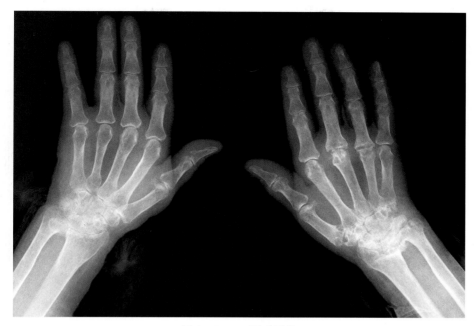

图 2-8-2　双手正位

【病史摘要】　女性,75 岁。全身多关节肿痛 20 余年。实验室检查:血沉加快,类风湿因子阳性。

【X 线表现】　双手普遍性骨质疏松,近节指骨及掌腕关节间隙明显变窄,部分融合,关节面可见囊状破坏。

【X 线诊断】　双手类风湿性关节炎。

【评　　述】　本病是一种以非化脓性炎症为特征的慢性关节病变,常伴全身症状,受累关节常呈对称性,好发于 20～40 岁的女性。患者有晨僵,在尺侧伸面或鹰嘴可见类风湿结节,血沉增速,类风湿因子呈阳性。关节间隙早期稍增宽,然后逐渐变窄,但软骨下骨质正常,是早期特征性的表现。晚期可见普遍性骨质疏松,软组织肿胀,肌肉萎缩,关节半脱位,关节间隙呈纤维或骨性强直。

鉴别诊断:① 关节结核,常累及单个大关节,多关节对称累及少见,关节软骨和皮质破坏较类风湿迅速。② 痛风,骨质无明显脱钙疏松,关节可见穿凿样骨质破坏,临床以突然发作的关节疼痛、关节肿胀、1 周左右自行缓解为特征,血尿酸增高,局部软组织见痛风结节。③ 牛皮癣性关节炎,好发于手足远端指(趾)间关节,末节指(趾)骨见骨质硬化,呈喇叭口,关节间隙不规则变窄。

很多疾病都可引起关节间隙变窄,关节间隙变窄的典型表现和鉴别诊断如下:

弥漫和局灶

　弥漫性:类风湿性关节炎,化脓性关节炎,Reiter 关节炎/银屑病,痛风,血友病,神经营养性疾病,
　　　　　骨性关节炎(小关节),色素沉着性绒毛结节型滑膜炎,滑膜骨软骨瘤病(晚期),热损伤。

　局限性:骨性关节炎(大关节)。

对称性

　单侧:损伤(骨折,盂唇撕裂),化脓性关节炎。

　不对称:Reiter 关节炎/银屑病,痛风。

　对称:强直性脊柱炎,血友病(承重关节)。

　不定:骨性关节炎(与病程有关),神经营养性骨关节病。

关节间隙保留

　淀粉样病变。

病例96 强直性脊柱炎

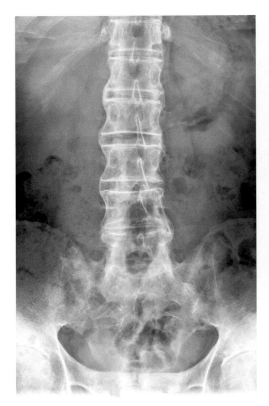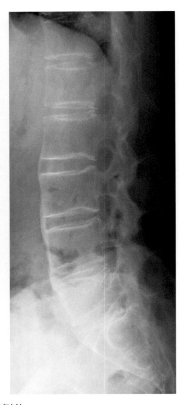

图 2-8-3 腰椎正侧位

【病史摘要】 男性,25 岁。腰部疼痛僵直数年,活动不便,实验室检查:血沉加快,类风湿因子阴性。

【X线表现】 双侧骶髂关节间隙消失,骶、髂骨融合,呈骨性强直;腰椎椎体呈方形、竹节样改变。

【X线诊断】 强直性脊柱炎。

【评 述】 本病是一种全身慢性炎症,侵犯骶髂关节、脊柱骨突关节、肋椎关节、脊柱旁韧带等。男性多见,HLA-B27 常呈阳性。临床表现为背痛和进行性脊柱强直。X 线表现最早常累及双侧骶髂关节下 2/3,以髂骨侧为著。关节间隙逐渐变窄直至融合强直,自尾侧向头侧脊柱进展,晚期形成广泛的椎旁软组织钙化和椎体间骨桥,呈竹节样强直,椎体后凸畸形,常见于胸腰交界段。

鉴别诊断:① 类风湿性关节炎,骶髂关节受累常发生于病变晚期,伴有广泛骨质疏松,血清类风湿因子阳性。② 弥漫性特发性骨质增生,4 个或更多连续的椎体前外侧出现波浪样钙化或骨化。受累节段椎间盘高度正常,而且椎小关节和骶髂关节没有受累。常见于胸腰椎。

关节强直是关节炎症晚期的表现之一,有多种疾病可引起强直,目前常见的有以下几种:发育性强直,外科手术所致,强直性脊柱炎/炎性肠病,青年慢性关节炎,Reiter 关节炎/银屑病,侵蚀性骨关节炎,严重的椎间盘退变,化脓性关节炎(晚期),进行性骨化性纤维不良。类风湿性关节炎(少见)。明确强直的病因可对鉴别诊断及相关治疗提供帮助。

骨质侵蚀可见于很多关节炎,但表现形式不一样,主要有三种形式:① 中央型,侵蚀性骨关节炎,热损伤,Reiter 关节炎/银屑病(晚期);② 边缘型,类风湿性关节炎,Reiter 关节炎/银屑病(有增殖病变时),痛风;③ 关节周围型,痛风。

骶髂关节是各种关节炎容易累及的部位,总结如下:双侧对称的有强直性脊柱炎、炎性肠病、致密性骨炎;双侧不对称的有 Reiter 关节炎/银屑病、类风湿性关节炎、骨性关节病;单侧的有感染、Reiter 关节炎/银屑病、甲状旁腺功能亢进(骨质吸收)。

病例 97　牛皮癣性关节炎

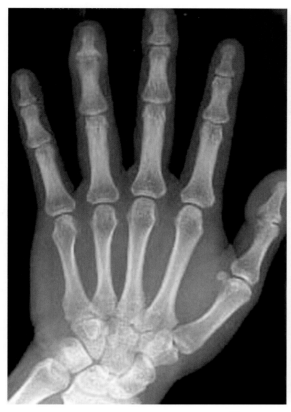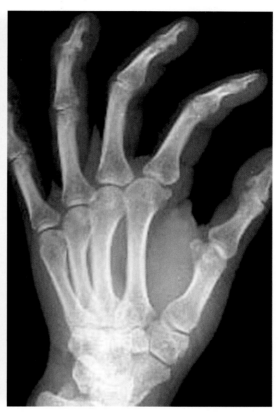

图 2‐8‐4　手正斜位

【病史摘要】　男性,35 岁。牛皮癣病史 5 年,手足多发牛皮癣性斑,左手第 4 指骨远端疼痛 3 个月。

【X 线表现】　左手环指末节指间关节间隙变窄,部分融合,远节指骨基底部增生硬化,呈铅笔帽样改变。

【X 线诊断】　牛皮癣性关节炎。

【评　　述】　本病常见于皮疹性牛皮癣患者,发病多在 30～50 岁,病变常侵犯手、足远端指(趾)间关节,单侧发病,不对称。临床表现与类风湿性关节炎类似。末节指(趾)基底部骨质增生,向两侧形成骨刺,呈铅笔帽样,颇具特征性。晚期受累关节出现关节半脱位和骨强直。

鉴别诊断:① 类风湿性关节炎,好发于中年女性,病变主要累及近端指(趾)间关节,呈两侧对称,广泛的骨质疏松,关节周围韧带附着处无骨质增生表现。血清类风湿因子阳性。② 强直性脊柱炎,牛皮癣性关节炎累及骶髂关节、脊柱时与强直性脊柱炎需注意鉴别。前者多为双侧不对称性,完全性强直少见,可仅累及一侧脊柱或累及双侧脊柱时呈不对称性改变。③ Reiter 关节炎,其影像表现与牛皮癣性关节炎很难区别,前者常累及下肢,较少累及脊柱,并很少有手、足小关节的骨性强直。

关节病变与年龄和性别等密切相关:① 儿童、青少年,青年慢性关节炎;② 年轻成人,类风湿性关节炎,Reiter 关节炎/银屑病,色素沉着性绒毛结节性滑膜炎,滑膜骨软骨瘤病;③ 年长成人,痛风,骨性关节炎,侵蚀性骨关节炎;④ 男性,强直性脊柱炎,痛风,Reiter 关节炎;⑤ 女性,类风湿性关节炎,结缔组织疾病。

病例 98   狼疮性关节炎

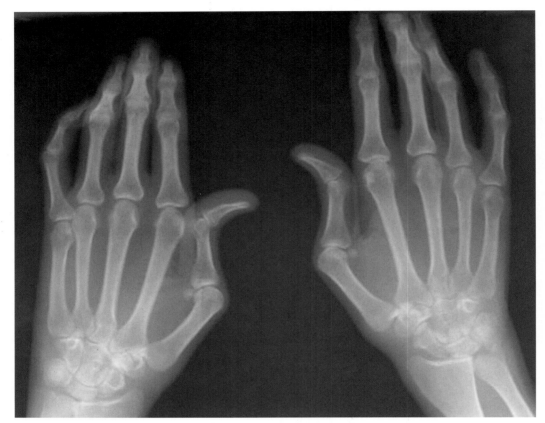

图 2-8-5   双手正位

【病史摘要】   女性,35 岁。双侧拇指关节畸形,偶有晨僵,轻度关节痛。

【X线表现】   X 线正位片示双侧近端掌指关节屈曲,掌骨向尺侧偏移,掌指关节半脱位,远端指间关节过度伸展,掌指及指间关节骨质疏松。

【X线诊断】   狼疮性关节炎。

【评   述】   系统性红斑狼疮(SLE)是一种以多系统损害为临床表现的自身免疫性疾病。狼疮性关节炎是 SLE 活动期的一种表现。女性发病率高,发病年龄以 20～40 岁最多。临床主要表现为关节痛、非特异性关节炎和特发性骨坏死。早期表现为伴有晨僵的轻度关节痛,最后逐渐进展为症状明显的关节炎,可见关节积液。最常受累的关节依次是近端指间关节、腕关节、膝关节。关节受累多呈对称性、隐袭性,逐渐加重,半数伴有晨僵,呈游走性和功能障碍等特点。X 线片上鹅颈样畸形是 SLE 关节炎的特征性表现,表现为掌指关节屈曲,尺侧偏移及半脱位、拇指指间关节过度伸展,为关节旁组织即关节囊、韧带和肌腱受累,韧带松弛和肌腱不平衡所致,而非侵袭性畸形。足受累和手是平行的,狼疮足最常见的表现为拇趾外翻、足前部增宽和锤状趾。受累关节表现为软组织肿胀,关节周围骨质疏松和广泛的骨质疏松,晚期可见严重畸形。

　　该病主要与类风湿性关节炎相鉴别。系统性红斑狼疮关节炎早期的多关节痛和多关节炎易误诊为类风湿性关节炎。但后者的关节病变呈持续性,程度较重,晨僵时间长,畸形多见,全身损害少见,X 线显示侵袭性的关节炎,一般有骨损伤,而狼疮性关节炎的关节面和关节间隙常正常。

病例 99　硬皮病性关节炎

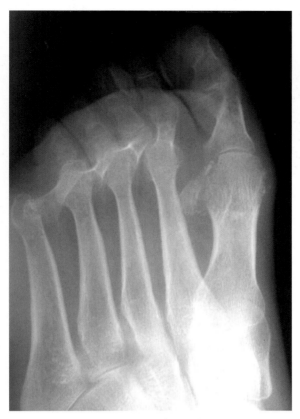

图 2-8-6　右足正位

【**病史摘要**】　女性,50 岁。右足趾骨远端部分缺失,晨起后常见雷诺现象。

【**X 线表现**】　右足远节趾骨远端部分缺失,呈削铅笔样表现,第 3 远节趾骨及第 1 跖骨远端旁软组织见斑块状钙化。

【**X 线诊断**】　硬皮病性关节炎。

【**评　　述**】　系统性硬皮病是一种少见的特发性病变,以身体不同部位的血管病变及纤维化为著,皮肤和平滑肌病变尤其显著。骨关节系统的病变以指(趾)骨吸收、溃疡、关节畸形、固定及功能障碍为主要临床表现。该病多数首发雷诺现象,即患者在遇到寒冷或精神紧张时指(趾)端变为灰白色,然后变为紫色,最后呈紫红色。并有皮肤发硬,后期变薄,形成假面样肢端硬化等特征性改变,伴有晨僵。该病的诊断标准包括:手指及掌指关节或跖趾关节以上的任何部位的皮肤对称性增厚,变紧和硬化;皮肤病变可累及全身肢体、面部、颈部和胸腹部。X 线主要表现为指(趾)骨末端骨质吸收,一般从末节的最远端向近端进展,首先表现为指(趾)骨末端的甲粗隆的部分或完全消失,呈典型的削铅笔征象,然后逐渐侵蚀指(趾)骨末端,甚至跨关节侵犯中节指(趾)骨;由于患者皮下组织和肌肉萎缩,引起关节屈曲畸形,脱位和半脱位等继发表现,最终导致关节周边骨质疏松等;部分症状严重的患者会引起骨坏死,可能与雷诺现象有关。另外关节旁或骨干旁见簇状或条状的软组织钙化。

鉴别诊断:① 牛皮癣性关节炎,该病也可引起削铅笔样骨质变化,但常引起关节间隙改变,即关节炎表现。如果结合皮肤的硬化萎缩表现,两者更易鉴别。② 类风湿性关节炎,也可伴有骨质疏松,早期即可出现,不同于系统性硬化病的晚期关节畸形后继发的骨质疏松,且类风湿性关节常导致关节损伤,关节间隙变窄甚至强直等。实验室检查类风湿因子常阳性。

病例 100　雅库氏关节炎

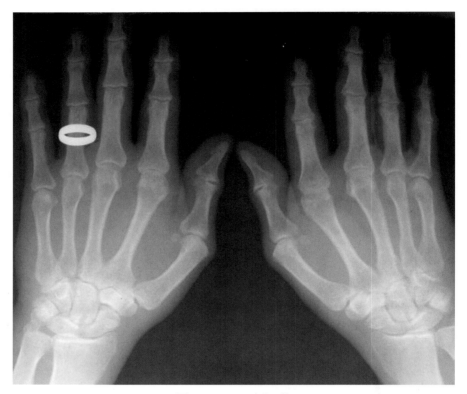

图 2-8-7　双手正位

【**病史摘要**】　女性,38 岁。自觉双手拇指畸形,偶有疼痛。

【**X 线表现**】　双侧掌指关节屈曲,掌骨向尺侧偏移,掌指关节轻度半脱位,拇指掌骨头端呈钩状畸形。

【**X 线诊断**】　雅库氏关节炎。

【**评　　述**】　雅库氏关节炎(Jaccoud's arthritis)是发生于青少年风湿热或系统性红斑狼疮后的一种渐进性变性疾病,可能是风湿热长期迁延不愈的罕见后遗症。1869 年由 Jaccoud 首先报道。该病多因风湿性心脏病就医,发病机制不明,可能与风湿热持续的时间、复发次数及严重程度有关。实验室检查类风湿因子和抗核抗体多为阴性。当主动脉瓣和二尖瓣关闭不全的患者伴发手足关节炎时应避免误诊为类风湿性关节炎。X 线表现为掌指关节尺侧偏斜,掌指关节半脱位,掌指关节的掌骨头端表现为典型的钩状畸形,但无关节的破坏、狭窄及融合现象。趾间关节也可累及,类风湿结节也可出现。病理学上表现为关节周围的滑膜组织异常纤维化,且该表现为可逆性。

　　该病主要与风湿性关节炎鉴别,后者的类风湿因子常为阳性,且 X 线表现为不可逆的掌指关节尺侧偏斜畸形,逐渐进展为关节的损伤,关节间隙变窄、融合,最终导致关节畸形。

病例 101　佝偻病

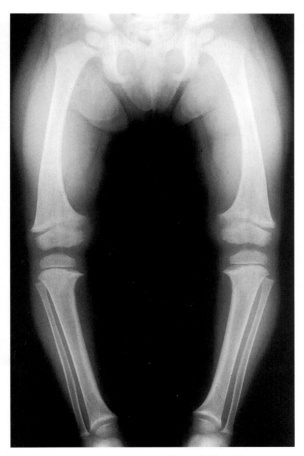

图 2-8-8　双侧股骨、胫腓骨正位

【病史摘要】　女性,2 岁。最近 1 周哭闹不停,多汗,走路不稳。

【X 线表现】　双侧股骨下端临时钙化带模糊不清,呈毛刷状。骺板相对增宽。股骨、胫腓骨骨干向内弯曲,呈 O 形腿改变。

【X 线诊断】　双下肢佝偻病。

【评　　述】　本病是由维生素 D 缺乏,钙、磷代谢障碍,产生的骨样组织钙化不足而引起的骨质变软。一般发生在 3 岁以下幼儿,以 6 个月至 1 岁发病为多。本病具有特征性的临床表现,结合活动期 X 线表现,诊断较容易。佝偻病需与骨质疏松鉴别,后者主要表现为骨质密度减低,骨小梁稀少、变细,骨皮质变薄,但边缘清晰,病理骨折多见,但少有骨骼畸形,无假骨折线。

病例 102　石骨症

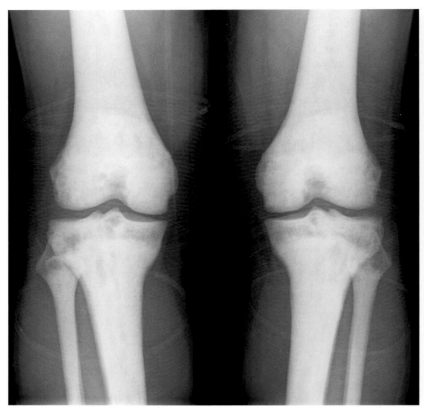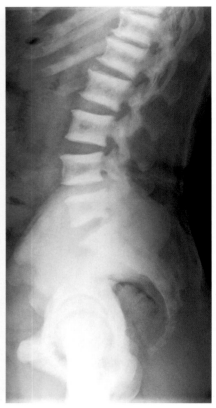

图 2-8-9　双侧膝关节正位和腰椎侧位

【病史摘要】　男性,6岁。身体矮小,长期贫血。

【X线表现】　双膝骨质增生硬化,髓腔内密度明显增高,与骨皮质密度接近,呈均匀一致硬化表现;腰椎椎体骨质增生硬化,上、下边缘较明显,类似三明治样。

【X线诊断】　石骨症。

【评　　述】　本病是一种少见的骨质硬化病,它属于常染色体疾病,有遗传性,多在儿童期被发现。临床有不同程度的贫血,肝、脾大。X线表现为骨质均匀硬化,骨小梁消失,骨脆弱、易骨折。病因不甚明确,病变表现为进行性,常因贫血、出血及感染而早亡,若到成年者则病情趋向稳定。

　　鉴别诊断:① 氟骨症,病变分布以躯干为主,向四肢逐渐减弱,手、足较少改变。骨纹粗糙,密度增高,呈粗纱布网格样。常见明显的韧带和骨间钙化。② 磷、铅中毒,在干骺端出现横行致密线与石骨症相似,但病变不及石骨症广泛,只局限在长管骨干骺端,且有职业病史及尿中能分析出中毒剂,易于鉴别。③ 骨斑点症,常为局限性,病变呈现小圆形结节,多见于骨盆、手、足诸骨。

病例 103 蜡油样骨病

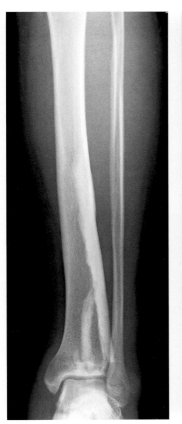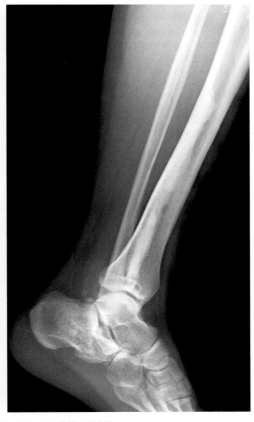

图 2‑8‑10 胫腓骨正侧位

【**病史摘要**】 男性,34 岁。左侧小腿间断性疼痛 2 个月余。

【**X线表现**】 左侧胫骨中下段外侧缘可见长条样致密影,骨皮质形态未见改变,未越过关节。

【**X线诊断**】 左侧胫骨蜡油样骨病。

【**评 述**】 本病病因不明,好发于四肢长管状骨,下肢较上肢多见,多侵犯单一肢体的一骨或数骨。局部疼痛和患肢关节增粗是主要症状,部分可出现关节活动受限及肢体缩短。X线表现为骨内有斑点状或条纹状致密影,轮廓正常,关节多不受影响,附近软组织中常有骨质沉积。

鉴别诊断:① 成骨性骨转移瘤,常能找到原发病灶,临床症状较明显,常见于脊柱、长骨的近端、骨盆等处,且病灶常不对称分布。② 骨减压病,有潜水作业史。病变好发于长管状骨两端,很少发生于四肢短骨,呈条索状硬化斑并有囊状透光区。

病例 104　肢端肥大症

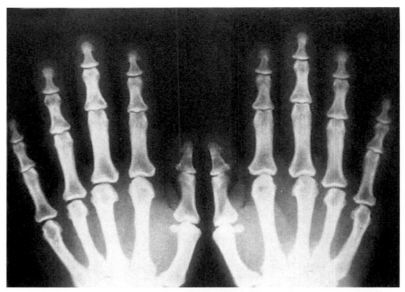

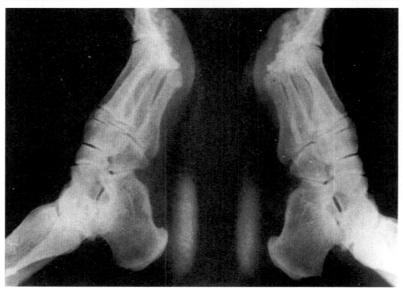

图 2 - 8 - 11　双手正位和双足侧位

【**病史摘要**】　男性,25 岁。面目丑陋,唇厚舌肥,声音低沉,手、足增大,手指及足趾增粗。

【**X线表现**】　双手正位片示末节指骨尖端呈杵状增大。双足侧位片示跟垫软组织明显增厚。

【**X线诊断**】　肢端肥大症。

【**评　　述**】　本病由垂体前叶过度分泌生长激素所致,且发生在骨骺愈合之后,若垂体在骨骺愈合之前发病则为巨人症。本病可引起颅骨、蝶鞍、躯干、四肢及软组织等改变,X线表现为颅骨内外板增厚,以板障、枕骨粗隆显著。鞍区呈方形扩大,前床突后翘和后床突及鞍背后移。胸廓由于肋软骨和肋骨的增长而前后径增大。四肢长骨增厚,手、足诸骨增粗,末节指骨远端骨丛生、变宽,为肢端肥大症特征。软组织增厚以跟垫最为明显。

　　鉴别诊断:① 手足皮肤骨膜增厚症,以手、足、脸、颈皮肤肥厚而多皱纹为特征。胫骨及桡骨远端骨膜增厚致髁腕关节肥大。但垂体及血生长激素(GH)水平正常。② 类肢端肥大症,为体质性或家族性,从婴幼儿时期开始,面容和身材改变类似肢端肥大症,但程度较轻,且蝶鞍和血生长激素水平正常。

病例 105　甲状旁腺功能亢进

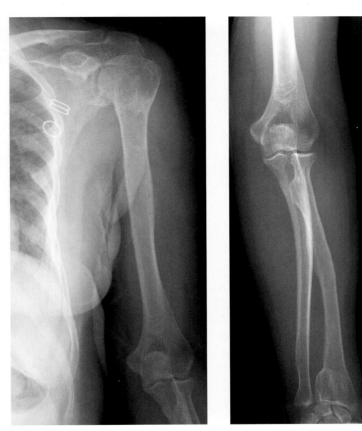

图 2-8-12　肱骨正位和尺桡骨正位

【病史摘要】　女性，40 岁。左肩、左肘关节疼痛，近来加重。实验室检查：血钙 2.85 mmol/L。

【X 线表现】　左肱骨头、颈部及左肱骨下端骨膜下可见囊状透亮区，左侧尺桡骨骨质疏松，左桡骨中段病理性骨折。

【X 线诊断】　左肱骨棕色瘤。

【评　　述】　本病好发于 30～50 岁的女性。甲状旁腺素分泌过多致破骨活性增加，骨小梁和哈氏管吸收，同时伴有新骨形成，骨吸收区纤维肉芽组织增生并伴发黏液样变性和出血，又称棕色瘤。X 线表现为全身骨骼骨质疏松，以脊椎、扁骨多见；骨膜下骨质吸收，呈花边状骨质缺损，是特征性 X 线表现。血清钙和尿钙常增加，血磷减低，是诊断的主要依据。需要与其他代谢性骨病，即肾性骨病鉴别诊断，后者多见于儿童，多以骨质软化为主，骨质破坏少见。

甲状旁腺功能亢进的骨质改变的病因：① 原发性，如甲状腺旁腺腺瘤，甲状旁腺癌和甲状旁腺增生；② 继发性，如肾功能衰竭、异位甲状旁腺素生成。典型的 4 个 X 线平片表现：① 骨膜下骨质吸收；② 骨质疏松；③ 溶骨性病灶（棕色瘤）；④ 颅骨（颗粒状骨质破坏）。

病例 106　痛风

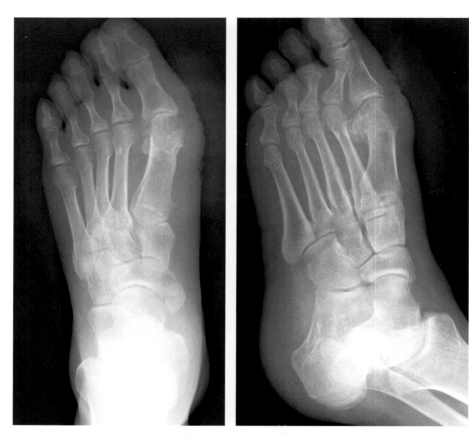

图 2-8-13　足正斜位

【病史摘要】　男性,75 岁。发作性关节肿痛 3 年,左足第 1 跖趾关节明显。

【X线表现】　左足第 1 跖趾关节肿胀,形成肿块,跖骨头可见骨质破坏,关节间隙变窄。

【X线诊断】　痛风性关节炎。

【评　　述】　痛风又称高尿酸血症,为嘌呤代谢障碍,属于关节炎的一种。多发于 40 岁以后男性,女性多由于绝经引起。好发于拇趾关节、踝关节、膝关节等,尤其是第 1 跖趾关节。急性痛风发作期,发病部位出现红、肿、热、剧烈疼痛,一般多在子夜发作,可使人从睡眠中惊醒。慢性关节炎期,关节周围可见痛风结节,广泛的骨和关节破坏。尿酸结晶自中心向边缘扩大形成骨膜新生骨,骨端凹入呈杯口状,有一定特征性。

　　鉴别诊断:① 类风湿性关节炎,侵犯多个手、足小关节,表现为病变关节骨端骨质疏松,软组织有肿胀但呈对称性梭形肿胀,无明确边界,关节间隙同样有狭窄、关节面下骨质破坏,边缘一般无增生硬化现象,也不会出现骨端一侧压迫性侵蚀造成的弧形凹陷骨缺损。② 退行性骨关节炎,通常好发于负重和经常活动的大关节,关节间隙狭窄首先出现于关节负重部位,无痛风所特有的偏心性软组织肿胀和急性发作史,相关血象也无血尿酸升高史。③ 银屑病性关节病,常不对称性累及远端指间关节,指(趾)端骨质吸收,关节破残损坏,最重要是临床伴有皮损,可作为鉴别的依据。

病例 107　血友病性关节炎

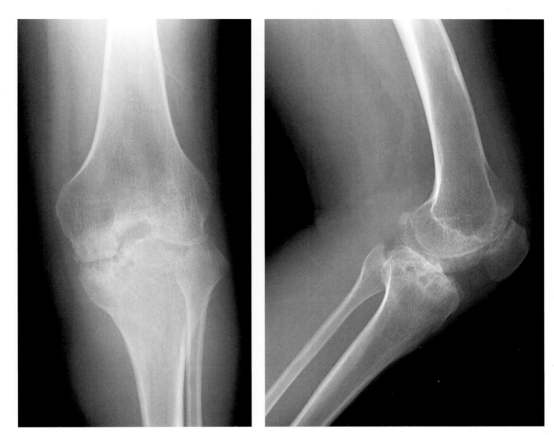

图 2 - 8 - 14　膝关节正侧位

【**病史摘要**】　男性,43 岁。右膝反复疼痛,近来加重,有血友病病史。

【**X 线表现**】　右膝肿胀,关节面双侧骨质破坏,呈虫蚀状,周边增生硬化,关节间隙变窄,形成骨性强直。

【**X 线诊断**】　血友病性关节炎。

【**评　　述**】　血友病是遗传性出血性疾病,仅发生于男性。反复出血或出血吸收延迟引起慢性非特异性滑膜炎。最多见于膝关节、肘关节和踝关节。膝关节股骨髁间凹变宽、变深是血友病较特征的表现。反复发作关节损坏可形成关节脱位、半脱位、纤维性或骨性强直。

鉴别诊断:① 急性风湿性关节炎,常继发于咽峡炎,以急性发热和游走性大关节炎为特点,血沉、C 反应蛋白和抗 O 增高,以往无出血倾向,激活的部分凝血酶时间或凝血活酶时间正常。② 类风湿性关节炎,慢性进行性、对称性和破坏性炎性关节炎,以四肢大小关节受累、血清类风湿因子阳性及无出血倾向等为主要特点。③ 感染性关节炎,多为单关节发病伴全身中毒症状,白细胞增高,血培养和关节滑膜细菌培养阳性及抗感染治疗有效等而不同于血友病性关节炎。

第三章　呼吸系统及纵隔

邱建国　邹立秋　郑建刚

江锦赵　蒋振兴　陈　赟　凌志新

第一节　正常胸部 X 线解剖和胸部 X 线诊断原则

正常胸部 X 线影像是胸腔内、外各种组织和器官的复合影像,包括胸廓、气管支气管、肺、纵隔、横膈、胸膜和淋巴组织等。熟悉胸部后前位及侧位片上正常 X 线解剖以及生理变异,是识别异常、做出正确诊断的基础。

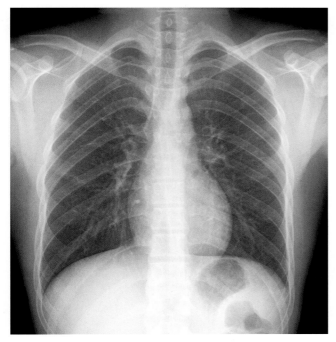

图 3-1-1　正常后前位 X 线胸片

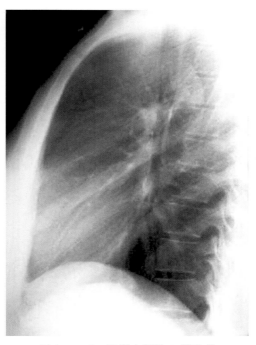

图 3-1-2　正常左侧位 X 线胸片

一、胸廓

胸廓由骨骼及软组织构成,骨骼是决定胸廓形状的主要条件。胸廓软组织及骨骼在 X 线胸片上形成的正常组织影像,有时会误认为病变,应当知道这一点。

（一）软组织

1. 胸锁乳突肌　位于胸锁关节至乳突间,在两肺尖内侧形成外缘锐利、均匀致密、呈带状的影像。除可掩盖部分肺尖病变外,多无特殊意义。当头颈部摆位不正时,两侧胸锁乳突肌的阴影可不对称,勿误为肺尖病变。

2. 锁骨上皮肤皱褶　也称锁骨上伴随影,是锁骨上皮肤及皮下组织在锁骨上缘形成平行的 3～5 mm 宽的条状软组织阴影,其内侧端与胸锁乳突肌呈圆角相交,外侧端则逐渐消失。该阴影较肺野密度高,而较锁骨密度低。当锁骨上淋巴结增大或有软组织肿块时,该影消失。反之,当该影显示不清者,应提示临床予以检查。

3. 胸大肌　其发育程度差别较大,男性体力劳动者往往很显著。胸大肌可在两侧中肺野的中外带形成扇形均匀致密影,其外下缘多锐利且可延伸至肺野以外,借此可与肺内炎症相区别。胸大肌影两侧可以对称,也可不甚对称,甚或可胸肌缺失(Poland 综合征)。当两侧胸大肌发育不对称、一侧肿胀或缺失时,密度较高的一侧容易误认为肺内炎症,密度较低的一侧则易误认为肺气肿。乳腺癌根治术后,患侧密度明显减低,锁骨下区的胸大肌残端可形成一带状密度增高影,易将胸大肌残端误认为肺结核。也可将患侧误认为肺内炎症。

4. 女性乳房及乳头　①　女性乳房随年龄变化其形状变化较大,基本上分三种类型。青春发育期者,乳房多小而坚实,于中肺野呈一片状密度稍高的阴影,边缘模糊不清;若两侧对称,识别无困难;若两侧不甚对称或身体稍有偏斜,则易将一侧显示清楚者误认为肺内炎症。中年妇女,特别是哺乳者,乳房脂肪增多呈丰满的半球状;于中、下肺野呈片状密度增高影,愈往上其密度愈浅淡,愈往下密度愈高,于膈肌附近常可见一弧形凸面向下的锐利边缘;丰满的乳房常可掩盖下肺野的病变,当掩盖肋膈角时,易误认为胸膜炎或掩盖胸膜炎症;识别困难时,透视检查有助于鉴别。老年妇女特别是瘦弱者,乳房小而低垂,乳房及胸大肌外缘与侧胸壁之间常示一纵行梭形的密度减低区,易误认为局限性气胸。当两侧乳房发育不对称或投照时体位欠正时,两侧阴影亦可不一致。一侧乳房单纯切除术后,患侧肺野密度减低,不要误认为肺内病变。②　女性乳头可以成影或不成影,可在两下肺野相当于第 5 前肋间处形成小圆形致密影,年龄较大妇女多见,有时亦见于老年男性,勿误为肺内结节状病变。通常两侧对称,多呈直径约 1 cm 大小密度增高的结节。但亦有仅见单侧者,可疑时通过透视下转动患者即可明确,或采取乳头标记后摄片加以确定。

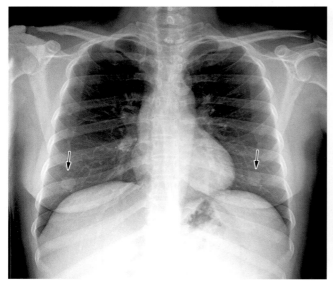 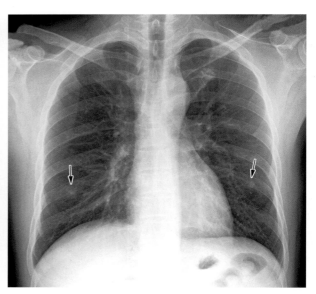

图 3 - 1 - 3A　双侧正常女性乳头阴影(箭头)　　　　图 3 - 1 - 3B　双侧正常男性乳头阴影(箭头)

(二)骨骼

1. 肋骨　起于胸椎两侧,左右对称,共 12 对。X 线胸片上多能见到 10 对,第 11、12 肋骨不易显示。肋骨后段呈水平向外走行,前段自外上向内下倾斜走行形成肋弓。肋骨后端以肋骨小头及肋骨结节与胸椎及胸椎横突相连。肋骨前端借助软骨与胸骨相连。第 11、12 肋骨无肋软骨,也不与胸骨相连呈游离状称为浮肋。一般后 10 肋与前 5 肋骨在同一水平面上。相邻肋骨间的间隙称为肋间隙,两侧应等宽。由肋骨小头至腋中线的一段肋骨为肋骨后段,俗称后肋;由腋中线至肋骨前端的为肋骨前段,俗称前肋。两者区别如下:前肋宽而密度较低,后肋窄而密度较高;前肋自上外方向下内方走行,后肋自上内方向下外方走行;前肋只占据一侧胸腔的外、中部分,后肋则贯穿一侧胸腔;前肋间隙较宽,后肋间隙较窄;前肋的下缘多光滑整齐,后肋的下缘多呈花边状。

肋软骨多不成影,年龄较大时肋软骨呈条带状钙化,可在 X 线胸片上显示。第 1 肋软骨最先钙化,多在 25～30 岁出现,随着年龄增长,其他肋软骨自下而上逐根钙化,表现为条状或不规则斑片状致密影病变。若年龄较小而出现明显钙化时,应警惕有无钙、磷代谢性疾病存在。

肋骨的先天变异较常见,如颈肋、叉状肋、铲状肋、环状肋及肋骨联合等,不要误认为肺内病变。此外尚可见肋骨发育不良或肋骨缺如等。

2. 肩胛骨　标准胸片上,肩胛骨的全部或绝大部分应不重叠于肺野内,有时肩胛骨的内缘可与肺野外带重叠,不要误认为胸膜增厚。若两肩向前旋转不足(或于仰卧位投照时),肩胛骨则可重叠于肺野的外上方,呈一梭形成片状的密度增高影,不要误认为胸膜的包裹性积液及肺内炎症。仔细观察,其边缘可延伸至肺野以外。侧位上,肩胛骨投影于气管后方,呈两条纵行的带状密度增高影,相互重叠密度更高。有时肩胛骨下角呈圆形密度增高影,勿误认为肺内球形病变。发育期的肩胛骨,其下角的二次骨化中心影不要误认为骨折。肩胛骨的先天性变异较少见。有时肩胛骨位置较高,称为翼状肩胛。

3. 锁骨 为一横置的略呈 S 状的弯形骨,两侧对称。其内侧端与胸骨柄形成胸锁关节,外侧端与肩峰形成肩锁关节。X 线上呈一横置的带状密度增高影,边缘光滑整齐。有时中心 X 线位置较低,特别在仰卧位投照时,锁骨可呈外侧端高内侧端低的曲线状,不要误认为骨折。有些患者于锁骨内侧端的下缘见一半圆形凹陷区,边缘可以规则或不规则,称为菱形窝,系菱形韧带(胸锁韧带)的附着所致,勿误认为骨质破坏。锁骨可有发育异常,如发育短小等。锁骨也可掩盖部分肺尖病变,但用前弓位检查有助于显示肺尖病变。

4. 胸骨 位于胸前壁正中,是一块上宽下窄、前凸、后凹的扁骨,形似短剑,分为柄、体、剑突三部分。胸骨柄上缘中部微凹,叫颈静脉切迹,其两侧有锁骨切迹,与锁骨相关;柄侧缘接第 1 肋软骨;胸骨柄两侧外上角有时可突出于纵隔影之外,不要误认为纵隔病变。胸骨柄下缘与胸骨体连接处微向前突,称胸骨角(又叫 Louis 角),从体表可以触及;因其两侧恰与第 2 肋软骨相关,所以是确定肋骨序数的重要标志;胸骨角部位又相当于左、右主支气管分叉处,主动脉弓下缘水平、心房上缘、上下纵隔交界部,与背部第 4、5 胸椎相对应。胸骨体扁而长,两侧有第 2~7 肋软骨相连接的切迹。剑突形状多变,位居左右肋弓之间,有人终生保持软骨形式。

5. 胸椎 ① 正位上胸椎与纵隔影相重叠。摄片条件适当时,透过纵隔影可以较清楚地显示胸椎及椎间隙。胸椎横突,特别是肺门部位,可突出于纵隔影之外,呈密度增高的结节状影,不要误认为淋巴结增大。横突与肋骨结节构成肋横突关节。投照角度合适时,肋横突关节可表现为一线状密度减低影。借其边缘有骨皮质的致密线影可与肋骨骨折相区别。② 侧位上,特别是体胖的患者上部 2~3 个椎体及椎间隙多显示不清,其余胸椎椎体及其附件均可清晰显示。上部胸椎常轻微后凸,为正常之生理曲度。③ 胸椎侧弯为最常见的畸形。正位上示纵隔一侧性增宽,不要误认为纵隔肿瘤。尚可见胸椎发育异常、脊膜膨出及胸椎结核等,不要误认为纵隔肿瘤。

二、纵隔

纵隔是两侧闭合的胸膜腔之间的区域。前为胸骨,后为胸椎,上为胸腔入口,下为膈肌。纵隔由心脏、大血管、气管、支气管、食管、胸腺、淋巴组织、神经及脂肪等器官、组织构成。除气管及支气管可以辨认外,其他组织器官间无明显对比。正位上,呈一宽带状密度增高影,其边缘为心脏大血管的外缘。

为确定纵隔肿块的来源及其性质和叙述的方便,常将纵隔人为地分区。目前,常用的为九分区法:在侧位上将纵隔分为前、中、后及上、中、下九区。以气管前壁向下、沿升主动脉前缘及心脏前缘画一曲线,此线前方至胸骨的倒三角形之狭长区域为前纵隔。以食管后壁为界画线,该线后为后纵隔。两条线之间的区域为中纵隔。以第 4 胸椎下缘为点与胸骨角连接成线,其线上为上纵隔。以肺门下方,相当于第 8 胸椎下缘画一横线,该线上方为中纵隔,下方为下纵隔。该法较为实用,特别是前、中、后纵隔的分区对确定纵隔肿瘤的来源有帮助。

纵隔的长度和宽度受生理因素的影响。吸气状态、无力体形及立位时,纵隔影长而窄;呼气状态、矮胖体形及仰卧位时,其影短而宽。另外,小儿的胸腺常使纵隔向一侧或两侧增宽,勿误认为纵隔肿瘤。

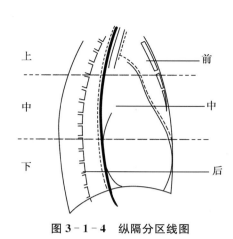

图 3-1-4　纵隔分区线图

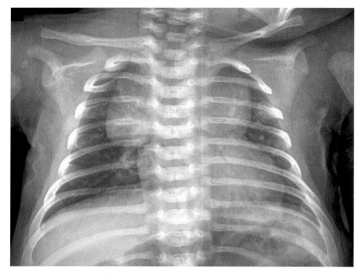

图 3-1-5　儿童胸腺呈帆影状

三、膈

膈肌为介于胸、腹腔之间的薄的肌腱膜。分左、右两叶,呈凸面向上的圆顶状。中央部分与心脏相连接。膈肌与侧胸壁形成的锐角称肋膈角。膈肌与心脏边缘形成的锐角称心膈角。但在左侧,特别是体胖者,其密度常较高,角度可以变钝,为心包脂肪垫所致,不要误认为病变。侧位上,膈肌呈前部高、后部低的凸面向上的曲线状,与前、后胸壁形成肋膈角,立位时,后肋膈角位置最低,是少量胸腔积液的汇集区域。前肋膈角由于心包脂肪垫的影响可不甚锐利及清晰,不要误认为胸膜病变。

两侧膈肌的位置常不等高,右侧较左侧高1~2 cm,右侧膈肌常位于第6前肋与第10后肋水平。吸气时,膈肌下降;呼气时,膈肌上升。两侧膈肌动度相等或近似,两侧的活动度差不超过1 cm且运动方向一致。一般认为,平静呼吸时膈肌活动度1~3 cm,深呼吸时3~6 cm。膈肌受生理因素影响,位置可有变化。吸气状态、无力体形及立位时,膈肌位置低;而呼气状态、体胖、卧位或妊娠后期,则膈肌位置高。

有时,膈肌的内1/3呈向上的局限性隆凸,边缘光滑整齐,为局限性膈膨出。右侧较左侧多见,年老者多见,无病理意义,属正常变异。应与肝脏的局限性隆凸相区别,区别困难时,行CT等影像检查有帮助。有时深呼气时,膈肌为3~4个浅弧形向上隆凸的影像,呈波浪状,称为波浪膈,无病理意义,不要误认为胸膜粘连。

四、胸膜

胸膜菲薄,分包裹肺与叶的脏层胸膜和与胸壁、纵隔及横膈相贴的壁层胸膜,两层胸膜之间为潜在的胸膜腔,内有少量液体,起滑润作用。正常时胸膜在X线上不显影,但在胸膜返折处且X线与胸膜走行方向平行时,胸膜可显示为线状致密影。肺叶之间的胸膜称叶间胸膜,其间的裂隙称为叶间裂,有水平裂和斜裂之分:水平裂为右肺上叶与中叶之间的叶间裂,斜裂为右上、中叶与下叶间的右侧叶间裂及左上叶与下叶间的左侧叶间裂。常规胸部正位片多可见水平裂胸膜,表现为从腋部第6肋骨水平向内止于肺门外1 cm处的水平线状致密影。侧位片上,斜裂胸膜表现为自后上(第4、5胸椎水平)斜向前下方的线状致密阴影,在前肋膈角后2~3 cm处与膈肌相连;水平裂起自斜裂中点,向前水平走行达前胸壁。

肺叶间裂的变异常见的有奇叶、奇裂,系肺的发育过程中,奇静脉被包入发育中的右肺叶内,由奇静脉两侧的四层胸膜折叠形成,表现为自右肺尖部向奇静脉方向走行的弧形线状致密影(即奇裂),以小圆点状的奇静脉为终止点,其内侧肺组织即奇叶。

五、 气管、支气管

气管起自环状软骨下缘,经颈部进入胸腔。在胸椎5~6平面分为左、右主支气管。左、右主支气管(一级)分别进入左、右肺,其分支角称为隆突角,为60°~80°。吸气时该角度变小,呼气时则变大,相差10°~15°。右侧主支气管近似于气管的延续,与气管延长线呈20°~30°角;宽度较宽而长度较短,约2.5 cm长;分为三支,分别进入上、中、下三个肺叶,称为肺叶支气管(二级);右侧主支气管发出上叶支气管后,直至中叶开口的一段支气管为中间支气管。左侧主支气管,与气管的延长线呈40°~50°角;较细,但较长,约5 cm长;分为二支,分别进入上、下肺叶。肺叶支气管再分支为肺段支气管(三级),以后逐次分支为肺亚段支气管、肺小叶支气管、末梢细支气管、呼吸细支气管等。除呼吸细支气管具有呼吸功能外,其他支气管均为气体的通道。

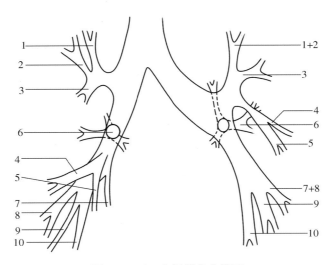

图3-1-6　支气管分支线图

右侧:1.尖支　2.后支　3.前支　4.外支　5.内支　6.背支　7.内基底支　8.前基底支　9.外基底支　10.后基底支
左侧:1+2.尖后支　3.前支　4.上支　5.下支　6.背支　7+8.前内基底支　9.外基底支　10.后基底支

以往,常规X线上最常显示的是气管,目前的数字化摄影也能显示支气管,但也只限于肺叶及部分肺段支气管。其先天性变异主要为分支异常,胸片难以显示,需CT三维成像或支气管造影证实。

六、 肺

(一)肺野　充满气体的两肺在胸片上表现为均匀一致较为透明的区域称肺野。两侧肺野透明度基本相同,其透明度与肺内所含气体量成正比。为叙述方便,通常将第1肋圈内的部分称为肺尖;接近膈肌的部分称为肺底;以第2、4肋骨前端下缘分别画一条横线,将肺野分成三部分即上、中、下三个肺野;以胸廓形状将一侧肺野纵行分成三等份,由内向外为内、中、外三带。

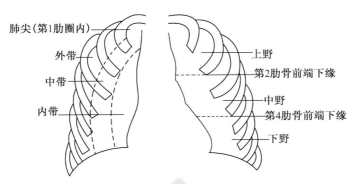

图3-1-7　正常肺野划分线图

(二)肺门 胸片上肺门影是肺动脉、静脉、支气管及淋巴组织的复合影,其中肺动脉和肺静脉的大分支为主要成分;后前位胸片上,肺门位于两肺野内带第2至第4前肋间处,左肺门较右侧高1~2 cm,两侧肺门可分上、下两部。上、下部相交形成一钝夹角,称肺门角,而相交点称肺门点,右侧显示较清楚,呈横写的V形。右下肺动脉内侧有含气的中间支气管衬托而轮廓清晰,正常成人其横径不超过15 mm。左下肺动脉由于心脏影的遮盖不能见其全貌。侧位胸片上两侧肺门大部重叠,右肺门略偏前,肺门表现似一尾巴拖长的"逗号",其前缘为上肺静脉干,后上缘为左肺动脉弓,拖长的"逗号"尾巴由两下肺动脉干构成。

两侧肺门区常可见到2~3 mm大小、周围密度高、中间透亮的环状影,系支气管的轴位投影。与其伴行的为大小近似密度高的点状影、边缘清楚,为血管的轴位投影。

由于肺门大小的正常差异较大,除右下肺动脉有一测量值外,余者几无正常标准,因此判断肺门是否增大或缩小,需慎重,并注意随访复查,观其变化。此外,尚需注意观察右肺门角的情况,若右肺门角呈反弧状,常为肿块或肿大的淋巴结所致。肺门的密度及其锐利程度亦应重视。

(三)肺纹理 在充满气体的肺野,可见自肺门向外呈放射分布的树枝状影,称为肺纹理。肺纹理由肺动脉、肺静脉组成,其中主要是肺动脉分支,支气管、淋巴管及少量间质组织也参与肺纹理的形成。在正位胸片上,肺纹理自肺门向肺野中、外带延伸,逐渐变细,至肺野外围几乎不能辨认。下肺野肺纹理比上肺野多而粗,右下肺野肺纹理比左下肺野多而粗。应该指出肺纹理正常粗细和多少并无明确标准,但变化明显时则不难确定。肺纹理是否显得松散,特别是聚拢,有时更有临床意义。

(四)肺叶、肺段和肺小叶

1.肺叶 是被脏层胸膜分隔的解剖单位,由叶间胸膜分隔而成,右肺分为上、中、下三个肺叶,左肺分为上、下两个肺叶。肺叶与肺野的概念不同,肺叶前后重叠。每个肺叶由2~5个肺段组成,每个肺段有单独的段支气管。胸片上,借显影的叶间胸膜可分辨肺叶,多不能完整地显示肺叶的界限,但结合正侧位胸片常可推断各肺叶的大致位置,从而确定病变的部位。右肺上叶位于右肺前上部,上缘达肺尖,下缘以横裂与中叶分隔,后缘以斜裂与下叶为界;右肺中叶位于右肺前下部,上缘以横裂与上叶为界,下缘以斜裂与下叶分隔,自横裂最外端向内、向下斜行至右膈内侧部,内界直达右心缘,呈三角形;右肺下叶位于右肺后下部,以斜裂与上叶及中叶分界。左肺上叶相当于右肺上叶和中叶所占据的范围;左肺下叶相当于右肺下叶所占据的范围。正位胸片上,上叶下部与下叶上部重叠,中叶与下叶下部重叠。侧位胸片上,上叶位于前上部,中叶位于前下部,下叶位于后下部,彼此不重叠。

副叶是由副裂深入肺叶内形成,属于肺分叶的先天变异。奇叶为常见的变异,因奇静脉位置异常,奇静脉与周围的胸膜反折形成奇副裂,分隔右肺上叶内侧部分成为奇叶。奇副裂呈细线状影,自右肺尖部向内、下走行至肺门上方,终端呈一倒置的逗点状,是奇静脉断面的垂直投影。

2.肺段 肺段组成肺叶,常呈圆锥形,尖端指向肺门,底部朝向肺的外围,肺段间没有明确边界。各肺段的名称与其相应的支气管一致。正常时,X线片不能显示肺段的界限,只有在病理情况下,某个肺段受累时才能看到肺段的轮廓。右肺上叶由尖段、后段及前段所组成;中叶由内侧段及外侧段组成;下叶由背段、内基底段、后基底段、外基底段及前基底段组成。左肺上叶分为上部和舌叶两部分,上部由前段和尖后段所组成;舌叶由上舌段和下舌段组成;下叶由背段、后基底段、外基底段及前内基底段组成。

3.肺小叶 每一肺段由许多肺小叶组成,肺小叶既是解剖单位又是功能单位,直径为1~3 cm,小叶之间有小叶间隔。每支小叶支气管分出3~5支末梢细支气管,每支末梢细支气管所支配的范围称为腺泡,为肺部病理改变的基本单位,其直径约6 mm。末梢细支气管继续分出呼吸细支气管,以后再分肺泡管、肺泡囊,最后为肺泡。肺泡壁上有小孔,称为肺泡孔,空气可经肺泡孔相互沟通。呼吸细支气管、肺泡管、肺泡囊、肺泡为肺的气体交换部分。正常胸片上不能显示其轮廓,单个肺小叶实变可表现为直径1~3 cm的片状影。当腺泡范围内发生实变时,胸片上可表现为类圆形结节状致密影,称腺泡结节样病变。

4.肺实质与肺间质 肺组织由肺实质和肺间质组成。肺实质包括肺泡、肺泡囊、肺泡管及1~3级呼吸性细支气管,主要功能为储存气体和气体交换。肺间质包括支气管、血管、淋巴管及其周围的疏松结缔组织等,它无气体交换功能,只起支持作用。X线上不能将两者截然分开。即或有炎症时,也是以其中一种炎症为主,两者亦难截然分开。

七、 胸部 X 线诊断的原则

（一）系统周密的观察　详见"第一章 X 线诊断基础　第三节 X 线诊断的原则和方法"相应内容。

（二）客观的逻辑分析判断　详见"第一章 X 线诊断基础　第三节 X 线诊断的原则和方法"相应内容。

（三）以疾病的病理变化过程来推演出胸部病变的影像变化　肺部病变的影像是肺内病变病理变化过程中的某个时间点在 X 线影像上的反映。某一疾病在病理变化过程中不同的时间点上,其所反映的 X 线影像是不同的,如大叶性肺炎,在不同的病理期,其 X 线影像各不相同,即所谓同病异影;不同的疾病在病理变化过程中,某个时间点的 X 线影像可有相同的交叉点,如亚急性肺结核与尘肺,其肺内均有增殖性肺结节,在 X 线影像上表现相仿,难以区分,即所谓异病同影。所以,作为影像诊断医师,应熟知各疾病的病理变化过程,病变的 X 线影像及不同的临床表现是疾病病理变化过程中不同阶段的反映。疾病的病理变化过程是一个动态的过程,不同的病理时间点其影像表现不同,在实际工作中,切忌以专业教科书中所示疾病的典型影像表现来用静止的观点解释 X 线征象,要用动态的观点来看待问题。疾病的 X 线征象均有其病理变化基础,要用疾病的病理变化来解释 X 线影像,脱离疾病的病理变化知识,是学不好 X 线影像诊断的。

第二节　气管和支气管疾病

病例 108　先天性支气管闭锁

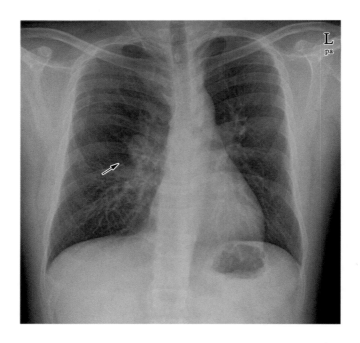

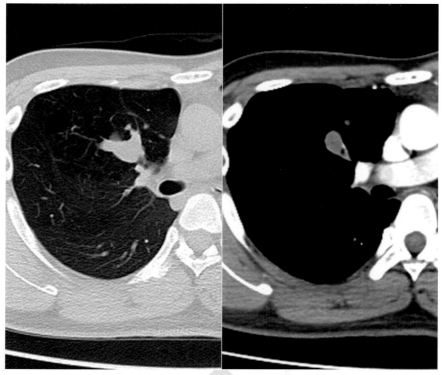

图 3 - 2 - 1　胸部 X 线正位和增强 CT

【病史摘要】　男性,28 岁。10 余年前 X 线胸片发现右肺结节。平常自觉无明显不适,偶有轻微活动后气喘。

【X 线表现】　双侧胸廓对称。气管居中。右肺门处见类圆形结节影(箭头),无明显分叶,境界清晰,密度均匀,瘤内未见明显钙化,邻近肺野见局部透亮区,右下肺纹理增粗紊乱。左肺野未见明显异常。心脏大小属正常。双侧肋膈角锐利。胸部增强 CT 可见无强化的右肺上叶前段分支状黏液栓塞及所属肺组织气体潴留形成的气肿区。

【X 线诊断】　右肺上叶支气管黏液栓可能,伴周围气肿。

【评　　述】　支气管闭锁(bronchial atresia)是一种罕见的因近段支气管或亚段支气管局部闭塞引起的先天性发育异常,由 Falor 和 Kyriakies 于 1949 年首先报道,属于先天性支气管畸形的范畴,常与这一类的其他畸形,如叶内型肺隔离症、先天性支气管囊肿、先天性肺气道畸形、心包缺损、肺静脉异位引流等并存。本病可发生于任何年龄,但相当一部分患者临床上并无症状,所以该病的诊断通常在 20～40 岁时做出,多以偶然发现的孤立性肺结节而就诊。部分患者临床上有咳嗽、呼吸困难、反复呼吸道感染、喘息乃至咯血等症状,肺功能显示阻塞性通气障碍,往往年龄越小,症状越重。本病特征性的影像学表现是某一肺段或肺叶支气管内黏液栓塞,其近端的支气管腔闭锁,远端的肺组织气肿,唯有此三个征象同时显示时方可诊断本病。X 线平片上最常见的表现是肺门周围结节状或管状密度增高影,闭锁远端的肺组织在新生儿期因支气管闭塞,肺液清除延迟而形成肺段形态的密度增高影,肺液清除后由于侧支通气的存在而气体潴留,透亮度增加,肺纹理减少,可伴或不伴非特异性的炎性浸润。以左肺上叶尖后段最好发,其次是右肺上叶和下叶,右肺中叶最少见。通常,病变只累及单一的肺段,但多肺段受累的病例也时有报道。胸部 CT 表现与 X 线平片类似,能更好地显示支气管闭锁的各种征象,增强 CT 能通过有无强化区分闭锁远端支气管的黏液栓塞和血管畸形。动态 CT 呼气相扫描能更清晰地显示闭锁支气管远端肺组织的气体潴留情况。

　　本病常需与支气管肿瘤、炎症性病变、支气管异物、良性支气管狭窄等阻塞支气管而形成黏液栓的病变相鉴别。在成人,引起支气管黏液栓塞最常见的疾病是支气管肺癌,以大气道多见,也可见于支气管腺瘤和结肠腺癌支气管内转移等。肿瘤性病变除黏液栓塞外还可以看到肿块影,可伴远端肺组织的不张。炎症性疾病中以过敏性支气管肺曲菌病最多见,但其常累及多个肺叶,黏液栓塞为一过性改变,也不伴远端肺组织的气肿,且多见于段及段以远的支气管。良性支气管狭窄常仅表现为段或亚段支气管黏液栓形成,而无周围肺实质内过度气体潴留形成的气肿区。动静脉畸形、肺静脉异位引流等血管畸形在 X 线平片上也可和黏液栓塞的影像混淆,增强 CT 检查能有效的将之区分开来。

病例 109　先天性支气管囊肿

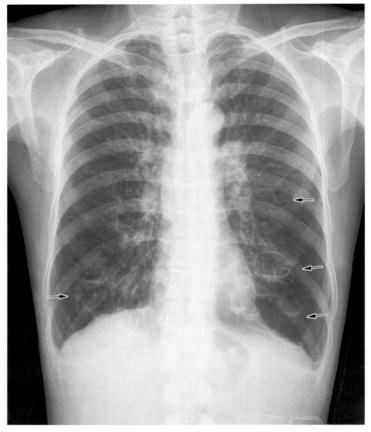

图 3-2-2　先天性支气管囊肿

【**病史摘要**】　男性,22 岁。反复间断性咳嗽、咳痰 10 多年,近期加重。痰量时多时少,痰量多时常为脓痰。自诉患有"先天性支气管囊肿"。

【**X 线表现**】　双侧中下肺野见多枚卵圆形囊状透光区(箭头),壁较薄,多枚可见短小气液面,外壁尚光整,周围肺野尚清晰。两膈光整,肋膈角锐利。心影形态大小属正常范围。

【**X 线诊断**】　两肺先天性支气管囊肿。

【**评　　述**】　先天性支气管囊肿是一种先天性疾病,与肺芽始基发育障碍有关,在胚胎发育时不能使原先为索状组织的支气管演变成中空的管状结构,远端支气管腔内的分泌物不能排出,可积聚膨胀,形成含液囊肿。根据发育障碍出现的早晚和部位,而决定囊肿为单发或多发。如不发育的索状部分已分支则可形成多发囊肿,尚未分支则形成孤立囊肿。当囊肿和周围支气管相通可成含气囊肿或液气囊肿。囊肿可位于纵隔、肺门或肺内,当肺胚芽尚在大气管附近异常发育时(即异常发育较早时),囊肿位于纵隔或肺门,称为支气管囊肿;而异常发育出现较晚者,异常胚芽易于停留在肺内,囊肿多位于肺内,称为肺囊肿。囊肿的囊壁一般薄而均匀,内层为上皮层,有支气管壁结构,可与后天性囊肿区别。囊内可为澄清液或血液。临床常见症状为咳嗽、咳痰、咯血、胸痛,感染时可发热、咳脓痰,囊肿小者可无症状。

含液支气管囊肿 X 线表现常呈圆形、卵圆形,或分叶状,边缘光滑锐利,周围肺组织清晰,密度均匀一致,出血者可钙化,有时囊壁可呈弧形钙化,呼吸气相囊肿大小形态可改变,邻近胸膜无改变;支气管含气囊肿和液气囊肿其囊内常存在液平,囊内有时有线样间隔,此时囊肿外形常呈分叶状,周围肺组织无卫星病灶,感染后囊壁增厚,可与急性肺脓肿相似,但抗感染治疗后可恢复囊肿原貌;反复感染者,囊壁纤维化,其表现与慢性肺脓肿不易区别;多发性支气管肺囊肿常可位于肺的一叶、一侧或双侧肺,以一侧者多见,可为多数薄壁环形透光区,如为无数大小不等的薄壁环形透光区相互重叠,占据整侧肺,状为蜂窝者,称为蜂窝肺或囊性肺,一般为气囊肿,但少数囊内可有较小的液平面,囊壁薄,边缘锐利,感染后囊壁可增厚而模糊,常有胸膜增厚。

鉴别诊断:① 先天性肺囊肿合并感染时,囊腔内可出现液平面,囊肿可因周围的炎性浸润或肺不张而加厚。此时需与肺脓肿鉴别。肺脓肿周围的炎性浸润比感染性肺囊肿厚,腔内液体一般较多,脓肿壁也较厚。急性肺脓肿治疗及时者完全吸收,先天性肺囊肿在感染吸收后囊壁不会消失。当囊肿与周围肺组织有粘连时,会致其形态不规则,特别在贴近胸膜处会更明显,可成为密度浓密边缘清楚的阴影。累及胸膜时可致其增厚。临床上,先天性肺囊肿伴感染症状比较缓慢,无典型大量脓臭痰。② 有时尚需与包虫囊肿鉴别,尤其合并感染时更易混淆,根据患者的生活史及地区性,有助于鉴别。③ 肺霉菌病所形成的空洞,如曲菌球,其特点为空洞内有致密圆形的游离球状体,在站立位及卧位比较可见其移动,痰中可找到大量霉菌。④ 与孤立性液气囊肿鉴别不难。⑤ 先天性肺囊肿最难与囊状支气管扩张相鉴别。支气管扩张常为继发性病变,有慢性纤维增生性病变的后继病变,其病变严重程度与纤维增生成比例增加,因此支气管扩张患者局部肺纹理常增多、增粗且紊乱,囊壁相对较厚且不甚光整;而肺囊肿一般为先天性病变,虽常伴感染,但其囊肿壁薄而均匀,囊内张力一般较大,病变周围出现肺纹理增多紊乱的程度不如囊状支气管扩张。另外,囊状支气管扩张常有特征性的卷发样改变、印戒征、轨道征等征象,可与肺囊肿相鉴别。

病例 110　急性支气管炎

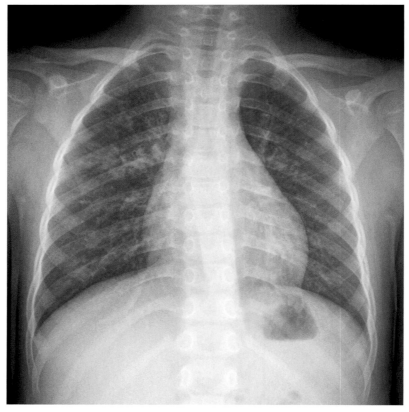

图 3-2-3　急性支气管炎

【病史摘要】　女性,6岁。鼻塞流涕、咳嗽、咳黏痰2天,发热1天。

【X线表现】　两肺纹理增多、增粗,以右侧明显,右肺野纹理模糊。两膈光整,肋膈角锐利。心影形态大小属正常范围。

【X线诊断】　X线表现并结合临床符合急性支气管炎。

【评　　述】　急性支气管炎是病毒或细菌等病原体感染所致的支气管黏膜炎症。是婴幼儿时期的常见病、多发病,往往继发于上呼吸道感染之后,也常为肺炎的早期表现。本病多同时累及气管、支气管,故正确命名应为急性气管支气管炎。临床以咳嗽伴(或不伴)有支气管分泌物增多为特征,一般起病前有上呼吸道感染的症状,鼻塞、喷嚏、声音嘶哑、全身不适,部分患者有畏寒、发热、全身肌肉酸痛、咳嗽、咳痰、痰量逐渐增多,痰为黏液样或黏液脓性痰。

黏膜充血是急性支气管炎的早期病理改变,接着出现脱屑、水肿、黏膜下层白细胞浸润和黏稠或黏液脓性分泌物产生,支气管纤毛、巨噬细胞和淋巴管的防御功能障碍。细菌得以侵犯正常时无菌的支气管,继而细胞碎片以及黏液脓性分泌物积聚。咳嗽对于排除支气管分泌物是必需的。支气管壁水肿,分泌物潴留以及某些患者的支气管平滑肌痉挛,可致气道阻塞。

急性支气管炎的X线胸片或胸部透视一般显示正常或仅有肺纹理增多、增粗及模糊征象,无明确诊断意义。因肺纹理的粗细、多少等缺少绝对评价标准,故判断肺纹理的改变,必须慎重,确实明显增多、增粗,才可描述,此时患者临床上有急性支气管炎症状,如喉痒、咳嗽、咳白色黏痰或少许黄色黏痰,重症可合并发热,方可诊断为急性支气管炎。

许多情况下,摄X线胸片的目的不是诊断支气管炎而是有无并发肺部炎症,或由黏痰所引起的气道阻塞改变,如局部肺气肿或肺不张等。

病例 111　慢性支气管炎

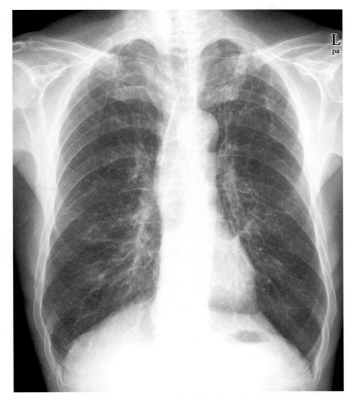

图 3-2-4　两肺慢性支气管炎伴肺气肿

【病史摘要】　男性,67 岁。反复咳嗽、咳痰伴有时气喘 10 多年,加重 3 天。

【X 线表现】　肋骨轻度平举,胸廓略成桶状。肺门影明显增宽,肺纹理增多紊乱,肺野透光度增强。两膈位置降低,心影呈滴状。

【X 线诊断】　两肺慢性支气管炎伴肺气肿。

【评　　述】　慢性支气管炎是指气管、支气管、黏膜及周围组织的慢性非特异性炎症。随着病程的迁延和发展,大多数患者可并发慢性阻塞性肺气肿、肺大疱形成,肺间质纤维化,甚至可导致肺源性心脏病。临床上以咳嗽、咳痰、气喘为主要症状。可闻及哮鸣音。后期出现气短,待发生肺源性心脏病时,则气急加重,甚至有发绀及颈静脉怒张等征象。

　　X 线平片表现为两肺纹理普遍增粗、增多,呈粗细不均、排列不齐、交错紊乱的索条影,有时伴有支气管扩张的改变。在右下肺心缘旁有时可见轨道征,在支气管走行部位可见到互相平行的线状阴影,为增厚的支气管壁,其间的透光带为支气管腔。气管胸段冠状径较小,矢状径增宽,形如刀鞘状,称刀鞘状气管,发生机制是因用力咳嗽及呼吸,使气管内压力增加,在气管壁炎症的基础上而引起刀鞘状变形。老年性慢性支气管炎的患者,常伴有弥漫性肺气肿,胸廓桶状,两肺透亮度增高,横膈面低平,呼吸运动幅度降低,心影狭长,甚至出现肺大疱,肺血量减少使肺纹理显著稀少而纤细。肺心病亦是常见的并发症,表现为肺门影明显增宽而外围血管相对变细,肺动脉段突出或基线延长,右心室肥厚扩大。

　　慢性支气管炎的临床诊断标准:慢性进行性咳嗽、咳痰,每年至少 3 个月,连续两年以上。并除外全身性或肺部其他疾病。冬季发病较多,易发生急性呼吸道感染。

　　慢性支气管炎是常见的老年呼吸系统疾病,常伴发感染,并发肺大疱、肺气肿。X 线检查简便快捷,同时可监测病程发展,及时发现并发症。

病例 112 支气管扩张(一)

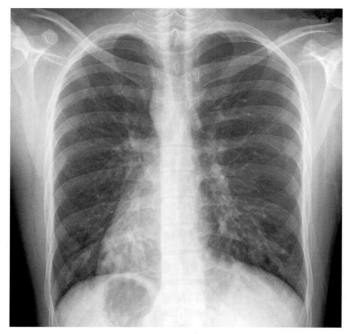

图 3-2-5 两下肺支气管柱状扩张

【病史摘要】 男性,23岁。咳嗽、咳痰、咯血1周。

【X线表现】 两肺纹理增多、增粗、紊乱,两下肺见柱状扩张支气管影,以左侧明显,远端扩张,呈杵状及双轨状影,周围纹理边缘模糊。左膈高于右膈,心尖及心影大部位于中线右侧,心影形态大小无明显异常,胃泡位于右侧膈下,此例患者有全内脏反位先天变异。

【X线诊断】 左下肺柱状支气管扩张。全内脏反位。

【评   述】 支气管扩张分为先天性或后天性两种,前者少见,有些病例伴内脏反位;后者较常见,男女发病无明显差异,好发于儿童及青壮年。临床上以慢性咳嗽、咯大量脓痰和反复咯血为三大主要症状,感染时可发热,少数患者仅有咯血。

后天性支气管扩张的主要发病机制是:慢性感染引起支气管壁组织的破坏;支气管内分泌物淤积与长期剧烈咳嗽,引起支气管内压增高;肺不张及肺纤维化对支气管壁产生的外在性牵拉。这三个因素互为因果,促成并加剧支气管扩张。先天性支气管扩张病理改变为管壁平滑肌、腺体和软骨减少或缺如,同时有支气管上皮脱落,支气管壁内炎性细胞浸润,管壁肿胀和周围纤维组织增生。支气管扩张一般发生在3～6级分支,根据形态可分为:柱状型、曲张型、囊状型支气管扩张。三种类型可同时混合存在或以其中一种形态为主出现。支气管扩张可两肺同时存在,两肺呈广泛者较少见,尤以右肺下叶、左肺下叶和左肺舌叶多见。

胸部X线平片肺部常可无异常发现(有10％左右),有时仅有肺纹理增多、粗乱,出现双轨阴影时与慢性支气管炎相似,如见管径明显增粗的双轨影或杵状阴影,邻近可有肺气肿及胸膜增厚,对诊断有很大帮助;当支气管扩张肺部有继发感染时表现为肺实质炎,呈现为肺的某一个局部见多数小斑片状密度增高影,边缘模糊,且在同一个区域反复出现;有时可伴有肺不张,这些征象可提示支气管扩张可能,但缺少特征性。但当在粗乱的肺纹理中见到杵状影、管状透光影,或囊状影、蜂窝状阴影,有时呈卷发状阴影时,此为支气管扩张较为特征的表现。

中青年患者有咯血或反复肺部感染的病史,X线平片见两下肺片状阴影不易吸收,肺纹理明显增粗,特别是有多发环状阴影时提示本病的可能性。有时需与多发性肺囊肿鉴别,前者壁稍厚,且不规则,局部肺纹理增粗、紊乱;后者壁较薄,稍光滑。CT检查可提供更多鉴别诊断信息。

病例 113　支气管扩张（二）

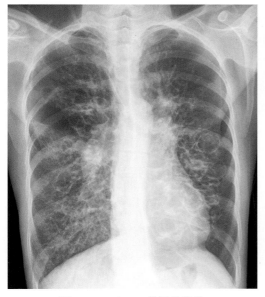

图 3-2-6A　X线正位胸片

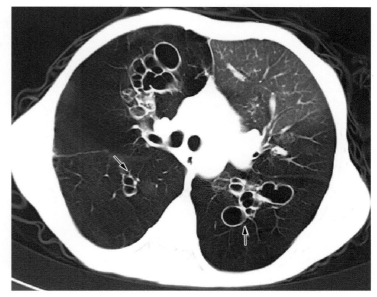

图 3-2-6B　（CT肺窗）两肺支气管囊状扩张

【病史摘要】　女性,41岁。反复咳嗽、咳大量黄脓痰30年,气喘10年,加重5天。

【X线表现】　两肺纹理稀疏紊乱,部分肺野透亮度增高,肺野增大;双侧肺野内、中带见多发囊状、蜂窝状阴影,局部呈卷发状改变,囊壁薄而均匀,外缘尚清,部分囊状影中见短小液平。右下肺动脉影明显增宽,肺动脉段突出,心影不大,心尖上翘,心轴向左后旋。同一患者CT肺窗显示支气管囊状扩张影,呈葡萄串状,可见戒指征(箭头)。

【X线诊断】　两肺支气管囊状扩张;两肺肺气肿;肺动脉高压。

【评　　述】　对于支气管扩张的影像诊断,目前常规X线检查仅作为初选,确定支气管扩张的存在、类型和范围以往主要依靠支气管碘油造影,但患者需忍受较大的痛苦,现已渐渐淘汰。目前主要依靠高分辨力CT,主要表现为:正常时支气管管径相当于或略小于其伴随肺动脉管径,当支气管管径大于其伴随肺动脉管径时,应怀疑支气管扩张的存在。柱状型支气管扩张时,当支气管水平走行而与CT层面平行时可表现为轨道征;当支气管和CT层面呈垂直走行时可表现为管壁圆形透亮影,呈戒指征。囊状型支气管扩张时,支气管远端呈囊状膨大,成簇的囊状扩张可形成葡萄串状阴影,合并感染时囊内可出现液平及囊壁增厚。曲张型支气管扩张可表现支气管径呈粗细不均的囊柱状改变,壁不规则,可呈念珠状。当扩张的支气管腔内充满黏液栓时,表现为柱状或结节状高密度阴影,类似指状征改变。

第三节　肺先天性疾病

病例 114　肺隔离症

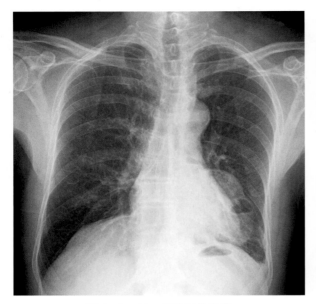
图 3-3-1A　X线正位胸片

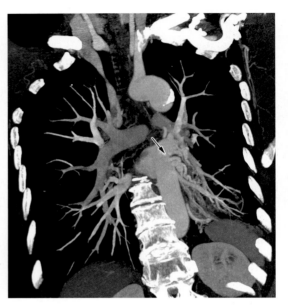
图 3-3-1B　胸部主动脉 CT 血管造影
薄层最大密度投影冠状位

【病史摘要】　男性,69 岁。咯血 2 天,以往体健。

【X 线表现】　左肺下叶脊柱旁见分叶状软组织影,边界光整,部分与心影重叠,内见半圆形气液面。同一患者胸部主动脉 CT 血管造影见病灶由降主动脉分支血管供血。

【X 线诊断】　左肺下叶占位,肺隔离症可能。

【评　　述】　肺段隔离症是少见的先天畸形,为发生于胚胎前肠异常胚芽的肺组织团块,系指体循环动脉分支供应一部分发育不全、无呼吸功能而与正常肺组织相隔离的肺组织。肺段隔离症可发生于脏层胸膜内(叶内型,约占 75%)和具有独自的胸膜(叶外型,约占 25%)。大多数肺段隔离症发生于下胸部,但有 5%~10% 的肺外型肺段隔离症发生于膈下。膈下肺段隔离症发生于胸腹膜腔封闭前,肺组织遗留在腹腔。本病的供血动脉来自体动脉的异常分支,多数分支于主动脉,显示病灶供血动脉对诊断具有决定作用。一般无临床症状,但如隔离的肺段与支气管相通而发生继发感染时,则有发热、咳嗽、咳痰、咯血等症状。

　　X 线表现为楔形或椭圆形致密影,边缘光滑、清楚,密度均匀。多位于左下叶后段脊柱旁沟,少数为右下叶后段,上叶少见;当病变与支气管相通时,可表现为含有气液平的囊肿形态。反复感染后阴影边缘模糊,周围支气管扩张;血管造影(采用主动脉造影)可显示有异常血管从主动脉发出进入病灶,供血动脉可为一支或多支,可见引流静脉。当发现肺内病灶供血来源于体动脉时,可确立诊断。

　　应与肺炎、肿瘤等鉴别,对年轻患者,X 线发现左下叶后段实性或囊性病灶,无明显临床症状或反复发生感染,应考虑本病的存在。当 X 线胸片发现两下肺中线旁囊实性病灶时应怀疑本病的可能,进一步 CT 检查对诊断本病有极大帮助。高度怀疑本病时,应及时行胸部 CT 血管成像(CTA)或 MR 血管成像(MRA)检查,如能显示病变的供应血管来自胸或腹主动脉的异常分支,并能清楚显示这些分支起源的部位、数目和大小,则可确立诊断。肺叶内型回流到肺静脉系统,肺叶外型回流到体静脉系统,这是两型在 X 线上的唯一可靠区别。

病例 115　肺动静脉瘘

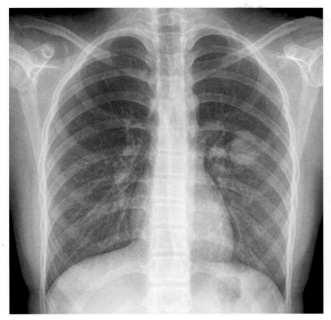
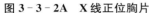

图 3-3-2A　X 线正位胸片

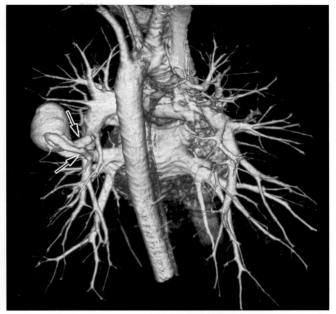

图 3-3-2B　胸部 CT 血管造影容积再现成像

【病史摘要】　女性,12 岁。体检发现左中肺野占位 1 天。

【X 线表现】　左中肺野软组织密度肿块影,边缘光整,呈土豆块状,近肺门侧见柔软条状影从左肺门走行入病灶内,纵隔、横膈影正常。同一患者胸部 CT 血管造影示左肺病灶呈血管瘤样强化,并见来自于左肺动脉的引入动脉和归属于左下肺静脉的引流静脉(箭头)。

【X 线诊断】　左肺中野良性占位,考虑肺动静脉瘘可能,建议进一步检查。

【评　　述】　肺动静脉瘘为先天性肺血管畸形,少数为肺创伤所致。血管扩大迂曲或形成海绵状血管瘤,肺动脉血液不经过肺泡直接流入肺静脉,肺动脉与静脉直接相通形成短路。病变血管壁肌层发育不良,缺乏弹力纤维,又因肺动脉压力促使病变血管进行性扩张,常形成肺动、静脉瘤,表现为局部血管扭曲、扩张及血管瘤形成。

本病多见于青年,分流量小者可无症状,仅在肺部 X 线检查时发现。分流量大者可出现活动后呼吸急促、发绀、杵状指(趾)、红细胞增多、皮肤黏膜可有出血点、斑或紫癜,局部可听到收缩期或双期杂音,但多在儿童期出现,偶见于新生儿。咯血是由于毛细血管扩张性病变位于支气管黏膜的病损或肺动静脉瘘的破裂而引起。

X 线平片心影大小正常,但分流量大的肺动静脉瘘则有心脏扩大。约 50% 病例在胸片上显示单个或多个肿块状、球状、结节状、斑点状阴影,边缘光滑锐利,钙化少见,但常凹凸不平或呈分叶状,大小不一,位于一个或多个肺野。常可见一支或数支粗大扭曲的血管阴影,从肿块引向肺门,此点最具有诊断价值。肋骨侵蚀可因肋间动脉扩大所致,但不常见。透视时可见肿块有搏动,以停止呼吸时最清楚,有时可见肿块密度随搏动而改变,如患者做 Valsalva 动作,引起胸内压增高时,则见动静脉瘤缩小。

当 X 线平片不能明确诊断,需做鉴别诊断时,CT 增强检查或 CTA 检查有助于该病的诊断。本例患者进一步做了胸部 CTA 检查,见左肺病灶呈血管样强化,并见来自于左肺动脉的引入动脉和归属于左下肺静脉的引流静脉(箭头),明确了诊断。

第四节　肺部炎症

病例 116　大叶性肺炎

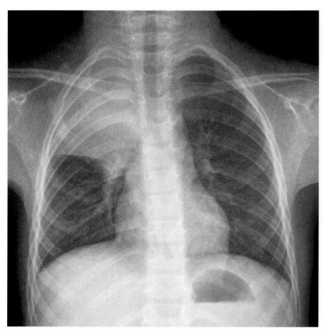

图 3-4-1A　正位 X 线胸片

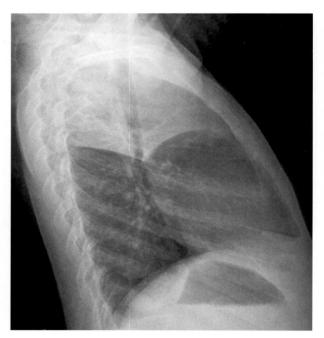

图 3-4-1B　右侧位 X 线胸片

【病史摘要】　男性,11 岁。咳嗽、咳黏痰 3 天,寒战、发热 1 天。体格检查:面色潮红,呼吸急促,咽红,体温 40.3℃;右上肺可闻及管状呼吸音。实验检查:白细胞计数 $13×10^9$/L,中性粒细胞比例增高。

【X线表现】　右肺上叶呈大片致密实变影,右上肺体积未见明显缩小,心脏纵隔、气管未见移位,二膈位置正常。

【X线诊断】　右肺上叶大叶性肺炎。

【评　　述】　大叶性肺炎系肺炎链球菌或肺炎双球菌引起的急性实质性肺炎,由于有时病变呈大叶分布,习惯上称之为大叶性肺炎。由于本病扩散的特点是带细菌的渗出液通过肺泡孔从肺泡到肺泡、腺泡到腺泡,故实际上相当多的病例并不呈大叶或肺段分布。

　　典型的病理变化分为四期,即充血期、红色肝样变期、灰色肝样变期及消散期。早期为充血期,病变部位毛细血管充血扩张,肺泡内仍有空气但可有少量浆液性渗出。此后肺泡内充满黏稠的渗出液,其中有纤维素和许多红细胞,使肺组织切面呈红色,为红色肝样变期。随病变发展,肺泡内红细胞减少,代之以大量白细胞,肺组织切面呈灰色,为灰色肝样变期。经及时治疗,1 周后开始转入消散期,肺泡内纤维蛋白渗出物溶解、吸收,肺泡重新充气。多数患者发病前有受凉、过度劳累或上呼吸道感染。起病急,寒战、高热、胸痛、咳较黏稠或典型铁锈色痰。下叶肺炎可刺激膈胸膜,疼痛放射至腹部。血白细胞计数及中性粒细胞明显增高。

　　大叶性肺炎充血期的 X 线表现有时可无阳性发现,或仅肺纹理增多,透明度略低。至实变期(包括红色肝样变期及灰色肝样变期)表现为密度均匀的致密影,炎症累及肺段表现为片状或三角形致密影;累及整个肺叶,呈以叶间裂为界的大片致密阴影,有时致密阴影内,可见透亮支气管影,即支气管充气征。消散期时实变区密度逐渐减低,由于病变的消散不均,表现为大小不等、分布不规则的斑片状阴影。炎症最终可完全吸收,或只留少量索条状阴影,偶可机化演变为机化性肺炎。

急性大叶性肺炎有典型临床表现,结合胸部 X 线片即可确诊。当 X 线表现不典型时应与阻塞性肺炎、大叶性干酪肺炎等相鉴别。阻塞性肺炎肺叶体积明显缩小,邻近组织结构向病变区移位。大叶性干酪肺炎的患者情况一般较衰竭,痰结核菌阳性,实变区密度不均匀,常可见蜂窝样空洞,病变肺叶体积一般有缩小,其他肺野有播散病灶,短期复查病变不吸收。

病例 117   支气管肺炎

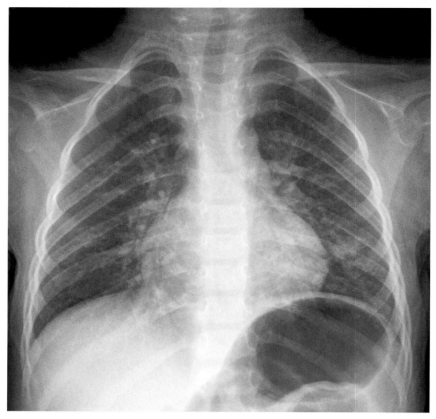

图 3-4-2   正位 X 线胸片示支气管肺炎

【病史摘要】   女性,7 岁。咳嗽、咳少量黏痰 1 周,发热 2 天,体温 38.7℃。体格检查:两肺可闻及湿啰音。

【X线表现】   两肺纹理增多,纹理边缘模糊不清,沿肺纹理见散在斑点、斑片状模糊影。胃腔积气致左膈升高。

【X线诊断】   两肺支气管肺炎。

【评   述】   支气管肺炎,亦称小叶性肺炎;多见于婴幼儿、青少年和老年及极度衰弱的患者,或为手术后并发症。可由细菌或病毒引起,按病理形态的改变分为一般支气管肺炎和间质性支气管肺炎两类,前者多由细菌所致,后者则以病毒为主,临床常笼统地诊断为支气管肺炎。病理变化为支气管周围的肺实质炎症,以小叶支气管为中心经过终末细支气管累及肺泡,在支气管和肺泡内产生炎性渗出物。病变范围是小叶性的,呈散在性两侧分布,但可融合成大片。由于细支气管炎性充血、水肿,易致细支气管不同程度的阻塞,可出现小叶性肺气肿或肺不张。

支气管肺炎多发生于冬春季节及气候骤变时,临床表现发病急骤,有高热、寒战、咳嗽、咳泡沫黏液脓性痰,常有胸痛,呼吸困难。因支气管肺炎多为其他疾病的并发症,其临床症状常被原发疾病所掩盖,但发热、咳嗽和咳痰仍是最常见的症状。支气管黏膜受炎症及渗出物的刺激引起咳嗽,痰液往往为黏液脓性或脓性。因病变常呈小灶性分布,故肺实变体征不明显,由于病变部位细支气管和肺泡腔内含有渗出物,听诊可闻及湿啰音。

X线表现为肺纹理增多、增粗、模糊。沿肺纹理分布有小斑片状肺实质浸润阴影,密度不均,以两肺下野、心膈角区及中内带较多。小斑片病灶可部分融合在一起成为大片状浸润影,甚至可类似节段或大叶肺炎的形态。若病变中出现较多的小圆形病灶时,就应考虑可能有化脓性感染存在。有时可出现肺间质性肺炎 X 线征象,常见两肺中内带纹理增多、模糊或出现条状阴影,甚至聚集而成网状;这些间质的改变与两肺下野的肺过度充气而呈现明亮的肺气肿区域形成鲜明的对比;流感病毒性肺炎、麻疹病毒性肺炎、百日咳杆菌肺炎所引起的肺间质炎性的反应都可有这些X线征象。

支气管肺炎有明显的临床症状,典型病例通常X线胸片即可诊断,一般不需CT检查。对迁延或反复发作者,CT检查旨在了解有无并发支气管扩张或与其他疾病相鉴别。

病例 118　肺炎性假瘤

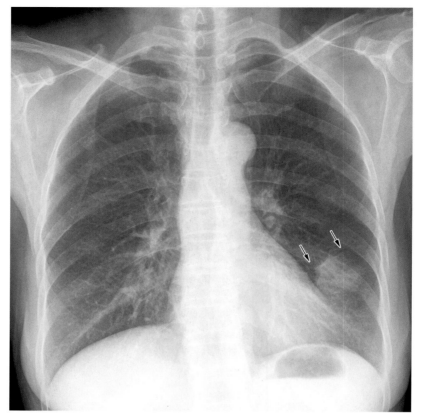

图 3 - 4 - 3　正位 X 线胸片示左下肺占位

【**病史摘要**】　女性,67 岁。咳嗽伴左下胸痛 10 天,有时有血痰。体格检查:两肺呼吸音粗。

【**X 线表现**】　左下肺见略呈分叶状软组织肿块影,边缘清晰,病灶上缘见尖角样影(箭头)。

【**X 线诊断**】　左肺下叶占位,肺炎性假瘤可能,周围型肺癌待排除,建议进一步检查。

【**评　　述**】　肺炎性假瘤是肺内良性肿块,是由肺内慢性炎症产生的肉芽肿、机化、纤维结缔组织增生及相关的继发病变形成的肿块,并非真正肿瘤。病理学特征是组织学的多形性,主要为成纤维细胞、各种炎症细胞、组织细胞及血管等多种成分组成的肉芽肿,根据组织成分的不同可分为组织细胞瘤型、硬化性血管瘤型、浆细胞肉芽肿型、假性淋巴瘤型的肺泡上皮增生型。病原及发病机制尚不清楚。

肺炎性假瘤一般位于肺实质内,其大体形态为肺实质内的球形肿块,压迫周围肺组织形成假包膜,累及支气管的仅占少数。绝大多数单发,呈圆形或椭圆形结节,一般无完整的包膜,但肿块较局限、边界清楚,有些还有较厚而缺少细胞的胶原纤维结缔组织与肺实质分开。少数肺炎性假瘤可以发生癌变。

肺炎性假瘤患者多数年龄在 50 岁以下,女性略多于男性。约 1/3 的患者没有临床症状,仅偶然在 X 线检查时发现,2/3 的患者有慢性支气管炎、肺炎、肺化脓症的病史,以及相应的临床症状,如咳嗽、咳痰、低热、部分患者还有胸痛、血痰,甚至咯血,但咯血量一般较少。

肺炎性假瘤 X 线表现可发生在两肺的任何部位,但多位于下叶背段和内后基底段。球形瘤体由于有较完整的假性包膜,因此轮廓清楚,边缘光滑,周围肺野清晰,直径多在 1~4 cm,密度比较均匀。团块状的瘤体由于假包膜不完整,一般边界不清,边缘模糊,部分病灶密度浓淡不匀,如多次并发急性炎症可造成病灶阴影扩大,在其周围恰似炎性浸润的片状影。因此,肺炎性假瘤边缘清楚与否取决于肿块周围的病理变化,边界面清楚者,瘤体周围一般有假性包膜;若病灶处于急性阶段时,假瘤周围显示炎性,渗出在瘤体周围多呈模糊影亦无假包膜形成。少数可出现空洞、囊性化或钙化。有学者认为病灶周围出现桃尖征、尖角征、长毛刺、与胸膜紧贴或有粘连带等 X 线征象对本病的诊断具有一定的意义,本例患者胸部 X 线显示病灶上缘见尖角征(箭头),经手术病理证实为肺炎性假瘤。

肺炎性假瘤在诊断上很难与肺癌、肺结核球、错构瘤等相鉴别,给临床治疗带来很大的困难。其中最重要的是与肺癌相鉴别,这直接关系到治疗的方法及手术切除的范围;从病史上看,炎性假瘤患者年龄一般较轻,多无长期吸烟史,全身情况多无明显变化,可有一过性发热史,无持续的痰中带血,无肺外症状;从影像学上看,炎性假瘤一般位于肺的周边,呈孤立肿块影,也可呈多发病灶,大小不等,肿块密度多均匀,可有钙化、空洞,但这种情况少见,大部分炎性假瘤周围可见斑点状或条带状影,炎性假瘤瘤体增长缓慢或长期无增长,在痰的检查、支气管镜活检中查不到癌细胞;而肺癌的肿块多呈分叶状,边缘毛糙不光滑,密度不均匀,坏死区密度更低,这可能与肿瘤组织生长较活跃有关,可伴胸腔积液,肺门及纵隔淋巴结转移较多;肺炎性假瘤可出现边缘不整、毛刺甚至分叶,而肺癌也可出现钙化、空洞等征象,常规影像检查难以将二者区别,有人主张通过抗炎动态观察,如病变缩小甚至消失,则可认为是肺炎性假瘤;但是,肺炎性假瘤的形成是一个较长的慢性过程,一旦形成,抗感染治疗极少能起作用,除非假瘤未完全形成。因此,当二者鉴别困难时,进一步的检查是必需的,胸部 CT(平扫＋增强)、经胸壁肿块穿刺活检或经纤维支气管镜活检对鉴别诊断是有帮助的。

结核球易发生在肺的上叶尖后段或下叶背段,密度均匀,可有钙化,病灶周围常有卫星灶;错构瘤为肺内边界光整、瘤内有典型爆米花样钙化。可与肺炎性假瘤区别。

病例 119　急性肺脓肿

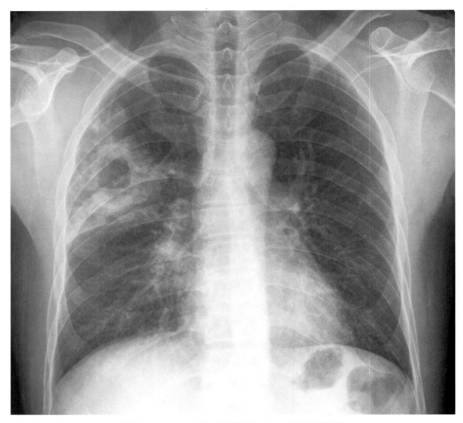

图 3‑4‑4　正位 X 线胸片示右上肺肺脓肿

【病史摘要】　男性,37 岁。咳嗽、咳痰伴发热 5 天。体格检查:体温 38.4℃,呼吸急促。肺部听诊右上肺呼吸音低,局部可闻及湿啰音,叩诊呈浊音。实验室检查:白细胞计数 12.5×10⁹/L,中性粒细胞 73%。

【X线表现】　右上肺大片状边缘模糊影,下缘为水平裂所限而相对光整,水平裂位置正常;病灶内见厚壁空洞影,空洞内壁光整,内见气液面;心脏大小正常,左肺正常。

【X线诊断】　右上肺脓肿。

【评　　述】　急性肺脓肿主要是球菌和厌氧菌等引起的肺实质化脓性炎症、坏死和液化,常为一个肺段或亚肺段的急性炎症坏死,开始为实体性,但迅速液化并与支气管沟通,排出脓液形成 X 线可见的空洞。早期有高热、寒战、咳嗽、胸痛、白细胞计数增高等急性炎症症状,脓腔与支气管沟通后,咯出大量脓臭痰,随后体温下降,症状减轻。

　　X 线早期表现为大片炎性实变阴影,边缘模糊,密度均匀增高,在加深曝光或体层片上有时可见一个或数个小的密度减低区;排脓以后,主要表现为一个厚壁空洞,空洞外缘有较广泛的炎性浸润而模糊不清,空洞内缘毛糙不整,呈虫蚀状;但也可光整,洞内常有宽大的液平面;病变常靠近肺边缘,相邻的胸膜增厚或伴有胸腔积液;有时病变可穿过叶间裂,蔓延到邻近肺叶;若引流不畅可形成张力空洞,洞形变圆,鼓胀,洞壁变薄;空洞周围及其他肺野一般没有播散病灶;一般看不到引流支气管,抗菌治疗后,空洞周围炎症可迅速吸收,空洞缩小以至消失,也可残留少量纤维病灶。

　　需与肺结核空洞、癌性空洞合并感染相鉴别,前者常无明显急性炎症症状;多数空洞壁较薄,内外缘较清楚;空洞内一般无液体,或仅有浅小的液平面;空洞周围多有小结节或斑点状卫星病灶,其他肺野可有播散病灶;空洞与肺门之间常可见轨道样引流支气管;短期治疗观察无变化,可与急性肺脓肿相鉴别。癌性空洞合并感染时,空洞内可有积液,空洞周围可有炎性浸润,临床有急性感染症状,故易误为肺脓肿;但常可见部分边缘比较清楚，并显示出分叶、毛刺等癌肿征象；空洞壁厚薄不均，洞内缘凹凸不平，有结节状凸出；有时可见支气管呈漏斗状或鼠尾样狭窄；肺门及纵隔有时可见肿大的淋巴结；短期抗感染治疗后，炎症消退可显示出癌性空洞原貌。X线影像结合临床病史、相关实验室检查常可确立诊断，进一步CT检查可提供更多的影像信息。

第五节 肺结核

病例120 原发性肺结核

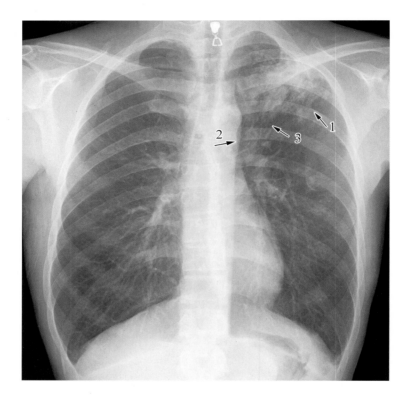

图 3-5-1 正位 X 线胸片示原发性肺结核

【病史摘要】 男性,17岁。咳嗽、咳少量白黏痰20多天,时有低热,多次验血白细胞计数稍偏高,发病初始曾抗感染治疗1周,效果不佳。

【X线表现】 两肺纹理增加,左上肺见片絮状模糊影(箭头1),左肺门上部呈结节状增大(箭头2),左上肺病灶与左肺门间示多条条索状影(箭头3)。心影正常大小。

【X线诊断】 左上肺原发性肺结核。

【评　　述】 原发性肺结核(Ⅰ型)又名原发综合征,多见于儿童及青少年、少数为成人。临床上以低热、咳嗽、盗汗和消瘦为主要症状。有三个典型X线征象:肺内胸膜下斑片状模糊影为表现的原发浸润灶(多数位于右上肺)、肺门纵隔边缘向肺野呈球状突出为表现的肺门纵隔淋巴结肿大和在二者中间,以不规则粗索条状影相连为表现的淋巴管炎。三个X线征象同时在胸片上显示可表现为具有特征性的哑铃状影。增大的淋巴结有时可压迫支气管,引起相应肺叶的不张。原发病灶经治疗后易于吸收,少数原发病灶可以干酪样变,形成空洞。但淋巴结炎常伴不同程度的干酪样坏死,愈合较慢,愈合后可残留钙化。当原发病灶吸收后,原发性肺结核则表现为胸内或纵隔内淋巴结结核,淋巴结内部干酪灶可破溃至血管和支气管产生血行或支气管播散。

　　影像上本病常需与节段性肺炎、胸内结节病、淋巴瘤等相鉴别,非结核性肺炎通常肺门淋巴结不肿大或轻度肿大,结合病史和实验室检查可加以鉴别;胸内结节病及淋巴瘤引起的肺门淋巴结肿大常为双侧性,常伴支气管旁淋巴结肿大,而肺门淋巴结结核通常为单侧性,较少伴有支气管旁淋巴结肿大。再者,结节病和淋巴瘤往往有多个淋巴结肿大融合成土豆块状或团块状,边缘呈分叶状改变。CT及MRI能清晰地显示上述三个征象,优于胸片,特别是对诊断肺门及纵隔各组淋巴结有无肿大、有无外侵均可较好地显示。但这种典型的三者综合征象并不多见,一般以原发病灶及其周围炎和淋巴结炎表现最为突出,而淋巴管炎往往不易显示。此外,根据临床症状、结核接触史、结核菌素试验、白细胞计数及X线定期随诊复查才能鉴别。

病例 121 继发性肺结核

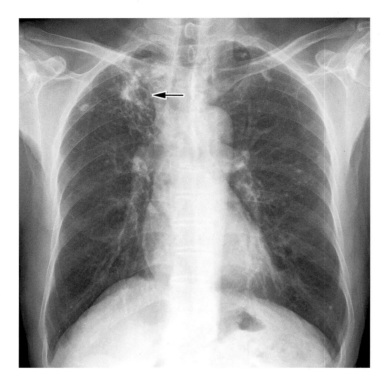

图 3-5-2 正位 X 线胸片示两上肺继发性肺结核

【**病史摘要**】 男性,49 岁。咳嗽、咳黏痰 3 年伴盗汗、疲乏消瘦,有咯血 3～4 小口史 2 次,时有低热。

【**X线表现**】 两肺纹理增多,右上肺见片状、条索状、结节状影,密度较高,片状影内见内壁光整空洞影(箭头),两肺见散在斑点及小斑块状高密度影。心影、横膈正常。

【**X线诊断**】 右肺上叶继发性肺结核。

【**评　　述**】 肺结核指结核病变发生在肺、气管、支气管和胸膜等部位。基本病理变化是渗出、增殖和变质。渗出性为主的病变表现为浆液性或纤维素肺泡炎,该变化发生在病变早期,或机体免疫力低下,或菌量少却毒力强,或变态反应较强的情况下。若菌量少、毒力较低,或人体抵抗力较强,对结核杆菌产生一定免疫力时,病变则以增殖为主的结核性结节肉芽肿为特征。增殖性病变周围也可出现渗出性病变,两者常混合存在。当人体抵抗力增强或经正规抗结核药物治疗,细菌可逐渐被控制、消灭,病变可吸收、纤维化、纤维包裹或钙化。变质为主的病变多由渗出性或增生性病变发展而来,常常在菌量大、毒力强、机体抵抗力低、变态反应增高或未适当治疗时发生。细菌增殖,病灶可扩大、溶解、液化和空洞形成,并可经血行发生肺内及全身性播散,也可经支气管发生肺内播散。在上述这些病理变化过程中,不同阶段所见的 X 线征象不同。

　　肺结核的临床分类,以国家卫生健康委员会于 2017 年发布的《WS196—2017 结核病分类》为标准,共分为五类:① 原发性肺结核(代号:Ⅰ型),为原发结核感染所致的临床病症,包括原发综合征和胸内淋巴结结核(儿童尚包括干酪性肺炎和气管、支气管结核)。② 血行播散型肺结核(代号:Ⅱ型),包括急性、亚急性和慢性血行播散型肺结核。③ 继发性肺结核(代号:Ⅲ型),是肺结核中的一个主要类型,包括浸润型肺结核、慢性纤维空洞型肺结核、结核球、干酪性肺炎和毁损肺等。④ 气管、支气管结核:包括气管、支气管黏膜及黏膜下层的结核病。⑤ 结核性胸膜炎(代号:Ⅳ型),临床上已排除其他原因引起的胸膜炎。包括干性、渗出性胸膜炎和结核性脓胸。

　　除此分类外,其他肺外结核,按部位及脏器命名,如淋巴结结核(除外胸内淋巴结)、骨关节结核、结核性脑膜炎、肾结核、肠结核等。

继发性肺结核(Ⅲ型)的临床表现不一,可无明显症状,或有低热、盗汗、疲乏、消瘦、食欲缺乏、咳嗽、咯血、胸痛和气促等。肺结核的诊断需以临床症状、影像学表现和痰菌数量为依据进行综合诊断。

继发性肺结核为成年结核中最常见的类型,病灶见于两肺锁骨上、下区是较为典型表现,肺结核的各种基本病变如渗出性病变、增殖性病灶、干酪性病灶、空洞、纤维性病灶,甚至钙化灶及结核球形成等多种不同性质的病变都可出现。就同一个患者来讲,X线表现多种多样,有时可以一种为主或多种征象混合并存。以本例患者X线表现上就可看出,右上肺病灶主要为增殖、空洞病变和纤维、钙化灶。说明Ⅲ型肺结核的X线表现可多种多样,可以一种为主或多种征象混合并存。

浸润型肺结核,渗出为主的需与肺炎特别是肺炎支原体肺炎鉴别;大片的干酪性肺炎需与肺脓肿鉴别;结核空洞主要与癌性空洞鉴别,有时亦会与肺大疱混淆;至于结核球,需与周围型肺癌、球形肺炎等相鉴别。

病例 122　继发性肺结核(浸润型肺结核)

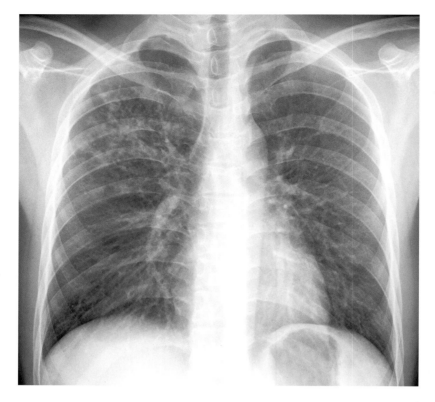

图 3 - 5 - 3　正位 X 线胸片示右上肺浸润性肺结核

【病史摘要】　男性,26 岁。咳嗽、咳痰 1 个月余,痰不多,为白色黏痰,偶有低热,夜间有盗汗,无胸痛。体格检查:一般情况可,心肺听诊无异常发现。

【X 线表现】　两肺纹理增加,右上肺见斑点状、小斑片状影聚集,阴影边缘模糊,两肺门影正常。心影、横膈正常。

【X 线诊断】　右上肺Ⅲ型结核(浸润型肺结核)。

【评　　述】　浸润型肺结核多为已静止的原发病灶的重新活动,或为外源性再感染。由于机体对结核菌已产生特异性免疫力,病变常局限于肺的一部,多在肺上叶尖段、后段及下叶背段。

　　X 线表现多种多样,可以一种为主或多种征象混合并存,主要可见以下 8 种征象:① 局限性斑片阴影,见于两肺上叶尖段、后段和下叶背段,右侧多于左侧。② 大叶性干酪性肺炎,为一个肺段或肺叶呈大片致密性实变,密度中心较高,边缘模糊。③ 增殖性病变,呈斑点状阴影,边缘较清晰,排列成梅花瓣或树芽状阴影,为结核病的典型表现。④ 结核球,圆形、椭圆形阴影,直径大小 0.5～4 cm 不等,常见 2～3 cm,边缘清晰,轮廓光滑,偶有分叶,密度较高,内部常见斑点、层状或环状钙化。结核球周围常见散在的纤维增殖性病灶,称卫星灶。⑤ 结核性空洞,圆形或椭圆形病灶内见透亮区。空洞壁薄,内壁一般较规则,有时可呈厚壁不规则空洞。常见一条或数条粗大条状阴影与空洞相连,表示引流大气管与空洞相通。⑥ 支气管播散病变,结核空洞干酪样物质经引流支气管排出,引起同侧或对侧的支气管播散。表现为沿支气管分布的斑片状阴影,呈腺泡排列,或相互融合成小叶阴影。⑦ 硬结钙化,增殖性病灶好转后可有钙盐沉着,病灶呈边缘锐利的高密度影,完全钙化者,呈骨样密度的斑片状或小块状阴影。致密阴影长期无变化,表现结核病痊愈。钙化也可产生在支气管壁或胸膜以及淋巴结内。⑧ 小叶间隔增厚,表现为索条及网状阴影。本例患者以局限性渗出性病灶为主。

浸润型肺结核患者体质情况一般较弱,痰结核菌常呈阳性,肺内阴影实变区密度不均匀,常可见小空洞,病变肺叶体积一般有缩小,其他肺野有播散病灶,短期复查病变不吸收,这些特征有助于与细菌性肺炎相鉴别。机化性肺炎的病变形态极不规则,病变边缘常有多数粗大的长毛刺向肺野伸展,并常可见部分边缘模糊不清,周围肺野没有播散病灶,所在肺叶常因纤维化而收缩,附近胸膜常有明显的增厚,易与浸润型肺结核区别。

常规 X 线胸片可以解决肺结核的大部分诊断问题。CT 扫描可以发现胸片难以显示的隐蔽性病灶,并可提供结核病灶的内部细节,有助于鉴别诊断。肺结核治疗后的复查,摄胸片简单、经济,应为其随访的主要检查方法。

病例 123　继发性肺结核(慢性纤维空洞型肺结核)

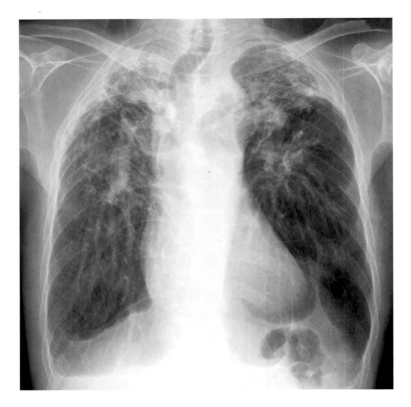

图 3-5-4　正位 X 线胸片示两上肺呈慢性纤维空洞性肺结核

【病史摘要】　男性,58 岁。反复咳嗽、咳痰近 20 年,有多次少量咯血史,时有盗汗、低热,自述有"肺结核"病史。

【X线表现】　两上肺大片状模糊影,病灶密度高低不均,内见不规则透亮区,病灶下缘有大量纤维索条状影;双肺上叶收缩,两侧上胸部肋间隙变窄,双肺门上提,肺纹理紊乱,呈垂柳状;右肺中野见小斑点状模糊影;上纵隔、气管牵拉右移,邻近胸膜增厚明显;两上肺病灶内见斑点状钙化影,左上肺病灶内见结节状、边界清、密度较高影;下部胸廓肋间隙增宽,双膈变平下降,呈桶状胸等肺气肿表现;双侧部分胸膜增厚及粘连。心影属正常。

【X线诊断】　继发性肺结核(慢性纤维空洞型肺结核)。

【评　　述】　本病属于继发性肺结核晚期类型,肺组织受结核病灶破坏,形成慢性纤维空洞,肺内有多种不同性质的病变,病程达数年或数十年之久。是由于未经彻底治疗,病变恶化,反复进展演变而来。

　　结核空洞的主要症状为慢性咳嗽、咳痰、反复咯血和痰结核菌阳性,有急性支气管播散时可有急性中毒症状和呼吸道症状。净化空洞无症状,痰结核菌阴性。

　　慢性纤维空洞型肺结核是各型肺结核经久不愈、反复恶化的结果,其病变为一个或数个纤维厚壁空洞及周围肺组织大量纤维增生,同时有牵拉性支气管扩张、胸膜增厚、支气管播散、肺气肿等继发改变等。主要 X 线表现:① 单侧或双侧肺上中部不规则透亮区。② 空洞壁厚,壁周围有大量纤维粘连,使洞壁固定而坚硬。③ 多支引流支气管与空洞相通,呈索条轨道状阴影。④ 空洞周围有大片渗出和干酪病变,也可见不同程度的钙化。⑤ 双肺上叶收缩,双肺门上提,肺纹理紊乱,呈垂柳状。⑥ 双肺中下叶透亮度增加。⑦ 纵隔变窄,呈滴状心。⑧ 肋间隙增宽,双膈变平下降,呈桶状胸等肺气肿,甚至肺心病的表现。⑨ 胸膜增厚及粘连。⑩ 常见支气管播散性结核病灶。本例患者的 X 线表现,慢性纤维空洞性肺结核的 10 种主要 X 线表现基本都具有。

结核性空洞与癌性空洞常需鉴别,结核性空洞通常空洞壁薄,壁内、外缘较光滑,空洞周围常有不同性质的结核病灶。癌性空洞由肿瘤发生坏死液化后形成,多为厚壁空洞,常为偏心脏,外壁多呈分叶状,可有毛刺,壁内缘多高低不平,有结节状突起,邻近胸膜正常或有胸膜凹陷现象。进一步 CT 检查有利于观察空洞内部详细情况以及洞壁强化程度,可做出鉴别诊断。

病例 124   继发性肺结核(空洞型肺结核)

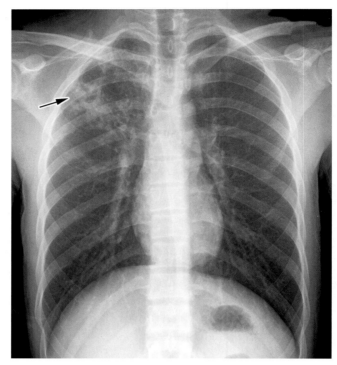

图 3-5-5   正位 X 线胸片示右上肺继发性肺结核(空洞型肺结核)

【**病史摘要**】   男性,24 岁。咳嗽、咳痰数天,咯血数口 1 天。

【**X线表现**】   右上肺大片状模糊影,内见洞内壁光整不规则形空洞影,空洞周围有斑片状影及条索状影,两肺门大小正常。心影正常。

【**X线诊断**】   右上肺继发性肺结核(空洞型肺结核)。

【**评   述**】   结核空洞为干酪坏死液化排空而成,空洞壁主要由三层病理结构组成,内层为干酪物质,中层为结核性肉芽组织,外层为纤维组织。各种类型的空洞其三层结构多少不一,无壁或虫蚀样空洞主要见于急性干酪性肺炎,空洞壁主要由干酪物质构成。薄壁空洞的洞壁厚度小于 3 mm,主要由纤维和肉芽组织构成,干酪物质较少;如以纤维组织为主,则为纤维薄壁空洞。干酪厚壁空洞的洞壁主要由干酪物质构成,纤维和肉芽组织较少;纤维厚壁空洞的洞壁在 3 mm 以上,主要为纤维组织构成。张力空洞主要由引流支气管活瓣性阻塞所致,空洞壁以纤维和肉芽组织为主,净化空洞则由支气管黏膜上皮长入空洞内而构成洞壁的内层,外层为纤维组织。结核空洞的主要症状为反复咯血和痰结核菌阳性。

主要 X 线表现常好发于上叶尖后段和下叶背段,但也可见于两肺的任何部位;空洞内一般无液平,或仅有少量液体;空洞周围有卫星病灶;常可见引流支气管;短期观察可无明显变化。

肺结核的影像学表现复杂繁多,结合病史、影像学表现的特点以及痰液检查结果,一般不难做出诊断。但不同性质的病变与其他非结核病变有相似之处,应注意鉴别。结核性空洞与癌性空洞的鉴别见"病例123"内容。急性肺脓肿空洞壁厚且较均匀;空洞外缘模糊,有较广泛的炎性浸润;空洞内缘毛糙不整或光整;空洞内常有宽厚的液平面;周围无卫星病灶;抗炎治疗后,可在短期内吸收缩小。慢性肺脓肿空洞常呈多房或有分隔;空洞形态不整,有时部分边缘显示不清;空洞常为薄壁,但部分可因炎性浸润而模糊;病变可跨过叶间裂;周围一般无卫星病灶。含气或液气囊肿的空洞形态很规则,一般为圆形;空洞壁甚薄,厚薄一致;空洞内外缘光整;感染时空洞内常有液体;空洞周围无卫星病灶,远处无播散病灶。

病例 125　继发性肺结核（结核球）

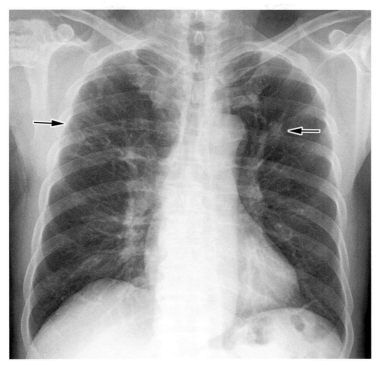

图 3－5－6　正位 X 线胸片示两上肺继发性肺结核，左上肺结核球

【病史摘要】　男性，75 岁。间断性咳嗽 7～8 年，加重 3 天，咳时少痰，无咯血，无胸痛。体格检查：两肺呼吸音粗，未闻及干湿性啰音。心音正常。

【X 线表现】　两肺纹理增加，右肺上叶见多发条索状影及小片状影；左肺上叶见较高密度结节状影，边缘清晰但欠整齐，周围有柔软条带状影；余肺野未见异常密度影，主动脉影增宽迂曲，心影大小正常。

【X 线诊断】　两上肺继发性肺结核，左上肺结核球形成。主动脉硬化。

【评　　述】　结核球又称结核瘤，是被纤维组织包围的结核性干酪病变，直径大于 2 cm 者称为结核球。结核球最常见为大片渗出干酪性炎症，或多个干酪渗出性小病灶融合，而被纤维组织包围或结核空洞阻塞脓液凝结而成；亦可为结核性肉芽组织部分干酪坏死被包围而成。其内主要为干酪物质，亦可为结核性肉芽组织；常有钙化及液化溶解区，包膜常完整，但亦可不完整。为浸润型肺结核的一种特殊类型，常无明显临床症状。

X 线表现为好发于上叶尖后段和下叶背段，亦可发生于任何肺段；孤立球形病灶，圆形或卵圆形，通常轮廓清楚锐利；有时环绕着一层 1～2 mm 宽度的线条包膜阴影，这是良性病变较为可靠的征象；病灶密度较高，有时其内见钙化，呈层状或米花糖样钙化有重要诊断意义；有时有浅分叶外观，病灶内甚至可形成空洞；病灶周围有散在卫星病灶；相邻胸膜常有增厚钙化；在结核球通向肺门的区域有时可见增粗的肺纹理和条索影，但一般无淋巴结肿大。结核球是相对稳定的病灶，可长期保持静止状态，但当机体抵抗力降低时，病灶可恶化进展。

结核球与周围性肺癌有鉴别意义，周围性肺癌在 X 线胸片上常有分叶征、毛刺征及肺门纵隔淋巴结肿大。尚需与肺炎性假瘤相鉴别，后者无一定好发部位；边缘更为光滑锐利；密度均匀一致，无钙化与空洞；周围无卫星病灶。CT 增强检查有助于结核球与肺内其他病灶的鉴别，结核球的强化程度不如肺内恶性肿瘤，常小于 20 HU，且表现为环形强化，中心干酪样坏死不强化而呈相对低密度，如有肺门纵隔淋巴结肿大，肿大的淋巴结也呈环形强化。痰细胞学检查、免疫学检查、支气管镜检查和 CT 定位穿刺活检可以确立诊断。

病例 126　继发性肺结核(干酪性肺炎)

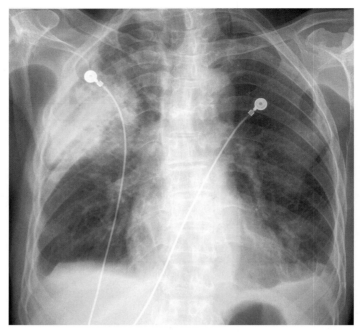

图 3-5-7　正位 X 线胸片示右上肺及左下肺继发性肺结核(干酪性肺炎)

【病史摘要】　男性,76 岁。反复咳嗽、咳少量黏痰 10 年,胸闷、气喘 20 多天,咯血 4 天,每天 1～2 次,每次 2～3 口,色鲜红,自觉发热,否认有结核病史。体格检查:一般情况可,贫血貌。两肺呼吸音粗,左下肺闻及湿性啰音;心脏听诊正常,心界不大。

【X 线表现】　两肺纹理增多紊乱,右上肺见大片状高密度影,病灶边缘模糊,内见多枚大小不等的无壁空洞影,呈虫蚀样;左下肺见片状淡密度模糊影。余肺野透亮度增加,两侧横膈低平,两侧肋膈角变钝。心影正常。

【X 线诊断】　右上肺及左下肺继发性肺结核(干酪性肺炎);两肺肺气肿改变;双侧下胸膜粘连,双侧少量胸腔积液。

【评　　述】　干酪坏死是结核病特有的病理变化,大量结核菌进入和(或)机体抵抗力降低时,发展成为大叶性干酪肺炎,整个大叶或肺段呈急性结核性渗出和干酪坏死,其中有大小不等的无壁空洞。干酪物质经支气管播散引起小叶性干酪肺炎,形成多数小叶发生渗出和干酪坏死。肺组织的大块干酪坏死而无明显纤维包膜,形成不规则的团块性干酪坏死,干酪病灶被纤维组织包围或为空洞阻塞脓凝时,其直径小于 2 cm 者,为纤维干酪病灶,大于 2 cm 者则称结核球。

干酪性肺炎的临床症状极为严重,有高热、盗汗、虚脱等严重的结核中毒症状和咳嗽、咳脓痰并咳出干酪样物质,痰内可查到大量结核杆菌,团块样干酪坏死和纤维干酪病灶可无明显临床症状。

X 线表现因其累及肺实质范围的不同而分为大叶性干酪肺炎和小叶性干酪肺炎。前者为整个肺叶或肺段实变;早期密度可均匀,但很快坏死溶解形成多数不规则的虫蚀样空洞;肺叶体积常因肺组织广泛破坏而缩小;其他肺野可有支气管播散病灶;短期复查无明显变化。后者为散在的肺小叶实变;肺内常有大叶性干酪肺炎和(或)一个或几个空洞存在;病灶沿支气管呈肺段分布,呈支气管肺炎形状,但并不局限于某一个肺段,可广泛分布于一侧或两侧,以下肺多见;病灶中常有大小不一的不规则空洞;病变发展迅速,但吸收较慢。

干酪性肺炎患者体质一般较弱,痰结核菌阳性,实变区密度不均匀,常可见蜂窝样空洞,病变肺叶体积一般有缩小,其他肺野有播散病灶,短期复查病变不吸收,这些特征可与肺炎球菌肺炎相鉴别。有时尚需与机化性肺炎相鉴别,后者病变形态常极不规则;病灶边缘常有多数粗大的长毛刺向肺野伸展,并常可见部分边缘模糊不清;周围肺野没有播散病灶;所在肺叶常因纤维化而收缩,附近胸膜常有明显的增厚。

病例 127　急性粟粒性肺结核

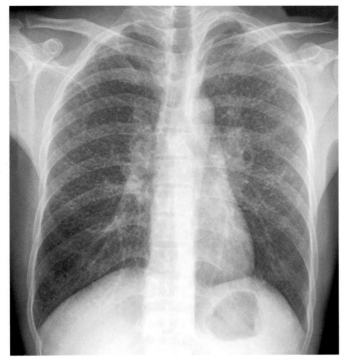

图 3-5-8　急性粟粒性肺结核

【病史摘要】　男性,40岁。咳嗽、咳痰1个月余,发热4天,痰涂片抗酸染色(＋＋＋)。

【X线表现】　双肺野自肺尖至肺底见弥漫性粟粒状致密影,边界欠清晰,诸小结节大小、密度、分布均匀。双侧肺门似轻度增大。心脏形态大小未见明显异常。双侧肋膈角稍钝。

【X线诊断】　急性粟粒性肺结核可能性大,伴双侧肺门淋巴结可疑增大及双侧胸腔少量积液。

【评　　述】　本病是由于大量结核杆菌一次侵入血循环所引起,以原发性肺结核较为多见。急性粟粒性肺结核患者往往发病急剧,结核中毒症状较明显。本例患者是在原发性肺结核引起血行播散后,症状突然加剧。双肺见广泛针尖或粟粒状大小致密影,粟粒大小为1～2 mm,边缘清晰,呈三个一致:即分布一致、大小一致和密度一致,与支气管走行无关,此乃急性粟粒性肺结核的特征性X线表现。

　　双肺弥漫性粟粒性阴影可由很多疾病引起。根据病史,包括职业史、生活史等即可排除许多疾病。急性粟粒性肺结核如发生于儿童,临床常有严重的结核中毒症状,结核菌素实验呈强阳性,诊断不难。近年来,随着获得性免疫缺乏综合征(AIDS)的发病率不断增高,成人急性粟粒性肺结核亦不少见。如发生于成人,应与多发结节型弥漫性细支气管肺泡癌、转移瘤等鉴别。多发结节型弥漫性细支气管肺泡癌多伴有肺门纵隔淋巴结肿大及胸腔积液,患者主要表现为呼吸困难,而无重度结核中毒症状,如通过支气管镜检查或痰检找到恶性细胞可明确诊断。肺转移瘤患者一般均有相应恶性肿瘤病史,肺内病变数目相对较少,病灶大小不一,多位于中下肺野,诊断不难。需注意的是,病灶数目很多,分布广泛的微小结节状转移瘤X线表现与急性粟粒性肺结核极为相似。结合临床随访及复查,观察病灶的演变情况可为明确诊断提供依据。此外,有时尚需与细胞和病毒感染、肺泡微结石症、硅沉着病(矽肺)、煤尘肺及肺真菌病(包括隐球菌感染)等鉴别。

第六节 肺真菌病

病例 128 肺真菌病

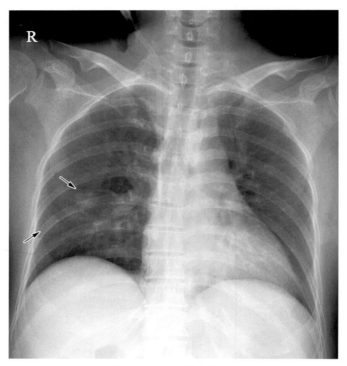

图 3 - 6 - 1 肺真菌病

【病史摘要】 重症肝炎患者,伴咳嗽、胸痛和咯血 3 天。

【X 线表现】 右肺中下野内见多个类圆形结节影,边界清晰,密度尚均匀,右下肺纹理增粗。余肺野内未见明显异常密度影。心脏大小、形态未见明显异常。双侧肋膈角锐利。

【X 线诊断】 右中下肺真菌(曲菌)感染可能大。

【评 述】 肺真菌病临床并不少见。感染方式可分为两大类:一类为原发性感染,为吸入大量真菌孢子污染物所致;另一类为机遇性感染,患者常有严重感染、恶性肿瘤、血液病等全身疾病基础,自身免疫功能抑制,或长期使用糖皮质激素、化疗药物等使机体免疫功能进一步降低,长期大剂量抗生素应用抑制细菌的生长,故真菌病以继发感染为主。常见致病菌为曲菌、白假丝酵母菌(白色念珠菌)、隐球菌等,较少见的有毛霉菌等。肺真菌感染多为吸入感染,少数经血行淋巴管路径。肺真菌感染的病理改变主要有过敏反应、炎性渗出、肉芽肿、出血、坏死及脓肿。除曲菌外,大多数肺真菌感染 X 线表现缺乏特征性。影像常表现为局限或广泛实变影,多发结节或肿块及空洞,机遇性真菌感染病变多弥漫分布。肺真菌病确诊依赖组织学检查。

肺曲霉菌病主要因吸入曲菌孢子而发病。曲菌在呼吸系统主要引起三种不同类型的病变:① 曲菌球;② 侵袭型;③ 过敏性支气管肺曲菌病。本病例结合重症肝炎病史,符合侵袭型曲菌病表现。血管侵入型肺曲菌病早期表现为单个或多个结节或肿块样实变。CT 检查可见边缘模糊,周围伴磨砂玻璃样密度影(晕征),其病理基础为出血性肺梗死,结节或肿块为坏死肺组织,周围晕环为出血区,晚期进展为厚壁空洞性病变。另一特征性表现为新月征,圆形肺浸润伴有中心坏死和周围新月状或环形空洞,多出现于治疗后的恢复期。其他表现有多发小叶实变影或小叶融合性阴影、以胸膜为基底的多发楔形阴影或空洞。

第七节 胸部寄生虫病

病例 129 肺包虫囊肿

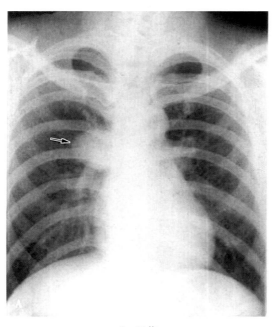

A. 正位

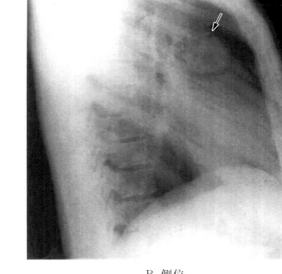

B. 侧位

图 3-7-1 肺包虫囊肿

【病史摘要】 男性,32 岁。疲劳,痰中带血 3 个月,胸透发现右上肺肿块约 4 cm。体格检查:无特殊。实验室检查:包虫皮内试验(Casoni 试验)呈阳性,血液中嗜酸性粒细胞比例升高。

【X 线表现】 气管居中。右肺上叶前段见一圆形块状阴影,约 4 cm 大小,密度均匀,边缘光滑整齐。余肺野清晰,心影形态大小属正常。双侧肋膈角锐利。

【X 线诊断】 结合患者生活史及临床表现,考虑右肺包虫囊肿。

【评 述】 本病例经手术证实为肺包虫囊肿。肺包虫病多见于牧区,是由犬绦虫蚴寄生肺内所致。患者食入被犬绦虫卵污染的食物引起感染。患者一般无症状,感染时可有咳嗽、咳痰、咯血及胸痛。巨大囊肿引起呼吸困难,囊肿破裂可咯出囊壁碎片。囊肿感染可出现肺脓肿症状。X 线表现为肺内肿块性病变,密度较淡而均匀一致,形态呈类圆形或卵圆形,边缘光滑。常位于两肺下野,以右肺下野多见。一般单发,有时于肿块顶部或外侧见到新月形空气间隙,又称肺半月征。囊肿若与支气管相通则形成气液平面,其上缘凹凸不平,漂浮许多小子囊,称水上浮萍征。巨大囊肿可压迫周围肺组织,陈旧性包虫囊肿壁可发生钙化。肺包虫病为囊性病变,X 线影像为肺内球形病灶,边缘光滑,囊肿破裂后有典型 X 线影像表现,进一步 CT 增强检查,病灶无强化。患者有牧区居住和家禽接触史,20% 的病例血液嗜酸性粒细胞比例增高。

Casoni 试验和补体结合试验阳性有助于诊断,可为诊断依据。特别在流行区域生活过的患者,肺内发生球形阴影,要想到包虫囊肿的可能。

第八节　肺肿瘤

病例 130　中央型肺癌（一）

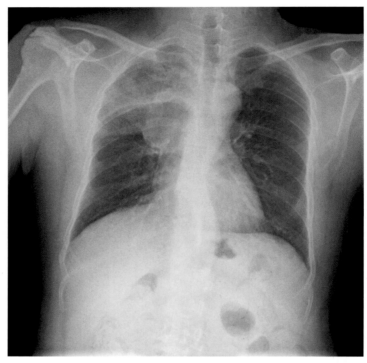

图 3-8-1　中央型肺癌（一）

【**病史摘要**】　男性,56岁。咳嗽、咳痰、胸痛伴咯血半年。体格检查:患者神志清,右上肺呼吸音降低,未闻及干湿啰音,心率75次/分,律齐。

【**X线表现**】　气管向右侧移位。右肺上叶见大片状致密影,右侧水平裂上移,右肺门见类圆形肿块,构成横S征。左肺内未见明显异常密度影。心脏大小未见明显异常。右侧膈肌略上抬。双侧肋膈角锐利。

【**X线诊断**】　右肺门占位伴右肺上叶不张,右侧中央型肺癌可能性大。

【**评　　述**】　本病由于早期局限在支气管壁内生长蔓延,X线表现常无异常征象。当癌肿逐步增大形成肿块,向支气管腔内突入或环绕支气管壁生长使支气管腔产生狭窄,可产生阻塞性气肿和阻塞性肺炎。当支气管腔严重狭窄或阻塞时即可发生肺不张。另一方面由于癌肿向支气管壁外发展,侵犯周围肺组织,可在肺门区形成肿块。肺门区肿块是中央型肺癌的直接X线征象。本病例具有右肺门增大、增浓,形成肿块伴右肺上叶不张等征象。增大的右肺门肿块下缘和不张且向上方移位的右肺上叶下缘构成典型的横S征。

　　在诊断中央型肺癌时,应注意以下几个问题:① 正常肺门阴影大小差别很大,应注意两侧肺门大小的对比,更为重要的是仔细观察肺门的血管和支气管结构、密度和形态的改变,来判断有无肿块的存在,对可疑病例进一步行CT检查。② 阻塞性肺炎的特点是往往经过抗生素治疗后吸收缓慢,吸收不完全,或在同一部位反复发生炎症,另外阻塞性肺炎往往伴有阻塞性肺不张。③ 结合临床,患者年龄较大,咳嗽、痰中带血丝,应考虑肺癌。

病例 131　中央型肺癌(二)

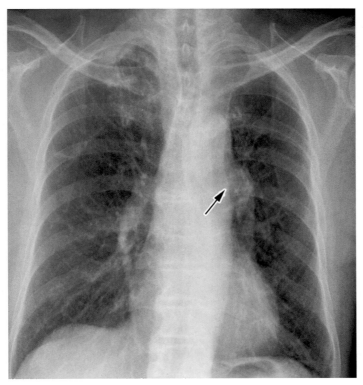

图 3-8-2　中央型肺癌(二)

【病史摘要】　男性,78 岁。曾有"慢性支气管炎,肺气肿"病史 20 余年。主诉:痰中带血 2 周。吸烟史 50 年,每天 20 支。体格检查:双肺可闻及少许干湿啰音。

【X 线表现】　气管略向左侧扭曲。左侧肺门略增大、增浓。双侧肺纹理增多、增粗、紊乱。右肺尖见斑片状高密度致密影。心影形态大小属正常。双侧膈面略降低。

【X 线诊断】　① 左侧肺门增大、增浓,占位可能,建议增强 CT 检查。② 右肺尖陈旧性病灶。③ 符合双肺慢性支气管炎,肺气肿改变。

【评　　述】　肺门肿块是进展期中央型肺癌的最常见、最直接 X 线及 CT 表现。管壁型及管外型均可在肺门部形成肿块阴影,鳞癌病变晚期及小细胞肺癌的肺门部肿块往往由肿瘤和转移性肿大淋巴结融合而成。虽然中央型肺癌在形成肺门肿块时,常伴有三阻征,但有时可仅出现肿块。此时,X 线胸片有时需要仔细观察才可发现。胸部增强 CT 可很好地观察到肺门增大,运用增强后肺门血管和肿块间强化程度的差异和肺门支气管的通畅与否,判断是否存在肺门肿块。

病例 132　中央型肺癌(三)

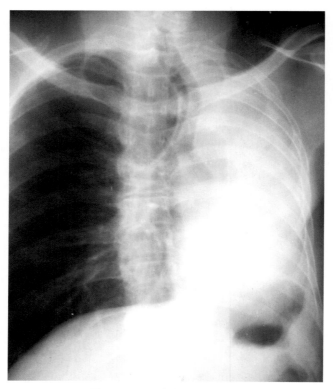

图 3-8-3　中央型肺癌(三)

【病史摘要】　男性,72 岁。干咳伴痰中带血、胸闷、胸痛 3 个月余。体格检查:左肺呼吸音运动减弱,语颤减低,叩诊实音,听诊左侧呼吸音消失。

【X线表现】　双侧胸腔不对称,左侧缩小。左侧肋间隙变窄。气管向左侧移位。左侧主支气管截断,左侧胸腔内见大片状密度均匀的致密影。右侧肺野透亮度增高。纵隔心影向左侧移位。右侧膈肌下移,左侧膈面及肋膈角消失。

【X线诊断】　左侧中央型肺癌可能性大,伴左全肺不张,继发右肺代偿性气肿。

【评　　述】　本病例经纤维支气管镜证实为左主支气管鳞癌。中央型肺癌引起全肺不张时,表现为一侧肺野大片均匀的致密影,常需要与一侧大量胸腔积液相鉴别。全肺不张时,因肺体积萎缩,表现为一侧肋间隙变窄,纵隔向患侧移位,膈肌上移。一侧大量胸腔积液时,因胸腔内替代效应,表现为一侧肋间隙变宽,纵隔向健侧移位,膈肌下降。两者不同的 X 线表现,可资鉴别。

病例 133　周围型肺癌(一)

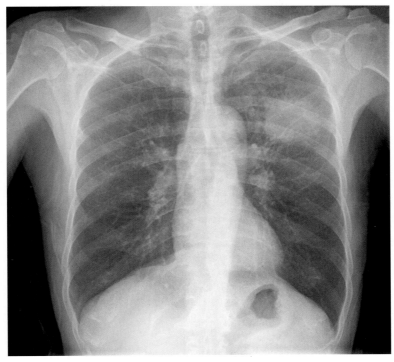

图 3-8-4　周围型肺癌(一)

【病史摘要】　男性,65 岁。咳嗽、咳痰伴左胸痛 3 个月余,有时痰中带血丝。体格检查及实验室检查:无特殊改变。

【X 线表现】　气管居中。左肺中上野中带见一类圆形肿块影,直径约 4.5 cm,无明显分叶,边缘边界欠清晰,远端可见细微毛刺。余肺野内未见明显异常密度影。心脏形态、大小属正常。双侧肋膈角锐利。

【X 线诊断】　左肺中上肺野占位,周围型肺癌可能性大。

【评　　述】　本病系指段及段支气管以远的肺癌。发生于段支气管者,由于支气管管腔较小,早期可致管腔狭窄发生肺段炎症或不张。发生于肺段支气管以远的肺癌主要形成局部肿块,肿块轮廓较清楚,常有分叶。周围型肺癌占肺癌的 25%～42%。病变随着年龄增长有增多趋势。一般发病情况男多于女。按细胞类型区分,鳞癌和未分化癌男性较多,腺癌女性较多。

　　周围型肺癌的症状与肿瘤的部位、类型、大小、病程阶段、有无并发症或转移等有关,包括咳嗽、咯血或血痰、胸痛、发热、消瘦和恶病质、副癌综合征、肺癌外侵和转移等。一般早期无症状,仅在体检时偶然发现。

　　周围型肺癌的球形阴影可为圆形、卵圆形或不定形的结节或肿块影。进行性增大,但生长速度绝非均匀一致。往往开始比较慢,但直径一旦达到 2～3 cm 后,生长速度就显著增快,体积倍增时间平均在 1～18 个月。如果体积倍增时间<7 天或>465 天是实质性良性结节的表现。周围型肺癌可发生于肺内任何部位。结节/肿块的位置不能作为判断良、恶性的单独指标。

　　肺内球形阴影直径如大于 3 cm 者多半为肺癌,如超过 5 cm 而又有其他特殊表现,则肺癌可能性更大。实质性周围型肺癌一般为中等密度,比较均匀,但早期肺癌的密度大多数较淡,表现为纯磨砂玻璃或混合磨砂玻璃密度,X 线胸片几乎不能检出。肿瘤边缘与肿瘤生长的情况相关。肿瘤生长时有时以膨胀性为主,有时以浸润性为主。前者表现为边缘整齐清楚,后者表现为边缘模糊不清。一般而言,肿块越大,边缘越清晰。边缘模糊不清者,常有细小毛刺状改变,有些平片就可以见到,大多数则需要行 CT 检查。肿瘤轮廓多有不同程度分叶现象。至于脐凹征、胸膜凹陷征等具有较高定性诊断价值,但往往需要行 CT 检查。

一般来说,肺癌发生钙化的概率远低于结核球。CT平扫可以发现更多的钙化,但肺癌钙化多为针尖状(弥漫)或不定形,包埋邻近肉芽肿的钙化多见于癌肿的边缘。至于肺癌形成的空洞将在病例134中评述。周围型肺癌可有邻近局部肺内转移,呈散在的小结节影。但最常见还是转移到肺门和(或)纵隔淋巴结。癌的淋巴结转移多数具有分叶状轮廓。周围型肺癌还可沿血管支气管束直接向肺门浸润,产生球形阴影与同侧肺门之间的条索状阴影,通常较细而紊乱,称癌性淋巴管炎。此时肺门通常已有肿大的淋巴结出现。

病例 134　周围型肺癌（二）

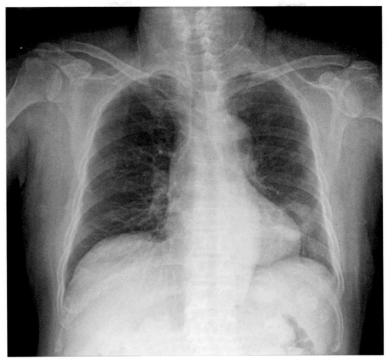

图 3-8-5　周围型肺癌（二）

【病史摘要】　男性，59 岁。主诉：左侧胸痛 2 个月，伴咳痰。体格检查：无特殊。

【X 线表现】　气管居中。左肺下野中外带见一空洞性肿块影，直径约 3.2 cm，肿块轻度分叶，边缘模糊，洞壁厚，位于肿块中央，其内未见液平。余肺野内未见明显异常密度。心影略增大，心尖略向左侧扩大。主动脉轻度迂曲增宽。左侧肋膈角稍钝，右侧锐利。

【X 线诊断】　左肺下野厚壁空洞性占位，周围型肺癌形成空洞可能性大。心脏增大，左侧胸膜增厚。

【评　　述】　空洞为瘤内圆形或类圆形空气样透亮影。超过 15％ 的肺癌可见空洞形成，大多直径＞3 cm，但也可见于直径仅 7 mm 的小肺癌。有研究统计 100 例周围型小肺癌内的空洞发生率为 4％。按组织类型统计，鳞癌空洞发生的机会较其他类型肺癌高得多，其次是腺癌。癌性空洞典型的 X 线表现为厚壁或壁厚不均，个别病例壁菲薄，内壁凹凸不平，并可见壁结节；外壁多见分叶及毛刺；多数为中心性，少数为偏心性；大小不一（1～10 cm），壁厚不等（0.5～3 cm）。当结节的不规则空洞壁厚度＞16 mm 时，恶性可能性大（84％～95％ 的孤立性肺结节）；而良性病变多为薄壁光滑性空洞，当洞壁＜4 mm 时，95％ 的结节为良性。但是因为良、恶性空洞特征的广泛重叠性，仅仅依靠空洞壁的厚度、光滑与否、有无壁结节有时难以鉴别病变的良、恶性，尤其是≤3 cm 的小肺癌。更重要的是观察病灶基本形态学特征：结节和（或）肿块的分叶、脐凹、毛刺及典型胸膜凹陷征等恶性可能大，而急性肺脓疡空洞则多见邻近肺组织内炎性渗出性改变，结核性空洞多见卫星灶及肺内其他部分播散灶。

病例 135 肺上沟癌

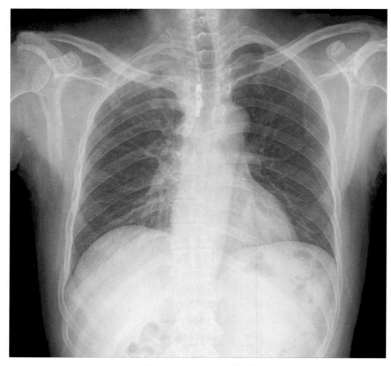

图 3-8-6 肺上沟癌

【**病史摘要**】　男性,51 岁。右肩部疼痛,并放射至右侧上肢,不能上举 2 个月余。余无特殊。

【**X线表现**】　双侧胸廓不对称,右侧上部肋间隙变窄,右肺尖见片状均匀性致密影,其内缘及下缘隆起。双侧肺纹理增多、增粗。心脏形态、大小属正常。双侧肋膈角锐利。

【**X线诊断**】　右侧肺上沟癌可能性大。

【**评　　述**】　本病少见,仅占全部肺癌的 1%,是指发生在肺上沟(指锁骨下动脉通过胸膜对肺上叶尖部的压迹)内的肺上沟癌(肺尖癌),由美国放射学家 Pancoast 于 1924 年首先描述。肺上沟癌主要表现为 Pancoast 综合征,通常侵犯第 2 或第 3 肋骨、锁骨下血管、臂丛、星状神经节及邻近的胸椎椎体。Pancoast 综合征的特征性表现是疼痛,发生在肩部、胸壁或放射至颈部。Horner 综合征因肺上沟癌压迫或侵犯椎体旁交感神经链引起,出现同侧瞳孔缩小、上眼睑下垂、额部少汗等体征。C8、T1 神经根受侵犯时,表现为尺神经分布区疼痛、无力或麻痹。肺上沟癌,组织病理学以肺鳞癌最多见,其次是肺腺癌及大细胞癌。影像学检查可见肺尖部软组织密度肿块,并可见肿瘤侵犯胸壁,破坏肋骨、胸椎及颈椎等结构,CT、MRI 较 X 线显示清晰。薄层 CT 冠状位图像重组或冠状位 MRI 有助于鉴别肺上沟癌并判断肿瘤确切侵犯范围。

病例 136　弥漫型细支气管肺泡癌（一）

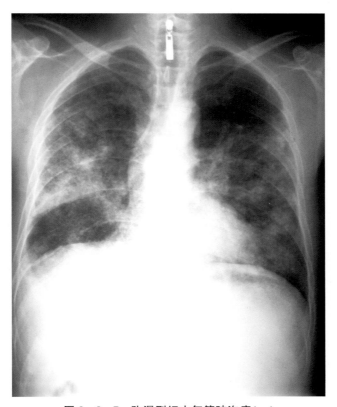

图 3-8-7　弥漫型细支气管肺泡癌（一）

【病史摘要】　男性,48 岁。咳嗽、咳痰 2 年,加重伴喘憋 3 个月入院,体温 36.8℃。体格检查:一般情况较差,消瘦,呼吸急促,双肺可闻及哮鸣音,心脏听诊无杂音。患病以来,体重下降 5 kg。曾行支气管镜及肺泡灌洗,管腔内未见阻塞与狭窄,病理提示:少量纤维柱状上皮,下方有纤维组织增生,少量的小血管及淋巴细胞浸润。

【X 线表现】　气管居中。双侧肺纹理增粗。双肺野内见弥漫性分布、边界不清、密度不均匀的片状及大片状致密阴影及结节阴影。左侧肺门影增大。心脏形态大小属正常。左侧肋膈角锐利,右侧变钝。

【X 线诊断】　结合临床,首先考虑弥漫型细支气管肺泡癌伴左侧肺门淋巴结肿大及右侧胸腔中等量积液。

【评　　述】　本病 X 线及 CT 表现为双肺多发结节或弥漫型肺段/肺叶实变。弥漫型细支气管肺泡癌病例占细支气管肺泡癌的 50%左右。本病例属于弥漫型肺段/肺叶实变伴结节。结节和实变均为肿瘤细胞在肺泡表面生长扩散而无肺泡间隔的破坏(伏壁式生长);磨砂玻璃密度影还可反映肺泡腔内大量低密度黏液或肿瘤细胞的肺泡壁伏壁式生长而肺泡腔未完全充填;一个肺段/肺叶实变是肺泡腔内黏液进展至整个肺段/肺叶的结果,也反映了细支气管肺泡癌黏液型的亚型。弥漫型细支气管肺泡癌的患者病程往往发展较快,表现为进行性呼吸困难。临床表现不同,患者症状轻重不同,病程长短不一,可有发热、干咳、咳泡沫痰或血丝痰、胸闷等,预后较差。细支气管肺泡癌 X 线表现多种多样,可见肺实变影、磨砂玻璃密度影和多发结节影,但多以这两种征象中的某一种为主,三种征象混合存在为特征。高分辨率 CT 是最佳检查技术。病变在两肺的分布往往不对称,部分病变有融合倾向,形成大片实变(又称肺炎型肺癌)。尽管弥漫型细支气管肺泡癌的影像学表现多样,但当高分辨率 CT 上出现肺段/肺叶实变、小叶中心性结节、磨砂玻璃密度影共存,伴肺门及纵隔淋巴结转移及胸腔积液时,则高度提示弥漫型细支气管肺泡癌。

病例 137　弥漫型细支气管肺泡癌(二)

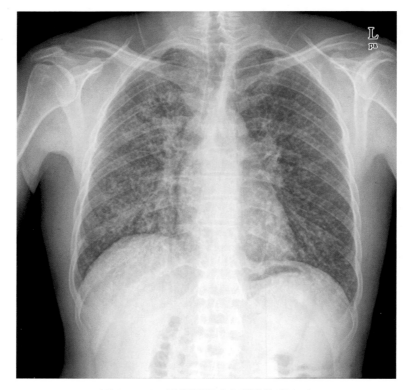

图 3‑8‑8　弥漫型细支气管肺泡癌(二)

【**病史摘要**】　男性,50 岁。干咳、胸闷 2 个月,低热 1 周,经治疗后症状无明显改善。

【**X 线表现**】　气管居中。双肺纹理增多、增粗,伴弥漫型小结节影,小结节分布均匀,大小略不等。双下肺胸膜下见小叶间隔结节状增厚。左侧肺门可疑增大。心脏形态大小正常。双侧肋膈角锐利。

【**X 线诊断**】　双肺弥漫型结节伴小叶间隔增厚,弥漫型细支气管肺泡癌可能性大,转移性肺癌、粟粒性肺结核待排。

【**评　　述**】　本例经支气管镜检查,确诊为弥漫型细支气管肺泡癌。细支气管肺泡癌多发结节边界清晰或不清,大小可不一,小者犹如粟粒性肺结核,类似于肺外肿瘤肺转移,结节内可形成空洞,易发生淋巴道转移。多发结节型弥漫型肺泡细胞癌应与其他多发结节性病变如尘肺、结节病、血行播散型肺结核、肺转移瘤、过敏性肺泡炎相鉴别。

病例 138　隐匿型肺癌

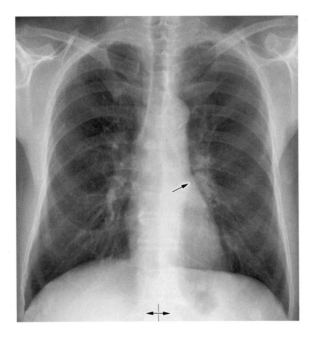 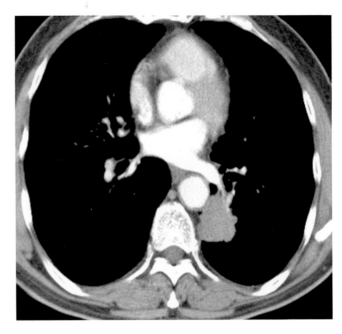

图 3 - 8 - 9　胸部 X 线正位和 CT 增强断层扫描

【病史摘要】　男性,72 岁。咳嗽、痰血 10 余天。

【X 线表现】　双侧胸廓对称。双肺纹理增多、增粗。右上肺及右肺门处见点状钙化,心脏大小属正常。双侧肋膈角锐利。

【X 线诊断】　右肺上叶陈旧性病变伴右肺门钙化淋巴结。

【评　　述】　常规 X 线和 CT 是诊断肺癌的重要手段。临床上我们把隐蔽在肺尖、肺门区、支气管内、奇静脉食管窝、脊椎旁、心影后、膈肌后、膈肌上、胸膜缘及胸水遮盖等区域的肺癌统称隐匿型肺癌,常规胸片不易检出、不易确诊,常需要借助 CT 检查才能得出正确结果。本病例 X 线正位胸片漏诊左肺门下方结节(箭头),CT 增强检查示左肺下叶背段周围型肺癌,病理检查示鳞癌。侧位胸片或高千伏摄影有助于检出隐匿型肺癌。数字 X 线摄影/计算机 X 线摄影(DR/CR)可通过调节图像亮度及对比度更清晰显示病灶与周围结构间密度对比,亦有助于诊断。隐匿型肺癌尚需与神经源性肿瘤、胸腺瘤、纵隔胸膜包裹性积液、胸膜肿瘤等鉴别。

病例 139　肺原发淋巴瘤

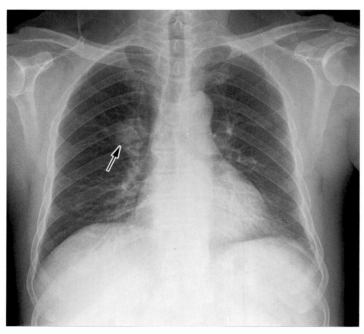

图 3 - 8 - 10　肺原发淋巴瘤

【病史摘要】　男性,60 岁。因干咳 2 个月来院就诊。体格检查:无特殊。

【X线表现】　气管无移位。右肺门见一肿块影,直径约 3.5 cm,密度均匀,边缘稍模糊。肿块下方见充气支气管征,支气管无明显狭窄或扩张(箭头)。余肺野内未见明显异常密度影。心脏大小、形态属正常。双侧肋膈角锐利。

【X线诊断】　右肺门占位,中央型肺癌可能性大。

【评　　述】　本病例经手术切除后,确认为肺黏膜相关性淋巴瘤。肺原发性淋巴瘤定义为克隆性淋巴样增殖,影响单侧或双侧肺的实质和(或)支气管,且在诊断时及诊断后 3 个月内未发现肺外累及的证据。肺原发性淋巴瘤非常罕见,仅占结外淋巴瘤的 3%～4%,占肺原发性恶性肿瘤的 0.5%～1%。肺原发性淋巴瘤包括最常见的非霍杰金淋巴瘤(non-Hodgkin's lymphoma,NHL)及少见的淋巴瘤样肉芽肿病。B 细胞NHL 占肺原发性淋巴瘤的 58%～87%,90% 以上为黏膜相关性非霍杰金淋巴瘤(mucosa - associated lymphoid tissue NHL,MALT - NHL)。肺原发性淋巴瘤起源于肺内淋巴组织,其中绝大部分为 NHL,58%～87% 为低度恶性 - B 细胞 NHL,其中超过 90% 为 MALT - NHL。MALT 是一种仅存在于"黏膜屏障"中的淋巴组织。多数学者认为人的支气管黏膜正常情况下与胃黏膜有相似之处,通常不存在 MALT,但由于各种抗原的刺激如吸烟、感染及自身免疫性疾病等的影响,使肺支气管黏膜形成获得性 MALT,在此基础上可发生获得性 MALT - NHL。

近半数的肺原发性淋巴瘤患者在诊断时无症状,大多是因肺部 X 线或 CT 检查异常而偶然发现。当出现症状时,无特异性,包括咳嗽、胸痛、轻度呼吸困难,偶尔出现咯血。

肺原发性 MALT - NHL 常见的影像学表现是双侧或单侧肺内的肿块、肿块样实变、多发结节,少数表现为双肺弥漫型浸润。MALT - NHL 以一个或一个以上的肿块或肿块样实变最常见,其次是肺结节;两个以上的肿块、结节或实变见于大多数患者,孤立性病变见于少数患者。也有报道最多见的胸片表现为孤立性局限性病变,其次是两个以上的多发病灶。肺内结节的分布可在支气管血管束周围,也可在胸膜下区域,还可以是随机性分布。最多见的伴随征象是肿块、肿块样实变及结节内的充气支气管征,病灶内的气道约有一半伴有扩张,有些甚至可表现为空洞样。MALT - NHL 累及到肺门纵隔淋巴结相对少见。

肺淋巴瘤的影像学表现多样,诊断困难。肺内多发病变,需考虑肺淋巴瘤的可能,病灶内充气支气管征及 CT 增强后肿块呈中等均匀强化是相对特异性征象,但须与肺炎、肺结核、肺癌及肉芽肿病变相鉴别,明确诊断需要行支气管镜穿刺活检、经皮穿刺活检或手术切除病理检查证实。

病例 140　肺错构瘤

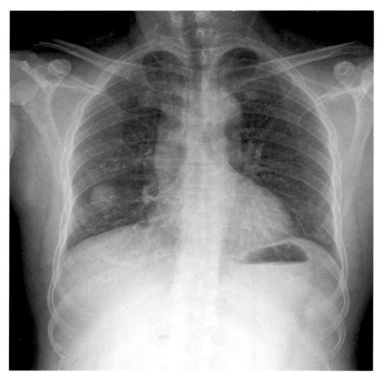

图 3 - 8 - 11　肺错构瘤

【病史摘要】　男性,54 岁。体检时发现右肺下野中带结节影,无任何临床症状。体格检查及实验室检查:无特殊。

【X线表现】　右肺下野中带见一直径约 3 cm 大小的类圆形结节影,边缘光滑,锐利,无明显分叶及毛刺,病灶内隐约可见散在钙化影。心影大小、形态属正常,主动脉迂曲。双膈光整,肋膈角锐利。

【X线诊断】　右肺下野错构瘤可能性大。

【评　　述】　本病是最常见的肺良性肿瘤,居孤立性肺结节的第三位(5%～8%),仅次于肺癌和肉芽肿性病变。多见于 40 岁以后,以 40～60 岁年龄组发病率最高,男性多于女性[(2～3)∶1]。虽然错构瘤是一种良性肿瘤,但也可缓慢生长。错构瘤起源于小支气管黏膜或黏膜下层的纤维结缔组织内的未分化多项潜能细胞,常位于肺的周边部近胸膜或肺叶间隙处(90%),位于肺门部极少见。肿瘤成分以软骨、黏液瘤样的结缔组织、上皮线样裂为主,还可见脂肪、平滑肌、骨髓、骨或淋巴血管组织。纤维结缔组织可能是错构瘤的原始成分,软骨样组织系由纤维结缔组织转化而来。根据其成分分为软骨型及纤维型,前者较常见,且因含有软骨成分,瘤内可发生钙化,典型钙化方式为爆米花样。脂肪是诊断错构瘤的重要依据,大约有 54% 的病变内可见或多或少的脂肪成分。钙化与错构瘤的大小相关,<2 cm 的结节检出率约 10%,3～4 cm 大小的肿块检出率约33.3%,大于 5 cm 的病变检出率约 75%。错构瘤的 X 线表现为孤立性圆形或类圆形致密阴影,密度较高,边缘光滑锐利,大小以 2.4 cm 左右占多数。大的错构瘤边缘可见浅分叶状改变。错构瘤可发生于肺任何部位,但绝大多数位于胸膜下区,无卫星灶,也无与肺门相连的条索。

　　X 线诊断错构瘤主要是根据瘤内有钙化。钙化往往不规则地分布于整个球形阴影内,典型者呈特征性爆米花样。除钙化外,错构瘤没有什么其他特点,生长缓慢,长期随访,大小形态变化不大或略为增大,但不会缩小。

病例 141 肺硬化型血管瘤

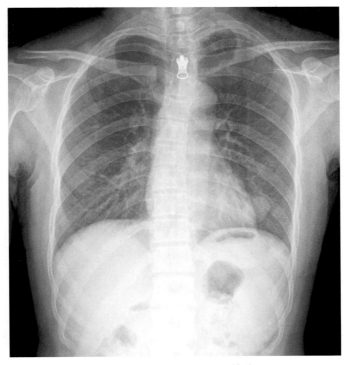

图 3-8-12 肺硬化型血管瘤

【病史摘要】 女性,39 岁。体检时发现左肺下野占位,无任何症状和体征。

【X线表现】 左肺下野中带见一类圆形肿块影,直径约 4.5 cm,边界清晰,轮廓光滑整齐,可见浅分叶,未见明显毛刺,瘤体内部密度均匀,周围未见卫星灶及纤维条索影。心脏大小、形态正常。双侧肋膈角锐利。

【X线诊断】 左肺下野占位,良性肿瘤可能性大,建议胸部 CT(平扫+增强)检查。

【评 述】 本病例手术切除术后确诊为肺硬化型血管瘤。肺硬化型血管瘤(pulmonary sclerosing hemangioma,PSH)是一种少见的肺部良性肿瘤,其来源可能是肺泡Ⅱ型上皮细胞,曾有黄色瘤、纤维黄色瘤、浆细胞肉芽肿、炎性假瘤、肺组织细胞瘤等名称。在 WHO(1999)肺肿瘤的分类中将其命名为 PSH。PSH 的主要病理学特点是纤维组织进行性增生硬化,代替了肺泡结构,毛细血管嵌入,致肺泡内出血,含铁血黄素沉着和泡沫样巨噬细胞反应,最后肺泡壁硬化完全闭塞,形成瘤样结构。肉眼观察肿瘤与周围肺组织界限清楚,多无包膜,质地中等,切面呈灰黄色。PSH 主要由两种细胞构成:表面立方细胞和圆形-多角形细胞。光学显微镜下 PSH 大多数为血管瘤、乳头、实体、硬化 4 种成分,其中至少 3 种成分移行混合存在,几乎没有一种成分单独构成的报道,其间可有不同程度的出血及含铁血黄素沉着。因此,也有学者将 PSH 分为 4 种组织学亚型:实体型、乳头型、硬化型和血管瘤型。本病好发于中青年女性,以 30~50 岁多见,瘤体直径多为 1~5 cm,直径<3 cm 者占 70%,绝大多数表现为肺孤立性结节,4% 的患者可多发。患者多无临床症状,几乎均为体检或偶然通过 X 线胸片或 CT 发现,有症状者多表现为咳嗽、痰中带血和胸闷。

影像学上,PSH 具有常见的肺部良性肿瘤特征,表现为边缘光整、边界清晰的圆形、类圆形肺内结节或肿块,多数位于肺野近肺门的内侧 1/2 区域内,少数可有轻度分叶,但无毛刺征象。肿瘤内各种组织成分的比例不同决定了 CT 平扫时的密度差异。将 CT 平扫病灶内高密度、等密度、低密度区与术后病理对照研究发现,高密度区为瘤体内血凝块充填的海绵状血管瘤区,等密度区为瘤体内的实体部分,低密度区为瘤体内充满黄色液体的囊性区。Sugio 等发现 PSH 囊变的发生率≥20%,与出血有关。PSH 出现钙化者占 30%~41%,多表现为粗大点片状钙化。相比 X 线胸片,CT 更易检出病灶内的细小钙化灶。

191

病例 142　肺转移性肿瘤(一)

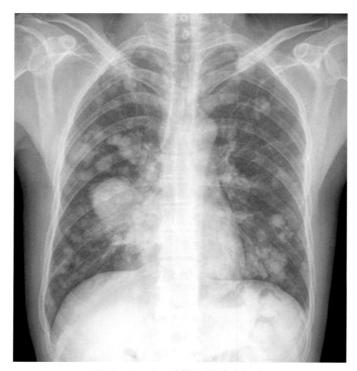

图 3-8-13　肺转移性肿瘤(一)

【**病史摘要**】　男性,56 岁。右肺下叶腺癌病史,自觉胸闷、咯血 2 周入院复查。

【**X线表现**】　气管居中。右肺下叶见类圆形肿块影,直径约 5 cm,边界清晰,无分叶,双肺内见多发大小不等的结节影,似棉花团状,以中下肺野分布为主。双侧肺门见多个钙化淋巴结高密度影。心脏形态大小属正常。双侧肋膈角锐利。

【**X线诊断**】　右肺下叶周围型肺癌伴双肺多发转移。

【**评　　述**】　肺部是转移性肿瘤第二大发生部位。其他脏器的恶性肿瘤可以通过血液或淋巴系统转移到肺部。临床症状可分别为原发肿瘤和(或)肺转移所引起。大多数病例有原发肿瘤引起的症状,且原发恶性肿瘤的部位和性质已经证实。本病例曾有肺癌病史。但少数病例可首先发现肺内病变,而原发肿瘤尚不明确。

病例 143　肺转移性肿瘤（二）

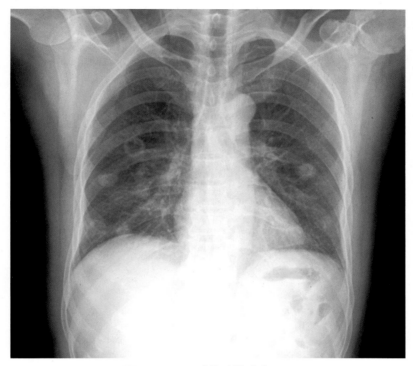

图 3-8-14　肺转移性肿瘤（二）

【病史摘要】　男性,50 岁。直肠癌术后 1 年,常规复查。

【X 线表现】　气管居中。双肺中下肺野见多个类圆形结节影,边界欠清晰,部分中央见大小不等的圆形透亮影形成。心脏大小形态属正常。双侧肋膈角锐利。

【X 线诊断】　直肠癌术后双肺转移伴空洞形成。

【评　　述】　典型肺转移性肿瘤多能明确诊断,但临床常遇到的并不典型,其影像学表现包括:空洞、钙化、单发转移、气胸、气腔模式、支气管内膜转移、肿瘤栓塞、囊性转移等。空洞型肺转移瘤的发生率为 4%。X 线胸片检查时,以鳞癌发生最多,占空洞型肺转移的 69%。但 CT 检查中,腺癌也常见空洞转移约占 9.5%,鳞癌占 10%。腺癌和鳞癌发生空洞性转移的概率无显著性差异。淋巴瘤肺转移也可见空洞。空洞形成的原因可能是肿瘤坏死或小支气管的空气活瓣作用。化学治疗可以诱导转移性肺癌形成空洞。

影像学表现为:两肺多发的大小不等、不规则厚壁空洞影,边界清楚,亦可表现多发薄壁空洞;直径 1~5 cm,常伴有壁结节,越靠近胸膜,空洞越小;大的空洞有多分布于肺中带的倾向,合并气胸并不少见。大多数空洞型肺转移瘤与肺内血行转移结节并存。

病例 144　白血病肺部浸润

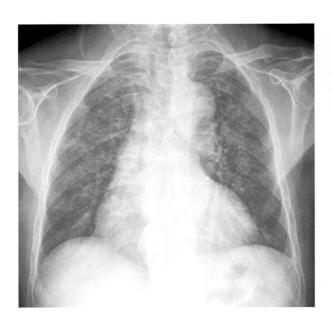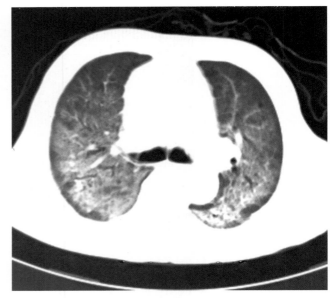

图 3‒8‒15　白血病肺部浸润 X 线正位和 CT 肺窗

【病史摘要】　男性,74 岁。慢性淋巴细胞性白血病 2 年余,入院巩固化疗。

【X线表现】　气管居中。双肺纹理稍增多、增粗,双肺广泛的、沿肺纹理分布的网织阴影,肺野呈磨砂玻璃状;心影呈主动脉型。同一患者 CT 肺窗示两肺小叶间隔不均匀增厚,呈细网格状,并见大片磨砂玻璃密度影。

【X线诊断】　X 线所见,结合临床,符合白血病肺部浸润。

【评　　述】　尸检发现白血病侵犯肺部者并不少见,但在生前的 X 线检查,多数的肺部改变是并发感染和心力衰竭所引起的,真正由白血病细胞所引起的浸润甚为少见。白血病直接引起的肺部 X 线表现最多见的是双侧纵隔肺门淋巴结肿大,约占 25%,并较多见于淋巴细胞白血病。白血病肺内侵犯表现为双肺广泛的、沿肺纹理分布和肺野内网织阴影,有时可伴有粟粒状结节影,类似淋巴性转移。本例胸片上仅表现为肺纹理增多及双肺广泛的网织阴影和磨砂玻璃密度影。有时双肺出现多发的圆形结节病变,通常为白血病栓塞所引起,部分病灶融合成团块。25%病例有胸腔积液,可为单侧或双侧,胸腔积液于慢性白血病较多见。

第九节　肺尘埃沉着病

病例 145　硅沉着病（一）

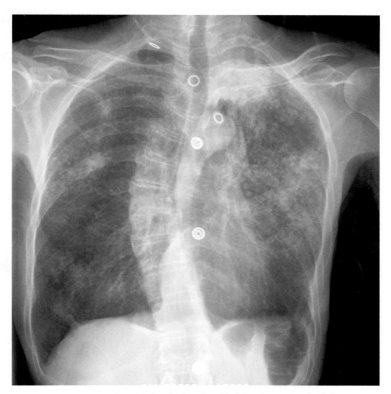

图 3 - 9 - 1　硅沉着病（矽肺 Ⅲ 期）伴肺气肿及双侧胸膜增厚

【病史摘要】　男性,58 岁。石英粉尘接触史 20 年,近 10 年来感觉呼吸困难。

【X 线表现】　气管向左侧扭曲。脊柱侧弯畸形。两肺透亮度减低,肺纹理增多、增粗,紊乱。双肺内见弥漫性高密度小结节影,以双上中肺为主,部分融合成较大的结节及团块状。左肺尖见较大致密肿块影,边界不清,见伪足征。左侧肺门向上移位,左下肺纹理呈垂柳状。心脏向左侧移位。双侧膈面低平。双侧胸膜增厚粘连,双侧肋膈角锐利。

【X 线诊断】　结合病史,符合硅沉着病（矽肺 Ⅲ 期）伴肺气肿及双侧胸膜增厚。

【评　　述】　矽肺的矽结节晚期可发生融合,一般常在双侧锁骨下近外周开始,出现一个或几个直径近 1 cm、边缘往往不甚清楚的增密阴影。其后继续不断地增大、增密,形成宽条、圆形的大块阴影,往往呈纵行排列,其长轴与前肋垂直,范围可超过肺段以至肺叶。此为矽肺大块纤维形成的较为特殊的 X 线表现,且有一定的诊断价值。通常对称地见于两侧,亦可一侧比较明显,长期局限于一侧者很少见。本例除双肺弥漫性粟粒状高密度矽结节外,双肺中上肺野见多发直径 1 cm 以上的融合性矽结节,甚至于左肺尖可见呈肿块状巨大阴影。

本病例结合患者长期粉尘接触史,肺内弥漫性高密度小结节、肿块、纤维化、肺气肿及胸膜增厚表现,故诊断为矽肺Ⅲ期。

附中华人民共和国卫生部发布的《GBZ 70 - 2009 肺尘埃沉着病诊断标准》:

1. 肺尘埃沉着病的分类　根据引起肺尘埃沉着病的矿物粉尘的性质,肺尘埃沉着病分为矽肺和尘肺二类。

矽肺——由含游离二氧化硅为主的粉尘引起的矽肺。

尘肺——由含硅酸盐为主的粉尘引起的硅酸盐尘肺,包括石棉肺、水泥尘肺、滑石尘肺、云母尘肺和陶工尘肺等;由煤尘及含碳为主的粉尘引起的尘肺,如煤工尘肺、石墨尘肺和炭黑尘肺;由金属粉尘引起的金属尘肺,如铝尘肺。

有些有机粉尘例如棉尘,虽然也能引起肺部及呼吸道的改变(棉尘肺),且属于职业病的范围,但其病变性质与一般尘肺不同,故不属于尘肺病。

2. 肺尘埃沉着病的诊断标准

(1) 一期肺尘埃沉着病:是指有总体密集度1级的小阴影,分布范围至少达到2个肺区。

(2) 二期肺尘埃沉着病:是指有总体密集度2级的小阴影,分布范围超过4个肺区,或有总体密集度3级的小阴影,分布范围达到4个肺区。

(3) 三期肺尘埃沉着病:① 有大阴影出现,其长径不小于20 mm,短径不小于10 mm;② 有总体密集度3级的小阴影,分布范围超过4个肺区并有小阴影聚集;③ 有总体密集度3级的小阴影,分布范围超过4个肺区并有大阴影。有上述情形之一者。

所谓肺区是指将肺尖至膈顶的垂直距离等分为三,用等分点的水平线把每侧肺野各分为上、中、下三个肺区。

1、2、3级小阴影是指直径或宽径不超过10 mm 的阴影,大阴影是指肺野内直径或宽径大于10 mm 以上的阴影。

所谓密集度是指一定范围内小阴影的数量(应结合肺尘埃沉着病诊断标准片判断)。

病例 146　硅沉着病（二）

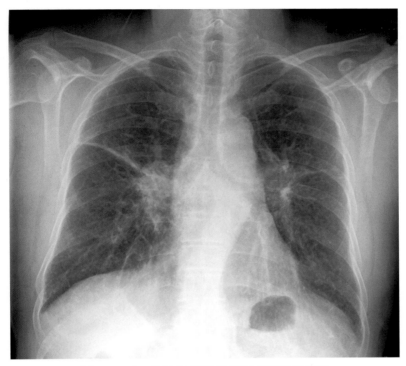

图 3-9-2　硅沉着病（矽肺Ⅲ期）伴肺动脉高压

【病史摘要】　男性,58 岁。粉尘接触史 20 余年,呼吸困难伴咯血半年来医院检查。

【X 线表现】　气管居中。双侧肺门影明显增大、增浓,伴钙化点。双肺纹理增多、增粗,紊乱。双侧中下肺野见数枚高密度小结节状致密影。右肺下叶动脉干增粗,右肺下叶远端纹理呈残根状,左肺下叶纹理呈垂柳状。双侧叶间裂明显增厚。心脏形态大小属正常。双侧肋膈角稍钝。

【X 线诊断】　结合病史,符合双侧硅沉着病（矽肺Ⅲ期）伴肺动脉高压表现。

【评　　述】　本病例后行肺动脉 CT 血管造影,发现肺门肿块非单纯肿大淋巴结,而是双侧肺门部矽结节合并肿大淋巴结、纤维化后形成肿块,包裹了双侧肺门大血管,形成肺动脉高压,虽然周围肺野内矽结节较少,故诊断硅沉着病（矽肺Ⅲ期）伴肺动脉高压。

第十节　其他原因肺疾病

病例 147　肺结节病

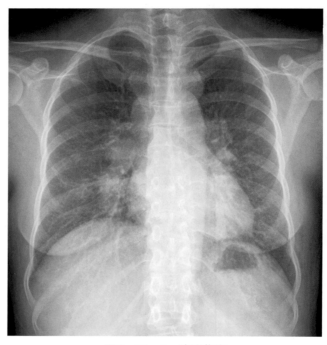

图 3 - 10 - 1　肺结节病

【病史摘要】　女性,56 岁。体检时发现双侧肺门增大,追问病史,偶有胸闷不适。

【X线表现】　气管居中。双侧肺门增大、增浓。增大的肺门周围可见斑片条索影。心脏形态大小属正常。右侧中纵隔增宽。双侧肋膈角锐利。

【X线诊断】　双侧肺门及右侧气管旁淋巴结肿大,结节病可能性大。

【评　　述】　结节病属多器官受累的肉芽肿性疾病。发病年龄分布呈双高峰:第一高峰为青年期,第二高峰为 50 岁以上的中年期。女性发病略高于男性。该病病因目前尚不明确。全身以胸内浸润为主,86%～97%存在肺门淋巴结肿大,31%～48%有肺内浸润。结节病的病理学特征性表现是在淋巴管管内或淋巴管周围分布的非干酪样坏死肉芽肿。临床表现缺乏特异性,且部分患者无症状而为偶然体检发现。

目前临床诊断要点:① 多系统临床表现。② 非干酪样坏死肉芽肿病理改变。③ 除外其他肉芽肿性疾病。结节病的典型 X 线胸片表现为右侧气管旁、右肺门及左肺门淋巴结肿大,即 1 - 2 - 3 征;但仅有双侧肺门淋巴结肿大时,呈土豆征。结节病二期肺内弥漫性小结节呈网格影改变亦常见。针对缺乏临床表现的病例,胸片也起到提示作用。此外,胸片分期对了解疾病的严重程度、发展阶段和提示预后方面也都有重要意义。5%～15% X 线胸片表现正常但在组织学上都发现肉芽肿。而 CT 的诊断信息高于胸片 2 倍,更重要的是在有把握的 CT 诊断中,93%和最后结果一致,而胸片中 23%最终证明不准确。因此,相对而言,CT 检查的意义高于 X 线胸片。

结节病需鉴别的疾病有多种,以淋巴结肿大为主的需与淋巴瘤、结核和转移鉴别。而肺内弥漫性小结节表现时需与癌性淋巴管炎、粟粒性结核、过敏性肺泡炎等相鉴别。如前所述,根据淋巴结、肺内小结节的分布、形态等可进行区分。

病例 148 特发性肺间质纤维化

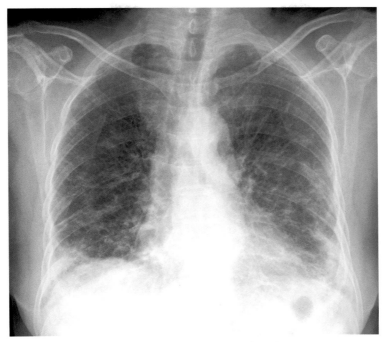

图 3‐10‐2 特发性肺间质纤维化

【**病史摘要**】 女性,53 岁。自觉胸闷 4 个月,咳嗽、胸痛 3 天,活动后胸闷加重,咳少量白痰,无明确发热。体格检查:一般情况可,两肺听诊呼吸音急促、粗糙,两侧下肺部闻及湿啰音,心音正常。

【**X 线表现**】 两侧中下肺野见弥漫性纤维条索状影,以下肺为著,两侧肋膈角处病变有融合趋势,两侧心缘及纵隔面毛糙。心影形态、大小尚属正常范围。

【**X 线诊断**】 两肺特发性肺间质纤维化。

【**评　　述**】 本病(IPF)又称寻常型间质性肺炎(UIP),是特发性间质肺炎中最常见的类型。组织学上,特发性肺间质纤维化的特点是肺实质、间质性炎症,成纤维细胞增生,间质性纤维化和蜂窝状的斑片状不均匀分布,以沿胸膜下为主,且各时相不一。好发年龄为 50～70 岁,男性多见。临床表现为进行性呼吸困难、干咳和乏力。肺功能检查呈中重度限制性通气障碍,肺弥散功能下降。胸片表现与临床表现常不一致。20%～30% 的患者伴有胶原血管性疾病,硬皮病和类风湿性关节炎也较为常见。激素治疗效果差,预后差,病死率高,中位生存期为 3～6 年。X 线胸片最常见表现为肺容积下降,80% 出现肺外周网格影,以背侧和肺基底部最显著。早期两下肺外周见不规则线样或网格状影;晚期两下肺外周见粗网格状密度影或网格结节混杂密度灶;终末期见蜂窝样改变和小囊样透亮影。高分辨率(HR)CT 的典型表现是由肺尖向肺基底逐渐加重和胸膜下区的间质纤维化,包括不规则线样影、网格状改变、牵拉性支气管扩张及大囊性蜂窝等;其他包括代表活动性肺泡炎症的磨砂玻璃密度影,但范围和程度有限。寻常型间质性肺炎/特发性肺间质纤维化最主要的 HRCT 特征是"肺尖‐底分布呈梯度分布"的较严重肺间质纤维化表现。

美国胸部学会(ATS)和欧洲呼吸学会(ERS)提出,在无开胸活检证实时,诊断特发性肺间质纤维化需要符合 4 项主要标准和 4 项次要标准中的 3 项。4 项主要标准包括:① 排除诸如接触有害物质、药物和结缔组织病等已知原因的浸润性肺部。② 肺功能检查有限制性通气异常和气体交换障碍。③ HRCT 见两肺基底部有网状影及少量磨砂玻璃密度影。④ 经支气管活检或支气管灌洗未发现其他疾病证据。4 项次要标准包括:① 年龄 >50 岁。② 起病隐匿的用力性呼吸困难。③ 病程 3 个月或更长。④ 两肺基底部有吸气时的爆裂音。

病例 149 肺泡微石症

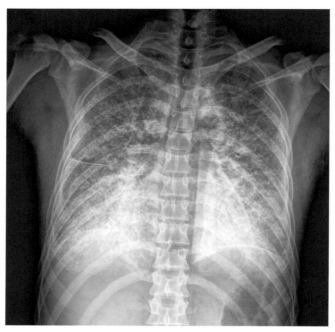

图 3-10-3 肺泡微石症

【病史摘要】 男性,30 岁。呼吸困难 10 年余,进行性加重约 5 年,伴干咳。

【X线表现】 气管居中。双肺野内见弥漫性分布的高密度粟粒状小结节影呈暴风沙样,伴肺纹理增多、增粗,紊乱,呈面纱征。右侧叶间裂,左侧心缘、双侧膈面呈致密高密度线状影。心脏形态、大小属正常。双侧肋膈角显示不清。

【X线诊断】 结合临床,肺泡微石症可能,建议 HRCT 检查及肺穿刺活检。

【评　　述】 本病是一种罕见的、以肺泡内多发微小结石沉积及继发间质纤维化为特征的肺部慢性疾病。病因至今不明,50％～77％有家族发病倾向,均限于同胞之间,考虑为一种常染色体隐性遗传性疾病。另认为与先天性的代谢紊乱及异常刺激或感染导致渗出后钙盐钙化有关。可累及各年龄段,以 30～50 岁居多,性别分布无差异。病理改变主要为无数直径 0.01～3 mm、多为 1 mm 左右的同心圆状钙化小体沉积于肺内,绝大多数存在于肺泡腔内,也可在肺泡壁、细支气管与肺间质内。大体标本切面呈细砂纸状纹理。主要侵犯两中下肺,使病肺变硬,重量明显增加,触之有沙砾感。初期肺泡壁正常,进展期间质纤维化和巨细胞形成使肺泡壁增厚,出现肺气肿和肺大疱,最终导致肺动脉高压和肺源性心脏病,多死于呼吸衰竭。影像学改变明显而临床症状轻微是肺泡微石症的一大特点。疾病呈缓慢进行性发展,病程可达 10～20 年。早期可出现轻度干咳、胸闷,随疾病进展,部分病例可出现气促、咯血、杵状指甚至发绀。肺功能检查结果取决于微结石占据肺泡的多少,一般肺活量与弥散能力可以降低。血生化分析钙、磷均可在正常范围内,偶尔痰内可检出微结石。

　　X线胸片表现:① 病变较轻者,可仅表现两肺散在分布的微小结节,其表现类似含铁血黄素沉着症或尘肺等,易误诊。② 鱼子样或暴风沙样改变,病变从上至下逐渐密集,尤以两肺底部呈一片致密,心缘及膈面被掩盖(即出现心缘消失征)。③ 白肺样表现,两肺中下肺野甚至全肺呈一片白实,肺结构及纵隔缘甚至肋骨均被完全掩盖,见于病情较重者。④ 两肺(尤以中下肺野为著)呈高密度网状影伴散在高密度点状阴影,使整个肺野呈面纱样改变,此型系微结石沉积于小叶间隔等肺间质内较多所致。需鉴别的疾病包括:尘肺、含铁血黄素沉着症、粟粒性肺结核及热带嗜酸性粒细胞增多症等弥漫分布间质结节病变。依据分布特点、结节密度较高、肺内影像学改变与临床症状不符,且病变进展缓慢,随访变化不大,以及缺乏粉尘接触史,血液钙、磷代谢无异常等方面有助于诊断。

病例 150　肺泡蛋白沉积症

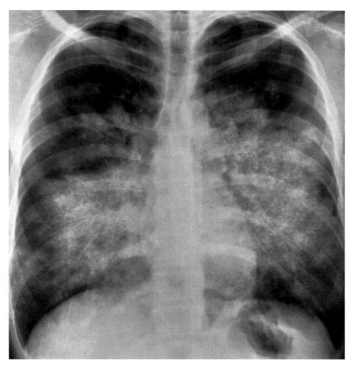

图 3 - 10 - 4　肺泡蛋白沉积症

【病史摘要】　男性,36 岁。干咳,偶尔咯出胶状物约数月余,近感气急、乏力。经肺泡灌洗,灌洗液呈乳白色牛奶样,并有沉积物。过碘酸希夫反应(PAS 反应)呈阳性。

【X 线表现】　气管居中。双肺野中下肺野见大片状边界尚清的致密影,密度不均,以肺野中内带分布为主。心脏形态、大小属正常。双侧肋膈角锐利。

【X 线诊断】　双肺中下肺野大片实变,结合临床,肺泡蛋白沉积症,建议 HRCT 检查。

【评　　述】　肺泡蛋白沉积症是一种以肺泡腔内被过碘酸希夫染色阳性的脂蛋白样物质充盈为特征,伴有邻近间质炎性反应的浸润性肺病。发病机制不明,大多为特发性。发病年龄集中在 30～50 岁(2/3),男性多于女性(4:1)。本病呈现出肺表面活性物质稳态破坏和肺免疫功能损伤的病理生理过程,并与吸烟强烈相关。肺泡腔被 PAS 染色阳性的脂蛋白样物质充盈取代,伴有邻近小叶内及小叶间隔水肿、炎性反应或纤维化。临床症状常较轻或为隐袭性,干咳、活动时呼吸困难相对多见,胸痛、低热、不适感少见。当肺部出现弥漫性结节状病变或类似炎症或肺水肿时,应想到肺泡蛋白沉积症可能,特别是病变发展缓慢,抗生素、糖皮质激素治疗无效时将提示本病。HRCT 对诊断有较大帮助。最特征性的 HRCT 表现是双侧肺内磨砂玻璃样密度影伴有光滑的小叶间隔增厚;磨砂玻璃样密度区域常与正常肺实质区域界线清晰,呈地图状分布。确诊主要通过纤维支气管镜肺活检或肺泡灌洗液 PAS 染色。

肺泡蛋白沉积症以结节样病变为主时,应与弥漫型肺泡细胞癌、肺结节病、肺特发性含铁血黄素沉着症及转移癌相鉴别,但鉴别较困难。然而,结节病常伴有肺门和周围淋巴结肿大,肺特发性含铁血黄素沉着症患者发病年龄较小,一般在 15 岁以下,有反复咯血史,肺部阴影变化较快,在 2～3 天内可明显吸收;肺泡细胞癌和转移癌的发病年龄偏大,经 1～2 个月,病灶数量增多,病灶增大。这些有助于与肺泡蛋白沉积症相鉴别。当病灶类似于肺水肿,但无心脏增大及肺瘀血改变,均不易混淆。病灶类似于大叶型肺炎,但无发热,且变化缓慢,应想到该病。

病例 151　肺组织细胞增生症 X

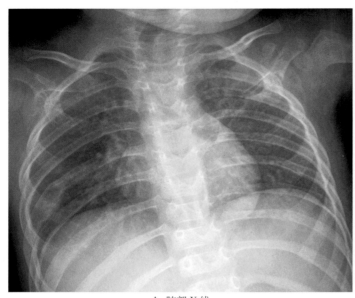

A. 肺部 X 线

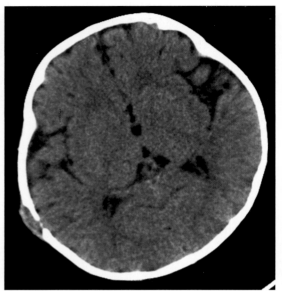

B. 头颅 CT

图 3-10-5　肺组织细胞增生症 X

【**病史摘要**】　女性,2 岁。间隙性发热 8 天,有咳嗽、流涕。

【**X 线表现**】　气管居中。双肺中下野纹理增多、增粗,两肺散在斑片状致密影。心影形态、大小属正常。右侧第 6 后肋增粗,局部骨质破坏(同一患者头颅 CT 显示右侧颞骨局部骨质破坏)。

【**X 线诊断**】　肺组织细胞增生症 X 可能性大。

【**评　　述**】　本病为组织细胞浸润网状内皮系统所致,包括勒雪病、韩-雪-柯病及嗜酸性肉芽肿三种病。可浸润骨、肝、脾、淋巴结及肺。勒雪病多累及肝、脾,其次为肺,骨受累较少见。韩-雪-柯病、嗜酸性肉芽肿主要累及骨骼。勒雪病发病急、病程短,多见于婴儿,以发热和肝脾大及皮疹为特征。韩-雪-柯病可发生于儿童及青年,呈慢性过程。临床三大症状是突眼、多饮多尿及膜样化骨破坏。嗜酸性肉芽肿多见于成人,骨质破坏可发生在骨骼的任何部位。常见症状为慢性咳嗽和轻度呼吸困难,如未并发感染,一般情况下无痰,可有胸痛,当肺囊泡破裂时发生自发性气胸,部分患者可有轻中度发热、咯血、夜汗、食欲减退、体重减轻,也有少数发生骨损害及尿崩症等。

　　肺部 X 线表现的病理基础是组织细胞浸润肺间质。X 线胸片可表现为双肺下野或中下野肺纹理增粗,网状及粟粒状或小结节阴影多见。早期以细胞浸润为主,晚期可发展为肺间质纤维化,并可出现蜂窝肺。

　　本病的 X 线影像缺乏特征性,应与肺淋巴管平滑肌瘤、结节病、特发性间质纤维化、肺泡细胞癌等鉴别。肺淋巴管平滑肌瘤病好发于育龄期妇女,影像学上表现为全肺均匀分布、大小不等的薄壁囊肿,较有特征性。肺结节病与肺组织细胞增多症的呼吸道症状与全身症状都十分轻微或无症状,两者早期均有自行缓解或痊愈的可能,两者虽为弥漫性阴影,但胸部结节病绝大多数有两侧对称性肺门淋巴结肿大,且其他脏器常同时受累,如有皮肤和浅表淋巴结受累,活检即可诊断。特发性间质纤维化(IPF)与肺组织细胞增多症两者都为局限于肺部的疾病,但临床症状和预后迥然不同,两者都有弥漫性阴影,但肺组织细胞增多症早期为小点、片状阴影混杂,分布比较均匀,纤维化程度较轻,肺体积无明显缩小;而 IPF 阴影首先出现在中下肺野外带,病变集中在中下肺,使下肺缩小,肺门下降并向纵隔靠拢,病变持续加重,晚期形成蜂窝肺,肺体积明显缩小,膈肌上抬。肺泡细胞癌早期临床症状亦很轻微,随病情发展可出现咳嗽、咳大量白色泡沫痰、呼吸困难,阴影早期可发生在一侧肺,然后逐渐向对侧发展,而肺组织细胞增多症开始即为对称性阴影,阴影虽多,但临床症状轻微,肺泡细胞癌痰中可找到癌细胞。

由于本病的肺部病变经过缓慢,可持续数年不见吸收,一般没有纵隔肺门淋巴结肿大征象,故患者也可无呼吸道症状或症状轻微而不能引起重视,肺部无阳性体征,而仅于胸部 X 线检查时发现,实验室检查无帮助,常为正常值,部分患者白细胞增高,中性粒细胞增多,嗜酸粒细胞很少能在血液中发现,免疫学检查可正常。当患者出现上述病史、实验室检查及胸部 X 线影像时,应想到本病的可能,及时行肺组织活检。

病例 152　急性呼吸窘迫综合征

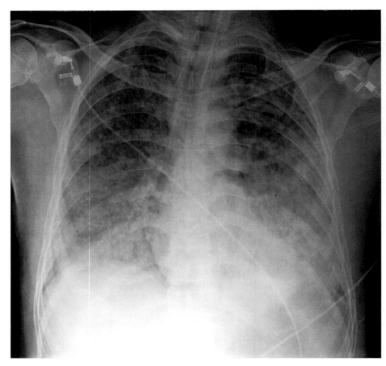

图 3 - 10 - 6　急性呼吸窘迫综合征

【病史摘要】　男性,45 岁。发热 3 天后出现呼吸困难,伴烦躁不安。体格检查:呼吸急促,35 次/分,胸部可闻及满肺湿啰音。动脉血氧分压 6.5 kPa。

【X 线表现】　气管居中。双肺野内满布小斑片状密度增高影,中下肺野大片状融合。左心缘被遮挡,显示不清。双侧膈面及肋膈角模糊。

【X 线诊断】　急性呼吸窘迫综合征。

【评　　述】　急性呼吸窘迫综合征(acute respiratory distress syndrome,ARDS),是指临床各科多种原发疾病在抢救或医治过程中发生的急性、进行性、缺氧性呼气困难。常见原因有:① 休克,感染性、出血性和过敏性休克。② 严重外伤,多发性骨折、内脏破裂、烧伤等。③ 严重感染,细菌性、病毒性感染。④ 其他原因,如脂肪栓塞、胃液吸入、毒气吸入、药物中毒、体外循环术后等。X 线表现随发病时间不同而变化,可分为 4 期:① 早期,在发病 12～24 小时内,双肺纹理增多、增粗、模糊,可伴有小斑片状阴影。② 中期,在发病后 1～3 天,肺内出现斑片状和大片状融合阴影,多数为双肺分布,少数发生在一侧,外带病变常比内带严重。③ 晚期,在发病 3 天以后,双肺广泛分布片状阴影,但肺组织晚期实变时,双肺普遍变白,心影轮廓消失,故这种改变称为白肺,是诊断该病的重要征象。④ 恢复期,在发病 7 天后,X 线阴影逐渐消失,少数患者可出现肺纤维化,诊断本病必须与病史、临床表现及血气分析相结合,并须除外心源性和非心源性肺水肿。

病例 153　肺淋巴管肌瘤病

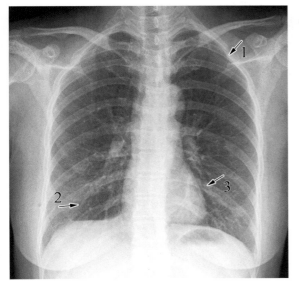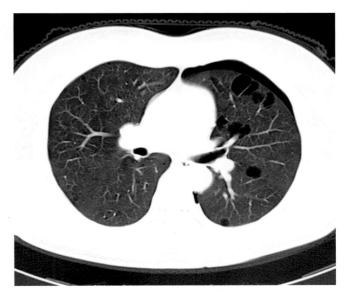

图 3 - 10 - 7　肺淋巴管肌瘤病

【病史摘要】　女性，45 岁。突发左侧胸痛、胸闷 1 天，近 5 年来多次气胸史。

【X 线表现】　气管居中。左上侧胸腔内可见压缩的肺边缘及弧形无肺纹理结构带（箭头 1），左肺压缩 10% 左右；双肺野内纹理清晰，双下肺野内带见类圆形边界不清的透亮影（箭头 2、3）。心影形态、大小属正常。左侧肋膈角稍钝，右侧锐利。同一患者胸部 CT 显示左侧少量气胸，两肺内见多发、散在肺气囊影，以左肺明显。

【X 线诊断】　左侧气胸；双肺多发气囊影；结合临床，淋巴管肌瘤病不除外。

【评　　述】　本病例经胸腔镜活检证实。淋巴管肌瘤病是一种罕见性原因不明的疾病，好发于女性，尤以 17～50 岁妇女最常见，累及肺内外。有研究认为肾脏的发病早于肺部 4～9 年，但多数患者以肺内改变为主。具体发病机制尚不明确，推测与性激素有关。另报道结节性硬化症（TSC）女性伴发肺淋巴管肌瘤病比例可高达 34%，且两者基因变异存在一定联系，故认为淋巴管肌瘤病是 TSC 的一种顿挫型，究竟两者关系如何仍有待研究。

　　淋巴管肌瘤病基本病理特征为淋巴管、小血管、小气道及其周围类平滑肌细胞的进行性增生，形成显微镜下结节，引起局部管腔结构的狭窄或阻塞。在肺内小气道因增生结节引起细支气管活瓣性阻塞，空气滞留，远端肺泡扩大融合而成，形成囊腔性病变。肺小静脉阻塞造成肺水肿、肺出血及含铁血黄素沉着。淋巴管或胸导管增厚、阻塞引起淋巴回流障碍，淋巴管破裂而致乳糜胸、腹水；同时伴有肺门、纵隔及后腹膜淋巴结肿大，还可出现纵隔、腹腔、后腹膜淋巴管瘤。而腹、盆腔异常表现发生率据统计高达 76%，表明该病属多部位受累疾病。大多数病例有呼吸困难、气胸和（或）咳嗽。从出现症状到确诊的间隔时间通常为 3～5 年。在病程中，80% 的病例发生气胸，30%～40% 出现血色痰或间歇性咯血。几乎全部病例都有肺功能异常。X线胸片往往难以显示肺的多发小囊状透亮影特征，表现为网状、网状结节状、粟粒和蜂窝等，50% 的病例有气胸的 X 线证据。本病例双侧肺底部可见两个融合性大的类圆形透亮影。胸部 HRCT 是明确该病的主要方法。HRCT 特征性表现为两肺广泛分布的小囊状低密度影。囊壁多＜ 3 mm，囊腔间组织相对正常。随病程进展，囊状影有增大、增多趋势，部分融合成类肺大疱状。当胸膜下囊腔破裂时，可导致气胸。当囊腔间肺组织出现磨砂玻璃样密度影时，可能代表出血区。由于腹部改变并非少见，建议对怀疑淋巴管肌瘤病的患者常规行腹部及盆腔增强 CT 检查。

　　影像学上需鉴别的疾病包括小叶中央型肺气肿、组织细胞病 X、结节性硬化症等。当年轻、育龄期妇女肺内出现多发囊状空腔性病变,伴有呼吸困难时,应考虑到肺淋巴管肌瘤病可能。而肺气肿多发生于老年患者,且多伴有慢性支气管炎表现及牵引性支气管扩张,可资鉴别。其他需鉴别的两种疾病,较肺淋巴管肌瘤病更罕见,HRCT结合其他系统特征性表现可资诊断。

第十一节 胸膜病变

病例 154 胸腔积液（一）

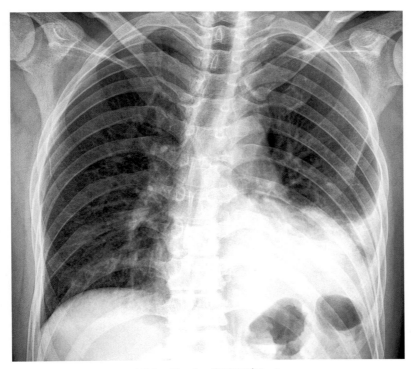

图 3-11-1 胸腔积液（一）

【病史摘要】 男性,30 岁。持续性胸痛 3 个月,伴头昏、乏力,并时有盗汗。体格检查:左侧呼吸运动减弱,语颤减低,左下肺叩诊实音,听诊左下肺呼吸音消失,右下肺呼吸音减弱。

【X 线表现】 气管居中。左中下肺野见大片状致密影,上缘外高内低,余肺野清晰。纵隔无明显移位。心影形态、大小属正常。左侧膈面、左侧肋膈角消失;右侧膈面、肋膈角正常。

【X 线诊断】 左侧胸腔积液(中等量)。

【评　述】 胸腔积液是胸腔内液体溢出的积聚。产生的病因各异,可以是结核性、化脓性、肿瘤性、外伤性,或由心肾疾病所致。液体的性质不一,可以是渗出液、漏出液、脓液、血液、乳糜液或混合性液体。X 线诊断只能确定积液的部位和程度,一般不能确定其性质。根据临床病史、超声检查可与肺不张、肺炎及胸腔内巨大肿瘤等鉴别。

病例 155 胸腔积液(二)

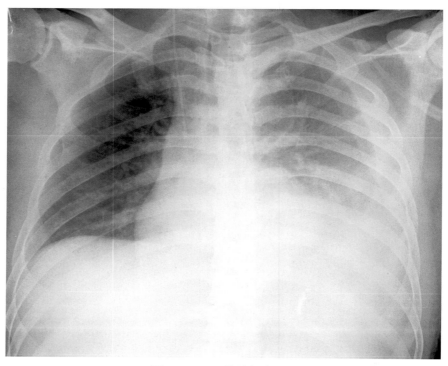

图 3-11-2 胸腔积液(二)

【病史摘要】 男性,30 岁。发热、胸痛 1 周,胸闷、气促 1 天入院。体格检查:左侧胸廓饱满,呼吸运动减弱,语颤减低,叩诊实音,听诊呼吸音消失。

【X线表现】 气管向右侧移位。左侧胸腔见大片密度均匀的致密影,充满整个左侧肺野。右侧肺野清晰。纵隔向右侧移位。心影形态、大小因左心缘被遮盖,无法判断。左侧膈面及肋膈角消失,右侧肋膈角变钝。

【X线诊断】 左侧大量胸腔积液。

【评 述】 胸腔积液包括游离性和包裹性积液。游离性胸腔积液:少量(200~300 ml)积液时因重力关系,液体常积于胸膜腔最低处的肋膈角,侧位胸片后肋膈角变钝,胸片肋膈角变钝,呈一楔状致密影。中等量积液时正位胸片可见下半肺野大片密度均匀的致密影,正常膈肌弧线影消失。其上缘呈一抛物线状,其外侧高于内侧,弧线由外上方倾斜向内下方,侧位胸片可见积液致密影上缘呈前后胸壁高而中央凹下的弧线。如胸腔积液同时伴有下叶肺不张或肿瘤,则正位片的上缘弧线成为内高外低的相反形态。大量积液时一侧肺野呈广泛大片状致密影,肋间隙增宽,纵隔推向对侧,气管亦向健侧移位,患侧膈肌下降。如有一侧大量积液而纵隔无移位,需考虑同时有肺不张,或是由于纵隔固定之故。

病例 156 气胸

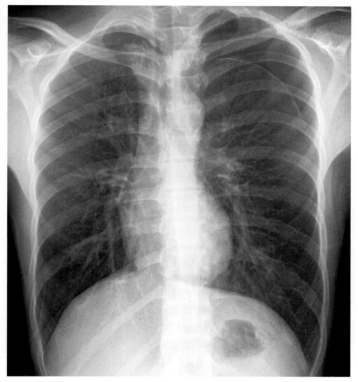

图 3 - 11 - 3 气胸

【病史摘要】 男性,17 岁。左侧胸痛 6 小时入院。体格检查:左肺呼吸音减低。

【X 线表现】 气管向右侧移位。左侧肺野可见肺外带胸壁间狭长透亮带及内缘萎陷肺线样致密边缘。余肺野清晰。心影形态、大小正常。左侧膈面下降,双侧肋膈角锐利。

【X 线诊断】 左侧气胸,压缩<50%。

【评 述】 气胸是因为壁层或脏层胸膜破裂后,空气进入胸膜腔而形成。前者常为胸壁创伤或人工穿刺所致;后者则是肺表面的破损,如接近脏层胸膜的肺大疱、肺气肿破裂以及肺结核或其他肺部感染引起肺组织坏死而使脏层胸膜溃破,有些是突然用力、喷嚏或剧烈咳嗽所致。自发性气胸多见于瘦长体形的年轻人。

病例 157　脓气胸

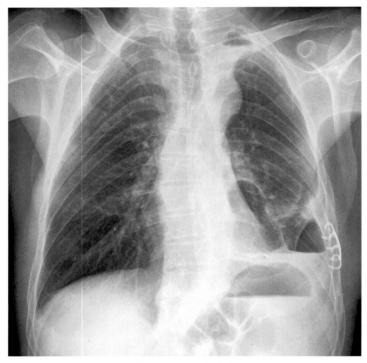

图 3 - 11 - 4　脓气胸

【病史摘要】　男性，63 岁。左下肺癌切除术后 6 天，发热、胸痛 3 天。

【X线表现】　左下肺癌切除术后改变。左侧胸廓缩小，左侧肋间隙略变窄，气管居中，左侧下胸腔见密度均匀致密影紧贴左侧膈肌上及左外侧胸壁，其上部见透亮的气液平。右侧肺纹理清晰。心影形态、大小正常，主动脉迂曲。左膈肌升高，左侧肋膈角消失，左下胸膜增厚，右侧肋膈角锐利。

【X线诊断】　左下肺癌切除术后改变，左侧包裹性脓气胸。

【评　　述】　脓气胸可为肺部炎症，如肺脓肿、肺结核等并发症或胸壁创伤后感染所致。包裹性脓气胸多在肺野外侧，由于具有空腔及液气平，可类似肺内空洞，但包裹性脓气胸的 X 线特点是液平面比较长大，空腔壁则较不明显，缺乏一般肺内脓肿的炎性厚壁，且不受肺叶解剖的限制。又由于脓气胸的壁由增厚的胸膜所构成，故在切线位上空腔的壁总是与胸壁成钝角，而贴着胸壁的肺内脓肿则与胸壁成锐角。

病例 158 液气胸

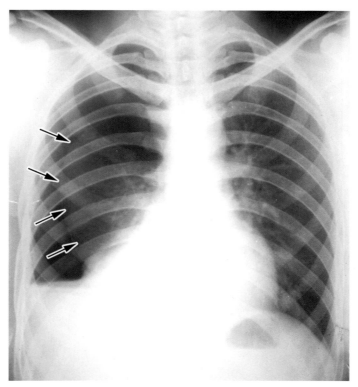

图 3 - 11 - 5 液气胸

【病史摘要】 男性,22 岁。右侧胸痛、呼吸困难 2 天。体格检查:右侧呼吸音减弱,心率 90 次/分,律齐。

【X 线表现】 气管居中。右肺受压向肺门部萎陷,右侧胸腔透亮度增高,压缩的肺边缘与胸廓间可见带状无肺纹理结构区(箭头)。左侧肺野无特殊。心影形态、大小属正常。右侧膈面见液平面,右侧膈面及肋膈角消失,左侧肋膈角锐利。

【X 线诊断】 右侧液气胸。

【评　　述】 胸膜腔内同时有积液和积气者称液气胸。液气胸可以是胸部外伤或术后引起,也可在胸腔抽液时漏进气体而成;气胸时间较久也可引起胸膜渗液。肺脓肿或肺结核灶破入胸膜腔或胸腔积液破向支气管,都可引起支气管胸膜瘘而产生液气胸。X 线见水平状液面,液面上为透亮气体影,内侧为受压萎陷的肺组织,液气胸液面的宽、窄、高、低视空气量及液体量的多少而异。本病例为大量气胸伴中等量积液。

病例 159 胸膜钙化

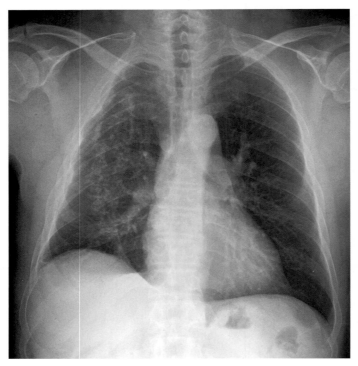

图 3‑11‑6 胸膜钙化

【**病史摘要**】 男性,64 岁。右侧胸膜炎病史,右下胸痛半个月。

【**X线表现**】 双侧胸廓不对称,右侧缩小。右侧肋胸膜大片状钙化致密影,左侧肺野纹理略增多。心影略增大,呈主动脉型,心尖圆隆上翘。双侧肺门影增大。右侧膈肌上抬。右侧肋膈角变钝,左侧肋膈角锐利。

【**X线诊断**】 ① 右侧胸膜增厚钙化。② 心影增大伴肺动脉高压可能,建议心脏超声检查。

【**评   述**】 胸膜腔内有机化的血块或干酪坏死物质等存在时,可有钙盐沉积,形成胸膜钙化。多见于结核性胸膜炎、化脓性胸膜炎及损伤性血胸后。某些尘肺、石棉肺也可有胸膜钙化。X线可表现为点状、片状、条状或聚集成斑片状,或呈包壳状钙化。胸膜钙化常和胸膜增厚及粘连同时存在。胸膜钙化不受肺叶解剖的限制,有时与肺纹理垂直相交,透视下移动体位,钙化影能移出肺野外,并沿胸壁分布。

病例 160　胸膜间皮瘤

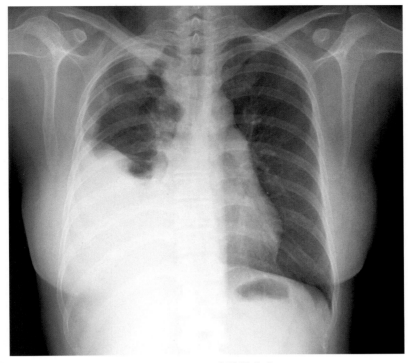

图 3-11-7　胸膜间皮瘤

【病史摘要】　女性,43 岁。右胸发现肿块半年余伴右侧胸痛、胸闷 1 个月余。体格检查:右肺呼吸音低,余无特殊。实验室检查:无特殊改变。

【X 线表现】　气管居中。右侧胸膜见多发结节、肿块状阴影,右侧右下肺野见大片状致密影,上缘外高内低,双侧上肺野内带见多发结节状钙化致密影。余肺野未见明显异常密度影。心影形态、大小属正常。右侧膈面及肋膈角消失,左侧肋膈角锐利。

【X 线诊断】　右侧胸膜多发结节肿块伴右侧胸腔中等量积液,胸膜间皮瘤可能性大。

【评　　述】　本病例经手术证实为右侧恶性胸膜间皮瘤。原发胸膜肿瘤少见,其中最常见的是间皮瘤。间皮瘤可发生于脏层胸膜,也可发生于壁层胸膜,以前者多见。胸膜间皮瘤可发生在胸膜腔的任何部位。间皮瘤可分局限型与弥漫型两种。前者为良性或恶性,后者为恶性。胸膜间皮瘤可发生于任何年龄,但以 40～60 岁最多,男性多于女性。弥漫型胸膜间皮瘤是恶性肿瘤,和石棉肺(接触石棉粉尘)有密切关系。病理上,整个胸膜明显增厚,呈灰白色,表面高低不平,有大小不一的结节肿块,常伴有血性渗液。临床上局限型多无明显症状,偶有胸痛;伴有大量胸腔积液时,还可有胸闷、气短、杵状指。局限型胸膜间皮瘤 X 线表现为与胸壁邻接的、边缘光滑整齐的孤立性圆形或卵圆形软组织肿块;有时呈轻度分叶,但较少见。由于肿瘤来自于胸膜,故在检查时应详细地从各个不同位置进行观察,才能明确肿瘤和胸膜的关系。局限型胸膜间皮瘤也偶尔伴有胸水。弥漫型胸膜间皮瘤 X 线表现为一侧肺广泛的致密影,纵隔可向对侧移位或因肿瘤的侵入而粘连固定并无移位;肋间隙常增宽;纵隔边缘及胸廓外带胸膜极度增厚如阔带状,其表面高低不平,有多发性大小不一的圆形或半球状肿块影。晚期恶性间皮瘤可侵蚀胸壁肋骨,导致肋骨破坏及病理性骨折。

局限型胸膜间皮瘤需与周围型肺癌相鉴别,后者邻近胸膜者可示肿块和胸膜关系密切,但肿块边缘常不光整而有细小毛刺,且轮廓常呈分叶状改变,而局限型胸膜间皮瘤边缘光滑。

第十二节　纵隔疾病

病例 161　胸骨后甲状腺肿

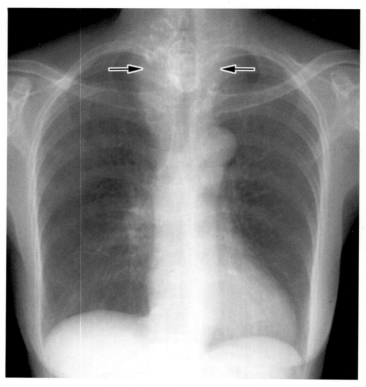

图 3-12-1　胸骨后甲状腺肿

【病史摘要】　女性,70岁。腹胀2年,入院常规检查,X线正位发现上纵隔增宽。体格检查:一般情况可,甲状腺肿大,心肺无明显异常。

【X线表现】　气管居中。双肺野内未见明显异常密度影。上纵隔双侧增宽,见软组织肿块影,并偏向右侧,向上延伸至颈部(箭头)。其间见团块状高密度钙化影。心脏大小、形态属正常。双侧肋膈角锐利。

【X线诊断】　胸骨后甲状腺肿。

【评　　述】　胸骨后甲状腺肿是前纵隔常见的肿瘤,位置偏高,多数偏向纵隔的一侧,上端与颈部软组织影相连,常常压迫气管并使之移位甚至狭窄,出现呼吸困难。有时可见肿瘤内斑点状、片状钙化。

病例 162　恶性胸腺瘤

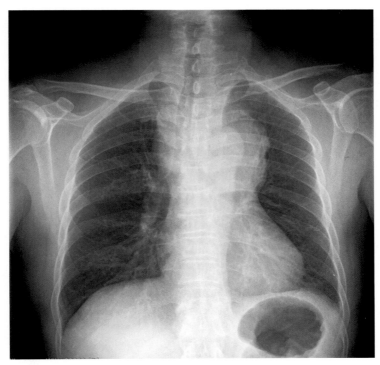

图 3-12-2　恶性胸腺瘤

【病史摘要】　男性,56 岁。胸闷、咳嗽 1 个月余。

【X 线表现】　气管略向右侧移位。双肺野较清晰。上、中纵隔向双侧增宽,见一巨大团块影,左侧边缘见弧线钙化。心影形态、大小属正常。双侧肋膈角锐利。

【X 线诊断】　中、上纵隔肿瘤,恶性胸腺瘤可能性大。

【评　　述】　本病例手术切除后证实为恶性胸腺瘤。胸腺瘤是最常见的纵隔肿瘤之一,是一组来源于不同胸腺上皮细胞、具有独特临床病理特点和伴有多种副肿瘤症状的疾病。起源于胸腺上皮细胞或淋巴细胞的胸腺瘤最为常见,占胸腺瘤的 95%,重症肌无力多与其相关。病理学上胸腺瘤以占 80% 以上细胞成分为名称,分为上皮细胞型和上皮细胞淋巴细胞混合型。单纯从病理形态学上很难区分良性或恶性胸腺瘤,根据临床表现,手术时肉眼观察所见和病理形态特点,以侵袭性和非侵袭性胸腺瘤分类更为恰当。但习惯上常称为良性和恶性胸腺瘤。胸腺瘤呈圆形或椭圆形阴影,位于前上中纵隔大血管前方,可向下伸延。侧位胸片可见胸骨后方半球状肿块影,边缘光整或呈分叶状。5%~10% 的胸腺瘤可含钙化点,部分胸腺瘤可发生囊性变。胸腺瘤常需与先天性皮样囊肿及畸胎瘤、淋巴瘤和胸骨后甲状腺肿鉴别。

病例 163　畸胎瘤

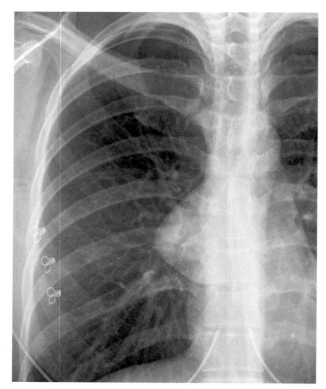

图 3‐12‐3　畸胎瘤

【病史摘要】　女性,27 岁。体检时发现纵隔肿瘤 7 年。

【X线表现】　中纵隔主动脉下方一软组织密度的三角形块影,其密度均匀,边界清晰,张力较低。

【X线诊断】　右侧纵隔肿瘤,以囊性畸胎瘤可能性大。建议 CT 检查。

【评　　述】　本例患者肿块阴影位于中纵隔。与纵隔关系密切,肿块大部分位于纵隔内,故肺内肿块可不考虑。肿块呈三角形,张力较低,故考虑囊性病变。患者年纪轻,故考虑囊性畸胎瘤可能性大。

畸胎瘤属前纵隔肿瘤,常见的还有胸内甲状腺肿和胸腺瘤。胸内甲状腺肿位置较高,通常位于前纵隔上部、胸廓入口处,部分患者颈部亦可摸到肿大的甲状腺。至于胸腺瘤,因其与畸胎瘤发生部位和形态都较相似,鉴别诊断有时很困难。看到肿瘤内有骨骼影或牙齿高密度影,可明确诊断为畸胎瘤。

病例 164　支气管囊肿

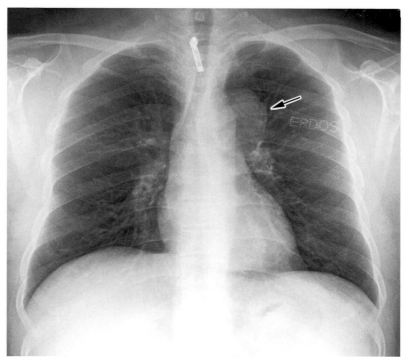

图 3‑12‑4　支气管囊肿

【病史摘要】　男性,40 岁。因发热 3 天摄正位胸片。体格检查:无特殊。

【X线表现】　气管略向右侧移位,左侧主支气管受压,略向下移位。左肺上中野内带与纵隔交界处见密度均匀的类圆形致密影,边界清晰,无明显分叶,未见钙化。余双侧肺野清晰。心脏形态、大小属正常。双侧肋膈角锐利。

【X线诊断】　左侧肺野与中上纵隔交界处占位,支气管囊肿可能。

【评　　述】　支气管囊肿是中纵隔少见的先天性发育异常疾病,是前肠源性囊肿的一种。以 10 岁以下儿童最多见。支气管囊肿以发生于气管旁、隆突下及肺门处多见,发生于食管旁及前纵隔少见,位于后纵隔及叶间裂者罕见。多无症状,但一旦囊肿与支气管相通,则有继发感染的症状(发热、咳嗽、咯血)。支气管囊肿一般不与气管相通,内含黏液样液体,囊壁见与支气管壁结构相似的柱状上皮细胞及软骨组织是其组织学特征。

影像学上表现为单个或多个圆形囊肿影(直径 3～6 cm),密度均匀,边缘光滑,位于气管、主支气管或肺叶支气管旁,在中纵隔或稍靠后的区域。囊肿可随吞咽动作而上下移动,张力低时,贴附于气道部分变扁;张力高者,气道可受压变扁、移位。囊肿如和支气管相通,则囊肿内出现薄壁气泡及液平面。前纵隔支气管囊肿需与囊性畸胎瘤及胸腺瘤囊变鉴别。囊性畸胎瘤的 X 线特征是可见囊壁钙化,并在肿瘤影内见有致密的牙齿及小骨块高密度影。胸腺瘤囊变仅依靠 X 线难以与支气管囊肿鉴别。CT 检查时,可发现囊变的胸腺瘤壁较支气管囊肿厚,且增强后有强化。发生于后纵隔支气管囊肿需与神经源性肿瘤鉴别。神经源性肿瘤以神经鞘瘤最多见,相对特征性 X 线表现是继发性邻近椎体或肋骨压迫下骨质缺损改变及椎间孔扩大,可资鉴别。CT 检查还可发现囊变的神经鞘瘤壁稍厚及增强后强化。

病例 165　淋巴瘤

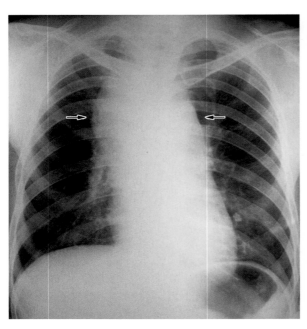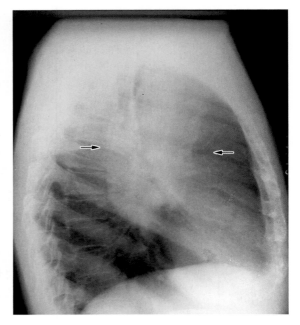

图 3-12-5　淋巴瘤

【病史摘要】　男性,58 岁。胸闷、气急伴发热、消瘦 3 个月余。

【X线表现】　气管下段受压变扁。左肺下野内带见结节状高密度致密影。余肺野内未见明显异常密度影。中上纵隔明显向双侧增宽,中上纵隔及双侧肺门见软组织密度影。双侧肋膈角锐利。

【X线诊断】　中上纵隔肿瘤,淋巴瘤可能性大。

【评　　述】　本病例经穿刺活检证实为淋巴瘤。淋巴瘤按其病理可分为:霍奇金病及非霍奇金病。胸内淋巴瘤以霍奇金病多见,约占 2/3。霍奇金病的发病年龄有两个高峰期,第 1 个出现在 20～30 岁,第 2 个出现在 60～80 岁。非霍奇金病主要发生在青少年,其次是老年人。纵隔淋巴瘤是全身性淋巴瘤的一部分,差别是病变的出现先后不同而已。胸内淋巴结肿大多位于中纵隔及肺门区域,前纵隔及隆突下淋巴结也可累及。病变以双侧性为主,少数为单侧性。肿大的淋巴结群多融合成团块。临床上有发热、消瘦、贫血,肝、脾可大,并有明显纵隔压迫症状。两上纵隔(右侧多于左侧)及两肺门区有巨大的肿大淋巴结影向两侧纵隔突出,边缘呈分叶状或波浪状。心包、胸腔可出现积液。肿大的淋巴结常相互融合成块,边界清楚,如侵及邻近胸膜肺组织,边缘可模糊。淋巴瘤对放射治疗极为敏感,治疗后纵隔肿块影可明显缩小,甚至完全消失,临床症状亦迅速缓解。淋巴瘤需和纵隔淋巴结结核或结节病鉴别,后者的淋巴结肿大一般较小,堆集的各个淋巴结可以辨认,不像淋巴瘤融合成巨大团块。

病例 166　心包囊肿

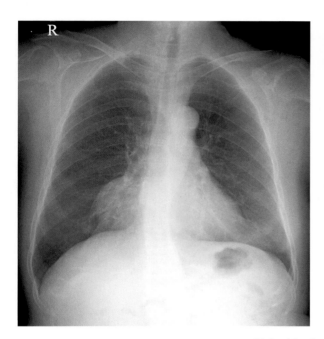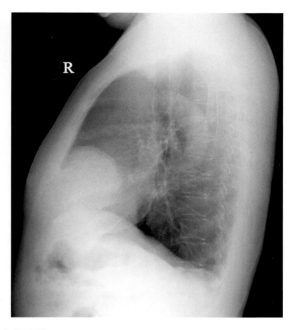

图 3 - 12 - 6　心包囊肿

【病史摘要】　女性,64 岁。体检时发现右侧心膈角占位。自觉无明显不适。体格检查:无特殊。超声心动图检查:心包囊肿。

【X 线表现】　气管居中。双侧肺野清晰。心脏形态、大小属正常。右侧心膈角区见类椭圆形致密影,密度均匀。侧位片示病灶偏前,与心影重叠。双侧肋膈角锐利。

【X 线诊断】　右侧心膈角区占位,心包囊肿可能性大。

【评　　述】　本病例经手术证实为心包囊肿。间皮囊肿也称为胸膜心包囊肿,可能为先天性畸形,在体腔发育过程中形成。发生于心包膜部分者,通常称为心包囊肿,离开心包膜者即纵隔胸膜囊肿。心包囊肿较多见,常无症状,多为 X 线检查时偶然发现。多发生于心膈角区,右侧较左侧多见,亦可发生于心包其他部分。圆形或椭圆形阴影,直径大小多为 3～6 cm,密度均匀,边缘光滑,与心脏影不能分开,在深呼、吸气情况下,囊肿可出现大小与形态上的动态变化,有伸长或变圆的改变,透视下观察更为清晰。如囊内液体稠厚,或囊包膜增厚,周围有粘连,囊肿不易出现动态变化。CT 检查发现为囊性,增强后囊壁无强化,可确诊。

病例 167　神经源性肿瘤

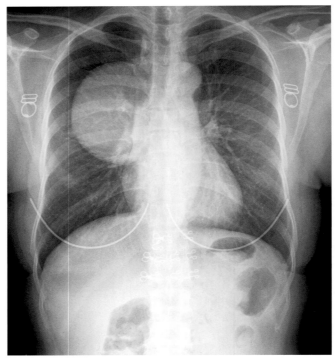

图 3‑12‑7　神经源性肿瘤

【**病史摘要**】　女性,48 岁。常规 X 线体检时发现右肺巨大占位。体格检查:无明显特殊。

【**X 线表现**】　气管居中。右肺中野内带与纵隔交界处见一巨大椭圆形致密阴影,直径大小约 8 cm,密度均匀,长轴呈纵向,内侧紧贴脊柱,阴影后方可见正常分布的肺血管影。余肺野内未见明显异常密度影。心影大小、形态正常。双侧肋膈角锐利。

【**X 线诊断**】　右侧纵隔占位,来源于纵隔的肿瘤(后纵隔神经源性肿瘤)较右肺来源的肿瘤可能性大。建议胸部 CT(平扫+增强)检查。

【**评　　述**】　本病例手术确诊为来源于右侧后纵隔的神经鞘瘤。神经源性肿瘤在纵隔肿瘤中最常见。纵隔神经源性肿瘤 90% 发生于后纵隔。病理上良性神经源性肿瘤分神经鞘瘤、神经纤维瘤和节细胞神经瘤。其中来源于脊神经及肋间神经近椎间孔段的神经鞘瘤或神经纤维瘤较多见,其次有来自交感神经的神经节细胞瘤。良性神经源性肿瘤生长缓慢,多无自觉症状。恶性神经源性肿瘤包括恶性神经鞘瘤、节神经母细胞瘤和交感神经母细胞瘤。神经源性肿瘤可发生于任何年龄段,但以青年人发病率最高。成年人以神经鞘瘤和神经纤维瘤多见。儿童多见节神经母细胞瘤及神经母细胞瘤。

纵隔神经源性肿瘤多表现为单侧后纵隔脊柱旁沟内圆形或椭圆形致密影(直径小的 3~4 cm,大的可达10 cm),分叶征少见。也可呈较长而扁的椭圆形,紧贴于脊柱旁,或近似长扁而角钝的三角形,长的一边紧贴于脊柱旁,这类肿瘤多数为节细胞神经瘤。密度均匀,边缘光滑,侧位胸片上肿瘤阴影的后缘多重叠于脊柱的椎间孔,上中纵隔较下纵隔多见。肿瘤通常为单个,少数可于同侧纵隔多发或双侧纵隔多发。绝大多数无钙化表现,少数可见斑点状钙化。哑铃状肿瘤常使邻近椎间孔及肋间隙扩大。肋骨后端或椎体椎弓根有受压骨缺损改变是其相对特异性征象,因此需重视胸椎摄片。但如果邻近无骨质改变,对排除神经源性肿瘤也没有意义。起源于迷走神经、喉返神经及肋间神经的神经鞘瘤可位于中纵隔或前纵隔。良性和恶性神经源性肿瘤都可并发胸腔积液。CT 检查,并行矢状位或冠状位多平面图像重组(MPR)可更好显示肿瘤的位置和起源。

　　总之,如果在胸片上看到一个后纵隔的边界锐利的圆形肿块,同时有脊柱骨质改变,则神经源性肿瘤的诊断基本上可以确定。中纵隔及前纵隔偶尔也发生神经源性肿瘤,如起源于神经纤维瘤,可位于上纵隔气管旁。另一方面,少数其他肿瘤及肿瘤样变如纤维瘤、食管囊肿、血管源性肿瘤等也可见于后纵隔。

病例 168 后纵隔海绵状血管瘤

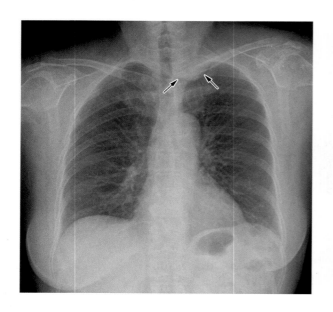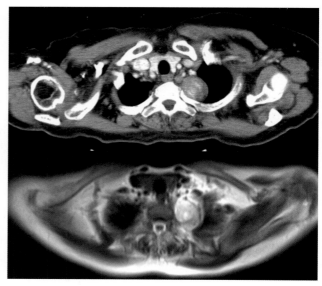

图 3 - 12 - 8 胸部 X 线和 CT 增强扫描

【**病史摘要**】 女性，65 岁。体检发现纵隔肿瘤 1 周。

【**X线表现**】 双侧胸廓对称。气管居中。左肺尖区见类椭圆形致密影，境界清晰，直径大小约 3.3 cm（箭头）。余肺野内未见明显异常密度影。心脏大小属正常。双侧肋膈角锐利。

【**X线诊断**】 左肺尖区肿瘤，来源于肺、纵隔、胸膜及左侧锁骨上软组织均可能，建议侧位胸片及胸部增强CT 检查。

【**评   述**】 本病例经手术切除后病理学检查证实是纵隔海绵状血管瘤。纵隔血管瘤是一种血管发育异常的纵隔疾病，少见，占纵隔肿瘤的 0.5% 以下。通常发生于年轻人，约 75% 见于 35 岁以下，无明显性别差异。好发于前纵隔，后纵隔次之，中纵隔罕见。患者通常无临床症状，为体检或偶然发现，但亦可出现咳嗽、胸痛、呼吸困难、声音嘶哑、吞咽困难等，为肿瘤压迫、侵犯邻近组织、器官所致。组织学上，血管瘤瘤体内血管间隙扩大，被覆扁平化的立方上皮细胞，间质内可伴有脂肪、黏液及纤维组织。根据镜下血管间隙的大小，可分为毛细血管型血管瘤、海绵状血管瘤及静脉型血管瘤。>90% 的纵隔血管瘤为毛细血管型或海绵状血管瘤。纵隔血管瘤术前诊断困难，多为类圆形或分叶状肿块，边界常较清晰，与周围结构分界清晰。静脉石是其相对特征性影像学表现，>10% 的患者可见于 X 线检查。CT 平扫多为不均匀性低密度，其内见钙化或静脉石。钙化以点状更常见，但需与畸胎瘤或软骨肿瘤内钙化相鉴别。本病例 X 线及 CT 检查瘤内均未见静脉石或钙化。CT 增强扫描表现依赖于瘤内间质组成及血管腔内血栓形成情况，多强化明显，且以中央区为主。本病例 CT 增强后即见此典型表现。动态增强可见延迟及持续性强化。静脉型血管瘤瘤体内还可见引流静脉。部分纵隔海绵状血管瘤亦可强化不明显。MRI 特征性表现是 T_2WI 明显高信号，T_1WI 多为不均匀等低信号。本病例半傅立叶采集单次激发快速自旋回波 T_2 加权序列（HASTE - T_2WI）呈典型高信号，肿瘤边缘尚可见弧线状低信号，CT 增强后对应区域强化低于中央区，推测系引流小静脉。血管瘤非纵隔常见肿瘤，尚需排除淋巴瘤、畸胎瘤及神经源性肿瘤等后再考虑诊断。

第十三节　膈疝

病例 169　创伤性膈疝

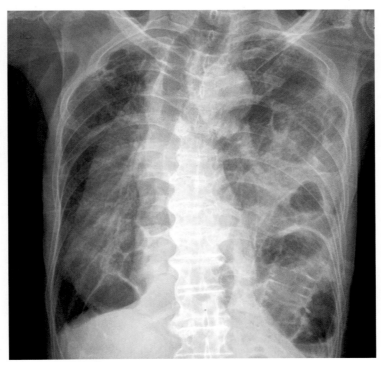

图 3 - 13 - 1　创伤性膈疝

【病史摘要】　男性,76 岁。有跌伤病史。现感腹痛、腹胀、恶心、呕吐。

【X 线表现】　双侧胸廓对称。气管向右侧扭曲。左侧胸腔、原纵隔位置及部分右侧胸腔见大量充气消化道影,心脏、纵隔影向右侧移位。右侧肺尖见小斑片状致密影。心影大小、形态无法判断。右上侧胸膜增厚,右侧肋膈角变钝,右侧膈肌变平。左侧膈面及肋膈角消失,膈下未见明显胃泡影。

【X 线诊断】　左侧创伤性膈疝。右肺尖陈旧性结核伴右上胸膜增厚。

【评　　述】　本病系胸部穿刺伤或严重挤压伤引起膈肌撕裂性缺损所致。常见于左侧,腹腔内脏包括胃小肠网膜等,均可经膈肌破裂口突入胸腔内,一般无真正的疝囊存在,疝入物多为肠管。正侧位胸片可见膈上胸腔(中下肺野)有大小不一、密度不均的致密阴影,内含有气泡及液平面。用口服钡餐造影进一步检查,采用仰卧或俯卧头低位观察,上腹部可加压或让患者咳嗽,多轴观察、摄片可获确诊。若合并血胸,X 线检查易漏诊。

病例 170　食管裂孔疝

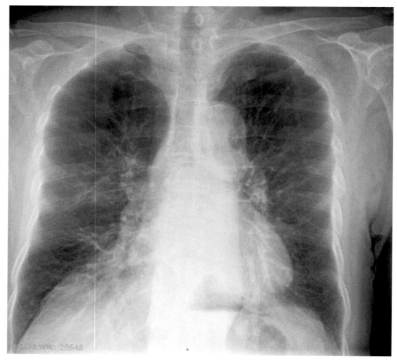

图 3‑13‑2　食管裂孔疝

【病史摘要】　男性,86 岁。因"慢性支气管炎伴感染急性发作"1 周入院。体格检查:双肺呼吸音略降低,可闻及干、湿啰音。

【X线表现】　气管居中。双肺纹理增多、增粗、紊乱,双侧肺门影增大,右下肺动脉干增粗。心影增大,呈主动脉型,心尖向左下移位。主动脉迂曲、增宽。心影后方见长条状致密影,约平腰 1 椎体水平见气液平。右侧部分膈面抬高。右侧肋膈角稍变钝,左侧肋膈角锐利。

【X线诊断】　① 心影后致密影伴气液平,食管裂孔疝可能性大。② 结合病史,符合双肺慢性支气管炎、肺气肿、肺动脉高压。③ 心影增大,高血压性心脏病可能性大。④ 右侧膈肌局部膨升。

【评　　述】　先天性膈疝见于横膈的天然裂孔处(如食管裂孔),由于裂孔松弛薄弱、闭合不良,导致腹内脏器穿过裂孔进入胸腔所致。食管裂孔疝内容物多为部分胃,少数可见大网膜,可出现胸骨后疼痛、进食后反流、呕吐等症状,系反流性食管炎所致。本病例经胃镜检查,确诊为食管裂孔疝。食管裂孔疝胸腔胃的顶端与食管下端直接相连,称为短食管型,如胸胃位于膈上食管旁侧,称为食管旁型。钡餐诊断检查是常用影像学方法。有时胸片发现心影后条带状致密影伴液平也可提示诊断。钡餐显示的膈上胃囊影呈圆形或漏斗形,宽度大小不一,直径 3～6 cm。还往往看到膈上胃囊影内有粗大迂曲的胃黏膜皱襞,向下越过横膈与膈下胃底黏膜相连,并呈扇形向上移行,经纠集后,又与食管下段的细皱襞相接,相接处即为上升的贲门括约肌所在,该处亦称为食管胃环(B 环)。检查小的裂孔疝时,患者需头低仰卧或俯卧位,并在上腹部用棉垫加压,方能检出。

第四章 循环系统

邱建国 单 飞 周 智
黄文杰 胡海霞 潘昌杰

第一节　正常心脏 X 线解剖

一、心脏正常 X 线所见

心脏和大血管在胸片上一般通过与两肺含气组织形成的天然对比显影。心脏有左、右心房和左、右心室四个心腔,大体上右心偏前,左心偏后,心房位于心室的后上方。由于心脏 X 线投影都是前后重叠,因此需要选用不同体位进行观察。

1. 后前位　心影通常 2/3 位于胸骨中线左侧,1/3 位于右侧,心尖指向左下,心底部朝向右后方,形成斜的纵轴。后前位主要观察:右心房、左心室、部分大血管轮廓。心脏、大血管有左、右两个缘。

右心缘分为上、下两段,两者间有一较明显的浅切迹。上段为升主动脉与上腔静脉的复合投影。下缘主要由右心房构成,呈向右隆凸的弓影,密度较高而均匀。右心缘与膈交界处构成心膈角。深吸气时,有时可见一垂直或略向外下方倾斜的阴影为下腔静脉投影。

左心缘分为三段。上段呈球形向左突出,由主动脉弓及降主动脉起始部投影而成,称主动脉结或球。中段平直或轻度凹陷,由肺动脉干外缘或部分左肺动脉构成,称肺动脉段或心腰。下段最长且明显向左隆凸,由左心室构成,其下端为心尖部,呈锐角或直角与膈相接。左心室与肺动脉段之间两个弯弧相交之处,有长约 1 cm 小段由左心耳构成,正常时不能与左室段区分。左室段与肺动脉段的搏动方向相反,两者交点称为相反搏动点,是衡量左、右心室增大的一个重要标志,需透视才能确定,该点上、下两侧心缘呈跷跷板样运动。心脏与膈接触面主要由右心室构成。需要注意的是心尖外侧常可见一三角形,密度较心影低的阴影为心包脂肪垫,肥胖者可以很大,不可误诊为肺部炎症或肿块。

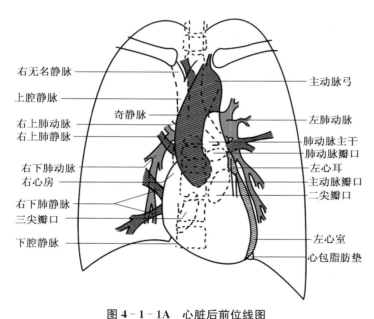

图 4-1-1A　心脏后前位线图

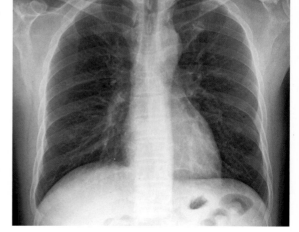

图 4-1-1B　心脏后前位 X 线图

2. 右前斜位　又称第一斜位,右胸前旋 45°角。右前斜位最适合观察左心房、右心房体部,肺动脉主干和右心室漏斗部增大扩张。

心前缘分两段。上段由升主动脉构成,其下为肺动脉主干,右心室漏斗部(肺动脉圆锥)及右心室,近膈之一小段为左心室心尖部。两心室构成心前缘比率随旋转角度有所不同。左、右心室间无明显分界标志。心前缘与胸壁之间有三角形透明区,尖向下,心位于胸骨与脊柱之间。

心后缘分两段。上段由主动脉升部后缘、弓部、气管及上腔静脉重叠组成,除气管及其分叉部分外,难以区分。下段由心房构成,上部较长轻度向后凸出者为左心房,下部膈上一小段为右心房。后心膈角处有时可见一个斜三角形阴影,为下腔静脉投影。心后缘与脊柱之间较透亮的区域称为心后间隙。食管及降主动脉在心后间隙通过,食管中下段与左心房相邻,食管的移位是左心房增大的重要标志之一。

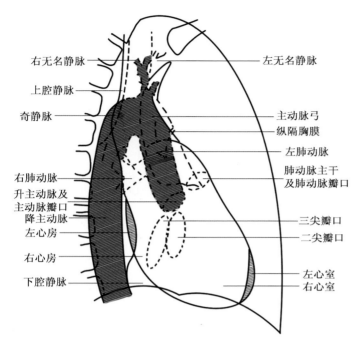

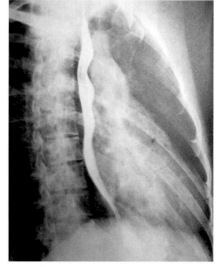

图 4-1-2A　心脏右前斜位线图　　　　　　　图 4-1-2B　心脏右前斜位食管吞钡 X 线图

　　3. 左前斜位　又称第二斜位或四腔心位,左胸前旋 60°角。室间隔与中心 X 线接近平行,故两心室大致是对称的,分为前后各半,前半为右心室,后半为左心室。两者几无重叠。左前斜位主要观察左、右心室,右心房和全部胸主动脉,对了解左肺动脉、左心房及其与左主支气管的关系,也有重要价值。

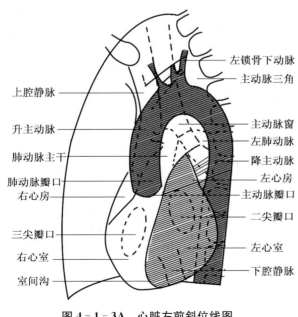

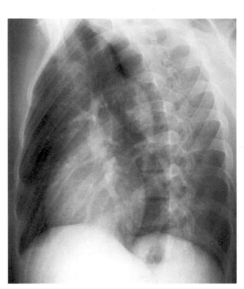

图 4-1-3A　心脏左前斜位线图　　　　　　　　图 4-1-3B　心脏左前斜位 X 线图

心前缘分为两段。上段为右心房、下段为右心室。右心房段主要由右心耳构成,房、室间界限不清。右心耳上方有一略凸向前的边缘,由升主动脉前缘构成,与右心耳之间有一浅切迹或近于垂直相连,主动脉前缘的上方与上腔静脉相重叠。心前缘与胸壁之间呈带状透明区,心、大血管影位于脊柱的右侧。

心后缘分两段。上段主要为血管结构,可见主动脉弓、弓下主肺动脉窗,窗内有气管、气管分叉、左右主支气管及与其伴行的左肺动脉和沿脊柱前缘下行的降主动脉的根部。下段为房、室阴影,其上部为左心房,下部为向后膨凸的左心室,有时两者间有一浅切迹为房室沟。深吸气时左室下可见一浅切迹,为室间沟,室间沟的位置是判断左、右心室增大的标志。后心膈角可见下腔静脉影。心后下缘、食管与膈之间的三角间隙为心后食管前间隙。

4.左侧位 心影由心尖到心底自前下向后上倾斜。左侧位主要观察左心,尤其是对左心房的观察较为满意。

心前缘分两段。下段为右心室前壁。上段由右心室漏斗部与肺动脉主干构成。上部心缘逐渐离开胸壁呈一浅弧向后上移行,其上方为升主动脉前壁,此等结构与胸骨后缘间形成的间隙称心前或胸骨后间隙,间隔下段为右心室沿胸壁向下与膈相重叠。

心后缘分两段。上段小部分为左心房,下段由左心室构成,轻度向后隆凸,后心膈角处可见三角形阴影为下腔静脉。

心脏膈面除前端一小部分为右心室外,主要由左心室构成。主动脉弓及主动脉窗因有部分重叠故均较左前斜位小。气管分叉前缘可见右肺动脉的轴位投影。

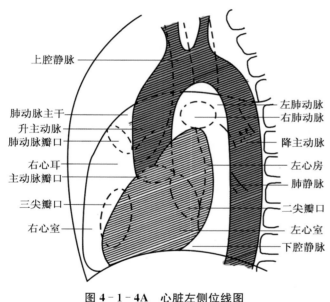

图 4-1-4A　心脏左侧位线图

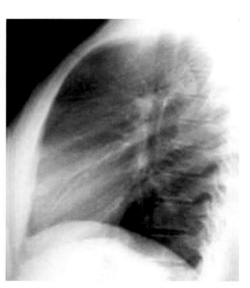

图 4-1-4B　心脏左侧位 X 线图

二、心脏测量

测量心脏大血管的目的是为了比较准确地估计大血管的大小、增大的程度以及治疗、观察、随访的对比依据。心脏大血管的测量方法很多,主要是常用的一些径线、心胸比率、心脏正面面积(心表面积)、心脏体积(容积)指数等。进行心脏大血管测量的标准正位片有规定的摄片条件,即:靶片距正位片 2 m,侧位片 1.5 m。在临床实践中使用最为广泛的是心胸比率法。

心胸比率法:心脏横径(T_1+T_2)与胸廓横径(T)通过右膈顶的胸廓内径之比。男性平均为 0.43 ± 0.04,女性平均为 0.44 ± 0.03,临床上以 0.5 为正常上限,$0.51\sim0.55$ 为轻度,$0.56\sim0.6$ 为中等度,0.6 以上为重度心脏增大。

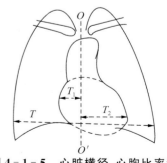

图 4-1-5　心脏横径、心胸比率测量示意图

T_1 右心横径　T_2 左心横径　T_1+T_2 心脏宽径　T 胸廓内径　OO' 胸廓中线

第二节　先天性心脏病

病例 171　房间隔缺损

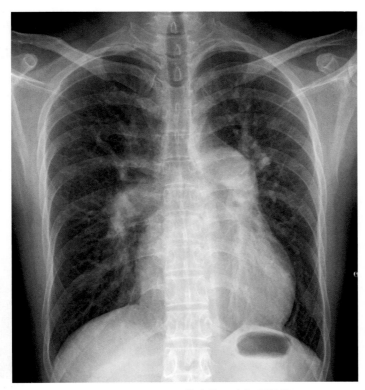

图 4－2－1　正位 X 线胸片示房间隔缺损

【病史摘要】　男性,40 岁。气急、胸闷伴喘息 9 个月,活动后加重。

【X 线表现】　心影呈梨形,主动脉结缩小,肺动脉段明显突出,右下肺动脉干增粗明显,右下心缘延长,向右稍突出,心尖圆钝上翘。两肺纹理增多,边缘锐利。左心房增大征象不明显。

【X 线诊断】　先天性心脏病,房间隔缺损可能性大;肺动脉高压。

【评　　述】　房间隔缺损是先天性心脏病中最常见的一种病变。Abbott 氏 1 000 例尸体解剖中房间隔缺损居首位,占37.4％;在国内 1 085 例先天性心血管疾病中,占 21.4％,亦占首位。但因临床症状多不明显,常被忽视。本病男女之比为 1：2。

按胚胎发育可分为原发孔型、继发孔型和混合型。

1. 原发孔型　根据其畸形程度不一,又可分为四类:

(1) 单纯型:缺损的下缘为完整的心内膜垫,缺损的上缘为原发房间隔所形成的弧形边缘。

(2) 部分房室通道:是原发孔中常见的一种病变,除单纯原发孔缺损外,二尖瓣的大瓣亦呈分裂状态,形成二尖瓣关闭不全,使左心室血液与左、右心房相互交通。

(3) 完全房室通道:除上述部分房室通道病变外,兼有三尖瓣隔膜的分裂,使四个房室腔相互交通,称为完全房室通道。

(4) 共同心房或称单心房腔:原发房间隔与继发房间隔均不发育,则形成共同心房。

2. 继发孔型　主要是由于第二间隔的发育异常或第一间隔过度吸收,致第二间隔不能完全掩盖第一间隔上部的心房间孔所致。按缺损的部位可分为三个类型：

（1）中央型（卵圆孔缺损型）：位于卵圆窝处，临床上最为常见。

（2）下腔型：缺损位于下腔静脉入口处，位置较低，下缘缺如，和下腔静脉入口没有明显分界。

（3）上腔型：位于卵圆孔上方，紧挨上腔静脉入口，上界缺如，常和上腔静脉相连。

3. 混合型　以上两种类型混合存在。

正常左心房压力 8～10 mmHg，右心房压力 4～5 mmHg。心房间隔存在缺损时，左心房内血液可分流入右心房，分流量随两侧心房间的压力差和缺损大小而异。右心房同时接收自体循环回流来的静脉血和左心房分流来的动脉血，血容量明显增加，致使右心房、右心室和肺动脉血流量增加，从而加重右心的负担，右心房、右心室因负荷过大而发生肥厚、扩张，肺动脉发生充血。随着年龄的增长，肺血流持续增加，可导致肺小动脉管壁逐渐发生内膜增生和中层增厚，引起管腔狭小和阻力增加，继而出现肺动脉高压。由充血性（高流量）肺动脉高压发展到阻塞性肺动脉高压时，可导致双向或由右向左分流，此时临床上出现发绀，甚至右心衰竭。

房间隔缺损 X 线表现常见的征象有：右心房、右心室增大，肺充血。左心房、左心室血流量减少，可正常或萎缩，主动脉结缩小，肺动脉段多为中度以上的明显凸出。尤其是右心房增大为其主要的特征性改变，其表现在后前位上，心房段延长，向右凸出，右心房/心高比值＞0.50。左前斜位，心前缘上段向前上膨凸，有些病例可有上、下腔静脉扩张，为右心房增大的间接征象。右心室增大，心影向左旋转，心尖圆钝而抬高。肺充血、肺门舞蹈症、肺动脉高压表现。肺血增多，肺动脉扩张，外围分支增粗、增多，当晚期发生阻塞性肺动脉高压时，肺动脉段呈瘤样扩张，肺门动脉亦明显扩张，外围血管变细、稀疏。

本病体征不很明显的患者需与正常生理情况相鉴别：如仅在胸骨左缘第 2 肋间闻及 2 级吹风样收缩期杂音，伴有第二心音分裂或亢进，则在正常儿童中亦常见到，此时如进行 X 线、心电图、超声心动图检查发现有本病的征象，才可考虑进一步做右心导管检查等以确诊。

与较大的心室间隔缺损相鉴别：因左至右的分流量大，其 X 线、心电图表现与本病可极为相似，体征方面亦可有肺动脉瓣区第二心音的亢进或分裂，因此可能造成鉴别诊断上的困难。但室间隔缺损杂音的位置较低，常在胸骨左缘第 3、4 肋间，且多伴震颤，左心室常有增大等可资鉴别。但在儿童患者，尤其是与第一孔未闭型的鉴别仍然不易，此时超声心动图、右心导管检查等有助于确立诊断。此外，左心室-右心房沟通（一种特殊类型的心室间隔缺损）的患者，其体征类似高位心室间隔缺损，右心导管检查结果类似心房间隔缺损，也要注意鉴别。

与瓣膜型单纯肺动脉口狭窄相鉴别：其体征、X 线和心电图的表现，与本病有许多相似之处，有时可造成鉴别上的困难。但瓣膜型肺动脉口狭窄时，杂音较响，常伴有震颤，而肺动脉瓣区第二心音减轻或听不见；X 线片示肺野清晰，肺纹稀少，可资鉴别。超声心动图见肺动脉瓣的异常，右心导管检查发现右心室与肺动脉间有收缩期压力阶差而无分流的证据，则可确诊。

与原发性肺动脉高压相鉴别：其体征和心电图表现，与本病颇为相似；X 线检查亦可发现肺动脉主干弧形凸出，肺门血管影增粗，右心室和右心房增大；但肺野不充血或反而清晰，可资鉴别。右心导管检查可发现肺动脉压明显增高而无左至右分流的证据。

多数房间隔缺损 X 线表现典型，诊断不难，且可粗略估计左向右分流量及肺动脉高压程度。小房间隔缺损 X 线改变轻或为正常范围，诊断要结合临床体征；二维超声心动图及彩色多普勒有助于确定诊断。房间隔缺损合并重度肺动脉高压，右心房室高度增大，杂音可不典型，有或无发绀，常需与其他水平分流的先天性心脏病相鉴别，超声心动图及心血管造影检查有重要意义。MRI 因设备昂贵，仅用于疑难病例而又不适于做心血管造影者。对不典型病例，在临床上极易与肺动脉瓣狭窄、小的室间隔缺损及特发性肺动脉扩张相混淆，需做心导管检查以确诊。

病例 172 室间隔缺损

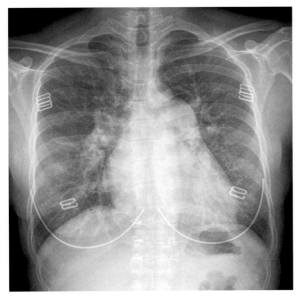 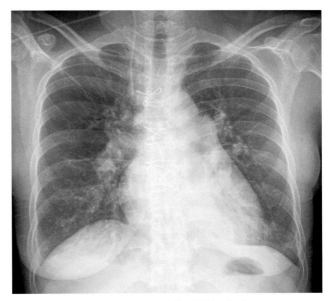

图 4-2-2A 室间隔缺损术前　　　　　　　　图 4-2-2B 室间隔缺损术后

【病史摘要】 女性,38 岁。体检时发现心脏杂音 1 年余。体格检查:胸骨左缘第 3、4 肋间隙可扪及收缩期细震颤,并可听到Ⅲ、Ⅳ级收缩期杂音,肺动脉瓣区第 2 心音亢进。

【X 线表现】 心影呈梨形,主动脉缩小,肺动脉明显突出,右下肺动脉干增粗,左心缘向左扩大,心尖左下移位。两肺纹理增多,边缘锐利,呈肺充血改变。术后示两肺充血及肺动脉高压征象改善,心影缩小。

【X 线诊断】 先天性心脏病:室间隔缺损(术前、术后)。

【评　述】 本病是常见的先天性心脏病之一。国内 1 085 例先天性心脏病的统计,本病发病率为 15.5%,占第三位,在 Abbott 氏 1 000 例尸检中,占 5.5%,男性较多见。一般所称的心室间隔缺损系指单纯的缺损而言。它也可作为复杂的先天性畸形中的一部分而存在,如法洛四联症。

1. 根据缺损大小及分流量分类

(1) 小型缺损伴小分流量,缺损直径不超过 0.5 cm,无临床症状,左向右分流量很小,一般称之为 Roger 病。

(2) 中等大小的缺损伴大分流量,缺损直径在 0.5～1.5 cm 之间,左向右分流量较大,右心室及肺动脉压力有一定程度增高。

(3) 大型缺损伴左向右分流,缺损直径大于 1.5 cm,肺动脉阻力增高,有时左、右心室压力可以相接近。

(4) 大型缺损伴右向左分流,大型缺损到后期肺血管阻力超过体循环阻力,心室水平产生右向左分流。临床出现青紫。此类型称为艾森曼格综合征。

本病缺损多为单发,呈圆形或椭圆形,直径在 5～35 mm 之间,以 10 mm 左右大小为最常见。

2. 根据缺损解剖部位分类

(1) 嵴上型缺损位置较高,位于室上嵴前上方和主肺动脉瓣下,占室间隔缺损的 15.6%。

(2) 嵴下型缺损为膜部间隔缺损,位于室上嵴的后下方,此型缺损较大,发病率最高,占室间隔缺损的 60.2%。

（3）隔瓣后缺损位于三尖瓣隔膜的后方，较前二型更居后，占室间隔缺损的21.3%。

（4）肌部缺损最少见，缺损可位于肌部间隔的任何部位，多数缺损靠近心尖，一般缺损较小，所谓Roger病多属此型，占室间隔缺损的2.9%。

心室的变化主要决定于缺损的大小和分流量，与两心室压力差有关。正常时，左心室压力高于右心室压力。因此，左心室的血通过缺损流入右心室，产生自左向右分流，临床上无发绀现象。缺损大者，大量的分流血液自左心室流入右心室及肺动脉内，以致右心室及肺动脉内血液大增，肺动脉的流量可达体循环的3～5倍，从而产生肺充血、肺动脉高压、肺小动脉继发性病变以及两心室增大。最后由于肺循环的高压和肺小动脉阻力增高，右心室内压力超过左心室，则产生血液自右向左分流，临床上产生青紫。

室间隔缺损的心肺X线改变常取决于缺损的大小、心内分流和肺动脉高压三者的相互关系。小的缺损病例心肺X线所见在正常范围。典型者左、右心室明显增大，以左心室为著。肺充血改变，肺动脉段突出，肺门动脉扩张且搏动增强。

（1）缺损较小，左向右分流量甚少，心脏形态和大小没有明显改变，有时仅表现为肺动脉段轻度凸出，肺纹理略增粗、增多，少数可有心脏轻度增大。主动脉结多属正常。X线表现甚难与正常者区别。诊断要靠临床体征。

（2）缺损较大，左向右分流量较多，可出现明显的X线改变，心脏外形呈"二尖瓣"型。心脏呈中高度增大，左、右心室均增大，但多数病例仍以右心室增大显著。由于血流量增加，左心房也常轻度增大。肺动脉段呈中高度凸出，肺门动脉扩张，搏动增强，肺血增多。主动脉结正常或轻度缩小。

（3）室间隔缺损伴有明显肺动脉高压，右心室压力接近或超过体循环水平时，发生右向左分流。临床上出现发绀，即所谓艾森曼格综合征。心脏和左、右心室增大更为明显。在肺血增多的基础上，肺动脉高压征象更明显。肺动脉段高度凸出，部分病例瘤样扩张，肺门血管也相应地明显扩张，外围分支细少，呈残根状，肺野变清晰。

在先天性心脏病中动脉导管未闭虽有左心室增大，但右心室无增大，主动脉结亦增大，可与本病相鉴别。

以下特点可与房间隔缺损相鉴别：① 室间隔缺损不引起右心房增大。② 左心室及主动脉球无萎缩变小。③ 肺门充血程度较轻。④ 心前区杂音位置较低。

多数室间隔缺损X线表现典型，诊断不难，且可粗略估计左向右分流量的大小及肺动脉高压的程度；小室间隔缺损X线改变轻微或在正常范围内，诊断主要靠典型的临床体征和多普勒超声心动图检查；室间隔缺损合并重度肺动脉高压，右心房室增大明显，杂音可不典型，有或无发绀，常与其他左向右分流或双向分流畸形伴有肺动脉高压者混淆，需借助超声心动图甚至造影检查做出鉴别。

病例 173　动脉导管未闭

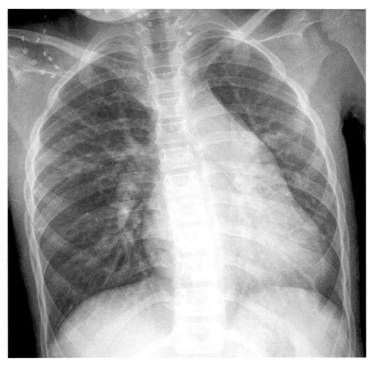

图 4 - 2 - 3　正位 X 线胸片,动脉导管未闭

【病史摘要】　女性,8 岁。体检时发现心脏杂音 3 天。体格检查:一般情况可,胸骨左缘第 2、3 肋间听到响亮的连续性机器样杂音,有轻微震颤,肺动脉瓣区第 2 心音亢进。

【X 线表现】　心影呈梨形,主动脉结无明显缩小,肺动脉段突出,主动脉在动脉导管附着处呈局部漏斗状扩张,即漏斗征。右肺门血管影增多、浓密,右心缘见双房影,心尖左下移位。两肺纹理增多,边缘锐利,呈肺充血改变。支气管分叉角增大,大于 90°。

【X 线诊断】　先天性动脉导管未闭。

【评　　述】　本病是常见的先天性心脏病之一,国内资料 1 085 例先天性心脏血管病的统计,发生率占21.1%,居第二位,女高于男,为(3～5)∶1。

病理分类:

1. 圆柱型　导管两头粗细一致,状如圆柱,也称管状型。

2. 漏斗型　导管于主动脉端粗,肺动脉端细,形如漏斗。

3. 缺损型(窗型)　导管极短,没有长度,主动脉与肺动脉紧贴,形成缺损孔道。

4. 动脉瘤型　导管呈瘤样扩大。

随动脉导管粗细病变严重程度的不同而临床表现、X 线表现也不相同。导管细,分流量小,可无症状;导管粗,分流量大,可影响发育,乏力、心悸、气喘,如肺动脉高压;产生右向左分流,则半身出现发绀;晚期可出现心力衰竭。听诊,胸骨左缘第 2 肋间有连续性机器样杂音,并可触及震颤。

常见 X 线表现有:① 心脏大小和外形:心脏大小的变化与导管的粗细、分流量的大小有关。导管粗,分流量大,心脏增大可很明显;导管细,分流量小,心脏亦可不扩大或轻度增大。心影外形呈二尖瓣型或二尖瓣-主动脉型。② 肺血管的表现:肺充血,肺动脉分支扩张、增粗和迂曲,但血管轮廓清晰。肺充血的程度与导管粗细、分流量的大小成正比。一般充血者比较明显,引起充血性肺动脉高压。少数病例可见肺门舞蹈症,但不如房间隔缺损多见。晚期可导致梗阻性肺动脉高压。③ 左心房增大:由于血流量增多,左心房可发生扩大,程度一般较轻。④ 左心室增大:主要表现在流出道,左心室扩大的程度与分流量也成正比。⑤ 升主动脉及主动脉结增宽,搏动明显增强:一般认为,凡是左向右的心内分流,主动脉影不增宽或缩小,尤以房间隔缺损缩小比较明显。如为心外分流,则见主动脉增宽,搏动增强。⑥ 肺动脉段突出:呈轻度至中度突出,明显突出的较为少见。⑦ 右心室增大:一般早期右心室不增大,如伴有肺动脉高压,右心室可增大。⑧ 漏斗征:是指主动脉在动脉导管附着处呈局部漏斗状扩张。表现为主动脉弓阴影下方并不随即内收而继续向左外膨隆,并逐渐过渡至降主动脉,随后再向内呈斜坡状移行于降主动脉阴影。⑨ 动脉导管瘤:多表现为左上纵隔的搏动性肿块。侧位在主动脉弓下、降部前方、主动脉窗内。

主动脉结增宽和漏斗征、左心室及主动脉搏动增强等征象间并无大的差别,这对本症与其他左向右分流引起肺动脉高压的鉴别诊断是有帮助的。漏斗征的病理基础是动脉导管起始部主动脉管腔的漏斗状扩张。

与主动脉窦瘤破裂的鉴别在于其患者既往无心脏病的症状和体征,而在成年后突然发病,且迅速出现心力衰竭和心影增大,左右心腔均受累,以左心室增大为主,心影近似主动脉型。动脉导管未闭无右心室增大,不会在短期内出现心影增大和心力衰竭的征象,且自幼即有心脏病的相应症状和体征。

粗大的动脉导管未闭其临床表现和普通X线检查,几乎难与主动脉-肺动脉间隔缺损鉴别,后者由于缺损的位置特点,一般杂音位置较低。胸主动脉造影为最重要的诊断和鉴别诊断方法。

病例 174　肺动脉瓣狭窄

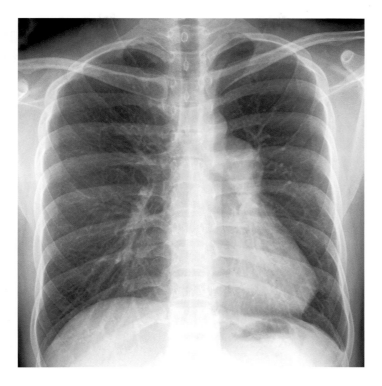

图 4 - 2 - 4　正位 X 线胸片,肺动脉瓣狭窄

【**病史摘要**】　男性,23 岁。劳累后心悸、气急 3 年,常觉无力。体格检查:胸骨左缘第 2 肋间闻及响亮、粗糙的收缩期杂音,伴有震颤,肺动脉瓣区第 2 心音减低,可听到肺动脉区喷射音。

【**X 线表现**】　心脏呈二尖瓣型,心影轻度增大,以右心室增大为主,主动脉结缩小,肺动脉段瘤样突出,心尖圆钝上翘。两肺纹理纤细、稀疏,两肺野透亮度增加,呈少血改变。两肺门动脉阴影不对称(左侧＞右侧)。

【**X 线诊断**】　先天性肺动脉瓣狭窄。

【**评　　述**】　临床及 X 线表现随狭窄程度的不同而不同,常见症状为易疲乏,劳累后心悸、气急,一般症状较轻。严重狭窄易导致卵圆孔的开放。可出现发绀,体检胸骨左缘第 2 前肋间听到 3～4 级收缩期杂音,伴有震颤,肺动脉瓣区第 2 心音减弱或消失。心电图电轴右偏,右心室肥厚,右束支传导阻滞,右心房肥大。

1. 按其狭窄部位和病理改变可以分为以下 4 个类型:

(1) 瓣膜狭窄:最为常见,占 70％～80％,瓣膜缘不同程度的粘连愈着,形成向肺动脉干腔内呈圆顶样突出的隔膜,于中心或偏心有一狭窄瓣孔,其大小从几毫米至 10 mm 以上不等,伴有肺动脉主干的狭窄后扩张。瓣膜呈不同程度的增厚,甚至变形。

(2) 漏斗部狭窄(瓣下狭窄):较少见,约占 10％,狭窄可位于右心室流出道的任何部位,可为狭长的肌肉型通道管样狭窄,亦可为环状狭窄的隔膜型。

(3) 瓣上狭窄:于肺动脉瓣上,即肺动脉干根部局限性狭窄。

(4) 混合型狭窄:如肺动脉瓣狭窄合并漏斗部狭窄,或肺动脉瓣狭窄合并轻度瓣上狭窄。

2. 病理生理

(1) 肺动脉瓣膜部狭窄 X 线表现:① 心脏呈二尖瓣型,心脏大小正常或轻度增大者居多。少数为中度至高度增大,主要为右心室增大,正位显示心尖圆钝且向上翘,约有 1/3 病例可见右心房增大,显著增大者常提示重度肺动脉瓣狭窄或合并三尖瓣关闭不全。② 肺动脉段凸出为狭窄后扩张所致,多呈直立式,其上缘可接近主动脉弓水平,凸出的肺动脉段多为中度至高度凸出,与左心缘连接处凹陷。③ 肺血减少,肺血管纹理纤细、稀疏,尤其与肺动脉段明显凸出形成鲜明对比,为肺动脉瓣狭窄常见的征象,且多反映为较重的狭窄。右肺门动脉因距离肺动脉主干较远影响较小,肺纹理多细小。左肺门动脉亦见扩张,大于右侧致使两肺门阴影不对称,左侧＞右侧。在诊断上具有重大意义。④ 心脏大血管搏动,心缘搏动正常或增强。肺动脉段及左肺门搏动增强,右肺门动脉无搏动而呈静止状态,两者形成鲜明对比,对诊断具有较大意义。

(2) 肺动脉瓣漏斗部狭窄X线表现:漏斗部肌性狭窄,肺动脉段凹陷,心尖上翘,心脏呈靴形,心外形似四联症,另有少数病例肺动脉段轻度膨凸,心外形似二尖瓣型,右心室多呈不同程度增大,于肺动脉段下方常可见轻度膨凸,为漏斗部心腔,第三心室的反映。肺血减少表现。

(3) 肺动脉瓣上狭窄及混合型狭窄:较少见,其X线表现有上述相应的征象。

肺动脉狭窄基本的血流动力学变化是右心排血受阻。右心室收缩压升高而肺动脉压正常或降低,结果产生右心室肥厚,以至于继发右心衰竭。肺动脉瓣狭窄,因血流动力学影响,即血液冲击狭窄瓣口后产生的涡流引起肺动脉主干的扩张,称为狭窄后的扩张,可波及左肺动脉,为瓣膜狭窄的特征之一。

先天性肺动脉狭窄为常见的先天性心脏病,普通X线检查多可做出定性诊断,但在病变程度的估计上,尤其心脏不大或仅轻度增大者,普通X线检查常有一定限度。单发的漏斗部狭窄较少见,平片诊断受到一定限制,常需注意与无发绀的四联症相鉴别。二维超声心动图及彩色多普勒有助于确定诊断。右心导管检查可作为诊断及狭窄程度判断的重要依据。为了进一步明确瓣膜、漏斗部狭窄以及右心室肥厚的解剖诊断和形态特点,以助于疑难病例鉴别诊断和手术治疗适应证的选择,右心室造影在临床上具有重要意义。

病例 175 法洛四联症

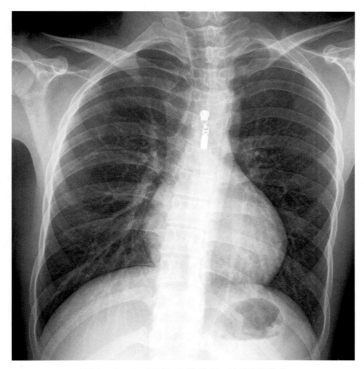

图 4-2-5 正位 X 线胸片,法洛四联症

【**病史摘要**】 男性,21 岁。活动后气促、呼吸困难 10 多年,平时喜欢蹲踞。患者发育迟缓,体格弱小,嘴唇发绀,胸骨左缘第 2、3 肋间有 Ⅱ~Ⅲ 级收缩期喷射性杂音,心电图检查提示右心室肥厚。

【**X 线表现**】 心影略呈靴状,心腰凹陷,心尖上翘,示右心室增大。肺血减少,肺内血管纹理稀疏、纤细,肺门阴影小。

【**X 线诊断**】 先天性心脏病:法洛四联症。

【**评 述**】 本病患者通常在 1 岁左右出现发绀,哭闹时或活动后加重,喜蹲踞。缺氧发作时可出现晕厥、呼吸困难、意识丧失、抽搐等。患者有发育迟缓,消瘦,杵状指、趾,胸骨左缘第 2~4 肋间可闻及收缩期 Ⅲ级以上杂音,P2 减弱或消失,红细胞增加。心电图有心室肥厚伴劳损,右心房肥大,不完全性右束支传导阻滞。

1888 年由法国人 Fallot 首先描述了肺动脉狭窄(常为右心室漏斗部狭窄)、室间隔缺损、主动脉骑跨、右心室肥厚,即法洛四联症。占先天性心脏病的 9.2%~14%,在先天性发绀型心脏病中占第一位,为 66%~75%。约 1/4 病例可伴有房间隔缺损,即法洛五联症。四联症主要畸形为肺动脉狭窄和高位室间隔缺损。

肺动脉狭窄的程度可由轻度狭窄到完全闭锁,狭窄的部位多为漏斗部狭窄,或兼有肺动脉瓣的狭窄。漏斗部狭窄可以为整个漏斗部的狭窄,也可为局限性环形狭窄。后者可造成狭窄与瓣膜之间的扩张,形成所谓第三心室。室间隔缺损是高位的,多为膜部缺损,缺损直径往往在 1 cm 以上。主动脉骑跨程度不等,升主动脉都较粗大,20%~30% 患者合并右位主动脉弓。右心室肥大是一种代偿性肥厚,其室壁厚度可达左心室,甚至超过左心室,左心室则发育不良。

四联症的血流动力学改变主要取决于肺动脉狭窄所形成的阻力，狭窄愈重，右心室排血阻力愈大，通过室间隔缺损由右向左的分流量也就愈大。主动脉同时接收来自左、右心室的混合血，使体循环血氧饱和度降低，而肺动脉血流量减少进一步加剧缺氧，从而引起发绀。部分病例肺动脉狭窄较轻，室间隔缺损也很少，右心室压力常低于左心室或相仿，不出现由右向左分流或无发绀。此外，发绀型四联症几乎都有来自体循环的侧支血管供应肺循环，侧支循环一般占主动脉血流量的5%～30%，丰富的侧支循环可以改善缺氧从而减轻发绀。

典型四联症的X线表现：① 心脏呈木靴状，右心室肥厚增大，将左心室推向后上方，以致心尖圆钝而翘起，心腰凹陷及主动脉升部、弓部扩张。某些病例肺动脉段下方略见膨凸，系第三心室所致。少数病例可见右心房增大和上腔静脉扩张，左心房、左心室都不见增大。② 肺血减少，肺门阴影缩小，肺内血管纹理细小、稀疏。某些病例肺门阴影显著缩小或无明显的动脉支干阴影。而肺门区出现粗乱的血管阴影或肺野血管纹理呈网状时，为侧支循环的表现。二者均为肺动脉狭窄较重的指征。③ 主动脉升、弓部扩张增宽，有1/4～1/3合并右位主动脉弓。

重症四联症的X线表现：心脏外形与典型四联症的心脏形态基本相似，仅是增大程度上的区别。重型病例心脏增大较明显，心腰凹陷和主动脉升弓部扩张增宽更加显著，多数病例示侧支循环表现。

轻度可无发绀型四联症的X线表现：心脏外形和肺血减少的X线表现取决于肺动脉狭窄和室间隔缺损的程度，不一定都具有上述典型的X线征象。如室间隔缺损较小，肺动脉狭窄亦轻，则心脏形态的改变与单纯肺动脉狭窄相仿。如室间隔缺损较显著，而肺动脉狭窄不显著，则心脏形态的改变与室间隔缺损相仿。

根据X线的典型征象结合临床体征（尤其是发绀），X线平片多能做出或提示四联症的诊断，年龄越大越可靠；在婴幼儿相同的X线征象常与其他肺血少伴发绀的复杂心脏畸形相混淆，如四联症伴有肺动脉狭窄的右心室双出口、大动脉错位、单心室、三尖瓣闭锁、肺动脉闭锁及右心发育不全等，X线平片诊断受到限制。X线征象拟似四联症，但心脏明显增大、心脏异位或疑有左位升主动脉者，特别是心电图无右心室肥厚时应警惕其他复杂畸形。超声心动图在四联症无创性检查中有重要作用，可部分取代造影检查。对上述疑难病例和术前确诊或手术适应证、术式选择目前仍主要依据心血管造影。

病例 176　法洛三联症

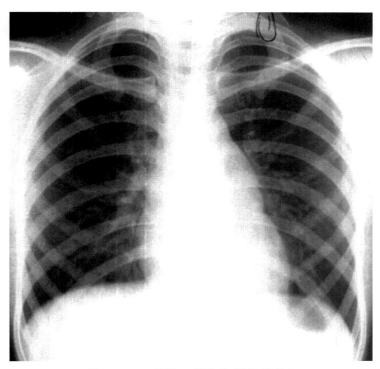

图 4-2-6　正位 X 线胸片,法洛三联症

【病史摘要】　女性,11 岁。气喘且时有蹲踞 6 年,近两年来口唇有轻度发绀。听诊:胸骨左缘第 2～3 肋间闻有 Ⅵ 级收缩期杂音。

【X 线表现】　主动脉结小,肺动脉段突隆,心左缘圆隆,心影呈梨形改变,心胸比率 0.46。两肺血管纹理略减少,左肺门影大于右肺门影,右下肺动脉影不增宽。

【X 线诊断】　法洛三联症。

【评　　述】　肺动脉狭窄,主要是瓣膜狭窄可伴卵圆孔未闭或心房间隔缺损(绝大多数为二孔型)。这种合并畸形有两种情况:一种情况是肺动脉狭窄较重,右心的排血阻力超过左心,于心房水平形成右向左或双向分流,临床上可出现发绀,再加继发的右心室肥厚,常称为法洛三联症。心房间分流的病理基础最多是卵圆孔未闭,而在血流动力学上起主导作用的是重度肺动脉瓣狭窄。另一种情况是心房水平为左向右分流,临床上无发绀,病理多为二孔型房间隔缺损,而肺动脉狭窄较轻。显然应与上述的三联症有所区别,称为房间隔缺损合并肺动脉瓣狭窄更为恰当。肺血正常或增多,与二孔型房间隔缺损相似。

三联症 X 线平片所见与典型的肺动脉瓣狭窄无异,结合临床出现发绀即可诊断,本例均符合之。个别病例可为漏斗部狭窄合并瓣膜狭窄,这种情况与法洛四联症不易鉴别,需行心室造影以协助诊断。

病例 177 三尖瓣下移畸形

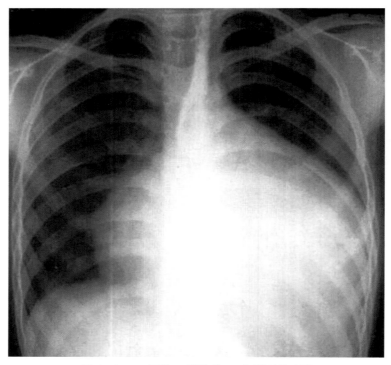

图 4-2-7 正位 X 线胸片,三尖瓣下移畸形

【**病史摘要**】 女性,10 岁。气短伴轻度发绀 5 年余。听诊:心前区听到Ⅵ级收缩期杂音。心电图示右心房扩大肥厚及完全性右束支传导阻滞。

【**X线表现**】 主动脉结小,心影显著向两侧增大。以左侧增大为主,心影呈烧瓶状,心右缘下段明显向右、向上膨隆突出,下段与上段比值为 0.63。心底部大血管蒂影缩小,两肺纹理纤细稀疏,肺野透亮度增高,心胸比率为 0.79。

【**X线诊断**】 三尖瓣下移畸形。

【**评　述**】 本病并非罕见,右房室环位置正常,一般三尖瓣前尖(前瓣)在正常位置,隔侧尖(隔瓣)和后尖(后瓣)下移附着于心室内壁,如是右心被分成一巨大的心腔和具有右心室功能的流出道。房化的右心室流入道不与右心房而与右心室同步收缩,收缩驱使血液向固有心房逆流,无效工作,右心房排空延迟,压力升高。多数病例并有心房间的异常通道(多为卵圆孔未闭)。

　　根据病理及血流动力学改变,主要 X 线征象为心脏多呈中至高度增大,外形如烧瓶或球形,本病特殊表现为巨大右心房,心底部大血管蒂影缩小,肺少血改变,临床有轻度发绀,为典型三尖瓣下移畸形。本病有别于常见肺少血的以右心室肥厚增大的肺动脉狭窄、法洛三联症、法洛四联症,因其均无巨大右心房,无心底部大血管蒂影缩小,心影增大程度及外形亦不同。此外,尚需与限制性心肌病鉴别,后者主要表现为心尖部的挛缩,心脏超声检查或心血管造影可明确诊断。

第三节　风湿性心脏病

病例 178　二尖瓣狭窄

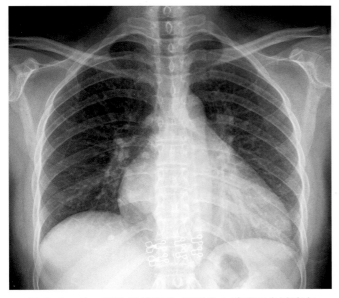

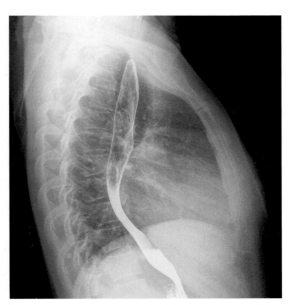

图 4-3-1A　正位 X 线胸片,风湿性心脏病二尖瓣狭窄　　　图 4-3-1B　同一患者右前斜位吞钡 X 线胸片

【病史摘要】　女性,37 岁。发现心脏杂音 20 年,胸闷、气短 3 年余。

【X 线表现】　心影呈梨形,主动脉结缩小,肺动脉段突出,右下肺动脉稍增粗,右心缘双房影,左心缘见第三弓,心膈接触面增大,心尖向左下移。两肺纹理增多,边缘模糊。右前斜位吞钡 X 线片示食管中下段局限性向后压迫移位,心前间隙缩小。

【X 线诊断】　风湿性心脏病二尖瓣狭窄。

【评　　述】　风湿性心脏病(简称风心病),包括急性或亚急性风湿性心脏病及慢性风湿性瓣膜病两大类。后者各瓣膜均可受累,以二尖瓣最为常见。多数发生于心脏左侧,于右侧者常与左侧同时并发,其中最多见于二尖瓣,其次为主动脉瓣,其他瓣膜损害比较少见。二尖瓣狭窄所致的梨形心较典型。本病女性多于男性。常有心悸、气短、胸痛及咯血等,也可出现发绀及急性肺水肿。体格检查以二尖瓣面容、心尖部舒张期隆隆样杂音为特征,可触及震颤。心电图示二尖瓣 P 波、右心室肥厚及劳损以及右束支传导阻滞等。X 线平片检查可以初步判定瓣膜受损的部位、性质及其严重程度。

病理生理改变:二尖瓣发生狭窄,左心房收缩时血液排空进入左心室发生障碍,造成左心房内的血量增加、郁积,使左心房压力升高,左心房逐渐扩大和肥厚;由于左心房压力升高,肺静脉及肺毛细血管压力也同时升高,肺静脉及肺毛细血管扩张瘀血,这时肺动脉压必须上升,才能保持正常的肺动脉与肺静脉压差,保持有效的肺循环,致使右心室增加负荷,逐渐肥厚;长期肺静脉循环阻力增高,进而引起肺动脉高压,促使右心室肥厚扩大;长期二尖瓣狭窄,左心室血流量减少,左心室及主动脉都可以有萎缩改变。

二尖瓣狭窄的心脏 X 线表现:心脏增大的大小可从轻度到显著,一般为中度增大,外形通常呈梨形或称二尖瓣型心脏。左心房增大是二尖瓣狭窄最主要和最常见的 X 线征象。后前位上,心右缘可见到双重阴影或出现双弧影,心左缘左心耳增大,出现第三弧膨出,呈驼峰样;左、右支气管分叉角增大,尤其左侧支气管受压抬高。右前斜位吞钡,食管呈不同程度受压移位,依其程度将左心房增大分为轻、中、重三度;左前斜位吞钡,食管受压移位,主动脉窗缩小或消失,左侧支气管抬高。左侧位上,对确定左心房增大更有利。右心室增大为仅次于左心房增大的重要征象,是肺内压力增高的结果,因此常伴有肺动脉高压的存在。轻度二尖瓣狭窄右心室增大常不显著,重度二尖瓣狭窄右心室呈中度以上增大。后前位上,表现心向左旋转,肺动脉段突出,心脏横径加宽,心尖上翘圆钝;左、右斜位,心脏前下缘向前膨凸,心前间隙缩小或消失。右心房增大在二尖瓣狭窄中比较少见,绝大多数是轻度增大,多是相对性三尖瓣关闭不全或右心衰竭,较明显的右心房增大常提示有三尖瓣损害。因左心房流入左心室的血量减少,左心室发生萎缩而缩小。左前斜位上,心后缘下段变短前缩与增大后凸的左心房形成鲜明的对比。由于左心室进入主动脉的血量减少和右心室增大使心脏向左旋转,造成主动脉升、降部重叠,使主动脉结缩小。病变后期,二尖瓣可出现形态不规则的钙化,从而进一步影响二尖瓣的功能。

二尖瓣狭窄的肺部X线表现:肺血管纹理增多、交叉成密集的网状阴影、肺野透亮度减低、肺底板模糊等肺瘀血改变,这是二尖瓣狭窄中的重要征象。重度肺瘀血可产生小叶间隔水肿,出现KerleyB线,在肺的下部、肋膈角区最多见,呈水平横行条影,长2～3 cm,宽1～2 mm,数条平行,可双侧同时出现,也可单侧出现。由于肺静脉压力升高,逐渐出现上肺静脉增粗、下肺静脉变细的现象,这种改变主要是由于压力升高而引起下叶血管反射性收缩所致。后期肺内可出现许多细小如粟粒样颗粒,为含铁血黄素沉着所致。随着肺静脉压力的持续升高,引起肺毛细血管、肺小动脉压力的升高,最后导致肺动脉高压,其X线表现为:① 肺动脉段凸出。② 肺动脉主分支扩张,右下肺动脉干宽度超过15 mm。③肺动脉主支扩大,而肺野外围分支出现骤然细小,呈残根状。

X线诊断二尖瓣狭窄一般没有困难。典型的单纯二尖瓣狭窄根据病史及体征即可明确诊断。有时需与某些血流动力学相似的疾患鉴别,如左心房黏液瘤、马方综合征(Marfan syndrome)或室间隔缺损继发主动脉瓣关闭不全、主动脉瓣上或瓣下狭窄以及各种心肌疾患继发的二、三尖瓣关闭不全等。此时,需对全面资料尤其是超声心动图进行综合分析做出诊断。左心房黏液瘤病例的心脏杂音可能随体位变动而改变响度或消失。超声心动图可显示左心房内肿瘤的云团状回声反射,在舒张期进入二尖瓣瓣口或左心室,收缩期时回纳入左心房内,对明确诊断极有价值。考虑做外科手术治疗的二尖瓣狭窄病例,尚需查清是否伴有二尖瓣关闭不全及其他瓣膜是否也有病变以及病变的轻重程度。40岁以上的病例宜做选择性冠状动脉造影术以了解冠状动脉有无梗阻性病变。

病例 179 二尖瓣狭窄伴关闭不全

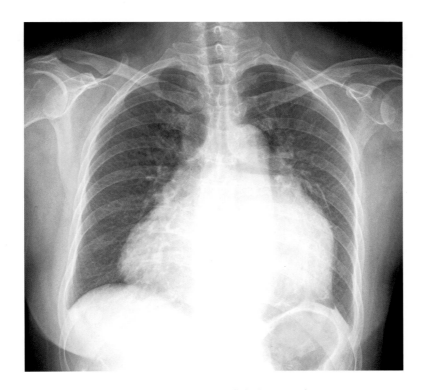

图 4-3-2 正位 X 线胸片,二尖瓣狭窄伴关闭不全

【病史摘要】 女性,55 岁。活动后胸闷、气急 5 年余。体格检查:心尖区闻及Ⅵ级收缩期及响亮的舒张期杂音。

【X 线表现】 主动脉结小,肺动脉段稍突隆,心影向两侧增大,心左缘向左下延伸,食管明显向右移位,心右缘见双房影,心胸比率 0.7。两肺门影增浓,两上肺静脉增粗,两下肺透亮度减低;左右支气管夹角明显增大,左支气管上抬。

【X 线诊断】 风湿性心脏病:二尖瓣狭窄伴关闭不全。

【评 述】 风湿热致二尖瓣瓣膜长期反复炎症,二尖瓣瓣膜纤维化、增厚、僵硬,交界融合,造成瓣口狭窄,同时瓣叶因纤维化挛缩变形,瓣口游离缘因纤维化增厚或钙质沉积卷曲不平整,致使前后瓣叶不能在心室收缩时对拢闭合,腱索乳头肌也因纤维化、短缩,将瓣叶向心室腔牵拉,以致瓣叶活动度受到限制,阻碍瓣膜的开闭功能,使二尖瓣既有瓣口狭窄,又有关闭不全。二尖瓣叶收缩变形和瓣膜组织的缺损(相对的和绝对的),使两瓣叶于收缩期末未能紧密闭合而产生关闭不全。结合血流动力学变化,左心房和左心室增大,而无明显的肺循环高压,尤其是肺动脉高压的征象。单纯二尖瓣关闭不全少见,多与二尖瓣狭窄合并存在。

二尖瓣狭窄伴关闭不全的 X 线表现为既具有二尖瓣狭窄的 X 线表现,同时又有左心室增大的表现。总之,二尖瓣狭窄时,有高度左心房增大、左心室增大及心影明显增大,应考虑合并二尖瓣关闭不全的存在。当有右心室增大、高度左心房增大、左心室增大、心影中度以上增大、有肺循环高压及肺瘀血,为典型二尖瓣狭窄伴关闭不全的 X 线表现。与联合瓣膜病变(常见的是二尖瓣狭窄+主动脉瓣关闭不全)的鉴别,后者常无高度左心房增大,心影多呈二尖瓣型或主动脉型,左心室增大较明显,主动脉缩小不显著,再结合心脏杂音则可鉴别。

第四节　高血压性心脏病

病例180　高血压性心脏病

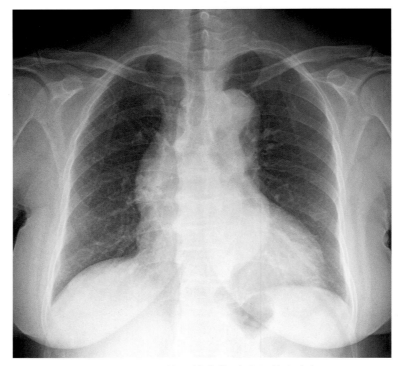

图4-4-1　正位X线胸片,高血压性心脏病

【病史摘要】　女性,63岁。阵发性胸闷1个月。体格检查:血压164/102 mmHg。

【X线表现】　心影呈主动脉型,主动脉结突出,心腰凹陷,主动脉增宽迂曲,左心缘下段向左扩大,心尖左下移位。两肺纹理增多,边缘欠清晰。

【X线诊断】　高血压性心脏病。

【评　　述】　头痛、头晕、失眠是高血压的常见症状,在心功能代偿期一般无心脏方面的症状。发展至高血压性心脏病后可逐渐出现左心衰竭症状(心悸、气短、不能平卧、心动过速甚至出现奔马律、肺水肿等),如继发右心衰竭可见肝大、下肢水肿等相应表现。

　　高血压病可分为原发性和继发性两类,前者约占90%,后者约占10%,继发于其他疾病如肾脏、内分泌、心血管和颅脑疾患等。各型高血压达到一定时间和程度,使左心室负荷加重,继之引起左心室肥厚、增大和功能不全。

　　X线表现:典型者心脏呈"主动脉"型,主动脉增宽,主动脉结膨凸,左心室增大。单纯左心室肥厚,在后前位上仅表现左心室段圆隆,心尖钝圆,即所谓向心性肥厚,整个心影无明显增大。当左心室肥厚和扩张而引起左心室增大时,在后前位上,心脏呈主动脉型,左心室缘向左凸隆,并向下延伸,相反搏动点上移。左前斜位上,心脏向后凸出,心后间隙消失,与脊柱影重叠。后期致左心衰竭时,左心室发生显著增大,搏动减弱,可继发相对性二尖瓣关闭不全,因此左心房、左心室进一步扩大,肺静脉压力升高,出现肺瘀血以及间质性或肺泡性肺水肿。

心电图是诊断高血压引起的心脏改变的重要根据。一般来说左心室高电压、肥厚、劳损等与 X 线所示的心脏和左心室增大呈正相关。但有些病例心电图改变早于 X 线改变或 X 线改变早于心电图改变。因此，诊断高血压性心脏病应同时重视两个指标，相互配合。二维超声、CT、MRI 除显示心脏改变外对主动脉缩窄、肾及肾上腺改变等继发性高血压的病因诊断具有重要价值。血管造影（包括 DSA）对继发于主动脉缩窄、大动脉炎和肾血管病的高血压能提供最准确的解剖诊断，作为手术和介入性治疗的依据。一般来说，综合临床，心电图，胸片和二维超声对高血压性心脏病可做出诊断。

第五节　慢性肺源性心脏病

病例 181　慢性肺源性心脏病

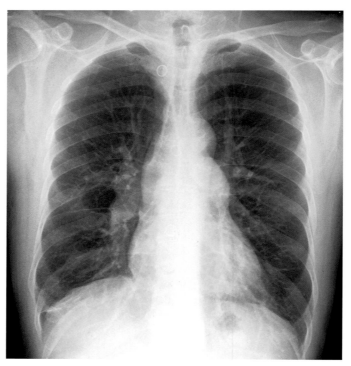

图 4-5-1　正位 X 线胸片,肺源性心脏病

【**病史摘要**】　男性,56 岁。反复咳嗽、气喘 9 年,加重 4 天。

【**X 线表现**】　两肺纹理增多、紊乱,两肺野增大及透亮度增加,右肺门旁见无肺纹泡状透亮影;右下肺动脉干增粗(最大横径大于 15 mm)呈残根样改变,肺动脉段突出,左心缘下段圆隆上翘。纵隔无增宽,两横膈低位。

【**X 线诊断**】　两肺慢性支气管炎肺气肿改变,右上肺大疱;肺动脉高压;肺源性心脏病。

【**评　　述**】　本病发展缓慢,临床上除原有肺、胸疾病的各种症状和体征外,主要是逐步出现肺、心功能衰竭以及其他器官损害的表现。对于慢性肺、胸疾病患者,最常见的是慢性支气管炎和肺气肿,其次是严重的肺结核、肺尘埃沉着症、支气管扩张以及广泛的胸膜增厚、胸廓畸形等,肺血管病变如肺动脉血栓栓塞等。肺动脉高压的 X 线表现:① 肺动脉主支扩大,以右肺下动脉扩张最明显,其横径大于 15 mm。② 中心肺动脉扩张外围分支细小,两者形成鲜明对比,呈残根状,多反映较重度的肺动脉高压。③ 肺动脉段突出,与肺动脉高压程度及病程长短有关,早期仅轻度膨隆,严重时可明显突出。

　　慢性肺源性心脏病的心脏改变:由于有肺动脉高压,肺动脉段凸出,肺动脉主干搏动增强;右心室增大,心脏横膈接触面增宽,因此心脏外形呈梨形、二尖瓣型。由于肺气肿、横膈低及心脏增大不显著,心胸比率大于正常者不多。部分病例心脏外形可比正常者为小(小肺心)。心脏代偿功能减退出现心力衰竭时,心脏可急骤增大,而当心力衰竭被控制后,心脏大小又可回复原状。右心房增大不多见,常由于右心室压力增高,右心房排血困难并发三尖瓣关闭不全而出现,故都与右心室增大并存。

　　慢性肺源性心脏病常需与冠状动脉粥样硬化性心脏病(冠心病)、风湿性心瓣膜病、原发性心肌病等相鉴别。肺心病与冠心病均多见于老年人,有许多相似之处,而且常有两病共存。冠心病有典型的心绞痛、心肌梗死的病史或心电图表现,若有左心衰竭的发作史、高血压病、高脂血症、糖尿病史则更有助鉴别;体检、X线及心电图检查呈左心室肥厚为主的征象,可资鉴别;肺心病合并冠心病时鉴别有较多的困难,应详细询问病史,体格检查和有冠心病、肺功能检查加以鉴别。风湿性心脏病三尖瓣疾患应与肺心病的相对三尖瓣关闭不全相鉴别,前者往往有风湿性关节炎和心肌炎的病史,其他瓣膜如二尖瓣、主动脉瓣常有病变,X线、心电图、超声心动图有特殊表现。原发性心肌病多为全心增大,无慢性呼吸道疾病史,无肺动脉高压的X线表现等可资鉴别。

慢性肺源性心脏病的X线诊断:应根据肺部、心脏两方面改变进行全面分析,肺部病变是根本,肺动脉高压是线索,右心室增大是依据。肺动脉高压和右心室增大应做出明确的判断,是诊断早期肺心病的关键。

第六节　冠心病

病例 182　冠心病

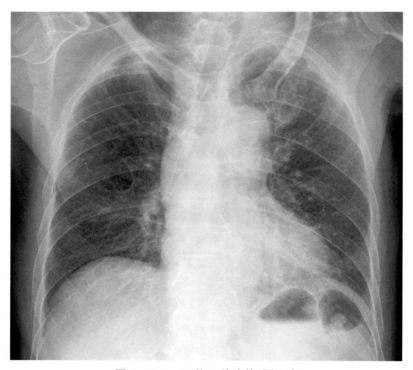

图 4-6-1　正位 X 线胸片，冠心病

【病史摘要】　男性，77 岁。间断性剑突下及胸背痛 1 个月，疼痛呈间歇性发作，可忍受，发作持续 5～10 分钟，有高血压病史 20 年，规则服抗高血压药。体格检查：血压为 146/92 mmHg，心律齐，心界扩大。

【X 线表现】　两肺纹理增多，两肺野内未见明显异常密度影，两肺门影正常；主动脉影增宽迂曲，主动脉管壁可见弧状高密度钙化影，心影增大，呈靴型外形，心尖向左下延伸。

【X 线诊断】　结合病史考虑：冠心病。

【评　　述】　由于脂质代谢不正常，血液中的脂质沉着在原本光滑的动脉内膜上，形成一些分散的类似粥样的脂类物质堆积而成的白色斑块，称为动脉粥样硬化。这些斑块渐渐增多造成动脉腔狭窄，使血流受阻。动脉粥样硬化发展下去斑块可形成溃疡，还可并发血栓、堵塞血管，造成血流阻断，相应组织细胞发生缺血性坏死。如果动脉粥样硬化发生在冠状动脉则会引起心肌细胞缺血、缺氧甚至坏死，继而引起心脏病，这便是冠状动脉粥样硬化性心脏病。

根据冠状动脉管腔的狭窄及阻塞程度、发病的急缓、分布的范围和侧支循环形成的情况，可引起所属区域不同程度的心肌缺血以致坏死，心脏和肺循环的 X 线征象也有很大的差异。隐性冠心病 X 线平片心脏大小、形态多无异常发现，心肌梗死可有左心衰竭、肺水肿、左心室增大、左心缘局限性搏动减弱或消失等。也可出现心肌梗死后综合征，心肌炎、胸膜炎和肺实质炎为其三主征。急性心肌梗死后或陈旧性梗死可有心室壁瘤出现。

患者无高血压病史，经临床已明确诊断为心肌梗死，心影轻度增大，左心室向心性肥厚，左心缘局限性搏动减弱，有间质性肺水肿及肺炎，上述 X 线表现支持冠心病诊断。

 X线胸片对病情判断和预后评估有重要意义,对某些器质性并发症如心室壁瘤、室间隔穿孔(破裂)以及乳头肌功能失调或断裂的诊断也有一定的帮助。冠状动脉造影(含左心室造影),可显示冠脉及其分支的解剖形态、病变部位和病变程度,目前仍是诊断冠心病、选择冠心病患者手术及是否适合介入治疗等的可靠方法。磁共振成像、多层螺旋CT冠状动脉造影是无创的检查技术,对冠状动脉狭窄(>50%)和冠状动脉搭桥术后桥血管阻塞的诊断、冠脉狭窄介入治疗适应证的选择,以及介入和手术治疗后的随访及其疗效的观察,都有良好的价值。超声心动图是诊断冠心病不可缺少的手段,它以简便、无创、重复性好而广泛应用于临床诊断、术中观察、术后及药物治疗评价等方面。核素心肌灌注显像是筛选冠状动脉造影最有价值的无创性手段;负荷心肌灌注显像阴性基本可排除冠脉病变,对心肌梗死、心肌梗死合并室壁瘤的诊断以及评估存活心肌、评价血管重建术的疗效和冠心病患者的预后等也是一项重要的检查手段。

第七节　心肌病

病例 183　心肌病

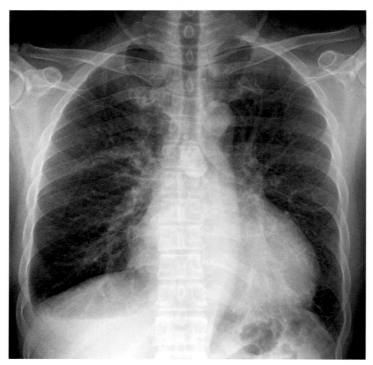

图 4-7-1　正位 X 线胸片，扩张型心肌病

【**病史摘要**】　男性，44 岁。胸闷、活动后气急 1 个月余，有"扩张性心肌病"家族史。体格检查：血压为 120/90 mmHg，心律齐，心界扩大。

【**X 线表现**】　两肺纹理增多，边缘模糊，呈肺瘀血改变。心影呈主动脉型，主动脉结缩小，左心缘下段膨隆，心尖左下移位。右肋膈角钝。

【**X 线诊断**】　结合病史考虑：扩张型心肌病；两肺瘀血、右侧胸腔少量积液，提示左心功能不全。

【**评　　述**】　临床和病理将原因不明而又非继发于全身或其他器官系统疾病的心肌原发性损害定名为原发性心肌病，它是非风湿性、非高血压性、非冠状动脉性心肌结构和功能的病理改变。其病理过程属于代谢性而非炎症性，在发病机制上与其他已知病因引起的心脏病无关，是一组由于心脏下部分腔室（即心室）的结构改变和心肌壁功能受损而导致心脏功能进行性障碍的病变。相反，若心肌病变与已知病因有关，或继发或伴发于某种全身性疾病时，则称为继发性心肌病。原发性心肌病较少见，但分布于世界各地。对本病的概念、定义和病理变化等还有不同的认识，按病理可分为扩张型心肌病、肥厚型心肌病和限制型心肌病三种常见类型。其中以扩张型心肌病和肥厚型心肌病较为常见。

发病原因至今未明。扩张型心肌病可能和某些因素如病毒、细菌感染或药物中毒导致代谢异常所致的心肌损伤有关，其中病毒性心肌炎被认为是最主要的原因。肥厚型心肌病可能与常染色体显性遗传有关，约 1/3 的有明显家庭史，儿茶酚胺代谢异常、高血压、高强度运动为其诱发因素。限制型心肌病以心内膜心肌纤维化、心肌僵硬及心室舒张充盈受阻为特征，多见于热带和温带地区，我国仅有散发病例。

一般起病缓慢,早期可有发热、乏力、头晕、气急等症状,晚期出现全心衰竭。心房颤动也较常见,心肌损伤和心肌的紧张或伸展常可导致心律失常(过快或过慢),部分可合并内脏栓塞。

扩张型心肌病X线表现:有两心室增大,以左心室扩大为著,左心室圆隆,向左、后突出,心影呈主动脉型;如伴有瓣膜受损,则可引起心房扩大,左心缘搏动减弱而不规则,而右心缘的搏动正常,甚至增强;肺动脉段无明显变化,有时可呈平直或稍丰满,肺血管的表现属正常范围;出现左心衰竭时,可见肺瘀血及间质性肺水肿,主动脉结正常或较小;如主动脉瓣狭窄时,可有升主动脉扩张;治疗后病情可好转,一般情况下扩大的心脏要恢复正常外形较难。肥厚型心肌病X线表现有心脏大小正常或增大,心脏大小与心脏及左心室流出道之间的压力阶差呈正比,压力阶差越大,心脏亦越大;心脏增大以左心室肥厚为主,主动脉不增宽,肺动脉段多无明显突出,肺瘀血大多较轻,常见二尖瓣钙化;心室造影示心室腔缩小,肥厚的心肌凸入心室腔内。限制型心肌病因病变易侵及右心室,X线表现上,约70%的患者显示心胸比例增大,合并右心房扩大者心影可呈球形;左心室受累时常可见肺瘀血。个别患者尚可见心内膜钙化影。

X线检查结合心电图、心脏超声、心导管检查,并结合临床资料,有利于心肌病与风湿性心脏病、心包积液、高血压性心脏病、冠心病、先天性心脏病相鉴别。有时心内膜心肌活检是确诊心肌病的重要手段。

第八节　心包炎

病例 184　心包积液

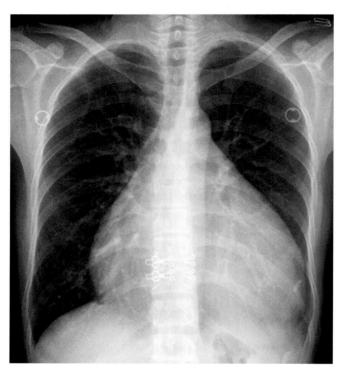

图 4-8-1　正位 X 线胸片, 心包积液

【**病史摘要**】　女性, 34 岁。患尿毒症 3 年, 加重 1 个月, 常感呼吸困难。

【**X 线表现**】　两肺纹理增多, 纹理边缘尚清晰。心影增大, 呈烧瓶样, 心影各弓影分界不清。双侧肋膈角尚清。

【**X 线诊断**】　结合病史考虑: 尿毒症性心包炎, 心包积液。

【**评　　述**】　临床上共同的特征是气短与胸部郁闷感, 大量心包积液可出现心前区持久性压迫性疼痛及严重的呼吸困难。心尖搏动微弱或不能触及, 心浊音界向两侧扩大, 脉搏细速, 动脉压下降, 静脉压上升, 脉压缩小, 并可出现奇脉, 有心包填塞征, 颈静脉怒张, 进行性肝大, 心动过速。动脉压如持续下降, 可引起休克。

急性心包炎时, 临床闻及心包摩擦音即可确立诊断, 但 X 线检查可无异常表现。成人积液少于 250 ml, 儿童少于 150 ml, X 线上多难识别。有学者提到心外脂肪征有助于诊断心影正常的心包积液, 侧位上正常心包为一线状致密影, 其前方为密度低的纵隔脂肪, 后方为心外脂肪; 若侧位片上心包厚度超过 2 mm 可诊为心包积液。正位上与侧位相似, 但发现率较低。

积液量达 300～500 ml 或 500 ml 以上时, X 线上有一定的特征, 心影中度或中度以上增大; 心缘各弓影分界不清, 心影常向两侧呈球形或烧瓶状增大, 心膈角可依心影形态的不同而异, 球形者心膈角多锐利, 烧瓶状者其心膈角可以变钝; 透视下心影边缘搏动减弱或消失; 主动脉搏动可以正常, 但有心包填塞者, 主动脉的搏动则减弱; 卧位时心底部增宽及搏动减弱是诊断心包积液有意义的征象; 上腔静脉影像增宽; 短期复查心影变化大也支持心包积液的诊断。

心包积液的病因很多,有感染性、非感染性、代谢障碍性、肿瘤性心包炎等。虽然临床上由于起病的原因不同,分类亦颇多,但 X 线检查仅为心包积液的综合表现,无法确定心包积液的性质和类型。超声心动图、MRI 及 CT 对心包积液的诊断有很高的价值。对于少量心包积液,超声心动图更具有敏感性。核素显像与 X 线平片检查同样具有特异性,核素血池显像对大量心包积液与心脏增大的鉴别更有价值。

病例 185 缩窄性心包炎

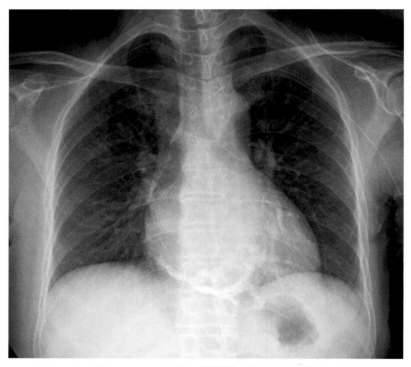

图 4-8-2 正位 X 线胸片,缩窄性心包炎

【病史摘要】 女性,53 岁。头晕 1 年,气喘、胸闷 20 多天。

【X线表现】 两肺野清晰,未见明显异常密度影;心影大小、形态可,心脏膈面及右侧心包膜见线样钙化影,上腔静脉影明显增宽。

【X线诊断】 缩窄性心包炎。

【评　　述】 本病常有心悸、呼吸困难、胸闷等。体格检查见颈静脉怒张、肝大、腹水、下肢水肿、脉压差小、奇脉等。心电图示低电压、T 波倒置、低平,有时可有房颤。X 线表现:心脏外形和大小基本正常或轻、中度扩大,心脏边缘呈不规则或僵硬,可呈天幕状改变,使正常心脏的弧度消失,心影似三角形或梨形;如局限性增厚,心缘可呈局限性突出;若与邻近组织发生粘连,可使心缘呈不规则或多边状。心脏及大血管的搏动明显减弱或消失,也可能造成不规则的搏动(无粘连部位搏动仍可见到,甚至明显增强),而主动脉的搏动减弱。上纵隔阴影增宽,肝脏增大,右膈升高,肺野有轻度瘀血。在左心缘有缩窄时,可出现间质性肺水肿及左心房增大,如二尖瓣狭窄则可出现一侧或两侧胸腔积液。增厚与粘连的心包膜可钙化,表现为蛋壳状或不规则影,累及整个心缘或其大部,在切线位上更明显。食管可由于粘连而产生移位,需注意不应与风湿性心脏病二尖瓣疾病相混淆。心脏改变轻微者,易发生漏诊。心脏增大者常应与心包积液、心肌病等区别。少数病例尚应与二尖瓣损害相鉴别。

心脏瓣膜疾病:局限性心包缩窄由于缩窄部位局限于房室沟和大血管出入口,可产生与瓣膜病及腔静脉阻塞病相似的体征。如缩窄局限于左房室沟,形成外压性房室口通道狭窄,体征及血流动力学变化酷似二尖瓣狭窄。风湿性心脏病二尖瓣狭窄可有风湿热史而无心包炎病史。心脏杂音存在时间较久。超声心动图示二尖瓣增厚或城墙样改变,瓣膜活动受限与左心室后壁呈同向运动。胸部 X 线检查,心脏搏动正常无心包钙化。心导管检查,缩窄性心包炎有特征性的压力曲线,再结合心血管造影有助于与先天性或后天获得性瓣膜病相鉴别。

限制型心肌病:原发性或继发性限制型心肌病,由于心内膜和心肌受浸润或纤维瘢痕化,心肌顺应性丧失引起心室舒张期充盈受限。血流动力学和临床表现与缩窄性心包炎相似,鉴别诊断极为困难。因两者治疗方法、预后截然不同,故鉴别诊断很重要,确实难以鉴别时可采用开胸探查以明确诊断。缩窄性心包炎为急性心包炎的后遗症,心包膜上有不同程度与范围的瘢痕和粘连,形成粘连性心包炎和缩窄性心包炎。粘连程度不同,对心脏功能的影响亦不同。结核性心包炎因纤维组织增生显著,心包膜两层发生严重的增厚与粘连,因而形成坚厚的瘢痕。增厚的心包膜可局限性或弥漫性,严重的甚至可以完全闭塞心包腔,使心脏的收缩和舒张功能完全丧失,从而影响静脉血回流到右心房,致使静脉压增高,颈静脉怒张。增厚的心包膜可产生钙化,呈一个盔甲心包。

MRI、CT 及超声心动图对缩窄性心包炎的诊断有重要价值。平片检查亦具有较高的敏感性。对于不典型病例,以及在与限制型心肌病的鉴别诊断上,MRI 优于超声心动图。

第九节　主动脉病变

病例 186　主动脉窦瘤

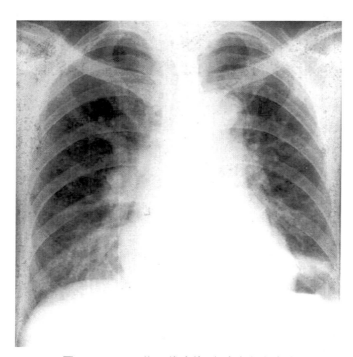

图 4-9-1　正位 X 线胸片,主动脉窦瘤破裂

【病史摘要】　男性,48 岁。突然用力后心慌、气短伴左侧背痛 3 天入院。听诊:心前区及胸骨左缘第 3～4 肋间可触及轻微震颤伴有Ⅳ级连续性杂音。心电图示左心室高电压。

【X线表现】　主动脉影增宽,主动脉结增大,肺动脉段平直,心影稍向两侧增大,心影呈主动脉型,心胸比率 0.6,两下肺纹理显著增粗、增多。

【X线诊断】　主动脉窦瘤破裂。

【评　　述】　主动脉窦瘤又称 Valsalva's 窦瘤,分先天性和后天性两种。一般认为先天性主动脉窦瘤系胚胎期主动脉根部中层弹力纤维的发育缺陷,未能与主动脉瓣的纤维环融合,形成局部管壁的薄弱区,加之主动脉内血压的影响,逐渐形成主动脉窦瘤或窦的憩室样膨突;后天性主动脉窦瘤是由于动脉壁中层坏死、心内膜炎、动脉粥样硬化、外伤、梅毒等因素所致。窦瘤一旦破入右心者构成心底部左向右分流。大多数窦瘤起源于右冠窦,少数起源于无冠窦,极少数起源于左冠窦。

本病少见,X线平片缺乏特征,又由于可合并各类畸形,X线表现可能以后者为主,更使平片诊断困难。此外,此类畸形临床常可闻及连续性杂音,尚易误诊为动脉导管未闭、主-肺动脉隔缺损等病变。窦瘤破入右心后,则具有相当特征性的左向右分流 X 线征象,心影多呈中高度增大,左右心均受累,尤其是左心室增大为主,心影近似主动脉型,大多有肺血增多;少数有肺瘀血、间质性肺水肿等左心衰竭征象,心缘和主动脉搏动增强等。如熟悉上述较典型的 X 线表现,密切结合临床,平片诊断及其与常见的动脉导管未闭的鉴别并不困难。过去无心脏病的症状和体征,而成年后突然发病,并迅速出现心力衰竭则诊断更为确切。

X线心脏平片表现结合临床表现和体征可提示主动脉窦瘤诊断,详细的解剖诊断或与其他心底部分流、室间隔缺损合并主动脉瓣关闭不全的鉴别,则需要进一步的检查。超声心动图简便易行,特别是彩色多普勒技术对该病诊断的正确率可达 95.5％,故应为本病首选检查方法。MRI 对本病的诊断率随着 MRI 软、硬件技术的改善,定会不断提高,其优势为图像分辨率高,更符合解剖学所见,为手术治疗可提供更直观的信息。超声心动图诊断困难时,辅助 MRI 检查有助于提高诊断和鉴别诊断水平。胸主动脉造影检查是诊断该病的金标准。

病例 187　胸主动脉瘤

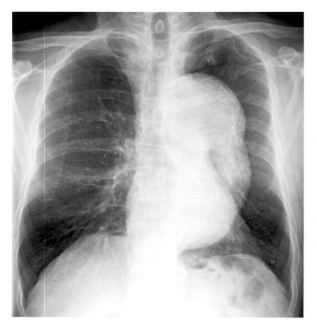
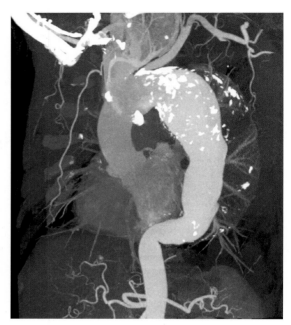

图 4-9-2A　正位 X 线胸片,胸主动脉瘤　　　　图 4-9-2B　CT 多平面重建,胸主动脉瘤

【病史摘要】　　男性,65 岁。胸闷不适数年,近日突然用力后心慌、气短、胸痛入院。

【X线表现】　　后前位片示左中上纵隔(相当于主动脉弓处)有圆形块状阴影突入左侧肺野,密度均匀,轮廓光整,表面见散在斑块状钙化影,部分块影与心影重叠;两肺野清晰。CT 胸主动脉血管造影最大密度投影成像示胸主动脉降段明显瘤样扩张,瘤内见低密度附壁血栓。

【X线诊断】　　胸主动脉瘤伴瘤内附壁血栓。

【评　　述】　　胸主动脉的病理性扩张称为胸主动脉瘤。虽病因各异但发病机制大致相似,主要是动脉壁中层弹力纤维断裂、中断,形成局部的薄弱区,加之动脉壁腔内血流冲击,向外膨出形成动脉瘤。

胸主动脉瘤的基本 X 线征象主要为纵隔阴影增宽,或形成局限性肿块,与胸主动脉某部相连而不能分离;透视下增宽的纵隔阴影或局限突出肿块影可见扩张性搏动;瘤体可对周围相应的器官产生压迫、移位和侵蚀,并影响其功能甚至破坏其结构,可造成气管食管移位或管腔狭窄;有时瘤壁可有钙化,当出现升主动脉壁的钙化时,对梅毒的定性诊断有帮助。胸主动脉瘤需与纵隔肿瘤相鉴别,后者肿块轮廓多不清楚,有毛刺或分叶,与主动脉多能分离,有传导性搏动,密度不均匀。如与中央型肺癌、炎性肿块鉴别有困难时需做胸部 CT(或 CTA)检查,本例患者行 CTA 检查,胸主动脉瘤显示清晰,并显示瘤内附壁血栓。

第五章 消化系统

陈　明　吴金平　邹立秋
黄云海　孙益芳　徐中华

第一节　正常消化系统X线解剖

一、正常X线表现

在胃肠道疾病的检查中,主要应用的透视、腹部X线平片以及钡剂造影等,能显示胃肠道的位置、轮廓、腔的大小、内腔及黏膜皱襞的情况,但对于胃肠道肿瘤的内部结构、胃肠壁的浸润程度和转移情况等的了解尚有一定困难,还需与其他检查相结合。目前,对于胃肠道疾病的检查,首选当是钡剂造影的检查方法。

1. 咽部　是胃肠道的开始部分,它是含气空腔。吞钡造影正位观察,上方正中为会厌,两旁充钡小囊状结构为会厌谷。会厌谷外下方较大的充钡空腔是梨状窝,近似菱形且两侧对称,梨状窝中间的透亮区为喉头,勿误为病变。正常情况下,一次吞咽动作即可将钡剂送入食管,吞钡时梨状窝暂时充满钡剂,但片刻即排入食管。

2. 食管　是一个连接下咽部与胃的肌肉管道,起于第6颈椎水平与下咽部相连。食管入口与咽部连接处及膈的食管裂孔处各有一生理狭窄区,为上、下食管括约肌。

食管充盈像:食管吞钡充盈,轮廓光滑整齐,宽度可达2~3 cm。正位观察位于中线偏左,胸上段更偏左,管壁柔软,伸缩自如。右前斜位是观察食管的常规位置,在其前缘可见三个压迹,从上至下为主动脉弓压迹、左主支气管压迹、左心房压迹。于主动脉弓压迹与左主支气管压迹之间,食管显示略膨出,注意不要误认为憩室。

食管黏膜像:少量充钡,黏膜皱襞表现为数条纵行、相互平行的纤细条纹状阴影。这些黏膜皱襞通过裂孔时聚拢,经贲门与胃小弯的黏膜皱襞相连续。

透视下观察,正常食管有两种蠕动。第一蠕动为原发性蠕动,系由下咽动作激发,使钡剂迅速下行,数秒钟达胃内。第二蠕动又称继发蠕动波,由食物团对食管壁的压力所引起,始于主动脉弓水平,向下推进。所谓第三蠕动波是食管环状肌的局限性不规则收缩运动,形成波浪状或锯齿状边缘,出现突然,消失迅速,多发于食管下段,常见于老年人和食管贲门失迟缓症者。

另外,当深吸气时膈肌下降,食管裂孔收缩,致使钡剂暂时停顿于膈上方,形成食管下端膈上一小段长4~5 cm的一过性扩张,称之膈壶腹,呼气时消失,属于正常现象。

此外,贲门上方3~4 cm长的一段食管,是从食管过渡到胃的区域,称之食管前庭段,具有特殊的神经支配。此段是一高压区,有防止胃内容物反流的重要作用。现将原来所定的下食管括约肌与胃食管前庭段统称为下食管括约肌。它的左侧壁与胃底形成一个锐角切迹,称为食管胃角或贲门切迹。

3. 胃　一般分为胃底、胃体、胃窦三部分及胃小弯和胃大弯。胃底为贲门水平线以上部分,立位时含气,称胃泡。贲门至胃角(胃体与胃窦小弯拐角处,也称胃角切迹)的一段称胃体。胃角至幽门管斜向右上方走行的一部分,称胃窦。幽门为长约5 mm的短管,宽度随括约肌收缩而异,将胃与十二指肠相连。胃轮廓的右缘为胃小弯,左缘是胃大弯。胃的形状与体形、张力及神经系统的功能状态有关,一般可分为4种类型:牛角型(位置、张力均高,呈横位,上宽下窄,胃角不明显,形如牛角。多见于肥胖体形的人)。钩型(位置、张力中等,胃角明显,胃的下极大致位于髂嵴水平,形如鱼钩)。瀑布型(胃底大,呈囊袋状向后倾,胃泡大,胃体小,张力高。充钡时,钡剂先进入后倾的胃底,充满后再溢入胃体,犹如瀑布)。长钩型(又称为无力型胃,位置、张力均低,胃腔上窄下宽如水袋状,胃下极位于髂嵴水平以下。见于瘦长体形的人)。

胃的轮廓在胃小弯侧及胃窦大弯侧光滑整齐,胃体大弯侧呈锯齿状,系横、斜走行的黏膜皱襞所致。

胃的黏膜皱襞像:可见皱襞间沟内充以钡剂,呈致密的条纹状影。皱襞则显示为条状透亮影。胃小弯侧的皱襞平行整齐,一般可见3~5条。角切迹以后,一部分沿胃小弯走向胃窦,一部分呈扇形分布,斜向大弯。胃体大弯侧的黏膜皱襞为楔形、横行而呈不规则的锯齿状。胃底部黏膜皱襞排列不规则,相互交错呈网状。胃窦部的黏膜皱襞可为纵行、斜行及横行,收缩时为纵行,舒张时以横行为主,排列不规则。

胃的双对比造影显示黏膜皱襞的细微结构即胃小区、胃小沟。正常胃小区为1~3 mm大小,呈圆形、椭圆形或多角形大小相似的小隆起,其由于钡剂残留在周围浅细的胃小沟而显示出,呈细网眼状。正常的胃小沟粗细一致,轮廓整齐,密度淡而均匀,宽约 1 mm 以下。

胃的蠕动来源于肌层的波浪状收缩,由胃体上部开始,有节律地向幽门方向推进,波形逐渐加深,一般同时可见 2~3 个蠕动波。胃窦没有蠕动波,是整体向心性收缩,使胃窦呈一细管状,将钡剂排入十二指肠;之后,胃窦又整体舒张,恢复原来状态。但不是每次胃窦收缩都有钡剂排入十二指肠。胃的排空受胃的张力、蠕动、幽门功能和精神状态等影响,一般于服钡后 2~4 小时排空。

4. 十二指肠 全程呈 C 形,在描述时,可将十二指肠全程称为十二指肠曲。上与幽门连接,下与空肠连接,一般分为球部、降部、水平部和升部。球部呈锥形,两缘对称,尖部指向右后方,底部平整,球底两侧称为隐窝或穹隆,幽门开口于底部中央。球部轮廓光滑整齐,黏膜皱襞为纵行、彼此平行的条纹。降部以下黏膜皱襞的形态与空肠相似,呈羽毛状。球部的运动为整体性收缩,可一次将钡剂排入降部。降、升部的蠕动多呈波浪状向前推进。十二指肠正常时可有逆蠕动。

低张力造影时,十二指肠管径可增加一倍,黏膜皱襞呈横行排列的环状或呈龟背状花纹。降部的外侧缘形成光滑的曲线。内缘中部可见一肩状突起,称为岬部,为乳头所在处,其下的一段较平直。平直段内可见纵行的黏膜皱襞。十二指肠乳头易于显示,位于降部中段的内缘附近,呈圆形或椭圆形透明区,一般直径不超过 1.5 cm。

5. 空肠和回肠 空肠和回肠之间没有明确的分界,但上段空肠与下段回肠的表现大不相同。空肠大部分位于左上中腹,多见于环状皱襞,蠕动活跃,常显示为羽毛状影像,如肠内钡剂少则表现为雪花状影像,回肠肠腔略小,皱襞少而浅,蠕动不活跃,常显示为充盈像,轮廓光滑。肠管内钡剂较少、收缩或加压时可显示黏膜皱襞影像,呈纵行或斜行。末端回肠自盆腔向右上行与盲肠相连。回盲瓣的上下缘呈唇状突起,在充钡的盲肠中形成透明影。小肠的蠕动是推进性运动,空肠蠕动迅速有力,回肠蠕动慢而弱。有时可见小肠的分节运动。服钡后 2~6 小时钡的先端可达盲肠,7~9 小时小肠排空。

6. 大肠 分盲肠、升结肠、横结肠、降结肠、乙状结肠和直肠,绕行于腹腔四周。升、横结肠转弯处为肝曲,横、降结肠转弯处为脾曲。横结肠和乙状结肠的位置及长度变化较大,其余各段较固定。直肠居于骶骨前缘并与之紧密相连。大肠中直肠壶腹最宽,其次为盲肠,盲肠以下各肠管逐渐变小。但其长度和宽度随肠管充盈状态及张力有所不同。

大肠充钡后,X 线主要特征为结肠袋,表现为对称的袋状突出。它们之间由半月襞形成不完全的间隔。结肠袋的数目、大小、深浅因人因时而异,横结肠以上较明显,降结肠以下逐渐变浅,至乙状结肠接近消失,直肠则没有结肠袋。

大肠黏膜皱襞为纵、横、斜三种方向交错结合状表现。盲肠、升结肠、横结肠皱襞密集,以斜行和横行为主,降结肠以下皱襞渐稀且以纵行为主。

大肠的蠕动主要是总体蠕动,右半结肠出现强烈的收缩,呈细条状,将钡剂迅速推向远侧。结肠的充盈和排空时间差异较大,一般服钡后 6 小时可达肝曲,12 小时可达脾曲,24~48 小时排空。

阑尾在服钡或钡灌肠时均可能显影,呈长条状,位于盲肠内下方。一般粗细均匀,边缘光滑,易推动。阑尾不显影、充盈不均匀或其中有粪石造成的充盈缺损,不一定是病理性的改变,阑尾排空时间与盲肠相同,但有时可延迟达 72 小时。

双对比造影时膨胀而充气肠腔的边缘为约 1 mm 宽的光滑而连续线条状影,勾画出结肠的轮廓,结肠袋变浅,黏膜面可显示出与肠管横径平行的无数微细浅沟,称之为无名沟或无名线。它们既可平行又可交叉形成微细的网状结构,从而构成细长的纺锤形小区,与胃小区相似。小区大小为 1 mm×(3~4)mm。小沟与小区为结肠双对比造影能显示黏膜面的最小单位,为结肠病变早期诊断的基础。

另外,在结肠 X 线检查时,某些固定部位较经常见到有收缩狭窄区,称为生理性收缩环。狭窄段自数毫米至数厘米长不等,形态多有改变,黏膜皱襞无异常,一般易与器质性病变相鉴别。但在个别情况下,当形态较固定时,注意与器质性病变鉴别。

二、检查方法及其目的

1. 透视和腹部 X 线平片　　主要用于急腹症,如胃肠道穿孔、肠梗阻等。急腹症的 X 线检查应简单、迅速、准确,以尽量减轻患者痛苦。

(1) 腹部仰卧前后位:照片应包括横膈至耻骨联合,为观察腹部解剖构造及病理变化最好的位置。

(2) 腹部立位前后位:照片应包括横膈至耻骨联合,可观察:① 是否存在液平面。② 是否存在气腹。③ 腹腔内阴影是否随体位变化。④ 能更细致地观察肠管。⑤ 了解肠间隔是否增厚。

(3) 侧卧位水平投照:① 患者采取左侧卧位,X 线水平方向投照。照片应包括全腹部,要特别注意右胁腹部、右下胸部应摄于片中。② 患者采取右侧卧位,X 线水平方向投照。照片也应包括全腹部,但以左胁腹部及左下胸部为重点。此二位置可进一步验证其他位置之所见,对不能站立的患者也可采用此位置投照,以观察是否存在气腹及液平面等。

(4) 腹部侧位:患者仰卧,床面为半立位(角度 35°~40°),以剑突为中心,X 线水平方向投照。此位置检查的主要目的是观察剑突下是否有游离气体存在,及肠腔内是否存在液平面。

(5) 后前立位胸片:要求曝光时间短(1/20~1/50 秒)。照片目的:① 了解是否存在引起急腹症的胸部病变(如下叶肺炎、食管下端穿孔及膈疝等)。② 某些腹部疾病可并发异常的胸部 X 线表现。例如老年人,由于肠系膜血管病变引起的急腹症,其胸部 X 线检查可发现心脏疾患的证据(如心脏扩大、不正常的房室外形、心力衰竭等),有助于诊断和治疗。③ 还可查出与急腹症无关的其他疾病,而对手术及术后处理有重要意义。④ 膈下是否存在游离气体。总之,常规胸部 X 线检查是诊断急腹症不可缺少的重要步骤。

2. 造影检查　　消化道造影仍为胃肠道疾病的主要检查方法,造影检查有黏膜法、充盈法、加压法和气钡双重造影法等 4 种基本方法。黏膜法是用少量钡剂涂布于黏膜表面显示黏膜皱襞的方法,对于病变的早期诊断有重要价值,所摄片称黏膜像。充盈法,胃肠道某一器官或某器官的一部分有较多钡剂充盈,主要显示该部的轮廓,摄片称充盈像;病变的切线位时可见其轮廓异常,较大肿块可显示充盈缺损,较小的肿块可因钡剂掩盖而漏诊。加压法,加压使该部的钡剂减少变薄,有利于较小的隆起性病变的显示,摄片多为某器官的局部点片,称加压像。双重造影法是先后引入一定量的阳性造影剂硫酸钡悬混液和阴性造影剂气体,以显示胃肠道的细微结构,其照片称双重造影像;气体为最常用的阴性造影剂,故又称气钡双重造影,已广泛地用于胃肠道各部位。双重造影分为低张和非低张双重造影,以低张双重造影显示最佳。双重造影技术与纤维内镜的配合已使胃肠道疾病的早期诊断有了突破性进展。

消化道造影检查根据检查部位的不同分成食管造影、上消化道造影、小肠系造影和钡剂灌肠造影。需要指出的是当怀疑消化道穿孔和肠梗阻时,禁用钡餐造影而改用口服有机碘溶液。

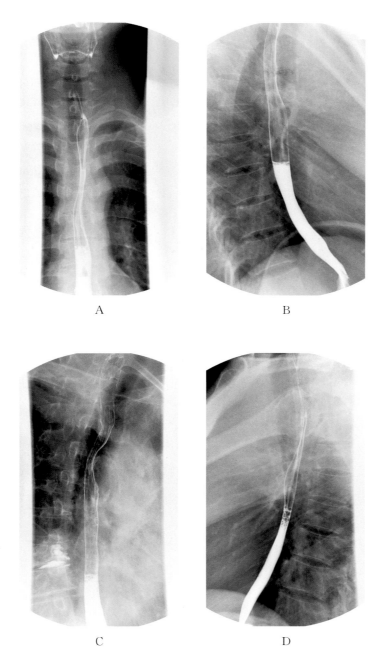

A　　　　　　　　　　　　B

C　　　　　　　　　　　　D

图 5 - 1 - 1　食管钡餐造影片

【X线表现】　上方充钡的小囊为会厌谷，下方圆形透亮区为喉头，勿误为占位引起的充盈缺损。喉头两侧为对称的梨状窝。两侧梨状窝汇入中央即为食管开口，即食管第一生理狭窄处（图 5 - 1 - 1A）。右前斜位食管充盈像，显示食管吞钡充盈，轮廓光滑整齐，其前缘可见三个压迹，从上至下为① 主动脉弓压迹（为半月弧形，压迹深度随年龄递增）；② 左主支气管压迹（其与主动脉弓之间食管往往相对膨出为正常表现，不要误认为食管憩室）；③ 左心房压迹（较长而浅，左心房增大，压迹可增宽，甚至食管局部后移）（图 5 - 1 - 1B）。右前斜位食管黏膜像，管腔内显示 2～5 条纵行、相互平行的纤细条纹状阴影，即食管黏膜皱襞，其宽度不超过 2 mm（图 5 - 1 - 1C）。左前斜位片如图 5 - 1 - 1D。

【X线诊断】　正常食管。

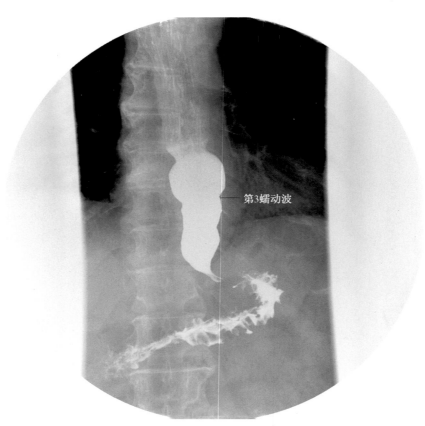

第3蠕动波

图5-1-2 食管第3蠕动波

【X线表现】 所谓第3蠕动波是食管环状肌的局限性不规则收缩运动,形成波浪状或锯齿状边缘,出现突然,消失迅速,多发于食管下段,常见老年人和食管贲门失迟缓症者。

【X线诊断】 食管贲门失迟缓症;食管第3蠕动波。

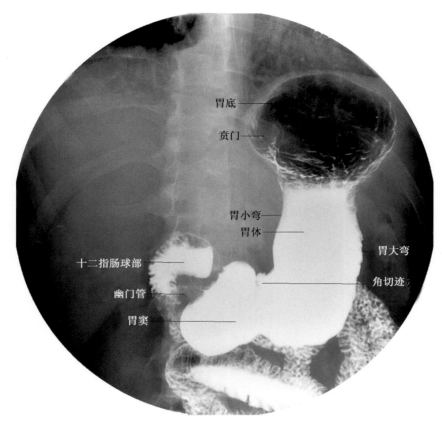

图 5 - 1 - 3 胃的 X 线解剖部位划分及命名

（1）贲门:食管进入胃的开口处。

（2）胃底:贲门横线以上区域。

（3）贲门区:以贲门为中心,半径约为 2.5 cm 的圆形区域。

（4）胃小弯:胃的右上侧边缘。

（5）胃大弯:胃的左外下侧边缘。

（6）胃角(角切迹):胃小弯转折处。

（7）胃窦:角切迹与胃大弯最低点连线与幽门之间的区域。

（8）胃体:胃窦与胃底之间的区域。

（9）幽门管:胃部通向十二指肠球部的细短管状结构。

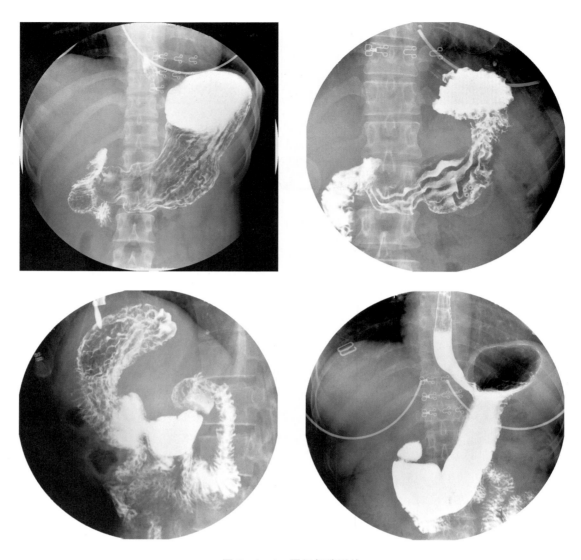

图 5 - 1 - 4　胃钡餐造影片

【**X线表现**】　胃的轮廓在胃小弯侧及胃窦大弯侧光滑整齐,胃体大弯侧呈锯齿状,系横、斜走行的黏膜皱襞所致。

胃的黏膜皱襞像,可见皱襞间沟内充以钡剂,呈致密的条纹状影。皱襞则显示为条状透亮影。胃小弯侧的皱襞平行整齐,一般可见 3～5 条,平均宽约 0.5 cm。角切迹以后,一部分沿胃小弯走向胃窦,一部分呈扇形分布,斜向大弯。胃体大弯侧的黏膜皱襞为楔形、横行而呈不规则的锯齿状,宽 0.2～0.4 cm,大于 0.5 cm 为异常表现。胃底部黏膜皱襞排列不规则,相互交错呈网状。胃窦部的黏膜皱襞可为纵行、斜行及横行,收缩时为纵行,舒张时以横行为主,排列不规则。

【**X线诊断**】　正常胃的黏膜皱襞。

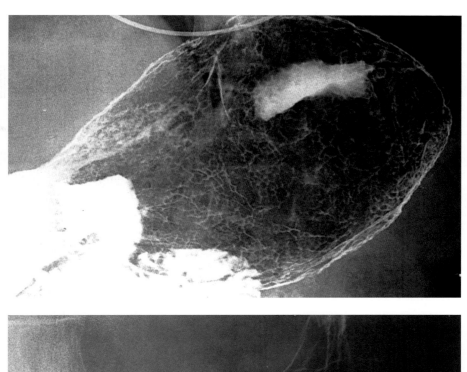

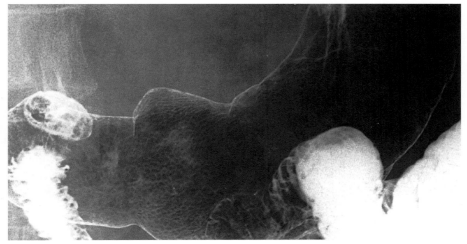

图 5-1-5　胃双对比造影片

【X线表现】　胃的双对比造影显示黏膜皱襞的细微结构即胃小区、胃小沟。正常胃小区为 1～3 mm 大小,呈圆形、椭圆形或多角形大小相似的小隆起,其由于钡剂残留在周围浅细的胃小沟而显示出,呈细网眼状。正常的胃小沟粗细一致,轮廓整齐,密度淡而均匀,宽约 1 mm 以下。

【X线诊断】　正常胃小区。

【评　　述】　应当强调,X线征象的显示情况与检查方法有密切的关系。气钡双重造影检查的开展,为龛影形态及胃黏膜皱襞的显示提供了良好的条件。临床工作中,只有把充盈像、黏膜皱襞像及黏膜像结合起来,才能比较确实地反映出龛影的病理形态。在良、恶性溃疡鉴别诊断时,良性胃溃疡多数表现为龛周胃小沟纤细,胃小区多数显示不清,少数显示形态不规则。另有见龛周胃小沟粗细不均,胃小区显示清晰,但形态不规则,呈多样性改变。恶性胃溃疡龛周胃小沟、胃小区破坏,癌组织代替了正常黏膜层,呈多样性改变。如结节状、磨砂玻璃状以及条索状,部分病例在靠近正常黏膜区,胃小区尚可辨认,但胃小沟粗细不均、紊乱、破坏。所以笔者认为,龛周胃小区改变呈萎缩型或增生型者为良性溃疡;龛周胃小区呈破坏型代之以结节状、磨砂玻璃状、不规则条索状皱襞改变者为恶性溃疡。

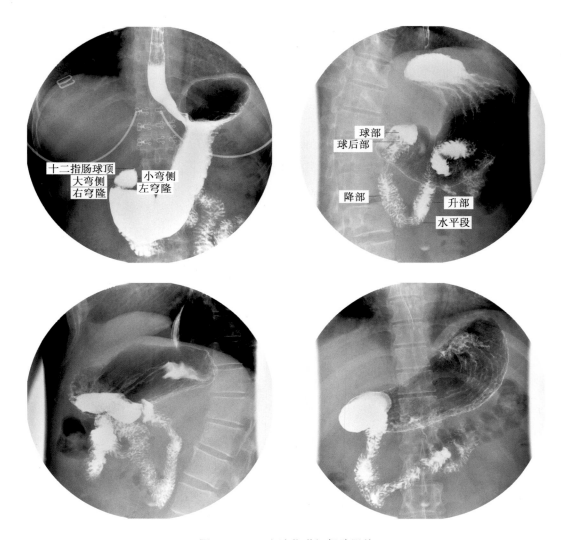

图 5-1-6 上消化道钡餐造影片

【X线表现】 十二指肠全程称十二指肠曲,因其成半环形又称为十二指肠环。一般分为球部、降部、水平部和升部。球部:充盈时呈边缘整齐的三角形,尖部指向右上后方,底部平整,两侧有对称的隐窝,幽门开口于球底中央。球尖顶到降部之间的一小段,X线上称为球后部,其长短不一,一般可达 4~5 cm,短时几乎不存在。黏膜皱襞可呈纵行,有 4~5 条,也可呈横行或花纹状,在双重造影时,球部黏膜可呈细网状或小点状,为黏膜绒毛及绒毛间沟充钡所致。球部充盈不全时,其边缘可不规则,为黏膜皱襞所致,易误为异常。因球部及球后部向右后方,所以右前斜位便于观其全貌,左前斜位便于球部前后壁的显示。降部、水平部、升部:充盈后内外缘对称,因黏膜皱襞的影响,两侧缘呈锯齿状,尤以外缘明显,黏膜皱襞呈环形或羽毛状,收缩时则成纵行。蠕动呈波浪状前进,并可见逆蠕动,不能误为异常。降部宽 2~3 cm。十二指肠双重造影时,管径可增加一倍,羽毛状黏膜皱襞消失,代之以环形或龟背状花纹,或二者兼有。降部内缘可较平直或略凸,中段可见一肩样突起,称为岬部,其下方较平直,可见纵行皱襞。十二指肠乳头在岬部下方,呈圆形或类圆形,边界清晰,直径一般不超过 1.5 cm。乳头开口处可存钡剂,表现为点状,为正常现象。在乳头影上方有时可见一直径数毫米的圆形透亮区,为副乳头。

【X线诊断】 正常十二指肠。

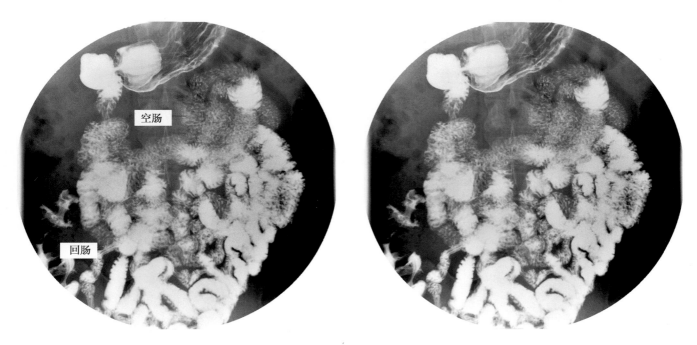

图 5-1-7 小肠钡餐造影片

【X线表现】 平片检查,正常成人的小肠内虽有气体,但与食糜混合存在,而不能显示。长期卧床者、幼儿及肠紧张的老年人,小肠内有分散的气团,多见于腹中部,为正常表现。另外,患者由卧位改成立位检查时,十二指肠球部可有积气,不能误为异常。造影检查,小肠长度平均为 280 cm,其长度与体重关系明显,与身长关系不明。空回肠两端较固定,其余部分活动度较大。空肠居于左上腹及中腹部,回肠位于右下腹及盆腔。一般上部肠曲多横行,下部肠曲多纵行。空肠管径较大,为 2.5~3 cm,回肠管径为 1.5~2.5 cm。空肠黏膜呈细羽毛状,其长短、粗细、形态和方向随肠壁肌张力而变化。收缩时呈纵行状,舒张时呈环形,黏膜面仅有少量钡剂附着时,则呈雪花状。回肠黏膜皱襞则稀疏、低平而不明显,其末端常呈纵行皱襞。在小儿,由于淋巴组织丰富,淋巴集结可呈卵石状,多见于回肠。小肠运动主要为蠕动,表现为节段性充盈与排空。空肠蠕动迅速有力,回肠慢而弱,但分节运动较明显,表现为节律性收缩与舒张。小肠的运动受胃内钡剂排出状况影响,胃蠕动强、排出量大时,小肠的运动也增强。常规口服钡餐造影时,钡剂到达回盲瓣的时间一般为 2~6 小时,7~9 小时钡剂从小肠全部排空。老年人排空时间延缓,可达 11 小时。如果少于 1 小时钡剂到达盲肠,为运动增快,超过 6 小时则为运动过缓。为了便于 X 线检查的描述,按小肠位置将其分为 6 组:① 十二指肠。② 上部空肠,位于左上腹部。③ 下部空肠,位于左腹部。④ 上部回肠,位于右中腹部。⑤ 中间回肠,位于右中下腹部。⑥ 下部回肠,位于盆腔内。

【X线诊断】 正常小肠。

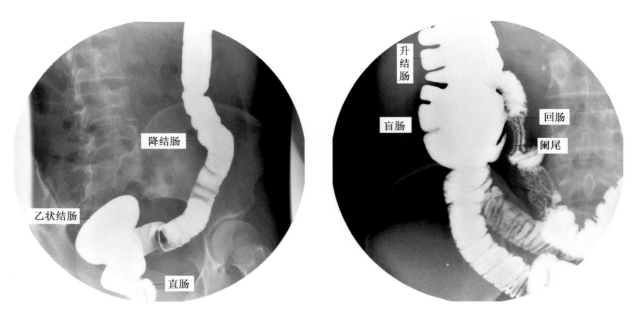

图 5-1-8　结肠钡剂造影片

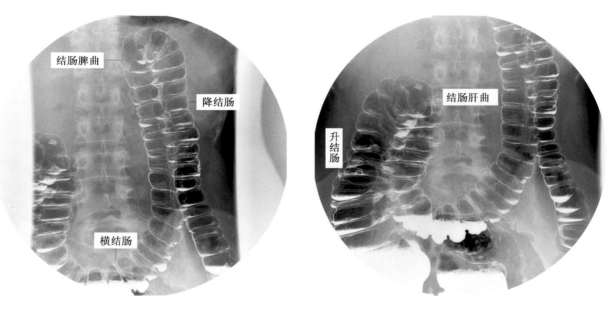

图 5-1-9　结肠气钡双重造影片

【X线表现】　盲肠位于右髂窝内,移动度较大,故位置不固定,可高至肝下或低至盆腔,甚至到左下腹部,但一般移动范围在 10 cm 左右。回盲瓣开口于盲肠后内侧壁,上唇较长约 2 cm。下唇约 0.6 cm,瓣口为圆形、椭圆形或呈横裂口。阑尾一般位于盲肠下内侧,钡剂造影显示率为 60%,充盈时光滑整齐,活动度大,有时可见粪石形成的充盈缺损,阑尾多与盲肠同时排空或稍延缓。横结肠和乙状结肠的系膜较长,因此活动范围较大,其余部分位置较固定。直肠壶腹部内径最大,盲肠次之,盲肠向远端逐渐变窄,乙状结肠与直肠移行处最窄,为 2~3 cm,勿误为病理表现。常规钡剂灌肠时,因生理括约肌的作用,在回盲瓣的对侧、升结肠、横结肠近端和远端、降结肠下部、乙状结肠等部位,可见肠腔局限性狭窄,不能误为异常。

　　结肠的黏膜皱襞有横、纵、斜三个方向相互交错。盲肠、升结肠及横结肠的黏膜皱襞较显著,降结肠及其远段则稀疏。环肌收缩时黏膜呈纵行皱襞。

　　直肠没有结肠袋,但直肠壶腹的前壁及侧壁可见半圆襞形成的切迹。直肠后壁与骶骨之间称骶骨前间隙或称直肠后间隙,测量方法是第 3~5 骶骨前缘到直肠后壁的最短距离,而以第 5 骶骨处测量较准确。约 95％的正常人此间隙小于或等于 0.5 cm,大于 1.5 cm 时可疑异常,大于 2 cm 者为病理性增大。

　　双重造影时,结肠的轮廓呈连续、均匀的线条,粗约 1 mm。其微小皱襞称无名线,此乃结肠的基本解剖单位,切线位表现为微细的刺状突出,深约 0.2 mm。正面观为 0.1~0.2 mm,并以 0.6~1 mm 的间距与肠壁垂直分布,或交织呈网状。良好的双重造影片上,无名线的显示率可达 90％。在结肠排空像的边缘有时可见深 0.5~2 mm、粗 1 mm、以 3~5 mm 间距分布的尖刺影,称边缘锯齿征,或称结肠假溃疡征,是钡剂嵌于结肠 Lieberkuhns 腺管腺窝所致,出现率为 5％~10％。复查时可消失,为正常表现。

【X 线诊断】　正常结肠。

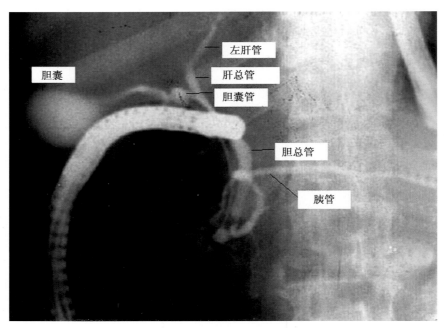

左肝管
胆囊
肝总管
胆囊管
胆总管
胰管

图 5－1－10　经内镜逆行胰胆管造影片

【**X线表现**】　胆囊大小、形态、位置因人的体质及体位不同而不同,一般分为梨形、圆形和长形 3 种,最常见为梨形,长 7～10 cm,宽 3～4 cm,形态上胆囊可分为底部、体部、漏斗部和颈部。胆管分肝内胆管和肝外胆管两部分,肝内胆管由左、右肝管及其分支组成,肝外胆管由肝总管、胆囊管和胆总管组成。肝总管长 3～4 cm,宽 5～6 mm;胆囊管长 3～4 cm,宽 2～3 mm;胆总管长 7～8 cm,宽 5～6 mm。胆总管穿过十二指肠壁,终止于十二指肠大乳头,构成肝胰壶腹(Oddi)括约肌,宽 12 mm,长约数毫米,在其上方略为膨大成为肝胰壶腹,胰管汇合于此。

【**X线诊断**】　正常胆道系统。

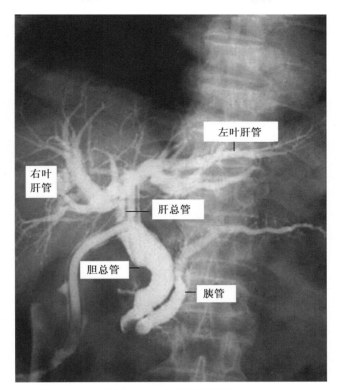

左叶肝管

右叶
肝管

肝总管

胆总管

胰管

图 5 - 1 - 11　T 管造影片

【X线表现】　胰腺管分为主胰管和副胰管,主胰管从十二指肠大乳头开始,多为从右下斜行向左上,或呈横行、乙字形走行于第 12 胸椎至第 2 腰椎水平之间。主胰管分为头部、体部和尾部,全长 14～18 cm;宽:头部 4 mm,体部 3 mm,尾部 2 mm。副胰管于主胰管的头、体交界处与主胰管汇合,大致呈水平走向于十二指肠壁,开口于十二指肠小乳头。

【X线诊断】　肝内外胆管及胰腺管 X 线解剖。

第二节　食管病变

病例 188　食管金属异物

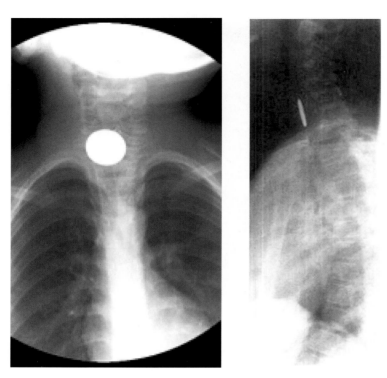

图 5-2-1　颈胸部正侧位片

【**病史摘要**】　男性,3岁。玩耍时不慎将1元硬币吞下,烦躁、哭闹1小时。自述吞咽不适。

【**X线表现**】　第7颈椎水平见一直径约2.0 cm大小圆形不透光异物影。

【**X线诊断**】　食管入口处金属异物。

【**评　　述**】　依据患儿有明确的误吞金属异物病史,故常规的透视和颈胸部食管正侧位摄片即可观察到异物的形态,确定异物的位置,不需钡餐造影,诊断一般不困难。需注意的是颈胸部的钙化影和气管内异物有时与食管内不透光异物相似,食管异物在侧位片上,位于气管之后,长形异物与食管纵轴一致;扁平形异物正位呈片状,侧位呈条状,而气管异物恰与此相反。异物最易滞留于食管生理狭窄和压迹处,故应重点观察,尤以食管入口(管径最小)为主,对于滞留于非好发部位的异物,应警惕食管器质性病变的可能性。有时食管内异物在患者的强力吞咽动作下,食管的生理狭窄和压迹处也可以充分扩张,使食管异物通过全食管抵达胃部,甚至肠道,所以在临床工作中,如果怀疑有异物存在,颈胸部X线检查未发现异物时,应进一步检查胃肠道,观察异物是否自行咽下,这是要注意的地方。

病例 189　食管透光性异物

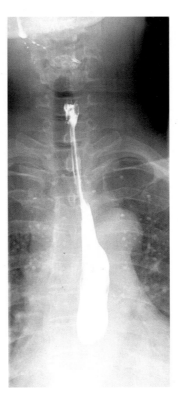

图 5‐2‐2　钡棉造影检查

【病史摘要】　男性,50 岁。1 小时前喝鱼汤时误将鱼刺咽下,感咽部疼痛,吞咽有异物感。

【X线表现】　钡棉透视示钡棉滞留于食管上段平第 6 颈椎水平无法下行,未显示异物的形态。

【X线诊断】　食管上段透光异物(鱼刺)。

【评　　述】　对于较小的食管异物或是不透 X 线的异物,应行钡棉造影检查,钡棉往往能停挂在异物处,嘱咐患者反复吞咽甚至饮水钡棉仍能停留在原处,称为挂絮征象,可以对细小异物做出诊断,也是对不透 X 线异物检查的有效方法,小的透光异物,如鱼刺、小骨片等一般常规透视和摄片检查不易发现,简单的钡餐透视亦不能显示。过小、过细的骨、鱼刺或嵌入咽,或食管较深外露于黏膜面较小的异物不易显示挂絮征象,异物损伤了咽或食管的黏膜,患者的自觉症状也难以与异物滞留鉴别,拟建议内镜检查。

钡棉造影检查中需要重点注意的是:① 当怀疑异物在主动脉弓水平附近而又需钡棉检查才能确定时,此时应以少量多次吞服钡棉为好,如一次性吞服大量钡剂有可能会牵引异物而致使食管穿孔,甚至累及大血管而致大出血,危及患者生命。② 如患者吞服异物时间较长,在透视或摄片中见到异物处食管周围软组织肿胀甚至出现气液平面,则提示食管异物处有炎症感染或脓肿形成,此时吞钡检查会出现钡剂外溢现象且不能排空。

病例 190　反流性食管炎

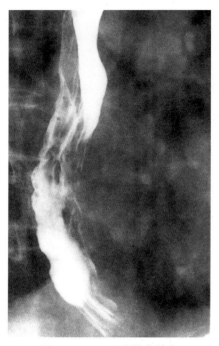

图 5 - 2 - 3　反流性食管炎

【**病史摘要**】　男性,55岁。胸骨后及心窝处烧灼感及疼痛,进食尤其是进热食疼痛加剧,卧位或弯腰时加重,有轻度吞咽困难。

【**X线表现**】　右前斜卧位片示:食管内大量钡剂反流,中下段黏膜增粗、紊乱,内见小颗粒征,黏膜未见中断破坏。

【**X线诊断**】　反流性食管炎。

【**评　　述**】　X线为检查食管炎症重要的方法,造影检查与内镜证实的符合率可达90%以上,尤其对于中晚期病例。检查中应充盈法、黏膜法和低张双对比造影法相结合,还要应用多种体位及增加腹压等措施。早期可仅见功能异常,表现为吞咽激发的原发性蠕动到主动脉弓水平处终止或减弱,胃食管反流致中下段痉挛性狭窄,狭窄段可有蠕动,钡剂通过时可扩张,通过后又重复出现,但形态不固定、与癌性浸润不同。或者黏膜呈颗粒状,颗粒大小为1~2 mm。表浅溃疡则呈小针刺状龛影。在后期,因瘢痕收缩,而致永久性无明显分界的狭窄及短缩,狭窄段一般 4~5 cm,多数规则、光滑,也可因瘢痕收缩牵引而不规则,呈假憩室状,低张双重造影显示较好。食管短缩者可见牵引性裂孔疝。发现痉挛性狭窄时,应再做双重造影,以显示黏膜改变。反流性食管炎主要应与食管癌鉴别,食管炎时黏膜改变为渐进性,而食管癌有黏膜中断、破坏、融合及管壁僵直等表现,且边界清楚。难于鉴别者需内镜和病理证实。

病例 191 食管结核

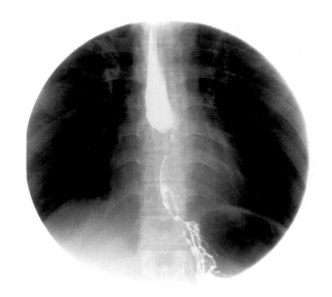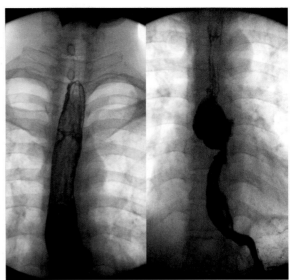

图 5 - 2 - 4 食管结核

【病史摘要】 男性,61 岁。因突发大量呕血入院。近半年来感低热,胸骨后疼痛,有时为背痛,多呈持续性,吞咽时加重,体重减轻。

【X 线表现】 食管钡透示食管中下段管腔狭窄明显,黏膜纹理粗乱、不规则,管壁轮廓不规则呈锯齿状,可见小针刺状龛影,管壁僵硬不明显,仍有一定的扩张度,钡剂通过稍受阻。

【X 线诊断】 食管中下段结核(溃疡型)。

【评 述】 食管结核在临床极为少见。患者多以吞咽困难、吞咽痛或胸骨后疼痛为主诉就诊,缺乏典型的结核中毒症状。有的患者以呕血为首发症状,甚至表现为内科治疗无法控制的消化道大出血。食管结核的病理类型可分为 3 种:① 溃疡型。② 增殖型。③ 颗粒型。

食管结核的钡剂造影检查可以发现下列征象:① 溃疡型几乎都发生在食管中段,主要表现为食管管腔溃疡,可见龛影,但也并非所有患者都能见到溃疡所形成的龛影这一征象。由于瘢痕收缩及周围组织粘连而使管腔轻度狭窄或正常,黏膜纹理粗乱、不规则,管壁轮廓可不规则呈锯齿状,但管壁僵硬不明显,仍有一定的扩张度,钡剂可顺利通过。② 增殖型多见于食管中段,其次为下段。X 线检查多显示程度不等的管腔狭窄,为侧壁局限性充盈缺损,大小不一,管壁有一定弹性,钡剂通过缓慢,而无梗阻。在充盈缺损附近有软组织肿块影,为增厚的管壁或肿大的淋巴结,病变区域的黏膜纹理可以正常或变形甚至完全消失。

食管结核主要应与食管癌进行鉴别,主要鉴别点为:① 食管结核多发生于青壮年,年龄较轻,低于 45 岁,女性多见;而恶性肿瘤发病多在 50 岁以上,男性多见。② 食管结核患者多有肺结核病史或结核接触史,胸部 X 线检查提示肺部有陈旧性结核或有活动性结核病灶。③ 食管结核临床症状轻,由于结核性食管狭窄引起的吞咽困难进展较缓慢,呈非进行性吞咽困难,与食物性状无关,病程常较短,抗结核药物治疗有效;食管恶性肿瘤引起的吞咽困难及胸痛呈进行性加重,常在短时期内(3 个月至半年)出现重度吞咽困难,且一般情况恶化快。其病程较长,常伴消瘦症状。④ 食管结核皮肤结核菌素试验(PPD 皮试)阳性、血清结核抗体阳性。⑤ X 线钡剂造影检查:食管结核食管腔有充盈缺损和溃疡,或黏膜呈虫蚀样改变,管壁稍僵硬,纵隔淋巴结结核压迫食管所致充盈缺损,多呈弧形,局部黏膜平整,附近有软组织肿块影或病变周围结核钙化影;而食管癌管壁不整、僵硬,黏膜明显破坏,充盈缺损明显且不规则。

病例 192　化学性食管炎

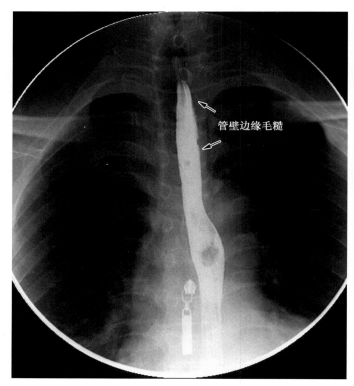

管壁边缘毛糙

图5-2-5　化学性食管炎

【**病史摘要**】　男性,20岁。因误服少量烧碱1小时入院,自述吞咽唾液时胸骨后疼痛伴吞咽困难。

【**X线表现**】　食管钡透示食管上段管壁欠光整,边缘毛糙,食管蠕动较正常减弱。

【**X线诊断**】　化学性食管炎(烧碱)。

【**评　　述**】　化学腐蚀剂分为酸性和碱性两类。食管黏膜接触了化学腐蚀剂后,在病理上会产生一系列的变化:短时间内(数小时至24小时内),食管壁会产生急性炎症反应,导致食管黏膜水肿、渗出、表面糜烂及激惹性的痉挛收缩而出现食管的早期明显狭窄或梗阻,如临床处理及时,在数天后水肿消退且同时伴随组织修补过程,进一步则进入瘢痕形成时期。食管受损的范围及程度与化学腐蚀剂的性质、浓度、剂量及服食速度有关。在急性期,主要表现为食管痉挛性收缩,管腔狭窄,病变以上管腔稍有扩大,病变部食管壁边缘不光滑,呈不规则或串珠状改变,黏膜像可显示黏膜增粗或消失;在恢复期,上述征象会有改善。但在病变后期,由于纤维组织增生及瘢痕形成,食管腔会显示连续性的进一步狭窄或间断性狭窄,边缘尚光整或稍不规则,黏膜消失,狭窄段以上食管扩张。

　　需要重点注意的是,一般需在临床紧急处理后,待病情稳定再行食管钡餐检查。如怀疑有食管穿孔的可能性,则要求停用钡剂造影而改用碘油造影。

病例 193　食管静脉曲张

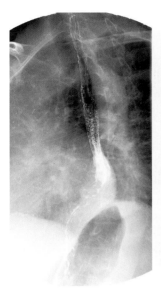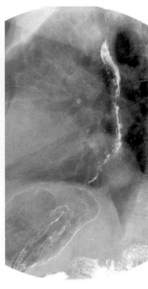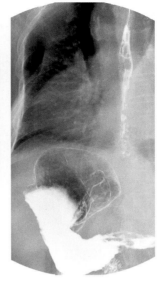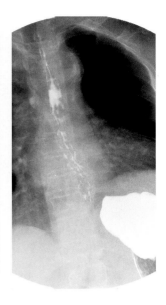

图 5-2-6　食管静脉曲张

【病史摘要】　男性,61岁。因突发呕血2小时入院,患肝硬化、脾大6年,腹水征阳性。

【X线表现】　食管钡透示食管上、中、下段黏膜增粗、紊乱,其间可见串珠状或蚯蚓状充盈缺损,食管管壁边缘凹凸不平呈锯齿状,钡剂通过缓慢。

【X线诊断】　食管静脉曲张(重度)。

【评　述】　轻度静脉曲张局限于食管下段,黏膜皱襞略增粗,管腔边缘可呈轻微的锯齿状,管壁张力无明显异常,此时如检查方法不当或观察不仔细可漏诊;中度静脉曲张,病变累及中段,黏膜皱襞明显增粗,呈串珠状或蚯蚓状,食管边缘呈明显的锯齿状,管壁张力欠佳,钡剂通过迟缓;重度静脉曲张,病变累及食管上段,甚至膈上全部食管,管腔明显扩张,正常黏膜被大小、形态不一的圆形、环形充盈缺损取代,形成链状,食管轮廓更加不整,但管壁柔软,钡剂通过更加迟缓。钡剂检查时,钡剂不宜过多,以避免对曲张的静脉形成物理性挤压作用;钡剂宜一次吞下,防止多次吞咽产生的气泡伪影,干扰诊断。

食管静脉曲张表现典型,如检查方法得当,诊断并不困难。需鉴别者有:① 气泡影:随钡剂吞入的小气泡随检查时间推移而变动位置或消失,静脉曲张形态可变化但持续存在。② 食管癌:虽然下段食管癌可呈息肉状改变,但其病变局限,边界分明,管壁僵直,黏膜中断、破坏,都具特征性,而与静脉曲张不同。

病例 194 食管功能性憩室

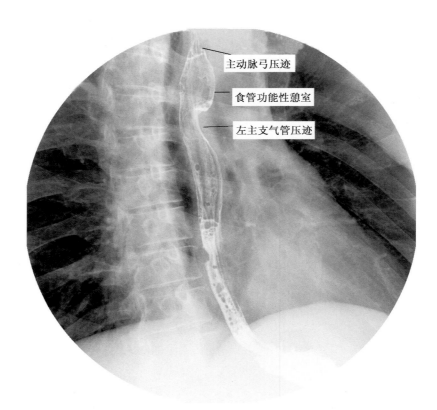

主动脉弓压迹

食管功能性憩室

左主支气管压迹

图 5-2-7 食管功能性憩室

【**病史摘要**】 女性,30 岁。因咽部不适,吞咽时有异物感。

【**X线表现**】 食管钡透示食管上段主动脉弓下见囊袋状突起,食管壁柔软,钡剂下行顺畅。

【**X线诊断**】 食管功能性憩室。

【**评　　述**】 食管钡透时,可于主动脉弓压迹与左主支气管压迹之间,食管显示略膨出,注意不要误认为器质性憩室。

病例 195 食管憩室

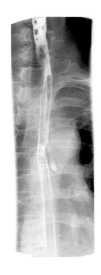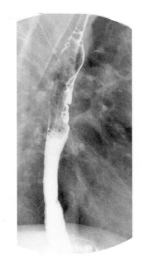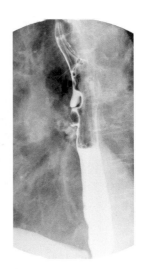

图 5-2-8 食管中段憩室

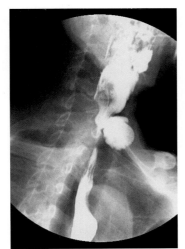
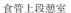
食管上段憩室

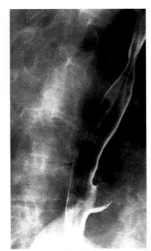
食管下段憩室

图 5-2-9 食管憩室

【病史摘要】 女性,35 岁。胸背部不适,吞咽时有哽噎感半年。

【X 线表现】 右前斜位及左前斜位示食管中段囊性突起影,内有钡剂充盈,体位改变后,钡剂部分流出。

【X 线诊断】 食管中段憩室。

【评 述】 食管憩室是食管管壁的囊袋状突出,根据发生的部位,分为咽食管憩室、食管中段憩室、膈上食管憩室。X 线检查对憩室的诊断起决定作用。因绝大多数的憩室起自食管的前壁或右侧壁,因此左前斜位或右前斜位显示较好;有时需做俯卧位,以便钡剂进入憩室。食管憩室吞钡检查表现为囊袋状突出影,边缘光滑整齐,口部较小或较宽,大小可变,有时可见黏膜皱襞伸入。咽食管憩室较大时第 6 颈椎前软组织增宽,其内可见液平;因常有滞留物(食物或黏液等),充钡时密度不均或呈分层状,大的憩室可压迫食管使其前移。食管中段憩室,多位于气管分叉部附近的前壁或侧前壁,憩室顶端可呈牵幕状,颈部较宽。憩室伴有炎症时,其边缘不规则,邻近食管可有痉挛。憩室穿孔时,可见造影剂流入纵隔或气管、支气管。需要重点注意的是,食管中段憩室应与主动脉和左主支气管压迹之间的食管膨出相鉴别;膈上食管大憩室应注意与食管裂孔疝鉴别,憩室囊袋状结构影与食管相连,而食管裂孔疝的膈上疝囊则通过裂孔与胃相连。

病例 196　食管颈椎增生压迹

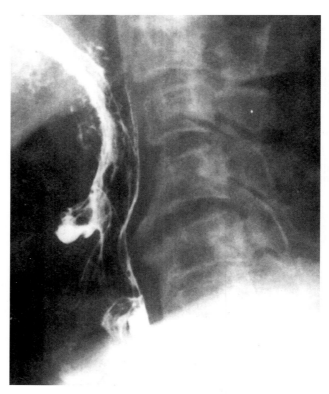

图 5－2－10　食管颈椎增生压迹

【**病史摘要**】　男性,69岁。颈椎部疼痛,伴左侧前臂麻木,伴有吞咽时哽噎感。

【**X线表现**】　食管上段钡透侧位片示食管上段平第4、5颈椎体水平后缘见弧形压迹,食管壁柔软,颈椎生理弧度僵直,第4、5颈椎体前缘见唇样骨赘形成。

【**X线诊断**】　食管颈椎增生压迹。

【**评　述**】　食管为后纵隔的肌性器官,两端固定,中间可以移动。食管外压性改变可以是由于脊柱椎体骨质过度增生对食管后方产生局部压迫。临床上多有原发疾病的症状,伴有不同程度的吞咽困难或吞咽受阻感。

病例 197　贲门失迟缓症

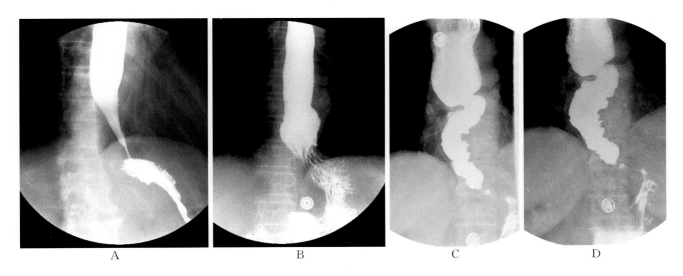

图 5－2－11　贲门失迟缓症

【病史摘要】　女性,45 岁。间歇性胸骨后疼痛,吞咽困难 2～3 年,近年来自觉胸闷、心慌,吞咽困难呈持续性,有时伴有呕吐。

【X线表现】　食管显著扩张,管径 5 cm 左右,下段扩张,呈萝卜根状,腔内多量钡剂潴留,中下段食管蠕动消失。狭窄段食管管壁光滑,柔软(图 A、B)。

【X线诊断】　贲门失迟缓症(早期)。

【评　　述】　本病病因不明,一般认为是由于迷走神经的退行性变所致。临床一般见于 20～40 岁,女性较多。病程长,可数月至数年,常见症状为吞咽困难,胸骨后有阻塞感,以进食固体性食物时明显,症状时轻时重,与精神因素有一定关系。进食较快或梗阻严重时可出现呕吐。严重的食管失迟缓症,胸部 X 线片可因高度扩张的食管,使纵隔增宽,其内常有液平,而不致误为纵隔肿瘤。一般需钡餐造影确诊。早期,食管轻度扩张,以下半部明显。食管正常蠕动减弱或消失,代之以紊乱的环肌收缩,食管下端呈漏斗状进入膈下,狭窄段为 1～4 cm,边缘光滑整齐。呼气时狭窄段管腔可略增宽,吸气时变窄,因此钡剂可随呼吸断续通过。狭窄段的黏膜细而平行,有利于与浸润型食管癌鉴别。晚期,食管显著扩张、延长、迂曲,食管的不规则收缩减弱或消失,或在服钡的瞬间看到几个蠕动波。第一口钡剂有时可少量通过狭窄段,之后连续服钡,需达一定量,常到主动脉弓水平或更高,借助钡剂的重力,才可经狭窄段喷射进入胃内。食管下段呈 S 形弯曲,下端呈鸟嘴状,边缘光滑、对称。深呼吸时膈肌裂孔迟缓,狭窄段可略变宽(图 C、D)。这种随膈肌裂孔张缩而出现的变化,说明管壁柔软,有助于与食管癌鉴别。

病例 198　食管裂孔疝

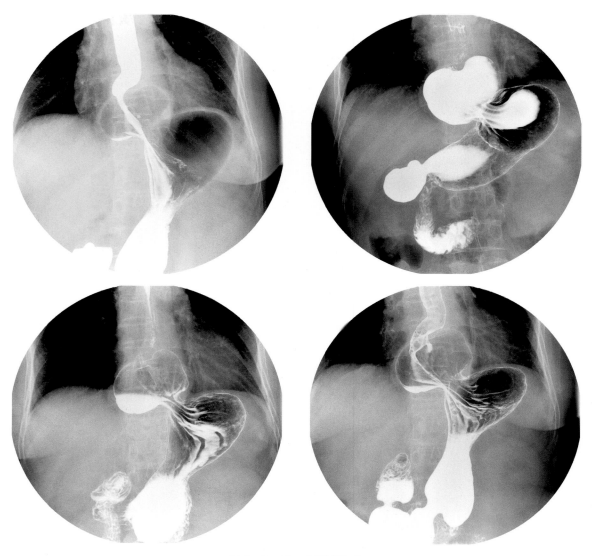

图 5 - 2 - 12　食管裂孔疝

【病史摘要】　女性,35 岁。胸骨后不适、烧灼、疼痛 2 年余,饱食后平卧位症状加重,疼痛向肩部放射。

【X 线表现】　左侧膈上见大小约 3.5 cm×4.0 cm 的疝囊影,内见粗大弯曲黏膜皱襞,下方见较宽黏膜皱襞通过裂孔与胃相连,贲门位于膈上疝囊内。

【X 线诊断】　食管裂孔疝。

【评　　述】　腹腔内脏器移位于胸腔,称为膈疝。腹腔内脏器经食管裂孔疝入胸腔者,称食管裂孔疝,约占膈疝的 70%。一般将食管裂孔疝分为 4 型:① 可复型食管裂孔疝。② 牵引型食管裂孔疝。③ 食管旁食管裂孔疝。④ 先天性短食管型裂孔疝。X 线检查为食管裂孔疝可靠的检查方法。

食管裂孔疝常用检查方法是:① 仰卧头低足高位大量服钡使胃过度充盈,之后从右前斜位转至左前斜位,或患者仰卧直腿抬高同时腹部加压。② 卧位 Valsalva 呼吸实验。③ 胃充满后侧立位弯腰,有利于疝囊的显示。

食管裂孔疝的 X 线表现有:① 膈上疝囊,为疝入胸腔的小部分胃构成,除食管旁型裂孔疝外,皆包括胃食管前庭部。疝囊呈圆柱状或漏斗状,疝囊上方可见下食管括约肌形成的收缩区,称 A 环。② 食管胃环,为食管黏膜与胃黏膜交界部,正常位于膈下,不能显示,裂孔疝时,疝入胸腔,变为疝囊两侧对称性、局限性切迹,称 B 环。③ 膈上出现胃黏膜,表现为粗大迂曲的皱襞。④ 胃小区,个别患者双重造影时,裂孔上出现胃小区。⑤ 鸟嘴征,仰卧位时,钡剂使贲门轻度张开,形似鸟嘴状,常与其他裂孔疝之 X 线征象并存。⑥ 孔征,膈上胃囊充气时,轴位投影于胃底,其形态似孔,称孔征。⑦ 食管旁型食管裂孔疝,贲门仍位于膈下,疝囊在食管左前方,较大时可压迫食管。根据以上表现,裂孔疝诊断不难。在鉴别诊断方面,应注意不可将食管膈壶腹误为裂孔疝,前者为生理性表现,位于膈上 4~5 cm 一段食管,扩大呈椭圆形,黏膜为纵行纤细的食管黏膜,无下食管括约肌收缩环及疝囊表现。膈上憩室,扩大的囊腔与食管有窄颈相连,其下有一段正常食管通过食管裂孔与贲门相连,胃底正常。

病例 199 食管平滑肌瘤

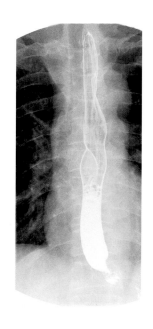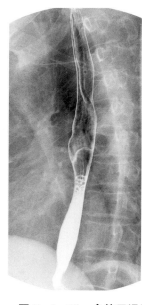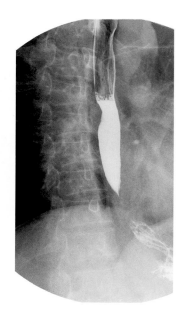

图 5‑2‑13 食管平滑肌瘤

【病史摘要】 女性,45 岁。近 2 年来进食时有哽噎感,无异物感及疼痛,既往体健,无消瘦。

【X线表现】 食管钡透示食管中下段椭圆形充盈缺损,见环形征,边缘光滑,食管黏膜未见明显中断、破坏,管腔无明显狭窄,管壁柔软无僵硬。

【X线诊断】 食管中下段平滑肌瘤。

【评　　述】 食管平滑肌瘤是最常见的食管良性肿瘤,占食管良性肿瘤的 2/3。食管平滑肌瘤起自平滑肌层或黏膜肌层,位于壁内黏膜下,呈膨胀性生长。平滑肌瘤可发生于食管的各段,以中下段多见。钡餐检查最常见的征象为充盈缺损,呈圆形、椭圆形,边界清楚,较多钡剂通过后,肿瘤周围仍有钡剂存留,形成所谓环形征;肿瘤表面黏膜可变宽或展平,少数病例可见溃疡龛影。钡剂通过肿瘤部位时,在正位,钡剂自肿瘤两侧分流,管腔可变宽;切线位时,钡剂偏流而过。食管平滑肌瘤和壁内其他良性肿瘤的 X 线征象相似,难以鉴别。恶性肿瘤中食管平滑肌肉瘤罕见,可分息肉型及浸润型,前者多表现为不规则的分叶状或表面有大小不等的息肉状充盈缺损,易发生溃疡;后者与食管癌相似。食管平滑肌瘤则极少发生溃疡,其典型表现为规则的圆形或类圆形充盈缺损。平滑肌瘤与食管癌的鉴别,主要是癌瘤不规则,黏膜破坏,及浸润性生长而致管腔狭窄、僵硬等。

病例 200　食管癌（早期）

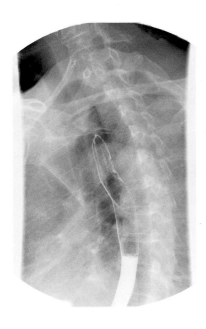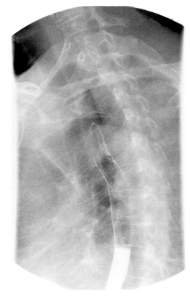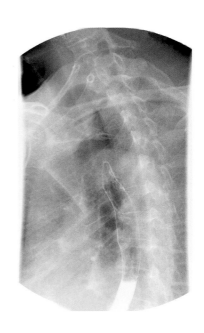

图 5-2-14　食管癌（早期）

【病史摘要】　男性,65 岁。咽部不适伴胸骨后轻微疼痛 6 个月余。

【X 线表现】　食管钡透示食管上段平第 6、7 胸椎水平局限性黏膜皱襞扭曲、中断。食管管壁边缘毛糙,呈轻度缩窄,食管蠕动较差。

【X 线诊断】　食管上段早期癌。

【评　　述】　本例经手术证实为早期食管癌。早期食管癌病变表浅,X 线改变比较轻微,由于造影检查时食管黏膜皱襞显示不清,诊断往往困难。所以早期食管癌的 X 线检查,应重点注意食管的蠕动、管壁的扩张情况,并多轴位的双重造影像及黏膜像结合诊断。早期食管癌的 X 线表现主要为:① 食管黏膜皱襞的改变,黏膜皱襞增粗、迂曲,有 1～2 条黏膜皱襞中断,边缘毛糙。② 形成小溃疡,在紊乱、粗糙的黏膜面上出现小溃疡,可单发或多发,大小不等,一般在 0.2～0.4 cm,局部管壁轻度痉挛。③ 局限性小充盈缺损,直径多在 0.5 cm 左右,最大不超过 2 cm,边缘毛糙,局部黏膜紊乱,少数病例在充盈缺损的病灶中有米粒样龛影。④ 管壁局限性僵硬,少数病例出现局限性舒展度减低,偏侧性管壁僵直。钡剂在此处通过减慢,呈滞留现象,或出现痉挛性收缩波。在黏膜像阴性情况下,这些征象可作为早期食管癌的定位征象。

病例 201　进展期食管癌（浸润型）

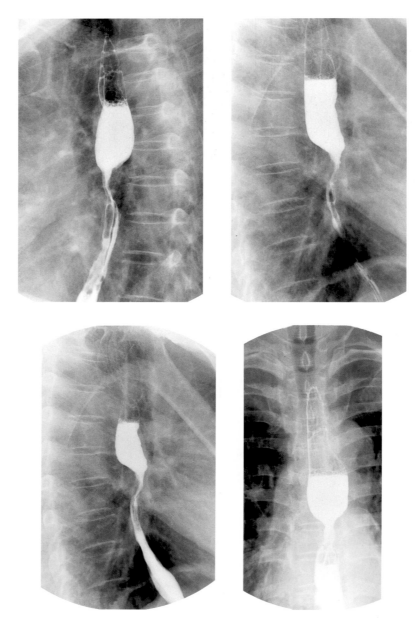

图 5–2–15　进展期食管癌（浸润型）

【**病史摘要**】　男性,56 岁。进行性吞咽困难 5 个月余,近 1 个月来感胸骨后疼痛,只能进流质,并有呕吐症状。

【**X线表现**】　食管钡透示食管中下段管腔环形狭窄,钡剂下行受阻,狭窄段呈漏斗状,管壁僵硬,蠕动消失,狭窄段以上食管扩张明显。

【**X线诊断**】　进展期食管癌（浸润型）。

病例 202 进展期食管癌（溃疡型）

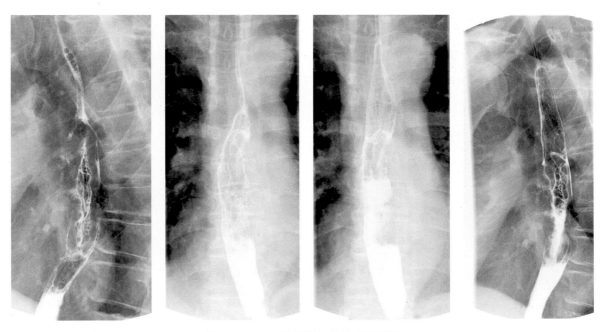

图 5 - 2 - 16 进展期食管癌（溃疡型）

【病史摘要】 女性,48 岁。进行性吞咽困难 3 个月,近期进食流质时出现哽噎,消瘦。

【X 线表现】 食管钡透示食管中下段管腔局限性狭窄,黏膜皱襞中断破坏,并见一较大龛影,与食管纵轴一致,切线位在食管轮廓之内。

【X 线诊断】 进展期食管癌（溃疡型）。

病例 203　进展期食管癌(增生型)

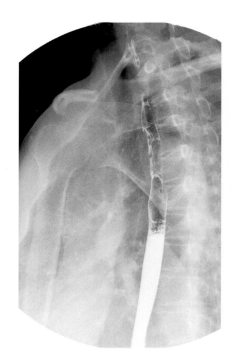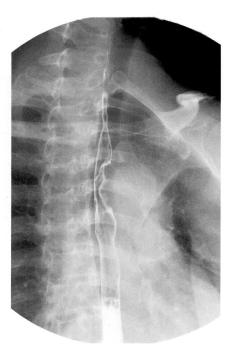

图 5-2-17　进展期食管癌(增生型)

【病史摘要】　男性,45 岁。进行性吞咽困难 3 个月余,近期进食固体类食物时下咽困难,流质尚可,既往体健。

【X线表现】　食管钡透示食管中上段管腔内见不规则充盈缺损,管腔呈偏心性狭窄,充盈缺损基底部管壁僵硬,蠕动消失。

【X线诊断】　进展期食管癌(增生型)。

【评　　述】　本病一般分为三型:浸润型、溃疡型、增生型。进展期食管癌侵及肌层后,进展加快,X 线征象也日益显著,主要表现为:① 黏膜皱襞增粗、紊乱、中断、破坏,代之以肿瘤形成的不规则影。② 病变区管腔不规则、偏心性狭窄,管壁僵硬,伴有梗阻征,其近端食管扩张。③ 腔内不规则的充盈缺损,其表面常有破坏形成的龛影。④ 不规则的龛影,位于食管轮廓之内。上述征象常混合存在。

　　食管癌的类型不同,X 线表现也各具特征:① 浸润型,管腔呈环形狭窄,范围局限,一般为 3～5 cm,严重时呈漏斗状,管壁僵硬,边缘多较光滑,上段食管扩张明显。② 增生型,以腔内不规则的充盈缺损及管腔偏心性不规则的狭窄为特征,充盈缺损表面常有不规则的溃疡,为肿瘤坏死所致。③ 溃疡型,以边界清楚、形态不规则的龛影为特征。龛影多较长,与食管纵轴一致,在切线位多在食管轮廓线内,较深时可超出食管轮廓以外。溃疡周围隆起明显者,可见环堤征。增生型食管癌需注意与良性肿瘤中最多见的平滑肌瘤相鉴别,后者切线位也可表现为管腔内圆形或椭圆形充盈缺损,致食管管腔狭窄,但其边缘一般光滑、肿瘤区黏膜皱襞可消失而周围黏膜皱襞正常,管壁柔软,正位可显示钡剂环绕形成的环形征,管腔可变宽,管腔外可见软组织肿块影是其特征。增生型食管癌,特别是较大者与恶性癌肉瘤 X 线区分有一定难度,可作为参考的是癌肉瘤虽然肿瘤较大,但与食管癌相比,患者临床梗阻症状一般较轻,癌肉瘤多发生在食管中下段,管腔外往往可显示有软组织块影,而食管癌最常见发生在食管中上段,管腔外较少形成软组织肿块影,两者表现不同,有时也需结合内镜病理活检方可鉴别。

病例 204　食管平滑肌肉瘤

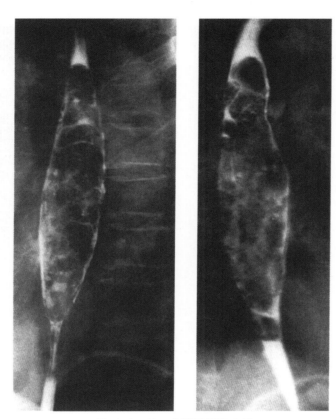

图 5 - 2 - 18　食管平滑肌肉瘤

【病史摘要】　男性,62岁。自述吞咽困难3个月,胸骨后感疼痛,既往体健。

【X线表现】　食管钡透示食管中下段管腔呈梭形扩张,内见多枚大小不等类圆形充盈缺损,食管壁尚光滑,食管黏膜皱襞消失。

【X线诊断】　食管平滑肌肉瘤。

【评　述】　本病少见。好发于食管中下段,多呈息肉状突入管腔,少数为浸润性生长,肿瘤常限于黏膜或黏膜下层,个别为环形浸润,很少转移,预后较好。临床表现不具特征性,常因吞咽困难就诊。X线表现典型者为食管中下段腔内息肉状充盈缺损,基底小,可有蒂,局部管腔扩张。少数不典型者,如呈环形浸润性生长者与增生型食管癌难于诊断,需结合内镜病理活检方可鉴别。

第三节 胃部病变

病例 205 胃憩室

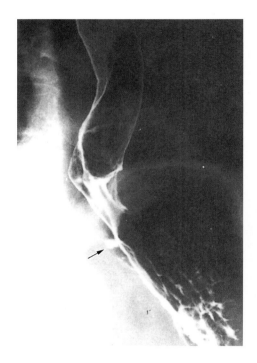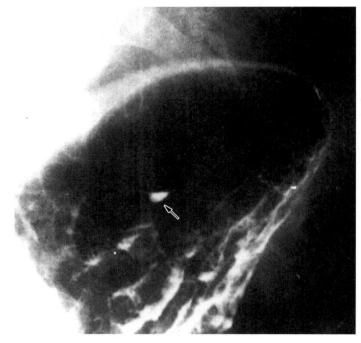

图 5-3-1 胃底憩室

【**病史摘要**】 女性，31岁。上腹部不适1周，无嗳气、反酸，无腹胀。体格检查：上腹部无明显压痛，肝、脾未及，心肺阴性。

【**X线表现**】 胃钡透示胃底部见囊袋状突起，边缘光滑整齐，内见钡剂残留，颈部狭窄，胃底黏膜伸入囊袋。

【**X线诊断**】 胃底憩室。

【**评　　述**】 本病一般为单发，80％位于贲门下方小弯侧的后壁，其次为幽门前区。憩室呈圆形或囊袋状，颈部狭窄、光滑。缺乏肌层者无收缩力，常因食物残留而致憩室炎。胃周粘连牵拉所致者，口部较宽，很少有食物残留。憩室有完整的黏膜层。胃憩室多无症状。伴发憩室炎时，可有腹痛、腹胀、恶心、呕吐及出血表现。X线表现主要有：① 憩室外形光滑，如囊袋状影突出于胃腔之外，但基底部与胃相连，颈部略细。② 黏膜像可见胃黏膜皱襞自颈部与憩室相连。③ 如合并憩室炎，其外形变得不规则，并可见局部胃壁痉挛变形等改变。根据憩室上述X线表现特点，尤其要注意黏膜皱襞形态，易与胃穿透性溃疡鉴别。憩室呈光滑的囊袋状，有正常的黏膜伸入其内，而没有黏膜皱襞纠集等表现；穿透性溃疡无黏膜皱襞伸入其中是与胃憩室区别之要点。

病例 206 胃底静脉曲张

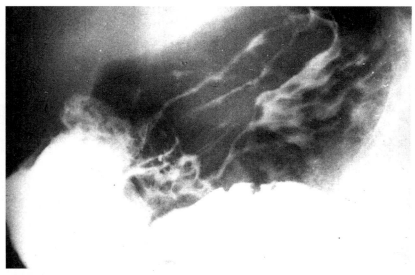

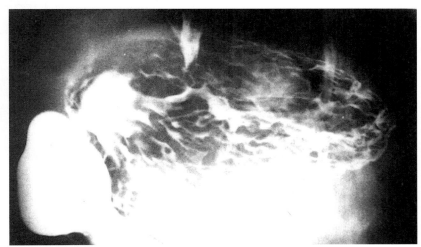

图 5－3－2 胃底静脉曲张

【**病史摘要**】 男性，61 岁。患肝硬化多年，突发呕血 1 天伴黑便。体格检查：肝、脾大，腹水征阳性，腹壁静脉曲张，功能异常。

【**X 线表现**】 胃钡透示胃底黏膜皱襞增宽、迂曲，呈蚯蚓状，边缘光滑，未见明显中断破坏。

【**X 线诊断**】 胃底静脉曲张。

【**评　　述**】 本病患者除具有门脉高压症的表现外（如肝、脾大，脾功能亢进，肝功能异常，腹水，腹壁静脉曲张等），主要表现为呕血及黑便。X 线检查具有安全、简便、准确的特点，易为患者接受。胃底静脉曲张常与食管静脉曲张并存，但也可单独存在，双对比造影可提高其显示率。胃底静脉曲张一般可分为两型：① 泡沫型，胃贲门区及胃底黏膜呈葡萄状或息肉状透亮区，直径 1～2 cm，周围见薄层钡剂环绕，形如泡沫状。② 肿块型，胃贲门区及胃底呈分叶状或团块状边缘光滑的充盈缺损。除上述表现外，胃底静脉曲张时，胃底与膈肌间距可增大，胃贲门角增大。因多伴有脾大，可造成胃的压迫性移位。胃底静脉曲张主要应与胃癌鉴别，静脉曲张形成的肿块影边缘光滑锐利，胃壁柔软（可借助气钡双重造影、呼吸动作或心脏搏动观察），贲门及腹段食管不被侵犯，结合临床病史，可以鉴别，个别病例可借助内镜检查或选择性血管造影帮助鉴别。

病例 207　胃内异物

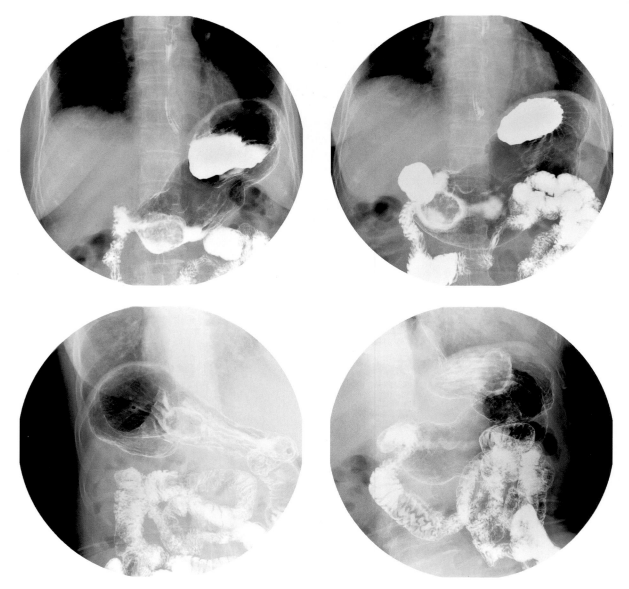

图 5 - 3 - 3　胃内异物(胃柿石)

【病史摘要】　女性,35 岁。上腹部不适伴疼痛 2 个月余,可自行缓解,近期有大量进食柿子史。

【X线表现】　胃钡透示胃窦部见类圆形充盈缺损影,大小 4 cm×3.5 cm 左右,边缘稍毛糙,表面见凹凸不平的不规则钡斑,体位改变后,充盈缺损位置改变。

【X线诊断】　胃内异物(胃柿石)。

【评　　述】　柿子、毛发、绒线及黏液性物质进入胃内,因机械作用而相互缠绕成团,形成胃石。在产柿地区,胃柿石是最常见的胃石。因进食大量不成熟柿子后,与胃酸起作用,凝结成块,而成胃石。X 线表现:胃内可见类圆形充盈缺损影,体积可以很大,也可分成数块,表面凹凸不平,呈现不规则的钡斑。充盈缺损可在胃内移动,压迫或变动体位,其位置有变化。此外,周围胃壁柔软,蠕动正常,这些特点可与胃肿瘤相鉴别。特别注意的是要结合临床病史做出最后诊断。

病例 208 幽门肌肥厚症

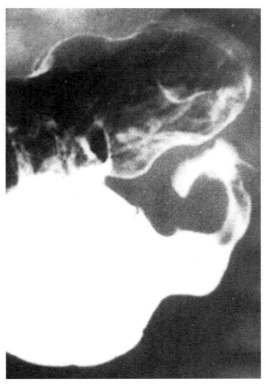

图 5-3-4 幽门肌肥厚症

【病史摘要】 女性,40 岁。右上腹部饱胀数月,无明显疼痛,时有恶心、呕吐。体格检查:中等体质,腹软,肝、脾未及,右上腹无明显压痛,心、肺阴性。

【X 线表现】 胃钡透示胃幽门管细而长,其纵行黏膜皱襞显示呈双轨征,十二指肠球基底部形成蘑菇征。

【X 线诊断】 幽门肌肥厚症。

【评　　述】 本病是胃幽门环肌高度肥厚所致。多见于成年人。腹痛、腹胀、恶心、呕吐等为常见症状。幽门肌肥厚症 X 线表现主要有:① 钡剂通过狭窄的幽门管,幽门管显示狭窄而延长,呈线条状。② 由于肥大的幽门肌终止于十二指肠球基底部,造成肥大的环形肌肉压迫球部基底部形成蘑菇征。③ 钡剂进入狭窄的幽门管,当充盈不全时似一个细长的鸟嘴突向十二指肠球部。④ 狭窄之幽门管纵行的黏膜皱襞显影形成双轨征。X 线诊断应与幽门痉挛鉴别,但幽门痉挛无以上 X 线征象,确诊并不困难。

病例 209 胃息肉

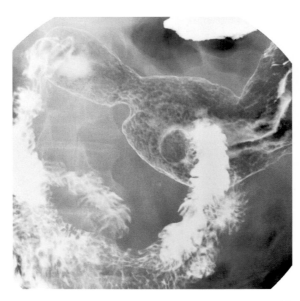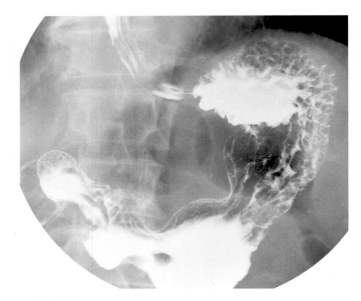

图 5-3-5 胃息肉

【病史摘要】 女性,43 岁。上腹部疼痛不适,无食欲减退、嗳气、反酸。体格检查:腹软,上腹部轻压痛,肝、脾未及,心、肺阴性。

【X线表现】 胃钡透示胃窦部圆形充盈缺损,边缘整齐锐利,表面光滑,周围胃壁柔软,无僵硬,蠕动正常。

【X线诊断】 胃息肉(胃窦部)。

【评　述】 本病常为单发,也可多发,多发者称胃息肉病。典型 X 线表现呈圆形或类圆形充盈缺损突入胃腔,有蒂或无蒂,直径一般小于 2 cm。多见于胃窦及胃体下部,幽门前区带蒂息肉可脱入十二指肠内。息肉表面光滑整齐。组织学检查可分为腺瘤性息肉及增生性息肉两类。腺瘤性息肉多位于胃窦部,常伴萎缩性胃炎,可分为腺瘤及乳头状瘤,后者可呈菜花状。增生性息肉是在慢性胃炎基础上发生的,很少超过1 cm。腺瘤性息肉被认为是癌前期病变,可与胃癌同时存在。临床一般多无症状,少数可有上腹部不适、疼痛。带蒂者可随蠕动或压迫而移位。在幽门前区者,突入十二指肠时,表现为十二指肠球部的充盈缺损,充盈加压检查或双重造影法可显示其带蒂。乳头状腺瘤可不规则。息肉应与息肉样癌鉴别,息肉样癌的充盈缺损一般多大于 2 cm,形态不规则,表面粗糙,肿瘤与胃壁交界欠清,一般无蒂。

病例 210 胃窦炎

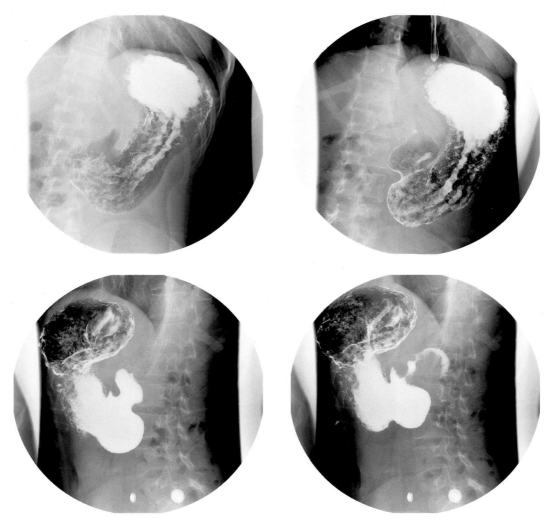

图 5-3-6 胃窦炎伴幽门痉挛

【病史摘要】 女性,40 岁。左上腹部不适 3 个月余,食欲减退,时有恶心、呕吐。体格检查:腹软,肝、脾未及,上腹压痛,心、肺阴性。

【X 线表现】 胃窦部黏膜皱襞增粗、紊乱,幽门管痉挛,钡剂通过幽门管稍受阻,胃窦壁轮廓见锯齿状影,胃窦壁柔软,蠕动增强。

【X 线诊断】 胃窦炎伴幽门痉挛。

【评　述】 胃窦炎为局限于胃窦部的慢性炎症,可为浅表性或萎缩性,十分常见。轻症无阳性 X 线表现。常见的异常征象有:胃窦部黏膜皱襞增粗、紊乱。正常的胃窦部黏膜皱襞较体部细小,胃窦炎时可增大。紊乱的黏膜皱襞,即使在半收缩状态也呈横行,使窦部轮廓呈光滑的锯齿状。增粗的黏膜皱襞可呈息肉状,并随蠕动、舒缩或压迫而变形。肌层受累者,窦部呈向心性狭窄,但仍可见呈纵行的黏膜皱襞。窦部因环形及纵行肌的收缩与增厚而变短、变窄,其界线呈渐进性或较清楚。肌层的痉挛或增厚可致幽门前区小弯侧呈弧形压迫。幽门管可变窄并伸长。黏膜下层的增厚,使黏膜活动度增加,易形成黏膜脱垂。胃小沟及胃小区增宽、增大。窦部痉挛及分泌功能增强为常见的功能异常。胃窦炎常致窦部狭窄,应与胃窦癌鉴别。胃窦炎的狭窄,形态可变、黏膜皱襞存在、轮廓也较整齐,而胃窦癌表现为胃窦狭窄壁僵硬,与正常胃段分界陡峭呈截断征象,黏膜皱襞破坏,典型者可呈肩胛征。

病例 211　慢性胃炎

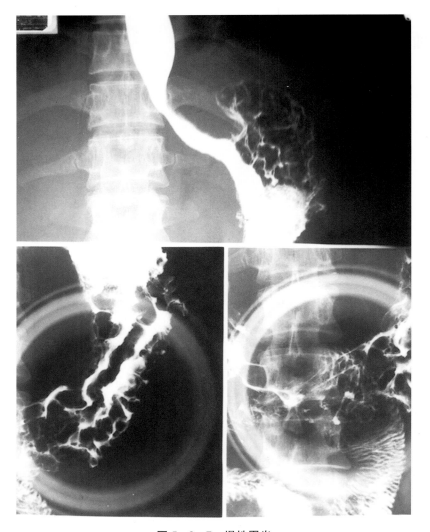

图 5-3-7　慢性胃炎

【病史摘要】　男性,65 岁。上腹部疼痛不适,嗳气、反酸、餐后饱胀数月。体格检查:腹软,肝、脾未及,右上腹压痛,心、肺阴性。

【X线表现】　胃钡透示胃体、胃窦黏膜皱襞增粗、肥厚、紊乱,部分呈弯曲、交叉状,胃体、胃窦处胃壁毛糙,压迫后胃壁柔软,胃蠕动正常。

【X线诊断】　慢性胃炎。

【评　　述】　本病为成人常见病,病因尚未完全明确。病理上慢性胃炎可分为慢性浅表性胃炎、慢性萎缩性胃炎和慢性肥厚性胃炎。慢性胃炎时黏膜充血、水肿、炎性细胞浸润及纤维结缔组织增生。轻微者肉眼难以发现,较重者黏膜皱襞增粗、迂回呈脑回状;部分萎缩性胃炎黏膜层萎缩变薄,皱襞细小。慢性胃炎病程较长,可长期反复发作。一般临床表现为食欲不振、腹痛、腹胀、恶心、呕吐、嗳气等。萎缩性胃炎可有贫血、营养不良、腹泻等表现。慢性胃炎的 X 线表现主要为黏膜皱襞增粗、迂曲、走行异常、失去与小弯平行的特点,体部及窦部黏膜皱襞超过 0.5 cm,甚至超过 1 cm;充盈像,因黏膜皱襞增粗、迂曲而使小弯侧凹凸不平,但形态不变,蠕动正常,而不致误为肿瘤。除上述外,还可见分泌功能增强及蠕动增强等变化。部分萎缩性胃炎黏膜皱襞纤细、稀少,服钡或双重造影的气体稍多,胃呈轻度扩张时,皱襞即可变平,甚至大弯侧也可变得光滑。胃小区增大,多数大于 3 mm,而且粗糙不规则。慢性胃炎常与溃疡并存,而有相应 X 线征象。

病例 212　腐蚀性胃、十二指肠炎

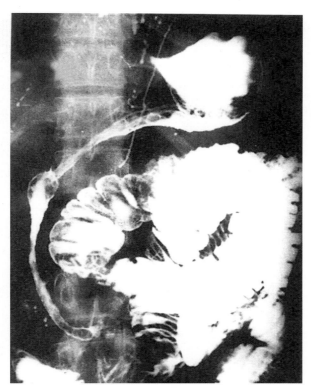

图 5-3-8　腐蚀性胃、十二指肠炎

【病史摘要】　女性,35 岁。因进食时吞咽困难、呕吐频繁伴胸痛入院,数月前有硫酸误服致上消化道灼伤史。

【X 线表现】　胃钡透示胃、十二指肠高度狭窄、壁僵硬,黏膜皱襞消失,部分边缘可见针尖样突出的小溃疡。

【X 线诊断】　腐蚀性胃、十二指肠炎。

【评　　述】　吞服酸性腐蚀剂类物质易损伤食管、胃、十二指肠,若腐蚀剂浓度高、量大、接触时间长,可引起食管、胃、十二指肠以及空肠的烧灼性炎症。病理改变主要为黏膜及黏膜下层坏死。溃疡形成,晚期纤维瘢痕形成导致不同程度、各种各样的狭窄。X 线表现早期改变为胃黏膜皱襞粗大、水肿,可有溃疡龛影。胃蠕动消失。晚期可见胃腔狭窄呈漏斗状,胃壁边缘不规则如锯齿状,胃幽门瘢痕性狭窄。由于患者有误服腐蚀剂病史,故诊断一般不难。

病例 213　胃黏膜脱垂

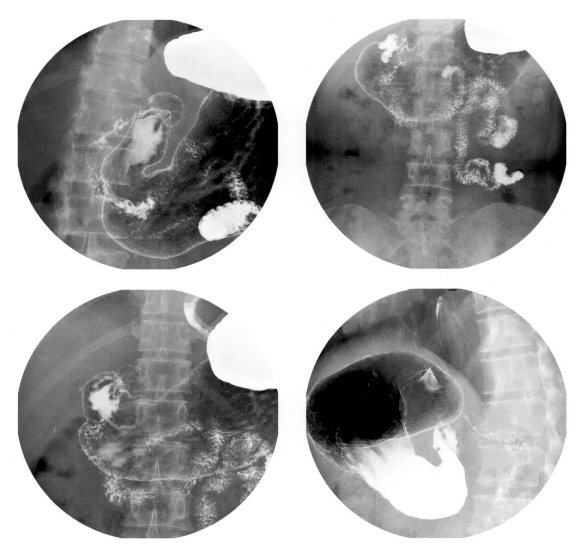

图 5 - 3 - 9　胃黏膜脱垂

【病史摘要】　男性,45 岁。因上腹部不适,嗳气、反酸入院。体格检查:腹软,肝、脾未及,右上腹压痛,心、肺阴性。

【X 线表现】　胃钡透示幽门管变宽,内见条状平行胃黏膜皱襞,十二指肠球部呈伞状,基底部见类圆形充盈缺损影。

【X 线诊断】　胃黏膜脱垂。

【评　　述】　胃黏膜进入十二指肠称为胃黏膜脱垂,常为可复性。常见症状为上腹部疼痛,可随体位改变而缓解。X 线表现随脱垂的黏膜数量及程度而异,一般可见幽门管增宽,其内可见条形皱襞。十二指肠球内见圆形或椭圆形充盈缺损,位于正中或呈偏侧性,随窦部的加压或体位的改变而时隐时现。球底一般呈伞状。诊断时应与幽门前区带蒂肿瘤脱入十二指肠相鉴别。后者形态、大小固定,不随压迫变形,回纳后,幽门前区仍可见之。钡餐检查时,当怀疑有胃黏膜脱垂可能时,需要重点注意的是:① 应充分利用立位检查或腹部加压检查。② 尽可能使球部纵轴走行方向与 X 线方向垂直。③ 胃窦处于舒张状态时摄片。④ 诊断胃黏膜脱垂时,必须肯定球底部之阴影为胃黏膜皱襞,除外体位不当造成的假象。

病例 214　胃溃疡

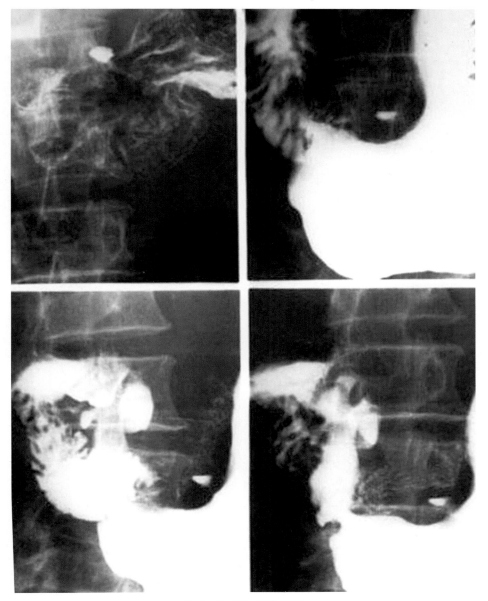

图 5 - 3 - 10　胃角溃疡

【病史摘要】　男性，55 岁。上腹部不适数年，进餐后可缓解，近一周上腹部疼痛加重，具有周期性及节律性，伴恶心、呕吐、嗳气、反酸。体格检查：腹软，肝、脾未及，右上腹压痛明显，心、肺阴性。

【X线表现】　胃钡透示胃角处见一突出于胃腔外的乳头状影，基底部见狭颈征，龛周黏膜皱襞纠集。

【X线诊断】　胃角溃疡。

【评　　述】　本例经胃镜检查病理证实为胃体小弯侧溃疡。上消化道钡餐造影显示胃角处见一突出于胃腔外的乳头状影，基底部见狭颈征，龛周黏膜皱襞纠集，符合良性胃溃疡的 X 线表现，故诊断不难。需要鉴别的是胃小弯侧恶性溃疡，后者以壁龛及邻近胃壁变化为主要表现。龛影多数较浅而大，形态多不规则，具有特征性的为口部指压迹征和裂隙征，与良性溃疡平坦的口部出现的狭颈征、项圈征对比分明。

病例 215　幽门管溃疡

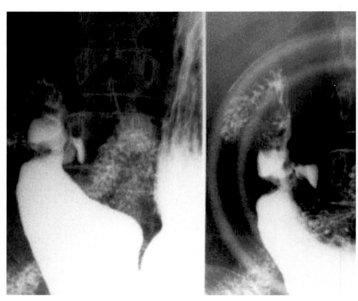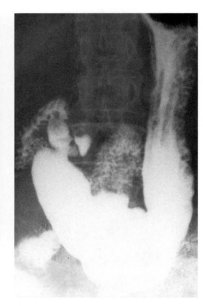

图 5-3-11　幽门管溃疡

【病史摘要】　男性,45 岁。上腹部疼痛伴嗳气、反酸 2 个月,近期疼痛加重伴呕吐。体格检查:腹软,肝、脾未及,右上腹压痛明显,心、肺阴性。

【X线表现】　上消化道钡餐造影示幽门管区见突出于胃腔外的三角形龛影,底部狭窄,呈项圈征。

【X线诊断】　幽门管溃疡。

【评　　述】　本病为常见病,发病机制不甚明了,好发年龄为 20～50 岁。胃溃疡常单发,多在小弯及胃角处,其次为胃窦部,其他部位少见。病理改变主要为胃壁溃烂缺损,形成壁龛。溃疡先从黏膜开始并逐渐侵及黏膜下层,常深达肌层。X线检查是胃溃疡的重要检查方法,尤其是气钡双重造影,可显示小而表浅的溃疡。溃疡病的 X 线表现,可分为直接与间接征象,前者为 X 线诊断的主要依据。

1. 直接征象　龛影为溃疡充钡后在 X 线上的反映,是溃疡的直接征象。在正位像上,呈圆形或类圆形影;如果溃疡内的钡剂较少,仅四周壁附薄层钡剂,则呈环形,即所谓环形龛影。在切线位上,龛影突出于胃轮廓之外,多呈乳头状,或为半圆形及锥形。边缘光滑整齐,底部平整。在切线位上还可显示:① 黏膜线,为溃疡口部宽 1～2 mm 的透光线影,见于口部的上缘、下缘或横贯整个口部。② 狭颈征,龛影口部明显狭小,使龛影犹如一个狭长的颈。③ 项圈征,龛影口部的透明带,宽 0.5～1 cm,犹如一项圈。黏膜线、狭颈征、项圈征皆为溃疡周围炎性水肿所致。④ 黏膜纠集,溃疡周围的黏膜皱襞,因瘢痕收缩向壁龛均匀性纠集,直达龛影,呈星芒状。

2. 间接征象　下述 X 线表现常见于胃溃疡,也可因胃癌所致,不具有特异性,但在综合分析时有一定价值。① 胃小弯短缩:是小弯侧溃疡纤维组织增生,牵拉幽门及贲门而靠近。② 胃大弯侧指状切迹:胃小弯侧溃疡,因环形肌痉挛性收缩,在溃疡的对侧可见一指状切迹,立位时明显。③ 幽门梗阻及狭窄:幽门及其邻近部的溃疡可致幽门持久性痉挛,或因瘢痕形成而使幽门梗阻。X 线可见空腹胃潴留液增多,幽门管狭小,钡剂通过困难。④ 胃液分泌增多:在无幽门梗阻的情况下,出现少至中等量的胃内空腹潴留液,使钡剂不易附着于胃壁而难以显示黏膜皱襞。⑤ 胃蠕动的变化:蠕动增强或减弱,张力增高或降低,排空加速或延缓。⑥ 局限性压痛:龛影部位常有明显的局限性压痛。

病例 216　穿透性溃疡

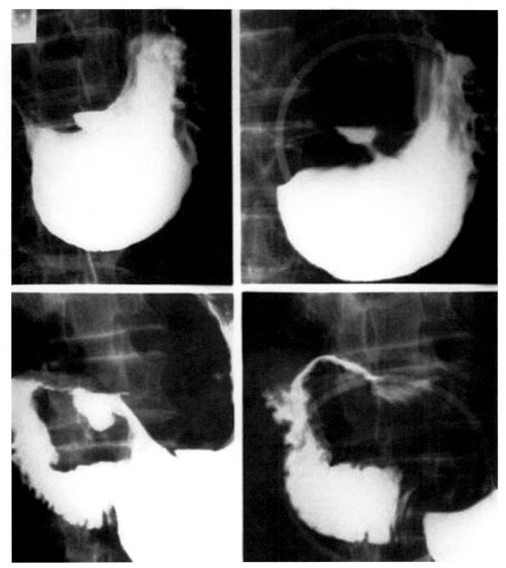

图 5 - 3 - 12　胃角穿透性溃疡

【病史摘要】　男性,48 岁。胃溃疡病史 3 年,近一周来上腹部疼痛加剧伴恶心、呕吐。体格检查:贫血貌,上腹部拒按,压痛明显,心、肺阴性。

【X 线表现】　上消化道钡餐示胃小弯侧腔外见一 1.8 cm×2.0 cm 大小囊袋状影,轮廓尚光整,颈部狭长,狭颈征明显。

【X 线诊断】　胃角穿透性溃疡。

【评　　述】　本例患者经手术证实为穿透性溃疡。穿透性溃疡为胃溃疡的特殊类型,其特点为龛影大而深,其深度与大小均超过 1.0 cm,形如囊袋状,狭颈征显著。需注意此征象与较大的胃憩室相鉴别:胃憩室发生部位以胃底贲门区后壁为多见,憩室内可显示胃黏膜皱襞影;穿透性溃疡 X 线表现如周围较广泛的水肿带以及黏膜皱襞向溃疡口部纠集征象与胃憩室不同。胃溃疡根据以上典型表现,诊断一般不难。但有时因瘢痕组织的不规则增生或溃疡比较扁平,易与恶性溃疡混淆。良性溃疡和恶性溃疡的鉴别诊断,应从龛影的形态、溃疡的位置、溃疡的口部、周围黏膜皱襞的情况、邻近胃壁的柔软与蠕动等多方面综合分析,详见下表。

表 5‐3‐1　胃良、恶性溃疡的 X 线鉴别诊断

X线表现	良性溃疡	恶性溃疡
溃疡形态	圆形或椭圆形	不规则形、扁平
溃疡位置	突出于胃轮廓之外	在胃轮廓之内
溃疡口部	光滑整齐,有狭颈征、项圈征或口部黏膜线	不规则,有指压迹、裂隙征
环堤征	无	有
溃疡周围黏膜皱襞	到达溃疡的边缘,广泛均匀性纠集	突然截断,局限性不均匀的纠集,黏膜皱襞近口部呈结节状
附近胃壁	柔软有蠕动波	僵硬、峭直、蠕动消失

病例 217　胃平滑肌瘤

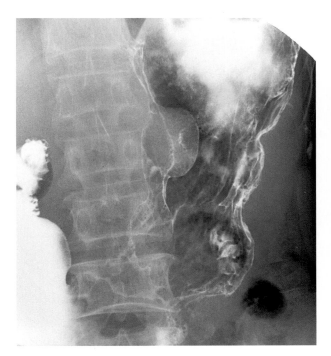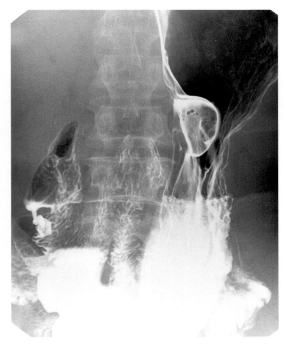

图 5 - 3 - 13　胃平滑肌瘤

【病史摘要】　女性,42 岁。吞咽困难半年余,无明显疼痛,无消瘦。体格检查:腹软,肝、脾未及,腹部无压痛,心、肺阴性。

【X 线表现】　上消化道钡餐造影示胃贲门下部见一类圆形充盈缺损,边缘光滑清晰,中央部可见小钡斑。

【X 线诊断】　胃平滑肌瘤。

【评　　述】　本例患者经手术治疗病理证实为胃平滑肌瘤。胃平滑肌瘤来源于中胚层组织,大多在 5 cm 以下,可分为胃内型、胃壁型、胃外型。X 线表现主要有:① 胃内隆起性病变,正面呈圆形、椭圆形,位于大、小弯者显示其侧面像为半圆形。充盈像时呈边缘光滑的充盈缺损。② 黏膜皱襞,肿瘤表面被附黏膜,可见黏膜皱襞通过肿物征象,黏膜被抬起形成桥形皱襞,或被推开形成黏膜皱襞的躲避、迂回征象。肿瘤较大时,皱襞受压变薄、变平以致消失。③ 中心凹陷,肿瘤表面,尤其顶部常形成小凹陷,造影时出现小钡斑,即所谓的中心性凹陷。④ 肿瘤触诊,平滑肌瘤较硬,压之无变形。⑤ 钙化,平滑肌瘤可发生钙化,X 线检查可见钙化斑。⑥ 周围改变,平滑肌瘤对周围无浸润,胃轮廓无僵硬。⑦ 恶性变,平滑肌瘤可恶变成为肉瘤。一般肿瘤较大、形态不规则、中心溃疡大而深又不规则时,应考虑恶变的可能性。

病例 218　胃淋巴瘤

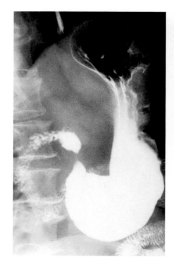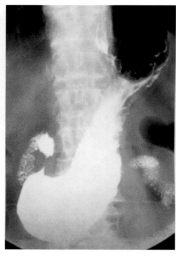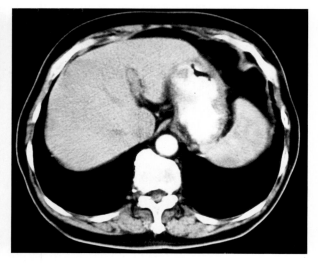

图 5-3-14　胃淋巴瘤

【病史摘要】　女性,40 岁。上腹部不适 3 个月,食欲不振、消瘦,近期出现低热。体格检查:腹软,肝、脾未及,腹部无压痛,心、肺阴性,右侧锁骨上窝触及一类圆形肿块。

【X线表现】　上消化道钡餐造影示胃底大弯侧见不规则充盈缺损影,黏膜皱襞不规则增粗,胃壁柔韧度减弱,胃蠕动及收缩存在。CT 示胃底部胃壁局限性增厚,增强后均匀中度强化,壁柔软。

【X线诊断】　胃淋巴瘤。

【评　　述】　本例患者经手术病理证实为胃淋巴瘤。胃肠道是淋巴结外淋巴瘤的最多见部位,最好累及胃。胃淋巴瘤可以是全身淋巴瘤的一部分,也可以是唯一的原发部位,多见于非霍奇金淋巴瘤。按形态学分类为:肿块型、溃疡型、浸润型和结节型。好发部位是胃体小弯侧和后壁。临床表现有上腹部疼痛、消瘦及上腹部肿块,可伴有全身淋巴瘤的其他表现。胃淋巴瘤 X 线常表现为局限性或广泛浸润性表现,前者为黏膜皱襞不规则、粗大,胃壁柔韧度消失,位于胃窦时呈漏斗状狭窄;后者为巨大黏膜皱襞的改变,排列紊乱,胃腔缩窄或变形,但其缩窄与变形程度不及浸润型胃癌。胃淋巴瘤缺乏特征性的 X 线表现,因此常不易与胃癌及其他肿瘤鉴别。但如下特征有助于本病的诊断:病变虽然广泛,但胃蠕动与收缩仍然存在,胃部病灶明显但临床一般情况较好,胃黏膜较广泛增粗,形态比较固定,临床有其他部位淋巴瘤的表现。

病例 219　早期胃癌（Ⅰ型）

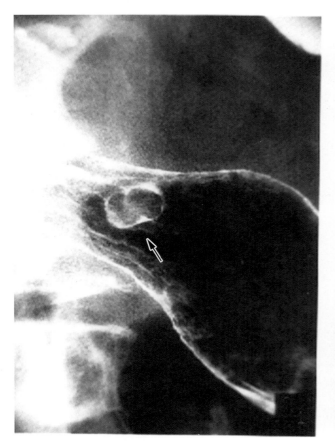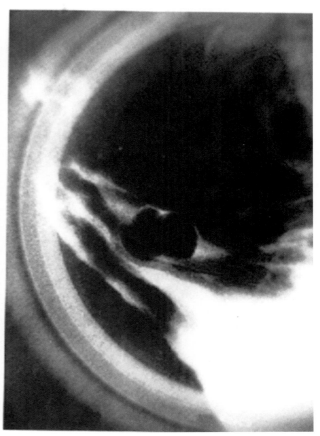

图 5‑3‑15　早期胃癌（Ⅰ型）

【病史摘要】　　男性，61 岁。上腹部不适、食欲不振、嗳气、反酸近 1 年，无黑便，无呕吐。体格检查：腹软，肝、脾未及，上腹部轻压痛，心、肺阴性。

【X 线表现】　　上消化道钡餐造影示胃窦部见一椭圆形充盈缺损影，边缘尚光整，周围黏膜皱襞中断破坏，基底部较宽，表面尚平坦，未见明显糜烂点，局部胃壁稍僵硬。

【X 线诊断】　　早期胃癌（Ⅰ型）。

【评　　述】　　本例经手术病理证实结果为胃窦部早期胃腺癌，未侵犯胃黏膜肌层，未见明显转移灶。患者 X 线表现示胃窦部隆起型病变，轮廓尚光整，边缘稍粗糙，周围黏膜皱襞见中断破坏，局部胃壁稍僵硬，故诊断为早期胃癌（Ⅰ型）。Ⅰ型早期胃癌即表面隆起型，为肿瘤向胃腔内突出高度超过周围黏膜的 5 mm。早期胃癌发展缓慢，短者 1～2 年，长者可 10 余年无明显变化。但一般隆起型发展较快，而溃疡型发展较慢。胃癌向深层侵犯较快，而在黏膜内浸润较慢。隆起型早期胃癌，大小不一，直径多大于 2 cm，圆形、类圆形或不规则形，边界清楚，基底部较宽，极个别可有蒂。肿瘤表面粗糙，常伴出血及糜烂。值得注意的是，由于早期胃癌病变范围较小，故 X 线检查可发现其存在，但最终诊断需要密切结合内镜与活检结果方能明确。

病例 220 早期胃癌（Ⅱa 型）

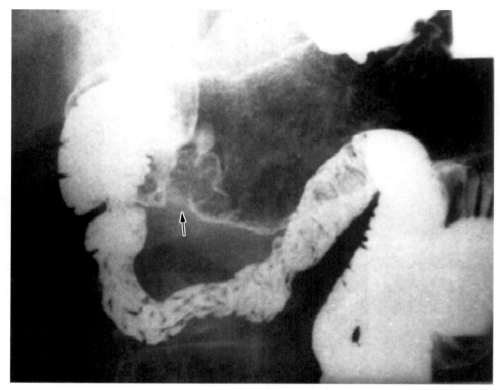

图 5 - 3 - 16 胃窦部早期胃癌（Ⅱa 型）

【**病史摘要**】 女性,41 岁。上腹部不适伴嗳气、反酸、食欲减退 1 个月。体格检查:腹软,上腹部轻度压痛,未扪及包块,心、肺阴性。

【**X 线表现**】 上消化道钡餐造影示胃窦部见一形态不规则的平盘状充盈缺损影,表面凹凸不平,见小钡斑(箭头)。

【**X 线诊断**】 胃窦部早期胃癌(Ⅱa 型)。

【**评　　述**】 本例经手术病理证实为胃窦部早期胃癌Ⅱa 型。胃双对比造影可显示黏膜面的细微结构而对早期胃癌的诊断具有重要价值。早期胃癌的 X 线表现主要为:① Ⅰ型(隆起型):肿瘤与周围黏膜有明显的分界,形态多不规则,呈息肉状、分叶状、菜花状等。表面不光滑,因有表层坏死形成黏膜缺损,双对比造影可见不规则钡斑。其基底部与正常黏膜分界清楚,侧面观可为广基型、无蒂型、有蒂型,有蒂者肿瘤在 2 cm 以上。② Ⅱa 型(表面隆起型):肿瘤形态不规则,呈平坦的息肉状、花坛状、平盘状等。表面有不规则凹凸而显示为不规则钡斑,基底部多为广基型。③ Ⅱb 型(表面平坦型):双对比造影主要表现为胃小区的细微变化,如胃小区粗大、紊乱,呈不规则之颗粒状形态。④ Ⅱc 型(表面凹陷型):肿瘤表现为形态不规则之表浅溃疡,呈楔形、星芒状等,边缘清楚、锐利,病变一般较小,病变周围伴有黏膜皱襞纠集现象,其黏膜皱襞尖端有明显的病理变形,如杵状增粗、笔尖样变细、阶梯状变薄、皱襞融合等。⑤ Ⅲ型(凹陷型):为一深溃疡,其深溃疡本身不是癌,只于溃疡口边缘有癌浸润。X 线表现其深溃疡形态很像良性溃疡,难以鉴别,只于溃疡口边缘显示轻微毛糙不平为其特征。由于早期胃癌的病变范围较小,因而 X 线双重造影检查的重点在于发现它的存在,最后的诊断需要密切结合内镜与活检方能明确。

病例 221　早期胃癌（Ⅱc 型）

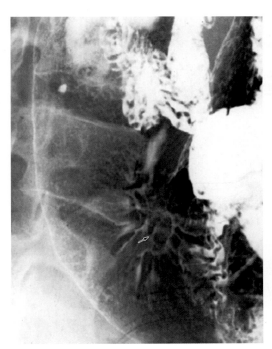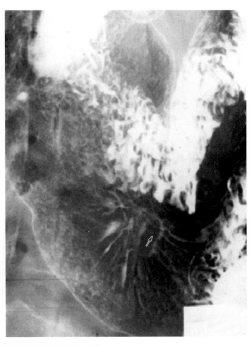

图 5 - 3 - 17　胃窦小弯侧早期胃癌（Ⅱc 型）

【病史摘要】　男性，45 岁。上腹部不适、疼痛 3 个月余，近 1 个月疼痛加重。体格检查：腹软，剑突下压痛，未扪及包块，心、肺阴性。

【X 线表现】　上消化道钡餐造影示胃窦小弯侧见一小不规则钡斑，表面凹凸不平，周围黏膜皱襞纠集。

【X 线诊断】　胃窦小弯侧早期胃癌（Ⅱc 型）。

【评　　述】　本例经手术病理证实为胃窦部小弯侧黏膜下癌，未突破黏膜肌层。胃癌是我国最常见的恶性肿瘤之一，好发年龄为 40～60 岁，可发生在胃的任何部位，但以胃窦、胃小弯及贲门区常见。目前，国内外均采用日本内镜学会提出的早期胃癌的定义及分型。早期胃癌是指癌限于黏膜及黏膜下层，而不论其大小或有无转移。依据肉眼形态分为三个基本型与三个亚型：Ⅰ 型，隆起型，癌肿隆起高度大于 5 mm，呈息肉状。Ⅱ 型，浅表型，癌灶比较平坦，不形成明显隆起或凹陷。本型根据其癌灶凹凸程度不同又分三个亚型：Ⅱa 型，浅表隆起型，癌灶隆起高度小于 5 mm。Ⅱb 型，浅表平坦型，与周围黏膜几乎同高，无隆起或凹陷。Ⅱc 型，浅表凹陷型，癌灶凹陷深度小于 5 mm。Ⅲ 型，凹陷型，癌灶深度大于 5 mm，形成溃疡，癌组织不超过黏膜下层。除上述三型外，尚有混合型。根据胃窦小弯侧不规则形表浅凹陷形成边缘粗糙的钡斑，其周围黏膜皱襞纠集呈杵状增粗和融合，拟诊断为早期胃癌，浅表凹陷型（Ⅱc 型）。需要鉴别的是良性溃疡病变，其钡斑密度均匀、边缘光整，多呈圆形、椭圆形，溃疡周围黏膜皱襞纠集一般比较均匀规则，呈自远而近逐渐变细，与癌可形成鲜明的对照。

病例 222　早期胃癌（Ⅱa＋Ⅱc 型）

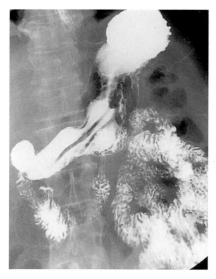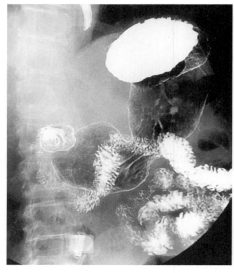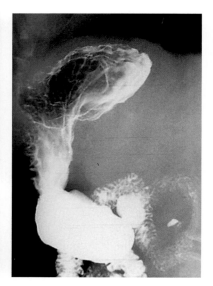

图 5-3-18　胃体部早期胃癌（Ⅱa＋Ⅱc 型）

【病史摘要】　女性，45 岁。上腹部疼痛不适伴嗳气、反酸 5 个月，近 1 个月疼痛加重，食欲减退。体格检查：腹软，上腹部压痛，未扪及包块，心、肺阴性。

【X线表现】　上消化道钡餐造影示胃体上部见隆起型小充盈缺损影，边缘欠光整，表面凹凸不平，见不规则钡斑影，周围黏膜皱襞中断破坏，胃小弯侧上段胃壁僵硬。

【X线诊断】　胃体部早期胃癌（Ⅱa＋Ⅱc 型）。

【评　　述】　本例经手术病理证实为胃体上部早期胃腺癌（Ⅱa＋Ⅱc 型），黏膜肌层未侵犯，周围淋巴结未见转移。早期胃癌除上述三个基本型及亚型外，病灶若具有两种形态者，称为混合型，一般表述时将占优势的一型记录在前，如本例为Ⅱa＋Ⅱc 型，表示隆起型病灶的中央存在糜烂的深凹陷。

病例 223 胃癌(息肉型)

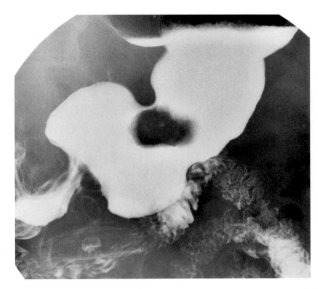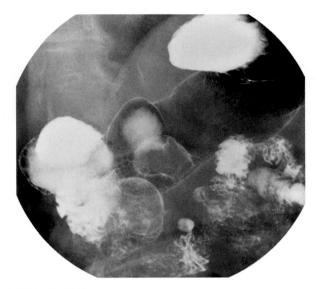

图 5-3-19 胃窦部胃癌(息肉型)

【病史摘要】 男性,52 岁。上腹部疼痛 2 年,无节律性,近期疼痛加重。体格检查:上腹部压痛,未扪及明显包块,腹软,肝、脾未及,心、肺阴性。

【X 线表现】 上消化道钡餐造影示胃窦部近小弯侧见一充盈缺损,呈分叶状,轮廓欠光整,周围黏膜皱襞中断破坏,局部胃壁较僵硬,十二指肠水平段和升段各见一囊袋状影。

【X 线诊断】 胃窦部胃癌(息肉型);十二指肠水平段和升段憩室。

【评　　述】 本例经手术病理证实为胃体近小弯侧胃腺癌,侵犯胃黏膜肌层。息肉型胃癌为常见病,好发于胃窦部,其次是胃底。早期癌肿突向胃腔,高约 5 mm,轮廓大多不规则,可广基底或呈狭蒂。中后期,癌肿进一步增大,表面高低不平如菜花样,与胃壁边界明确。临床多见于 40 岁以上男性,早期无症状,或类似溃疡病的症状。中后期,症状加剧,有中上腹痛,上消化道出血,扪及肿块,以及癌肿所在部位所产生的一些继发症状,如梗阻、呕吐等。

X 线表现:早期隆起型胃癌在适当加压或双重造影检查时,可见小的轮廓不规则的充盈缺损。至中晚期,一般钡餐检查,即可显示出轮廓不光整的充盈缺损,基底广、边界明确、直径 3～4 cm 以上。缺损区邻近黏膜纹中断、破坏,胃壁僵硬。早期隆起型胃癌主要应与胃内良性肿瘤相鉴别,胃癌充盈缺损边缘不光整,黏膜破坏,胃壁僵硬。中晚期胃癌应与胃内其他恶性肿瘤相鉴别。早期隆起型胃癌如果病灶较小,常规钡餐检查容易漏诊,应注意适当加压方能显示出病灶。内镜检查有利于发现早期病灶,并能提供病理依据,便于明确诊断。

病例 224　贲门癌

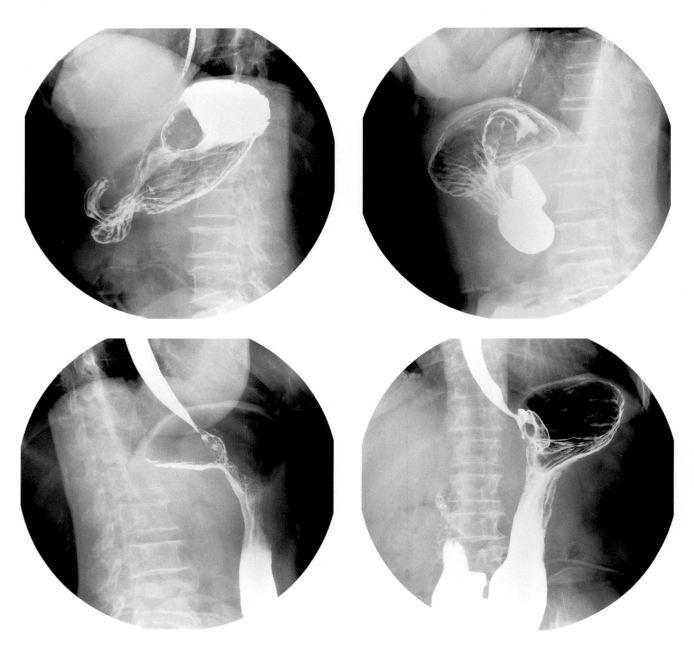

图 5-3-20　贲门癌

【病史摘要】　男性,56岁。上腹部疼痛、吞咽不适伴嗳气、反酸半年余,近1个月进食干性食物时吞咽困难加重伴呕吐。体格检查:腹软,上腹部轻度压痛,未扪及包块,心、肺阴性。

【X线表现】　上消化道钡餐造影示胃底贲门区见类圆形充盈缺损影,边缘毛糙,轻度分叶,周围黏膜皱襞破坏,胃体小弯侧上方胃壁僵硬。

【X线诊断】　贲门癌侵及胃体小弯上段(进展期)。

【评　　述】　本例经手术病理证实为胃底贲门腺癌,侵及胃体小弯侧上段。贲门癌为源于贲门中心周围2.0~2.5 cm 以内的胃癌。由于其位置比较特殊而易漏诊,主要原因为贲门区位于肋弓内不能触及肿块,贲门胃底部黏膜皱襞粗大使较小的病变难以识别。因此,检查贲门癌时应采用气钡双重造影,产气量越大越可形成良好的对比。一般先于立位观察,再采用仰卧、俯卧及左右斜位观察以免漏诊。

贲门癌的典型 X 线征象为:① 贲门区肿物,可位于贲门开口上方或下方。② 钡剂通过贲门时受阻,或在肿瘤之上绕过形成钡剂分流现象,有时呈喷射状入胃。③ 胃底增厚,呈多个弧形影,胃底与膈面距离加大(大于 1.5 cm 有诊断价值)。④ 贲门下方之胃小弯胃壁僵硬。⑤ 可合并龛影及出现环堤征。⑥ 食管下段受侵犯,出现狭窄、僵硬、变形等。

需要鉴别的是贲门失迟缓症,后者 X 线表现的食管下端狭窄对称、边缘光滑、壁柔软,管腔大小可变,腔内可见细而平行的黏膜皱襞,特别是无贲门癌胃泡内软组织块影是鉴别要点。而发生于胃底的平滑肌瘤和平滑肌肉瘤,胃泡内也可见轮廓光整或分叶状软组织肿块影,但两者 X 线不仅有腔内的软组织肿块影,而且向胃腔外生长,还有胃壁改变,腔外较大肿块可推压邻近器官,再者平滑肌瘤与平滑肌肉瘤很少有侵犯食管下端,这些都与贲门癌不同。贲门区解剖结构特殊,发生于此的溃疡、静脉曲张及其他良恶性肿瘤 X 线表现与贲门癌有时差异也不显著,需密切结合临床病史,必要时做胃镜协助诊断。

病例 225　胃窦癌

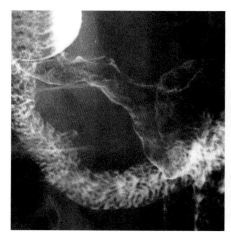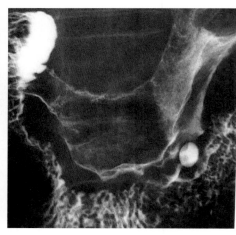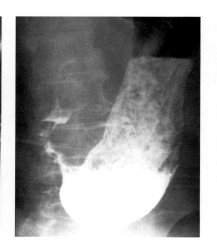

图 5 - 3 - 21　胃窦癌

【病史摘要】　女性,50 岁。上腹部饱胀、疼痛 2 年,近 2 个月来疼痛加重,伴恶心、呕吐。体格检查:消瘦贫血貌,上腹部压痛并触及固定包块,心、肺阴性。

【X 线表现】　上消化道钡餐造影示胃窦部狭窄,胃窦大弯侧见不规则充盈缺损,呈现肩胛征,胃窦部黏膜皱襞破坏紊乱,胃壁僵硬蠕动消失,胃内黏液潴留较多。

【X 线诊断】　胃窦癌(进展期)。

【评　　述】　本例经手术病理证实为胃窦癌。胃窦部为胃癌另一好发部位,易发生浸润型胃癌,极易引起胃窦狭窄,狭窄的胃窦呈漏斗状或山峰状,出现肩胛征或袖口征,前者指狭窄的胃窦与其近端舒张的胃壁相连处呈肩胛状,后者则表现为狭窄近端随蠕动推进套在僵硬段上呈袖口状。此外,胃窦癌易于侵犯幽门而形成幽门梗阻,致胃排空延迟、胃残留物及滞留液增多,故必须做好检查前准备,清除和减少胃内滞留物。通常采用延长禁食时间和插胃管洗胃等方法,尚可使用辅助药物或针刺来改变胃窦张力和蠕动,以利于清晰显示狭窄段情况。胃窦癌应注意与胃窦炎或溃疡引起的良性狭窄相鉴别。鉴别的要点为良性狭窄病变段与正常胃分界呈渐进性,狭窄形态可变,可以收缩与扩张,黏膜皱襞存在、排列不整齐,其与胃窦癌形成的胃窦狭窄 X 线征象截然不同,鉴别不难。

病例 226 溃疡型胃癌

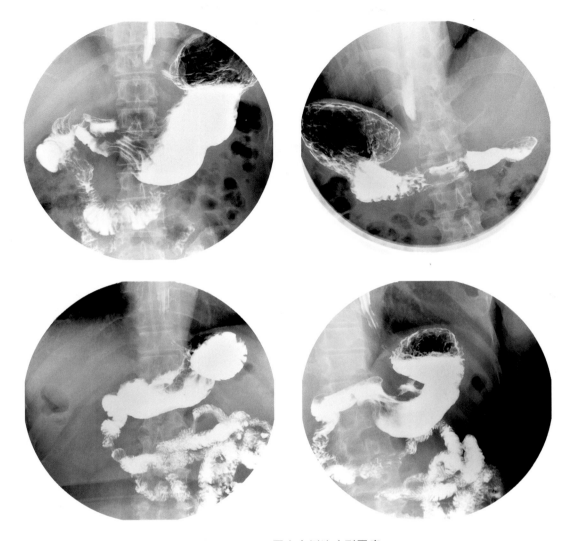

图 5 - 3 - 22 胃小弯侧溃疡型胃癌

【病史摘要】 男性,65 岁。上腹部疼痛不适 2 年,近 1 个月来疼痛加剧,消瘦明显。体格检查:消耗面容,上腹部可触及固定硬质包块,压痛明显,心、肺阴性。

【X线表现】 上消化道钡餐造影示胃角处胃腔内见一不规则龛影,龛影周围显示有不规则透亮环堤,其内可见指压迹征和裂隙征,局部胃壁僵硬,蠕动消失。

【X线诊断】 胃小弯侧溃疡型胃癌(进展期)。

【评 述】 本例经手术病理证实为胃小弯侧腺癌。溃疡型胃癌是进展期胃癌中的最多见类型,其 X 线表现以壁龛及邻近胃壁变化为主要表现。龛影多数较浅而大,形态多不规则,具有特征性的为口部指压迹征和裂隙征,与良性溃疡平坦的口部出现的狭颈征、项圈征对比分明。切线位显示龛影位于胃轮廓线以内或与之相平。龛影周围一圈不规则充盈缺损为环堤,环堤大小不一,高低不平,与正常胃壁界限清楚,其病理基础为癌肿破溃后留下的一圈隆起的边缘。若龛影骑跨于胃小弯前后壁,可与周围的半弧形环堤构成半月综合征。邻近黏膜皱襞亦可有聚拢表现,但近环堤处黏膜中断且有指压迹改变。

病例 227 浸润型胃癌

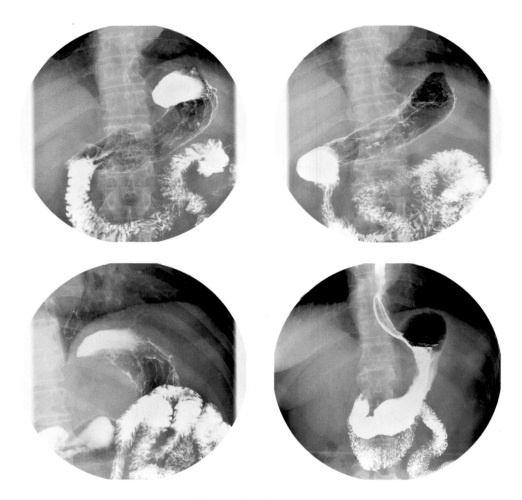

图 5 - 3 - 23   浸润型胃癌

【**病史摘要**】   女性,48 岁。上腹部疼痛 2 年,嗳气、反酸,近 1 个月来疼痛加剧,出现黑便,食欲减退。体格检查:消瘦,肝、脾未及,腹壁紧张,全腹压痛,心、肺阴性。

【**X 线表现**】   上消化道钡餐造影示全胃胃腔缩小,胃壁僵硬,无蠕动,黏膜皱襞增粗、紊乱,呈脑回状改变,形态固定不变。

【**X 线诊断**】   广泛浸润型胃癌(皮革胃)。

【**评　述**】   本例经手术病理证实为高度恶性晚期进展期胃癌,X 线表现呈皮革状胃,癌肿全胃广泛浸润。浸润型胃癌根据癌肿浸润范围不同,X 线表现可分为局限浸润型和广泛浸润型:局限浸润型可发生于胃的任何部位,以胃窦部多见。癌肿浸润胃壁全周或半周时,胃腔显示为局限性、固定性狭窄与僵硬,严重时可呈管状、漏斗状狭窄。胃壁局限性僵硬、蠕动消失。胃黏膜皱襞增粗、紊乱,部分呈脑回状,形态固定不变。广泛浸润型为癌肿浸润胃大部或全部,胃腔明显缩小,黏膜皱襞平坦、消失,胃壁僵硬、蠕动消失,犹如皮革囊状,称皮革胃。因幽门受侵而失去正常功能,由于钡剂的重力作用,可见造影时幽门处于开放状态,有造影剂源源不断地进入十二指肠。浸润型胃癌有时应和胃淋巴瘤相鉴别,胃淋巴瘤主要为黏膜下浸润性生长,肌层较少受浸润,且又无明显的纤维组织增生,故胃壁虽可增厚,但胃腔缩小一般不明显,胃壁僵硬也不显著,往往可见有蠕动波为鉴别之要点。

病例 228　残胃癌

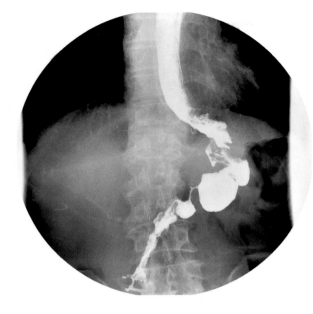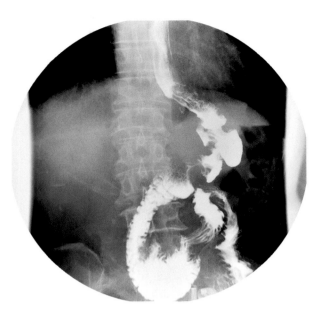

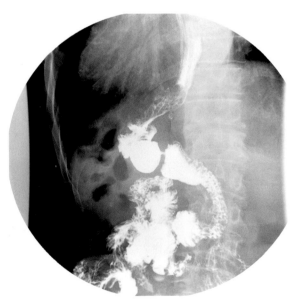

图 5‑3‑24　残胃癌

【病史摘要】　男性,65 岁。5 年前因溃疡型胃癌行胃大部分切除术、Billroth Ⅰ式吻合术,近期上腹部疼痛加重伴嗳气、反酸,并有恶心、呕吐。体格检查:消瘦,皮肤、巩膜无黄染,左上腹部压痛明显,肝、脾无增大,心、肺阴性。

【X 线表现】　上消化道钡餐造影示残胃吻合口下部小弯侧见不规则龛影,龛影周围显示有不规则透亮环堤,其内可见指压迹征,局部胃壁僵硬,蠕动消失。

【X 线诊断】　残胃癌。

【评　　述】　本例经手术病理证实为残胃癌。残胃癌的诊断标准不一,国外多主张因良性疾患行胃部分切除术、胃肠吻合术后 3 年以上,残胃生癌者为残胃癌。我国主张良性胃疾患胃部分切除术后 3 年以上,胃癌行部分切除术后 5 年以上,残胃生癌者称残胃癌。国内外资料一致认为,胃空肠吻合术后残胃癌发生率高于胃十二指肠吻合术者。残胃癌病因不明,可能与碱性肠液刺激及术后引起吻合口慢性刺激有关。早期残胃癌临床症状不具特征性。中晚期残胃癌常见症状是中上腹疼痛、食欲减退和出血。残胃癌好发于胃残端部,其次为贲门区和大小弯前后壁交界部。因术后粘连及变形,残胃癌的X线诊断困难。常见的表现为吻合口狭窄、排空迟缓、残胃扩张;胃腔狭窄变形,胃壁僵直丧失舒缩功能;黏膜破坏;充盈缺损或不规则龛影等。残胃癌应与炎症性黏膜肿胀、缝线引起的异物反应或肉芽肿等鉴别,手术缝合时,可使小弯侧结节状改变也应注意,鉴别困难时,应结合纤维胃镜检查及组织学检查。

第四节 十二指肠病变

病例 229 十二指肠球部溃疡

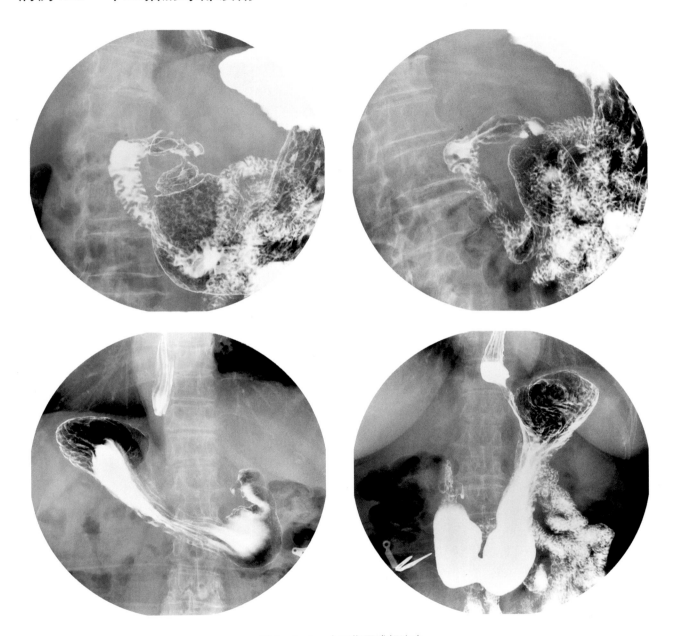

图 5 - 4 - 1 十二指肠球部溃疡

【病史摘要】 男性,55 岁。上腹部节律性疼痛伴反酸 2 年,餐后疼痛缓解。体格检查:上腹部剑突下压痛,肝、脾无大,心、肺阴性。

【X 线表现】 上消化道钡餐造影示十二指肠球基底部见一龛影,黄豆大小,边缘光整,周围黏膜纠集,球部变形。

【X 线诊断】 十二指肠球部溃疡。

【评　述】 本例经胃镜证实为十二指肠球部溃疡。十二指肠溃疡为常见病,其发生率高于胃溃疡。十二指肠溃疡好发于青壮年,40 岁以下占 80%。男性多于女性。十二指肠溃疡病因复杂,尚未完全阐明。十二指肠溃疡 85% 发生于球部,其次在球后部。发生于球部者,前壁较多,占 50%,其次为后壁及球部的大小弯。单发为主,也可多发。临床主要征象为周期性、节律性右上腹痛,多在餐后 3~4 小时发生,进餐后可缓解。

X 线表现:① 球部龛影,为球部溃疡的直接征象,正面观呈圆形或椭圆形,少数呈线状,需双重造影显示。充盈加压时,溃疡周围的水肿、增生表现为外缘模糊的透光带。切线位上龛影突出于轮廓线以外,呈锥形或乳头状,以充盈像显示较好。② 球部变形,多由溃疡所致,少数可因胆系或胰腺等邻近脏器疾病所致,因此发现球部变形时需除外其他原因后方可诊断溃疡。球部呈二叶状、山字形、花瓣状畸形为瘢痕收缩的结果,球部的大、小弯侧可见袋状突出,称假性憩室,也因瘢痕收缩所致。球部整体性痉挛及严重的瘢痕收缩皆可致明显缩窄,此时常伴幽门梗阻,平滑肌松弛剂的应用有助于痉挛与瘢痕挛缩的鉴别。③ 激惹征,表现为钡剂迅速经过球部而不能满意充盈,为炎症刺激所致。

病例 230 十二指肠复合性溃疡

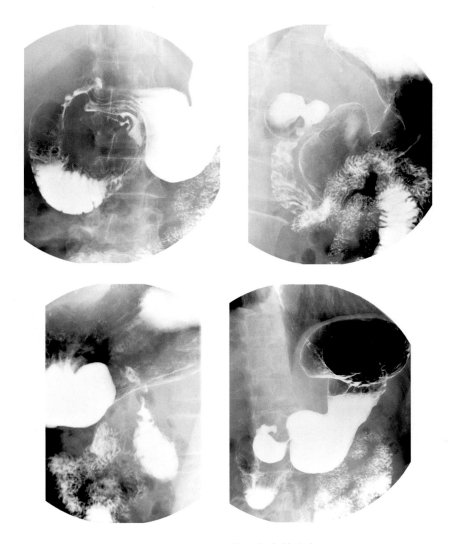

图 5-4-2 十二指肠复合性溃疡

【**病史摘要**】 男性,35 岁。上腹部不适、嗳气、反酸 1 年,近日夜间疼痛加重,饥饿时加重,进食后缓解。体格检查:上腹部剑突下压痛,肝、脾无增大,心、肺阴性。

【**X 线表现**】 上消化道钡餐造影示十二指肠球部及球后部见大小不等龛影,球部变形呈二叶形,十二指肠上曲狭窄,钡剂下行受阻。

【**X 线诊断**】 十二指肠复合性溃疡。

【**评 述**】 本例经胃镜检查证实为十二指肠复合性溃疡,即十二指肠球部及球后部溃疡。十二指肠球后部是指球部与降部之间的肠管。该部溃疡以龛影为主,可合并局限性偏心性狭窄,十二指肠激惹征较为明显,局部压痛可同时存在。由于球部的重叠,十二指肠球后部溃疡较难显示。检查的方法包括以下 3 个方面:① 常规钡餐,利用各种体位及结合加压来显示病变,可以较好地了解球部充盈及排空情况以及十二指肠蠕动状况。② 低张气钡造影,能更清晰地显示细微结构及病变情况。③ 内镜应用,钡餐结合内镜所见来提高诊断率已成为一种必不可少的手段。

病例 231　肠系膜上动脉压迫综合征

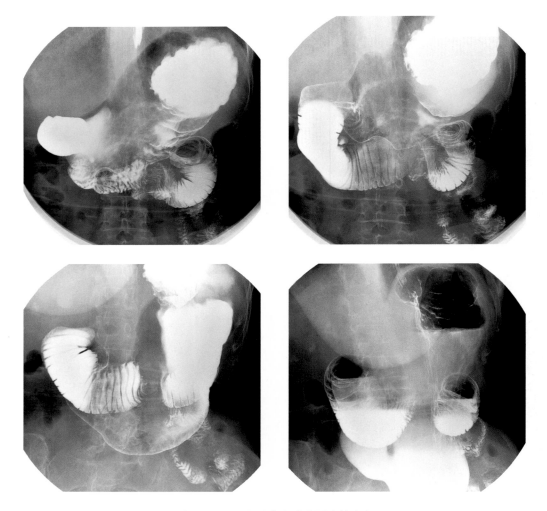

图 5 - 4 - 3　肠系膜上动脉压迫综合征

【**病史摘要**】　女性,35 岁。进食后上腹部饱胀、恶心、呕吐,俯卧位后症状缓解。体格检查:瘦长体形,肝、脾未及,腹部无明显压痛,心、肺阴性。

【**X 线表现**】　上消化道钡餐造影示无力型胃,胃角位于髂嵴连线下方 2.5 cm 左右,蠕动缓慢。十二指肠水平段钡剂受阻,水平段以上肠管扩张,蠕动亢进,并见逆蠕动发生,受阻处十二指肠见管状压迹。

【**X 线诊断**】　肠系膜上动脉压迫综合征;胃下垂。

【**评　　述**】　本例经腹部 CT 扫描及 CTA 检查,示肠系膜上动脉自腹主动脉分出后,夹角过小,压迫十二指肠水平段,引起十二指肠郁积,故确诊为肠系膜上动脉压迫综合征。肠系膜上动脉压迫综合征多见于中年体弱和瘦长体形者,女性多于男性。其主要原因为肠系膜上动脉根部紧张度增强或先天性原因使肠系膜上动脉与腹主动脉间夹角变小,引起十二指肠水平段受压,使受压部以上肠管扩张而出现郁积。临床上主要表现为食后上腹部饱胀、恶心、呕吐,且呕吐物中带有胆汁,俯卧位时症状缓解或消失。X 线表现主要是立位检查时钡剂通过十二指肠水平段受阻,十二指肠降段以上肠管扩张,蠕动亢进,可见钡剂如钟摆样来回运动,水平段受压处有一光滑整齐的纵形压迹,称为笔杆状压迹,使肠管紧贴脊柱,黏膜变平,当患者俯卧位时,该压迹可消失。诊断本病时应谨慎,因正常瘦长体形的人也可出现十二指肠水平段钡剂暂时性停留和少量逆蠕动,但无肠管扩张及胃排空延迟。此外,还需与器质性病变所致的梗阻相鉴别,若梗阻端形态显示良好,鉴别应无困难。

病例 232　十二指肠憩室

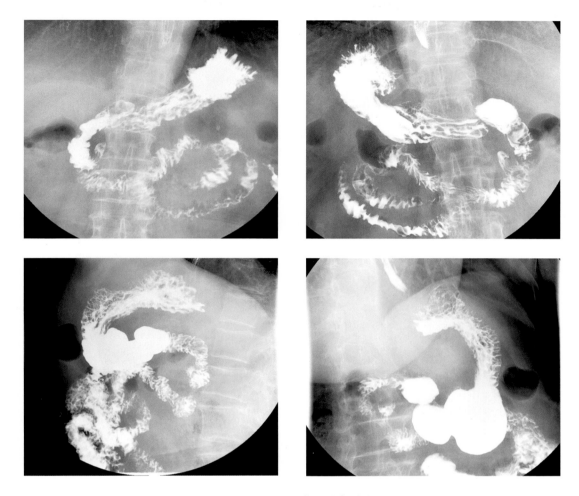

图 5 - 4 - 4　十二指肠降部憩室

【病史摘要】　男性,45 岁。上腹部疼痛不适月余。体格检查:上腹部剑突下压痛,肝、脾无增大,心、肺阴性。

【X 线表现】　上消化道钡餐造影示胃窦部黏膜皱襞增粗、紊乱,胃壁柔软,十二指肠降部见一囊袋状影突出于肠壁,内见钡剂充盈,可见十二指肠黏膜纹理伸入其中。

【X 线诊断】　胃窦炎;十二指肠降部憩室。

【评　　述】　本病比较常见,大多数患者无明显症状,多见于中老年人。发生部位多位于降段内后壁,其次为十二指肠水平段。若合并憩室炎可引起糜烂、溃疡和出血,壶腹部附近憩室尚可引起胆管炎或胰腺炎等。十二指肠憩室发生的原因可能与肠壁生长发育过程中的局部缺陷与薄弱有关,随着年龄增长而加剧退变,在肠内压异常增加或肠肌收缩不协调时,薄弱点向腔外突出而形成憩室。十二指肠憩室 X 线表现主要是充钡后憩室呈圆形、椭圆形或三角形囊袋状突出物,轮廓光整,颈部较狭窄,并可见十二指肠黏膜皱襞伸入其中。憩室大小不一,较大者立位可见囊内气、液、钡分层现象,较小者可呈短管状,一般钡透不易发现,需行低张气钡双重造影才不至于漏诊。憩室轮廓不规则、压痛、邻近十二指肠有肠激惹征象者应考虑合并憩室炎。此外,憩室尚需与溃疡鉴别,后者常伴有狭窄痉挛,龛影内无黏膜皱襞伸入。

323

病例 233 十二指肠腺瘤

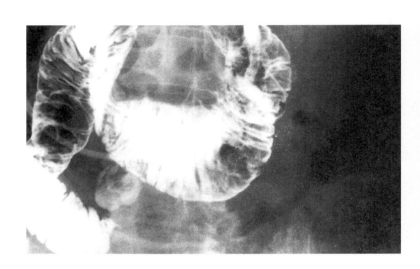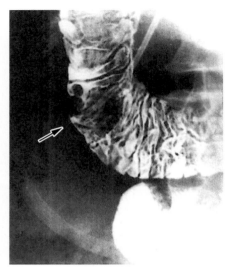

图 5-4-5 十二指肠腺瘤

【**病史摘要**】 男性,45 岁。上腹部疼痛不适,有嗳气、反酸。体格检查:上腹部剑突下压痛,肝、脾无增大,心、肺阴性。

【**X线表现**】 上消化道钡餐造影示十二指肠降部下段外侧可见分叶状充盈缺损(箭头),其基底部与肠壁形成切迹,肠壁略凹陷,周围黏膜皱襞正常,未见明显中断、破坏。

【**X线诊断**】 十二指肠降部腺瘤。

【**评　　述**】 本例经手术病理证实为十二指肠降部腺瘤。十二指肠良性肿瘤约占小肠良性肿瘤的 20%,以腺瘤、平滑肌瘤、脂肪瘤多见。发生部位以球部最多,占 50% 以上,降部次之,升部最少。肿瘤多向肠腔内呈息肉状生长,少数向肠腔外生长。临床上多见于老年人,因肿瘤多较小而少有症状。食欲缺乏、恶心、上腹部疼痛及出血为常见症状。十二指肠腺瘤与消化道其他部位的腺瘤相似,X线表现为圆形、椭圆形或分叶状充盈缺损,边缘光滑,局部肠壁柔软,黏膜皱襞无破坏,一般以单发为多见,少数可多发,可带蒂,此时可见肿瘤随肠蠕动而移动。腺瘤多发时要与布氏腺增生鉴别。布氏腺增生比较罕见,多发生在球部,亦可延及降部。病因不明,通常认为是一种炎症。病理上有多发型和单发型两种,前者为广泛结节状黏膜增生,后者与单发腺瘤相似,可带蒂。X线表现为十二指肠球部黏膜紊乱,皱襞增粗,其中可见多枚黄豆或绿豆大小的充盈缺损,形态固定。单发者为单个充盈缺损,与腺瘤无法鉴别,通常十二指肠没有激惹和变形。

　　一般临床工作中,如发现十二指肠单发带蒂肿瘤应首先考虑腺瘤的诊断,而十二指肠多发结节状充盈缺损则应首先考虑布氏腺增生的诊断。最终诊断要结合内镜或手术病理诊断。

病例 234 十二指肠平滑肌瘤

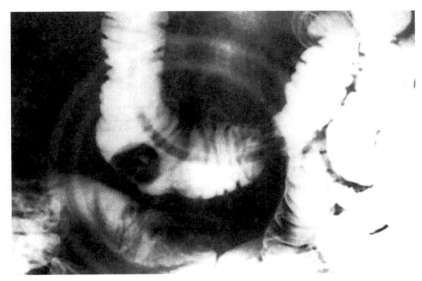

图 5 - 4 - 6 十二指肠平滑肌瘤

【病史摘要】 男性,35岁。上腹部疼痛不适月余,无嗳气、反酸,无恶心、呕吐。体格检查:上腹部无压痛,肝、脾无增大,心、肺阴性。

【X线表现】 上消化道钡餐造影示十二指肠下曲见类圆形充盈缺损影,边缘光整,内见小钡斑影,十二指肠腔未见狭窄,肠壁未见僵硬,蠕动正常。

【X线诊断】 十二指肠平滑肌瘤。

【评　述】 本例经手术病理证实为十二指肠平滑肌瘤。本例十二指肠病变X线征象符合良性肿瘤的表现,发生于十二指肠的良性肿瘤较少见,以平滑肌瘤及腺瘤多见。平滑肌瘤来源于中胚层组织。

X线表现:① 小肠局限性肿物,瘤体一般小于5 cm。② 肿物呈球形或分叶状,周界规则,切线位上呈半圆形充盈缺损。③ 向腔内生长者,肿瘤一般体积都较大,无蒂,较固定,活动度差,局部管腔狭窄,可致肠梗阻;腔外生长者多无临床症状;如同时向腔内及腔外生长,尚可见肠管受压甚至移位。④ 瘤体中心因血供缺乏,往往容易发生坏死,出现龛影或表面糜烂,X线表现为钡斑。需要指出的是,平滑肌瘤和平滑肌肉瘤皆为黏膜下肿瘤,均具有黏膜下肿瘤的特征,故两者X线表现有时很相似,鉴别有一定难度。但平滑肌肉瘤瘤体体积常大于5 cm,形态不规则,表面常凹凸不平,并且常较早出现肝脏、淋巴结转移,这有利于两者的鉴别诊断。

病例 235　十二指肠腺癌

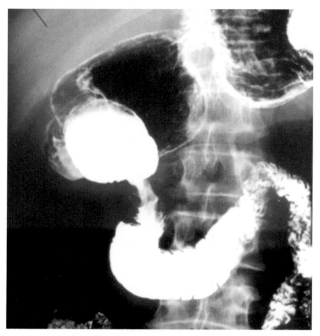

图 5 - 4 - 7　十二指肠降部腺癌

【病史摘要】　男性,65 岁。上腹部疼痛不适伴呕吐 3 个月余,近期有黑便。体格检查:腹软,中上腹部压痛,肠鸣音正常,肝、脾未及,心、肺阴性。

【X线表现】　上消化道钡餐造影示十二指肠降部管腔明显环形狭窄,黏膜破坏,管壁僵硬,蠕动消失,近端肠管扩张。

【X线诊断】　十二指肠降部腺癌。

【评　　述】　本例手术病理证实为十二指肠降部黏液腺癌。十二指肠腺癌占小肠腺癌的 $40\%\sim50\%$,好发于 $60\sim70$ 岁,男女之比约为 1.2∶1。按癌瘤发生的部位可分为乳头上部癌、乳头周围癌和乳头下部癌,其中以乳头周围癌最多见,约占 65% ,乳头上部癌约占 20% ,乳头下部癌约占 15% 。按肿瘤的大体形态可分为息肉型、浸润溃疡型、缩窄型和弥漫型。临床表现与肿瘤的类型及部位有关。主要症状有:上腹部隐痛、烧灼样痛或钝痛:酷似十二指肠溃疡,但进食及服用制酸药均不能缓解疼痛。黄疸:乳头周围癌 $75\%\sim80\%$ 可发生黄疸。肠梗阻:息肉型或缩窄型癌容易导致肠腔狭窄或堵塞,导致部分或完全性十二指肠梗阻;乳头上部癌导致的完全性肠梗阻,呕吐物内不含胆汁,易被误诊为幽门梗阻。出血:十二指肠癌患者的大便隐血试验阳性者占 $60\%\sim80\%$,出血明显者可有黑便,大出血时可发生呕血。腹块:右上腹出现肿块者占 $10\%\sim25\%$ 。

根据肿瘤的 X 线表现可分为息肉型、溃疡型及浸润型:① 息肉型:表现为息肉样隆起病变,形态不规则呈分叶状,黏膜破坏消失。肠腔可呈扩张状,钡剂分流,如果肿块较大可填塞十二指肠,钡剂受阻,近端肠腔扩张。同时也可伴有溃疡,肠壁僵硬等。② 溃疡型:表现为黏膜破坏,出现不规则的腔内龛影,或部分腔内部分位于腔外。溃疡口部可有环堤、裂隙征及指压迹征等恶性溃疡的征象。同时也可伴有局部肠壁僵硬,出现不规则的隆起性改变。③ 浸润型:X线表现为肠壁受到肿瘤浸润而僵硬,蠕动消失,肠腔狭窄,近端肠腔扩张,黏膜破坏,可伴有溃疡及不规则隆起性病变。本例为发生在十二指肠乳头上部的浸润型腺癌,X 线表现比较明确,手术病理予以证实。但十二指肠癌如发生在乳头区则需与胰头癌相鉴别。十二指肠癌可推移相对正常的胰头或钩突结构向前内侧移位,肿块密度不均匀伴溃疡形成,十二指肠内外侧壁都呈不规则增厚和肠腔狭窄等有助于与胰头癌鉴别。但当肿瘤侵犯胰头时,两者的鉴别极为困难。

病例 236　十二指肠平滑肌肉瘤

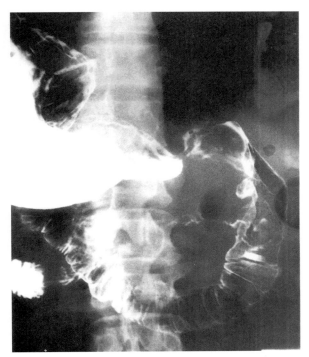

图 5-4-8　十二指肠平滑肌肉瘤

【病史摘要】　男性,55 岁。上腹部疼痛半年余,无嗳气、反酸,无明显节律性。近期疼痛突然加剧,伴恶心、呕吐。体格检查:腹部拒按,上腹部触及包块,肝、脾未及,心、肺阴性。

【X 线表现】　上消化道钡餐造影示十二指肠肠曲扩大,上曲内缘呈弧形压迹,肠腔伴有狭窄,其边缘皱襞有不规则破坏,并可见一不规则线状钡影呈水平状伸向十二指肠肠曲内,其上方见一小憩室。

【X 线诊断】　十二指肠降部平滑肌肉瘤,肿瘤液化坏死与肠腔相通。

【评　　述】　本例经手术病理证实为十二指肠降部平滑肌肉瘤,肿瘤液化坏死与肠腔相同。平滑肌肉瘤发生于十二指肠较少见。其病理变化与肿瘤生长方式有关,如肿瘤向肠腔内生长,呈半球状突入肠腔,可略有分叶,广基底,黏膜面糜烂或呈不规则溃疡;如肿瘤向肠腔外生长,则压迫十二指肠移位。临床可扪及腹块,质硬;可伴上消化道出血。

　　X 线表现:① 腔内充盈缺损,略带有分叶改变,局部黏膜纹消失,可伴有不规则龛影,肠腔扩张,钡流改道。② 肠腔被压迫移位,导致十二指肠肠曲变形,其形态改变依据肿瘤的部位和大小而定。上述两方面变化,有时混合存在。平滑肌瘤和平滑肌肉瘤皆为黏膜下肿瘤,均具有黏膜下肿瘤的特征,故两者 X 线表现有时很相似,鉴别有一定难度。但本例瘤体体积较大,形态不规则,表面凹凸不平,肿瘤液化坏死,并出现与肠腔相通的窦道,肠壁较僵硬,局部蠕动消失,与平滑肌瘤的表现相异,故诊断为平滑肌肉瘤。

病例 237　十二指肠淋巴瘤

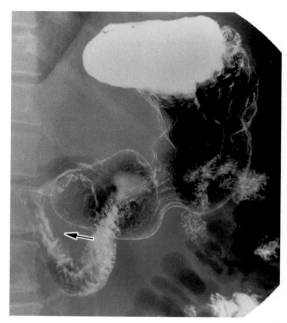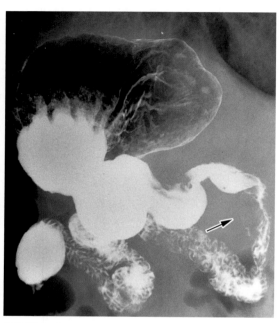

图 5-4-9　十二指肠淋巴瘤

【**病史摘要**】　男性,40 岁。上腹部疼痛不适伴低热,无嗳气、反酸,偶有呕吐。体格检查:上中腹部压痛,中腹部似触及包块,肝、脾未及,心、肺阴性。

【**X线表现**】　上消化道钡餐造影示十二指肠降部中上段(箭头)肠腔狭窄,见不规则充盈缺损及小龛影,黏膜中断,肠壁略显僵硬。

【**X线诊断**】　十二指肠降部淋巴瘤。

【**评　　述**】　本例经内镜检查并经病理证实为十二指肠降部非霍奇金淋巴瘤。原发性十二指肠恶性淋巴瘤,是指原发于十二指肠肠壁淋巴组织的恶性肿瘤,好发于 40 岁左右,较其他恶性肿瘤发病年龄轻,男女发病之比为(1~3):1。该病的临床表现无特异性,可因肿瘤的类型和部位而异,主要表现为上腹痛、腹块、弛张热等。病理巨检表现有浸润型、息肉型、溃疡型,可混合存在。

　　X线平片检查有时可显示十二指肠梗阻的 X 线表现,或软组织块影。胃肠道钡餐双重对比造影对十二指肠肿瘤的诊断准确率达 42%~75%,其影像表现有:① 十二指肠黏膜皱襞变形、破坏、消失,肠壁稍僵硬。② 肠壁充盈缺损、龛影或环状狭窄。③ 肠管可有局限性囊样扩张,呈动脉瘤样改变。④ 肠壁增厚,肠管变小,呈多发性结节状狭窄。十二指肠低张造影,更有利于观察黏膜皱襞的细微改变,使其诊断准确率提高到93%左右。肠穿孔是本病的主要并发症,有 15%~20% 的十二指肠恶性淋巴瘤患者会发生肠穿孔,比其他恶性肿瘤发生率高。此多为肿瘤侵犯肠壁发生溃疡、肠坏死,或肿瘤继发感染而引致。本例十二指肠降部肠腔狭窄,肠壁见充盈缺损,内见小龛影,周围黏膜皱襞破坏,肠壁略显僵硬,故符合十二指肠淋巴瘤的诊断,最终需经内镜检查或手术行活检以获病理确诊。

病例 238　十二指肠类癌

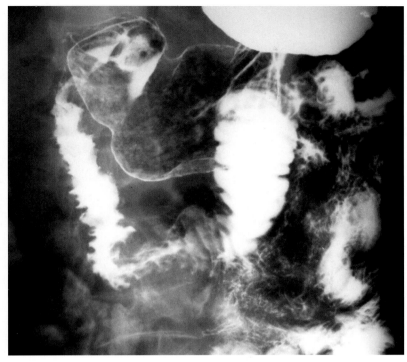

图 5‑4‑10　十二指肠类癌

【**病史摘要**】　男性,39 岁。上腹部疼痛不适 3 个月余,无恶心、呕吐。体格检查:腹软,中腹部压痛,未触及包块,肝、脾未及,心、肺阴性。

【**X 线表现**】　上消化道钡餐造影示十二指肠降部及水平部见不规则充盈缺损,局部黏膜破坏,肠壁稍僵硬,肠腔稍窄。

【**X 线诊断**】　十二指肠占位:淋巴瘤? 腺癌? 类癌?

【**评　　述**】　本例经手术病理证实为十二指肠降部恶性神经内分泌癌,即类癌。十二指肠类癌是很特殊的一种类癌,好发部位依次为十二指肠第二段、第一段、第三段。发病年龄 22～84 岁,平均 55 岁。男女发病率差别不大。常合并 Von Recklinghausen's 病、Zollinger‑Ellison 综合征和多发性内分泌肿瘤(MEN)。十二指肠和壶腹部还可发生杯状细胞类癌(腺类癌)和小细胞神经内分泌癌。杯状细胞类癌又称腺类癌或黏液类癌。主要病理改变为息肉状病变,大小不等,单发或多发,小的表现为黏膜下结节,大的则明显突向腔内,以致肠腔阻塞。局部常伴有腔外肿块。可合并有其他小肠、结肠或肺、气管类癌。临床症状无特征性,可扪及腹块。

　　类癌较小时常被漏诊,发展到一定大小后,X 线即可表现为:① 病变范围内大小不等的结节状透亮区,或较大的充盈缺损,缺损区伴有肠腔外肿块,为本病重要表现之一。② 病变区黏膜纹粗大,可伴有肠腔狭窄。③ 病变段肠曲固定,移动度消失。④ 病变可多发,同时可见于胃肠道的其他部分,甚至肺、支气管亦有类癌瘤存在。类癌的鉴别诊断极为困难,因其表现多样化,仅凭影像学表现很难与其他肠道的良、恶性肿瘤鉴别。以往主要依赖消化道钡剂造影,病变检出的阳性率较低。但 CT 广泛使用后,尤其是多层螺旋 CT 的使用大大提高了肿瘤的发现比例。CT 不但可发现原发病灶,还可显示肿瘤对邻近组织的侵犯情况,观察肝脏的转移灶,肠系膜的侵犯,后腹膜及邻近淋巴结的转移。

第五节　小肠病变

病例 239　空肠憩室

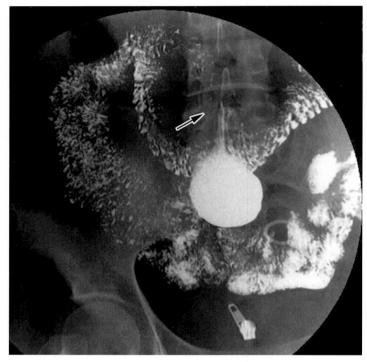

图 5-5-1　空肠憩室

【病史摘要】　男性，45岁。上腹部疼痛半年余伴腹胀。体格检查：腹软，腹部无明显压痛，未扪及包块，肝、脾未及，心、肺阴性。

【X线表现】　全消化道钡餐造影示空肠见一卵圆形袋状阴影，边缘整齐光滑，以宽窄不等的开口通向肠腔，内见钡剂进出。

【X线诊断】　空肠憩室。

【评　　述】　憩室是由于钡剂经过胃肠道管壁的薄弱区向外膨出形成的囊袋状影像，或是由于管腔外邻近组织病变的粘连、牵拉造成管壁全层向外突出的囊袋状影像，其内及附近的黏膜皱襞形态正常，称之为憩室。小肠憩室好发于上段空肠，少数在回肠。正常空肠上段的终末血管粗大，肠系膜缘血管进入处的肠壁结构较薄弱，容易成为憩室的好发部位。憩室可为单发，多为多发性，多个憩室集中于某段空肠。多发性憩室数目由2～40个不等；直径可由数毫米到数厘米。憩室均沿小肠系膜侧肠壁终末血管区分布，形状呈圆形或卵圆形的袋状结构向肠壁外膨出，并以宽径或窄径基底部向肠腔开口。

　　小肠气钡双重造影检查憩室的X线表现主要有显影的憩室在小肠系膜侧呈圆形或卵圆形袋状阴影，边缘整齐光滑，以宽窄不等的开口通向肠腔。较大的憩室腔内可显示气体、液体和钡剂的3层平面，如遇开口宽大的憩室可见造影剂在憩室和肠腔之间自由进出，此为本症特有的X线造影表现。小肠憩室发生憩室黏膜出血、憩室穿孔、气腹和小肠壁气囊肿或肠梗阻时，应与消化性溃疡出血及穿孔、机械性肠梗阻等相鉴别。

病例 240　小肠蛔虫症

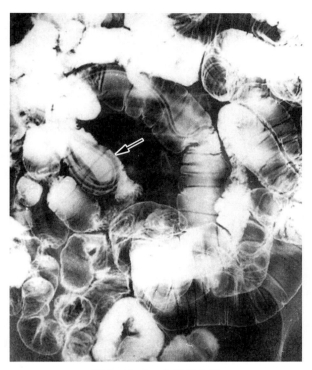

图 5-5-2　小肠蛔虫症

【**病史摘要**】　男性,35 岁。中腹部疼痛不适 1 周。体格检查:腹软,腹部无压痛,肝、脾未及,心、肺阴性。

【**X 线表现**】　全消化道钡餐检查示回肠内可见边缘光滑之细长条状弯曲的充盈缺损影,中央可见细线状钡影,周围黏膜皱襞正常。

【**X 线诊断**】　小肠蛔虫症。

【**评　　述**】　本病相对少见。根据小肠肠腔内边缘光滑之细长条状弯曲的充盈缺损影,特别是其中央可见与充盈缺损纵轴相一致的细线状钡影,为钡剂进入虫体腔内所致,小肠蛔虫症的诊断可以确定。而小肠腔内的各类占位性及其他病变均不能表现出以上的 X 线形态特征。需要注意的是小肠蛔虫的 X 线检查应仔细,常常需要加压观察,尤其是位置隐蔽、虫体较小时容易漏诊。

病例 241 小肠克罗恩病

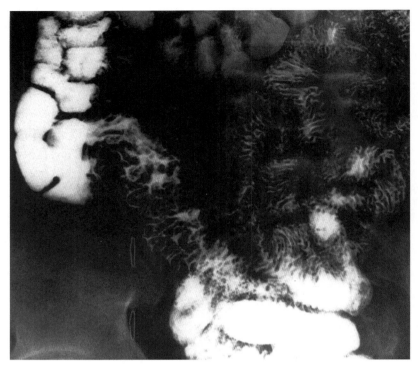

图 5‑5‑3 小肠克罗恩病

【病史摘要】 男性,35 岁。下腹部疼痛伴腹泻 1 年余,时有发热,近 1 个月疼痛加剧,食欲减退。体格检查:右下腹部压痛,未扪及包块,肝、脾未及,心、肺阴性。

【X 线表现】 全消化道钡餐造影示回肠末端边缘不整,管壁略僵硬,边缘呈锯齿状改变,黏膜紊乱,内见卵石样或息肉样充盈缺损影。

【X 线诊断】 小肠克罗恩病。

【评　　述】 本病(Crohn's disease),又称局限性肠炎、肉芽肿性肠炎。1932 年由 Crohn 和 Oppenheimer 最早描述。病因不明。发病年龄呈双峰特征:15～30 岁和 55～80 岁高发,女性比男性发病率高 20%～30%。临床症状多样化,如腹痛、腹泻、便秘、肠梗阻、便血、低热、消瘦、贫血、胃肠外症状等。本病从口至肛门的全胃肠道的任何部位均可受累,病变呈跳跃式或节段性分布。小肠和结肠同时受累最为常见,占 40%～60%;限于小肠,主要是末端回肠发病的占 30%～40%。病理改变主要为:特征性肠系膜侧纵行线状溃疡;在纵横交错的溃疡之间出现黏膜隆起,形成卵石征;纤维化致肠壁增厚,肠腔狭窄;瘘管形成;周围淋巴结肿大。

X 线表现:早期为肠黏膜纹理增粗,甚至有卵石样充盈缺损,或锯齿状或尖刺状龛影,病变段肠管形态固定,蠕动不明显,肠间距增宽。后期则有不规则的线样狭窄,范围不一,多为 1～2 cm 或更长,间断发病,可合并肠粘连或肠梗阻表现。

此病主要与小肠结核鉴别,两者的 X 线表现非常相似,有时区别十分困难。肠结核常伴有回盲瓣病变,因结核病变使回盲瓣变形、开放,造影剂自由通过,而克罗恩病使回盲部形成狭窄,可助鉴别。

病例 242　小肠结核

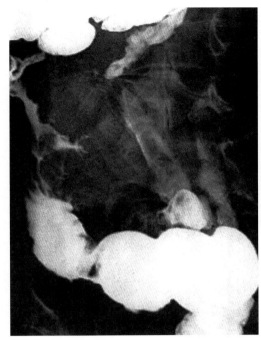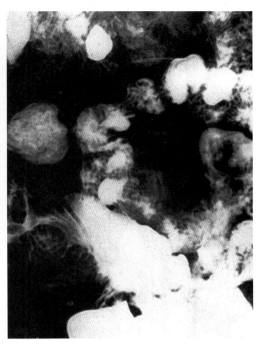

图 5-5-4　小肠结核

【病史摘要】　男性,45 岁。右下腹疼痛、恶心、呕吐伴食欲减退半年余,近半个月出现腹泻伴发热。2 年前有肺结核病史,经治疗呼吸道症状消失。体格检查:右下腹压痛,腹肌紧张,未扪及包块,肝、脾未及,心、肺阴性。

【X 线表现】　全消化道钡餐造影示末端回肠狭窄伴瘘管形成,盲肠狭窄,盲肠及回肠末端上移靠拢形成一字征。

【X 线诊断】　回盲部肠结核(溃疡型)。

【评　　述】　肠结核好发于回盲部,但也见于十二指肠、空肠和回肠。肠结核分为溃疡型和增殖型两型,溃疡型多见,也见两型同时存在。早期是肠壁集合淋巴结与 Peyer 淋巴丛肿胀,以后融合成干酪性病灶、黏膜破溃,形成与长轴垂直的溃疡;病变严重者,愈合后形成大量瘢痕组织引起肠腔环形狭窄。也有些病例在结核初期,就有肠壁黏膜下层的结核性肉芽组织增生与纤维化,从而黏膜面产生许多大小不一的隆起性结节,肠壁变硬,早期就有肠腔狭窄。本病常见的症状为腹痛、腹泻,或腹泻、便秘交替出现,亦可见右下腹块与不全性梗阻的症状与体征。

X 线表现:① 早期表现为受累肠曲有激惹现象,回肠末端可以始终不充盈,或呈细线状。② 溃疡形成时可见肠管边缘呈锯齿状,或呈斑点状龛影。③ 增生显著者,则表现为回盲部黏膜增粗,犹如多发性、大小不一的息肉样充盈缺损,甚至类似于肿瘤样表现。④ 愈合后常遗有环形肠腔狭窄与狭窄上肠曲扩张。

本例回盲部 X 线表现结合患者有肺结核病史,溃疡型肠结核诊断明确。肠结核需与肿瘤、克罗恩病鉴别,增生型肠结核的病变多为移行性,多发性小息肉样充盈缺损,黏膜增粗、紊乱,激惹征,回盲瓣受累机会高,而与肿瘤不同。肠结核与克罗恩病鉴别困难,而克罗恩病常见的纵行溃疡以及对侧假性憩室样囊袋状膨出和周围卵石样充盈缺损、偶见瘘管形成与溃疡型肠结核表现不同。

病例 243 小肠腺瘤

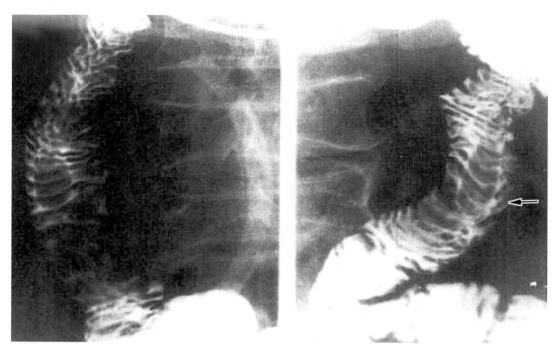

图 5-5-5 小肠腺瘤

【病史摘要】 男性,45岁。上腹部不适3个月,无嗳气、反酸,无恶心、呕吐。体格检查:腹软,无压痛,肝、脾未及,心、肺阴性。

【X线表现】 全消化道钡餐造影示空肠内见一椭圆形充盈缺损影,边缘光整,基底部见带蒂,周围黏膜皱襞未见异常,肠蠕动正常。

【X线诊断】 空肠占位,考虑腺瘤可能性大。

【评 述】 本例经手术病理证实为空肠息肉状腺瘤。小肠腺瘤是发生于小肠黏膜上皮或肠腺体上皮的良性肿瘤,体积小、带蒂,呈息肉样生长,故又称肠息肉。小肠腺瘤多发生于十二指肠和回肠,空肠较少。一般来自肠黏膜上皮或腺上皮,多向肠腔内突出,表面覆盖黏膜和黏膜下组织。

根据组织学结构小肠腺瘤有3种类型:① 管状腺瘤,亦称腺瘤样息肉或息肉状腺瘤,以发生于十二指肠最多,多是单发,也可多发,此种腺瘤呈息肉状,大多有蒂。② 绒毛状腺瘤,亦称乳头状腺瘤。较管状腺瘤少见,最多发生于十二指肠内,体积较管状腺瘤大。③ 混合性腺瘤。小肠容受性好,内容物常为液体,而且腺瘤一般生长较慢,故小肠腺瘤可在较长时间内无症状。小肠腺瘤X线表现多为腔内的圆形充盈缺损,大小不一,轮廓光整、边缘光滑,如有带蒂,则可以移动。扪之柔软,易变形。本例钡餐X线表现为空肠内椭圆形充盈缺损,边缘光整,基底部见带蒂,周围黏膜皱襞未见异常,肠蠕动正常,故考虑小肠腺瘤可能性大。本病需与增生型肠结核及小肠癌鉴别。增生型肠结核X线钡剂检查表现为回盲部黏膜增粗,犹如多发性、大小不一的息肉样充盈缺损,盲肠收缩上移,回肠末端与其靠拢形成的一字征为其特点,小肠腺瘤不具此征;小肠癌好发于十二指肠、空肠与回肠下段,多呈环形生长,X线表现可显示局限性的不规则环形狭窄及狭窄前扩张,局部黏膜纹理破坏与不规则的结节样充盈缺损,很少见有龛影,局部肠壁僵硬,可扪及肿块,此与小肠腺瘤X线表现不同。

病例 244 空肠平滑肌瘤

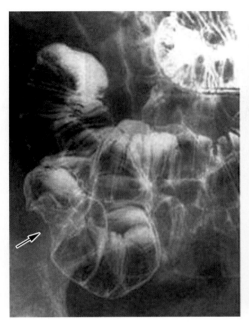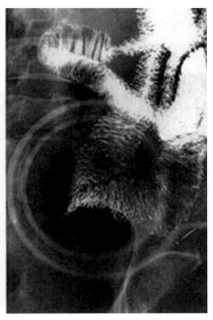

图 5-5-6 空肠平滑肌瘤

【病史摘要】 女性,35岁。因右下腹痛伴腹胀半年余,时有恶心、呕吐。体格检查:右下腹可扪及鸡蛋大小包块,可移动,肝、脾未及,心、肺阴性。

【X线表现】 全消化道钡餐造影示空肠内见一分叶状软组织肿块,局部肠壁凹陷。空肠肠襻折曲成角,下方见光滑弧形压迹,黏膜皱襞未见异常。

【X线诊断】 空肠占位,空肠平滑肌瘤可能性大,小肠腺癌待排。

【评　　述】 本例经手术病理证实为空肠平滑肌瘤。小肠平滑肌瘤是最常见的小肠良性肿瘤,源自小肠固有肌层,少数来自黏膜肌层,为一肠壁间肿瘤,在小肠良性肿瘤中其发病率居第二位,仅次于腺瘤。在小肠各段的分布中以空肠为最多,回肠次之,肿瘤多为单发,大小不一,常为圆形或椭圆形,有时呈分叶状或结节状。根据肿瘤在肠壁间的部位及其生长方式,可分为4种类型:腔内型、壁内型、腔外型、腔内外型。主要临床表现为消化道出血、腹痛、腹块、肠梗阻及并发内瘘。

　　X线表现:① 边界清楚的圆形或结节样肿块。② 脐样或牛眼样龛影。③ 肠管3字征。④ 黏膜部分消失、部分呈弧形或横形展开。⑤ 局部钡剂不同程度受阻,局部肠腔狭窄,肠管或周围器官受压移位,近端肠腔不同程度扩张。

　　小肠平滑肌瘤需与小肠腺癌鉴别。小肠腺癌X线表现为肠腔内不规则的分叶状或菜花状充盈缺损伴溃疡形成,周围黏膜中断、破坏,这些都与小肠平滑肌瘤X线表现有区别。本例患者空肠占位基底部较宽,虽肿块呈分叶状,但未见溃疡龛影,周围黏膜皱襞未见中断破坏,故首先考虑空肠平滑肌瘤可能性大。

病例 245　小肠淋巴瘤

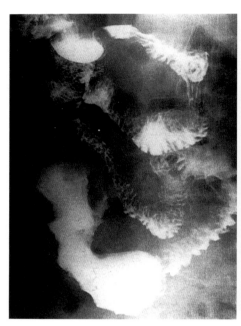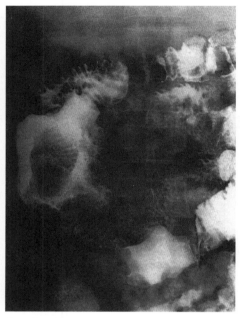

图 5-5-7　小肠淋巴瘤

【病史摘要】　女性,35 岁。右下腹疼痛伴弛张热 6 个月余,近期恶心、呕吐、腹胀。体格检查:右下腹压痛,未触及包块,肝、脾未及,心、肺阴性。

【X线表现】　全消化道钡餐造影示局部回肠肠腔瘤样扩张,边缘凹凸不平,肠腔内见较大不规则充盈缺损,周围黏膜皱襞破坏、消失,肠壁稍僵硬。

【X线诊断】　回肠占位,回肠淋巴瘤可能性大,回肠腺癌待排。

【评　　述】　本例经手术病理证实为小肠淋巴瘤,非霍奇金型。小肠淋巴瘤起源于黏膜下层淋巴组织,病变沿肠壁向纵深方向发展。向外侵及浆膜层、肠系膜及其淋巴结,向内浸润黏膜,使之变平、僵硬。肠腔可以狭窄,也可以因为肌间神经丛受损而发生麻痹性扩张,病变肠区范围可以较肿瘤为广,而且界限不明确。临床表现主要有腹痛伴有恶心、呕吐、腹块、腹泻、腹胀。钡餐造影主要表现为病变广泛,小肠正常黏膜皱襞大部分或全部消失,肠腔内可见到无数小的息肉样充盈缺损,肠腔宽窄不一,沿肠壁可见到锯齿状切迹。

　　小肠淋巴瘤 X 线表现无明显特征性,需与克罗恩病、肠结核以及小肠癌相鉴别。克罗恩病可有节段性狭窄、卵石征或假息肉的征象,有时难与恶性淋巴瘤相鉴别。但克罗恩病一般病史较长,可有腹部肿块,往往因局部炎症穿孔形成内瘘,钡剂检查可见内瘘病变,节段性狭窄较光滑,近段扩张较明显,线性溃疡靠肠系膜侧,并有黏膜集中,肠襻可聚拢,呈车轮样改变。小肠恶性淋巴瘤一般无内瘘形成,临床表现重,X 线下狭窄段不呈节段性分布,边缘不光滑,结节大小不一,溃疡和空腔较大而不规则。增殖型小肠结核 X 线表现为单发或多发的局限性肠腔狭窄,边缘较恶性淋巴瘤光滑,近端扩张亦较明显;溃疡型小肠结核龛影一般与肠管纵轴垂直,恶性淋巴瘤的溃疡部位不定,龛影较大而不规则。小肠癌病变往往局限,很少能触及包块,即使有亦是较小的局限的包块,X 线钡餐检查仅为一处局限性肠管狭窄、黏膜破坏,这与小肠淋巴瘤范围较广不同。

病例 246　小肠腺癌

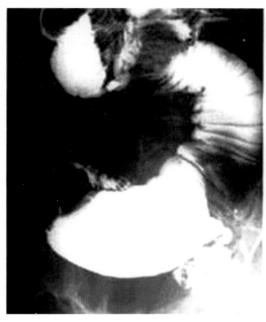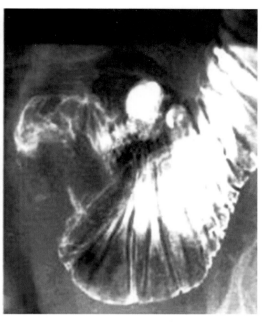

图 5 - 5 - 8　小肠腺癌

【病史摘要】　女性,71 岁。右下腹痛、进行性消瘦 1 年余,近期有黑便。体格检查:消瘦,右下腹触及鸡蛋大小包块,质硬,无移动,压痛明显,肝、脾未及,心、肺阴性。

【X 线表现】　全消化道钡餐造影示空肠近端不规则充盈缺损,周围黏膜皱襞破坏消失,管壁僵硬,蠕动消失。空肠近端管腔不规则狭窄,狭窄端以上肠管明显扩张。

【X 线诊断】　空肠近端占位,小肠腺癌。

【评　　述】　本例经手术病理证实为空肠腺癌,侵及浆膜层。小肠恶性肿瘤主要为腺癌,多见于回肠,其次为空肠。可分为息肉型、溃疡型、弥漫型、溃疡浸润型四型。临床表现主要为腹部肿块、腹痛、肠梗阻、消瘦、消化道出血。

　　X 线钡餐造影主要表现:① 肿块型腺癌,肠腔内见不规则的分叶状或菜花状充盈缺损,并常可引起套叠,若有溃疡形成,则显示不规则腔内龛影。② 浸润狭窄型腺癌,肠腔呈环形向心性狭窄,狭窄段的近、远侧两端有病变突出于肠腔内,使病变段肠腔呈苹果核样形态,核心则为癌溃疡。③ 病变近侧的肠腔常有不同程度的扩张,有时在病变的一端或两端可出现反压迹征,这是由于病变区肠管与其上、下的正常肠管截然分界,钡剂不能通过病变区,此时蠕动频繁增强的正常肠管覆盖在肿块上而造成。④ 病变部位黏膜皱襞破坏消失,管壁僵硬,蠕动消失。本例空肠近端 X 线表现符合肿块型腺癌诊断,其与小肠良性肿瘤、平滑肌瘤、腺瘤等疾病形成的边界光滑整齐的充盈缺损表现不同。

　　X 线诊断小肠腺癌应注意与淋巴瘤和平滑肌肉瘤相鉴别,淋巴瘤一般侵犯范围较广,肿瘤沿肠壁侵犯,也可侵犯肠系膜,系膜肿大淋巴结侵犯、压迫肠管形成狭窄,但不易引起梗阻,部分淋巴肉瘤局部肠管不狭窄反而扩张。而平滑肌肉瘤则生长迅速,一般瘤体较大,常伴有巨大溃疡,肿瘤呈肠外生长,附近肠曲受压推移,但也不易形成梗阻。

病例 247　小肠类癌

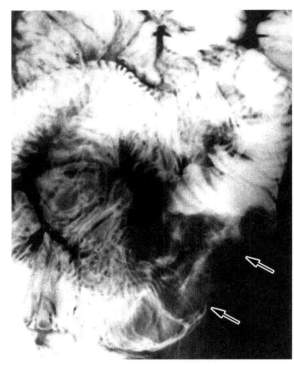

图 5-5-9　小肠类癌

【病史摘要】　女性,65 岁。左下腹疼痛不适,无恶心、呕吐,近期出现腹泻伴皮肤潮红。体格检查:下腹部压痛,触及包块,质稍硬,肝、脾未及,心、肺阴性。尿液检查:5-羟吲哚醋酸增高。

【X线表现】　全消化道钡餐造影示局部回肠狭窄,呈息肉样充盈缺损,周围黏膜皱襞破坏、消失。

【X线诊断】　回肠占位性病变,腺癌可能,类癌待排。

【评　　述】　本例经手术病理证实为回肠类癌。小肠类癌来源于肠壁腺泡的细胞,是一种能产生小分子多肽类或肽类激素的肿瘤。小肠类癌以回肠多见,其在黏膜下生长,多为直径 1~3 cm 的黏膜下结节,呈广基息肉状。传统的观念认为类癌属于低度恶性肿瘤。可将类癌分为 3 类:① 典型的类癌。② 不典型类癌。③ 低分化神经内分泌癌(小细胞癌)。常见的症状为皮肤潮红、腹泻、喘息、右心瓣膜病、糙皮病等。

　　X线钡剂造影表现:由于小肠类癌系黏膜下肿瘤,当肿瘤较小时,X线钡剂造影不易发现。肿瘤较大长入肠腔或浸润肠壁引起肠管狭窄时,可显示肠腔内息肉样充盈缺损或出现肠套叠征象,病变增大侵及肠系膜则可显示肠外肿块推移邻近肠襻,肠系膜的牵拉使肠襻呈辐辏状排列,肠壁扭曲、肠腔狭窄,甚至梗阻,严重者可引起肠系膜上动脉闭锁而导致小肠缺血坏死。小肠类癌 X线表现无特异性,故与小肠腺癌鉴别诊断困难,因此 X线诊断该病时必须密切结合临床症状和实验室检查。本例 X线表现为回肠息肉样充盈缺损,周围黏膜皱襞中断、破坏,结合患者临床上出现皮肤潮红、腹痛、腹泻等类癌综合征的表现,以及尿液检查5-羟吲哚醋酸增高,故应考虑小肠类癌诊断的可能性。

病例 248 转移性小肠肿瘤

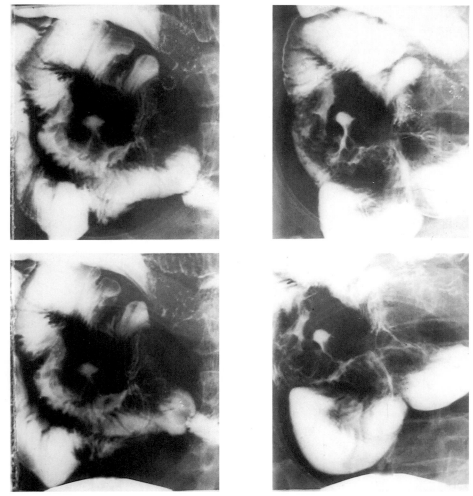

图 5 - 5 - 10 回肠转移性肿瘤

【病史摘要】 男性,67 岁。结肠癌术后 2 年,近 1 个月来右下腹疼痛不适,无节律性,时有腹胀,伴恶心、呕吐。体格检查:右侧腹部见手术瘢痕,右下腹压痛,扪及包块,质硬,无移动,肝、脾未及,心、肺阴性。

【X 线表现】 全消化道钡餐造影示末端回肠可见腔内不规则充盈缺损,中央部见不规则龛影,肠黏膜皱襞破坏。

【X 线诊断】 回肠末段转移性肿瘤。

【评　　述】 本例经手术病理证实为回肠末端腺癌(转移性)。转移性小肠肿瘤临床罕见,常发生于恶性肿瘤晚期或广泛转移者,尤其是来源于其他消化道恶性肿瘤者。转移灶多见于回肠,尤其是末端回肠,其次为空肠,十二指肠较少见。可单发也可多发,而鳞癌两者均可见到。组织学分类以腺癌及鳞癌居多,其次为恶性黑色素瘤。恶性肿瘤可通过血行、淋巴、腹腔内种植侵犯小肠,尤以血行和腹腔内种植更常见。

小肠气钡双对比造影检查对检出小肠转移瘤有较重要价值,具体表现:① 局限性向心性狭窄,黏膜破坏,皱襞消失,肠壁光滑僵硬。② 孤立性隆起性病变,充盈缺损。③ 溃疡形成,不规则较大龛影,常伴有轻度狭窄和结节样病变。④ 瘘管形成,钡剂外溢。⑤ 冰冻征,见于广泛的腹腔转移和恶性弥漫性腹膜间皮瘤。⑥ 多发性结节样肠壁压迹。可见有肠梗阻征象,偶有气腹。由于患者有明确的恶性肿瘤病史,故结合其 X 线表现,诊断一般较明确。

第六节 结肠病变

病例 249 结肠多发性憩室

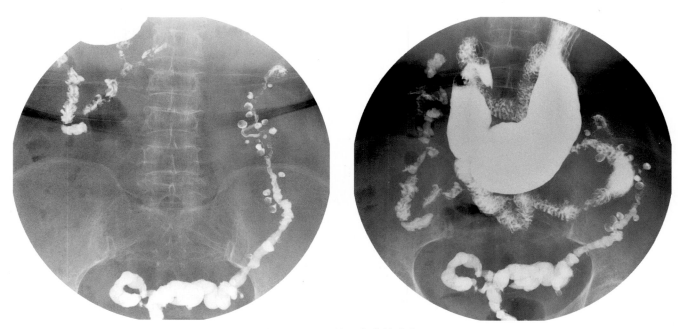

图 5-6-1 结肠多发性憩室

【病史摘要】 男性，66岁。大便习性改变伴腹泻近1个月。体格检查：腹软，无明显压痛，未扪及包块，肝、脾未及，心、肺阴性。

【X线表现】 全消化道钡餐造影示盲肠、升结肠、横结肠、降结肠及乙状结肠见多发大小不等乳头状的囊袋状影，阴影凸向肠壁的腔壁线之外，以降结肠段明显，各段结肠未见明显狭窄及其他异常。

【X线诊断】 结肠多发性憩室。

【评　　述】 结肠憩室国外常见，国内少见，好发于40岁以上成人，男性多于女性。可见于结肠各部分，而乙状结肠、降结肠最多见。结肠憩室一般无明显症状，或仅有轻微不适、便秘等。结肠憩室以钡剂灌肠造影检查较好，尤其是低张双重造影更有利于憩室的显示。常见表现：突出于肠腔之外的圆形或类圆形阴影，位于结肠袋的顶端，大小不一，口部常较细小，其表现与憩室的大小、充盈状况及粪便多少等因素相关，如憩室内完全为钡剂充盈，则呈圆形或类圆形影；其内有粪便，钡剂涂布于粪团周围的黏膜上，造影表现为环状；憩室完全由粪便充填，钡剂只能充盈于憩室颈部，表现为柱状、杯口状等。憩室的正面观在充盈像上难于发现，需排除钡剂后或双重造影显示。结肠憩室需与溃疡性结肠炎鉴别，后者由于浅小溃疡使结肠壁显示多发的细小毛刺状突出，较大溃疡，结肠壁可见撬扣状壁龛，肠腔表面显示颗粒状黏膜，结肠腔壁线粗糙不光整，病史较长者往往结肠袋消失，管腔变窄。

病例 250　先天性巨结肠

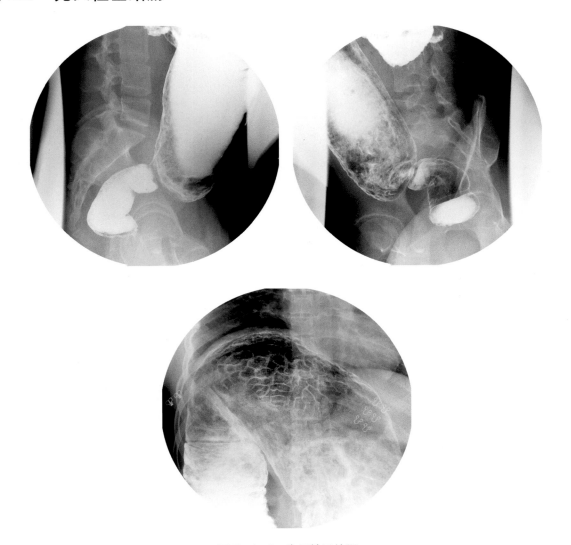

图 5-6-2　先天性巨结肠

【病史摘要】　女性，21 岁。自幼诊断为先天性巨结肠，近期腹胀、便秘加重。体格检查：发育尚正常，腹部无明显压痛，未及包块，肝、脾未及，心、肺阴性。

【X 线表现】　气钡双重造影示乙状结肠中段肠腔狭窄，近段结肠扩张明显，可见横向平行、粗大的黏膜皱襞，钡剂下行困难。

【X 线诊断】　先天性巨结肠。

【评　　述】　本病是由于直肠或结肠远端的肠管持续痉挛，粪便淤滞在近端结肠，造成结肠肥厚、扩张而引起的功能性肠梗阻，是小儿常见的先天性肠道畸形。主要临床表现为顽固性便秘、腹胀、营养不良、发育迟缓等。钡剂灌肠的目的在于显示狭窄段及狭窄-扩张移行段结肠，不必充满整个结肠。侧位和前后位片中可见到典型的痉挛肠段和扩张肠段，排钡功能差，24 小时后仍有钡剂存留，若不及时灌肠洗出钡剂，可形成钡石，合并肠炎时扩张肠段肠壁呈锯齿状表现。新生儿先天性巨结肠要与其他原因引起的肠梗阻如结肠闭锁、胎便性便秘、新生儿腹膜炎等鉴别。较大的婴幼儿、儿童应与直肠肛门狭窄，管腔内、外肿瘤压迫引起的继发性巨结肠，结肠无力（如甲状腺功能低下患儿引起的便秘），习惯性便秘以及儿童特发性巨结肠（多在 2 岁以后突然发病，为内括约肌功能失调）等相鉴别。并发小肠结肠炎时，应与病毒、细菌性肠炎或败血症肠麻痹相鉴别。对短段型先天性巨结肠，尤其是超短段型先天性巨结肠，难与特发性巨结肠鉴别。

病例 251　溃疡性结肠炎

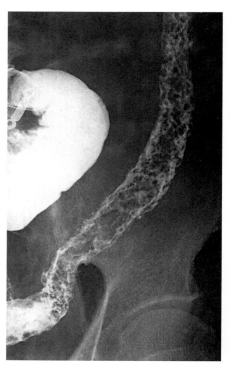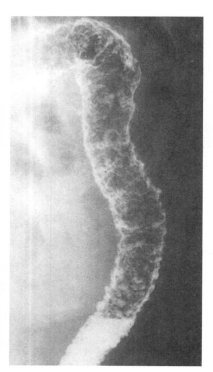

图 5‐6‐3　溃疡性结肠炎

【病史摘要】　女性,35 岁。左下腹部疼痛,黏液血便近半年,腹泻、腹胀,食欲减退。体格检查:消瘦,腹部稍膨隆,左下腹压痛明显,肝、脾未及,心、肺阴性。

【X 线表现】　钡剂灌肠示降结肠及横结肠脾曲段结肠袋消失,肠壁粗糙,边缘见多发锯齿状突起,黏膜面网状结构消失而见大小不等的点状致密影。

【X 线诊断】　溃疡性结肠炎。

【评　　述】　本例钡剂灌肠检查 X 线征象典型,结肠镜所见证实为溃疡性结肠炎。本病原因不明,常发生于青壮年。首先侵犯直肠,继而沿长轴向上发展,逐一波及乙状结肠、降结肠、横结肠,甚至全部结肠,但仍以左半结肠为主。病变主要在黏膜与黏膜下层,溃疡很浅,底在肌层,可以自行愈合,溃疡与溃疡之间的肠黏膜面,可由于大量增生而形成许多炎症性息肉。病变愈合后,黏膜下层的纤维组织增生,可使肠腔普遍性变窄,肠管缩短,而呈光滑的直筒状外观。临床上有发作与缓解交替出现的肠炎症状,病程较长。钡剂灌肠检查可见从直肠开始就有刺激性痉挛收缩,左半结肠肠袋变浅,边缘可有许多尖刺状突起,而呈锯齿状。肠黏膜息肉样增生可表现为许多赤豆大小的充盈缺损。上述 X 线表现,以黏膜像或双对比造影像显示为佳。晚期纤维化之肠管,可呈铅管样结肠。溃疡性结肠炎主要与结肠克罗恩病及肠结核鉴别。结肠克罗恩病好发于右半结肠,病变呈跳跃式,且往往累及末端回肠。结肠结核病变可呈连续性,但往往大多数为末端回肠、盲肠、升结肠受累,发生于结肠其他部位者少见,与溃疡性结肠炎不同。

病例 252 结肠息肉

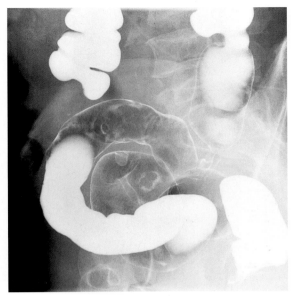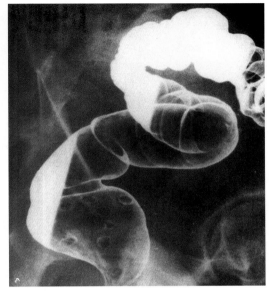

图 5-6-4 结肠多发息肉

【病史摘要】 男性,35 岁。下腹部疼痛伴便血半个月,食欲减退。体格检查:腹软,腹部无明显压痛,未扪及包块,肝、脾未及,心、肺阴性。

【X 线表现】 气钡双重造影示直肠内见多发轮廓光整的充盈缺损,基底部位于肠壁,肠腔壁柔软,光滑整齐。

【X 线诊断】 直肠及乙状结肠多发息肉。

【评　述】 本例经结肠镜检查病理证实为直肠及乙状结肠腺瘤样息肉。凡从黏膜表面突出到肠腔的息肉状病变,在未确定病理性质前均称为息肉,按病理可分为腺瘤样息肉、炎性息肉和错构瘤型息肉。结肠息肉多见于 40 岁以上成人,男性稍多。大部分病例并无引人注意的症状。仅在体格检查或尸体解剖时偶然发现,部分病例可以具有如便血、粪便改变、腹痛及息肉脱垂等症状。适当的检查方法对提高诊断效率,特别是较小息肉的诊断最为关键,理想的检查是要获得良好的黏膜像与气钡双重造影,结合多轴面透视观察,适当加压,才能充分显示病变。

钡灌肠检查表现:肠腔内轮廓光整的充盈缺损,多发性息肉表现为多个大小不等充盈缺损,带蒂的息肉可显示其长蒂,有一定的活动度。而息肉病表现为直肠、乙状结肠及结肠其他部位有大大小小的充盈缺损,在黏膜相上出现无数轮廓光整葡萄状的块影,充满肠腔。结肠息肉有时应注意与肠腔内气泡和粪块相鉴别,粪块和气泡转换体位时形态、位置均会有改变,尤其重复检查对鉴别帮助最大,因为粪块和气泡不会在多次检查中位于同一部位。结肠息肉来源于黏膜上皮,不累及肌层,故局部肠壁及结肠袋一般正常,此与溃疡性结肠炎形成的假性息肉所致的肠壁及结肠袋的改变不同,应注意区别。息肉的恶变,文献报道,息肉大小在良、恶性鉴别上有肯定意义,息肉直径大于 2 cm 者恶变概率在 50%,直径小于 5mm 者恶变概率不到 0.1%;带蒂息肉恶变概率较小;直径大于 1 cm 的息肉,基底部出现不规则凹陷和回缩可考虑为恶变征象。

病例 253　回盲型肠套叠

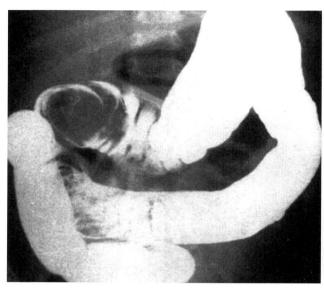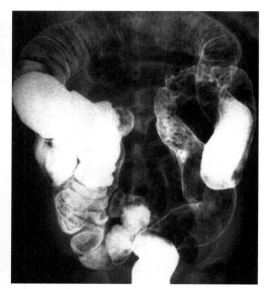

图 5－6－5　回盲部肠套叠

【病史摘要】　男性,6 岁。因腹胀、恶心、呕吐伴肛门停止排气 1 天入院。体格检查:右下腹痛,拒按,触及腊肠状腹块,肝、脾未及,心、肺阴性。大便隐血(＋＋)。

【X线表现】　钡剂灌肠示结肠肝曲处钡剂受阻,呈杯口样充盈缺损,其内可见弹簧状纹理。灌注空气,示钡剂进入升结肠、盲肠及回肠末端,肠套叠复位。

【X线诊断】　回盲部肠套叠。

【评　　述】　本例经钡剂灌肠检查及空气灌注整复,确诊为回盲型肠套叠。肠套叠是指一段肠管套入与其相连的肠腔内,并导致肠内容物通过障碍。有原发性和继发性两类。原发性肠套叠多发生于婴幼儿,继发性肠套叠则多见于成人。成人肠套叠多发生在回盲部,且继发于肿瘤、息肉等。肠套叠可发生在小肠或大肠的任何部位,按套入肠的顶端和外鞘、颈部肠段的不同分为 5 型:小肠型、回盲型、回结型、结肠型和空肠胃套叠,其中,回盲型肠套叠发病率最高。回盲型肠套叠系套入部位于盲肠内,造成充盈缺损而导致盲肠变形。急性肠套叠临床表现主要为急性肠梗阻症状、便血并可扪及腊肠状腹块,慢性肠套叠表现为慢性不全性梗阻,同时伴有便血、腹块。本病常用空气或钡剂灌肠法检查,在不全性梗阻的病例中可使用口服法检查,但应特别慎重,否则有可能加重梗阻而使症状加重。

　　X线表现:① 钡剂在套叠部,先进入套入部,或称套叠中央管,其表现较具特征,即该套入部肠腔明显变窄,由于该套入部充盈钡剂程度不同,表现各异,充盈多时,可见皱襞呈纵形平整的条索,充盈不足时,仅呈窄细的线形,远端肠扩大,呈杯口状或螺旋状环绕套叠中央管。② 由于成人慢性肠套叠以回盲型多见,回肠末端及其系膜被卷入升结肠内,受系膜的牵拉,使整个套叠部向内下移位,遇有局部痉挛、激惹等使上述套叠结构显示不清时,如果见升结肠、肝曲有向内下移位现象,应考虑回盲部套叠所致,并排除回盲部结核和肿瘤。③ 钡剂通过套叠部时间延长呈半梗阻状态。④ 套叠头部常呈分叶状,钡剂仅从其中之一通过至远端结肠。肠套叠 X 线征象典型,诊断一般不难,但引起套叠的肠壁实质性占位有时确诊并不容易,尤其是肿瘤较大,加之肠套叠套鞘与套入部形成密集的弹簧状及发状黏膜皱襞的遮盖,肿瘤形态不易观察,检查及诊断应多时相、多体位、密切结合临床间断观察。

病例 254 阑尾周围脓肿

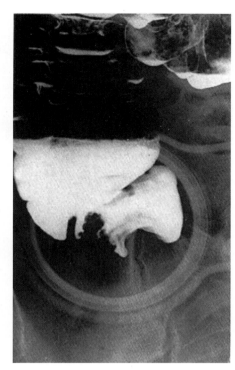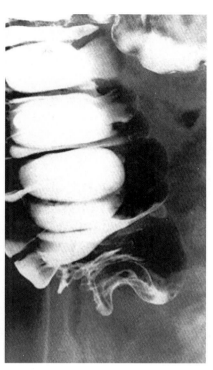

图 5-6-6 阑尾周围脓肿

【**病史摘要**】 男性,35岁。转移性右下腹疼痛1周,伴发热、恶心、呕吐。体格检查:右下腹压痛明显,扪及质软包块,肝、脾未及,心、肺阴性。血常规:血白细胞计数 $12×10^9/L$,中性粒细胞比例85%。

【**X线表现**】 钡剂灌肠示盲肠下端管腔狭窄,边缘不整齐,见弧形压迹影,钡剂通过有激惹征象,周围黏膜皱襞未见明显中断、破坏。

【**X线诊断**】 阑尾区占位性病变,考虑阑尾周围脓肿可能性大。

【**评 述**】 本例术后病理证实为阑尾周围脓肿。急性阑尾炎化脓、坏疽或穿孔,如果此过程进展较慢,大网膜可移至右下腹部将阑尾包裹、粘连形成炎性肿块或阑尾周围脓肿。细菌感染和阑尾腔的阻塞是阑尾炎发病的两个主要因素。由早期炎症加重而致,或由于阑尾管腔梗阻,内压增高,远端血运严重受阻,感染形成和蔓延迅速,以致数小时内即成化脓性甚至蜂窝织炎性感染。阑尾肿胀显著,浆膜面高度充血并有较多脓性渗出物,部分或全部为大网膜所包裹。临床表现:患者多有右下腹疼痛,或者转移性右下腹疼痛病史,可有发热、恶心、呕吐等,亦可有轻微腹泻等表现。少数患者可因大网膜压迫肠管,造成不全肠梗阻症状。钡灌肠能很好地观察结肠及回盲部的充盈情况和黏膜有无异常,为首选方法。钡剂造影检查可见右下腹包块与肠管粘连,不能分开;盲肠变形,边缘不规则,但黏膜皱襞无破坏,局部有压痛;盲肠有激惹征象,钡剂通过快,盲肠也可处于痉挛状态;盲肠局部可出现压迹,末端回肠可同时向上推移。若脓肿与盲肠相通,可使之显影,显示为肠道外不规则窦腔。根据上述阑尾脓肿的X线特点,结合临床,多数诊断当无困难,但少数病例由于临床表现复杂,需与下列回盲部病变鉴别,包括回盲部良、恶性肿瘤及炎性病变,有些表现与脓肿相似,但均有相应的临床及X线特点:如结肠癌时的肠腔狭窄、充盈缺损,形态恒定,管壁僵硬,黏膜破坏,无弧形压迹,能触及肠腔内包块,临床可有黏液血便等;炎性病变可见肠腔狭窄、短缩,牵拉移位及激惹等,且有弧形压迹及包块,与阑尾周围脓肿表现不同。

病例 255　结肠癌

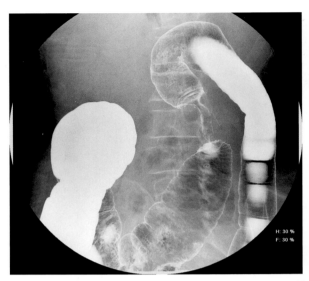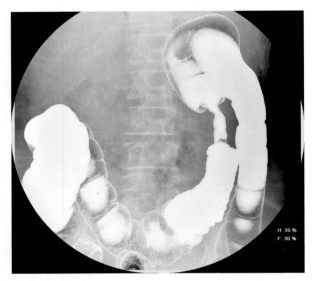

图 5-6-7　横结肠浸润性结肠癌

【病史摘要】　男性,55岁。腹痛、腹胀、便秘2个月余,黏液脓血便。体格检查:消瘦,左上腹扪及包块,质硬,肝、脾未及,心、肺阴性。大便常规隐血(++)。

【X线表现】　气钡双重造影示横结肠管腔向心性狭窄,黏膜皱襞中断、破坏,病变与正常肠壁分界清楚。

【X线诊断】　横结肠浸润性结肠癌(进展期)。

【评　　述】　本例经手术病理证实为横结肠腺癌。结肠癌是发生于结肠部位的常见的消化道恶性肿瘤。好发部位为直肠及直肠与乙状结肠交界处,以40~50岁年龄组发病率最高。浸润性结肠癌以向肠壁各层呈浸润性生长为特点。病灶处肠壁增厚,表面黏膜皱襞增粗、不规则或消失变平。早期多无溃疡,后期可出现浅表溃疡。如肿瘤累及肠管全周,可因肠壁环状增厚及伴随的纤维组织增生使肠管狭窄,即所谓的环状缩窄型,此时在浆膜局部可见到缩窄环。切面肿瘤边界不清,肠壁因肿瘤细胞浸润而增厚。临床常见症状为排便习惯改变、血性便及肠梗阻。肠梗阻可表现为突然发作的急性完全性梗阻,但多数为慢性不完全性梗阻,腹胀很明显,大便变细形似铅笔,症状进行性加重最终发展为完全性梗阻。钡剂灌肠检查可见癌肿部位的肠壁僵硬,扩张性差,蠕动至病灶处减弱或消失,结肠袋形态不规则或消失,肠腔狭窄,黏膜皱襞紊乱、破坏或消失、充盈缺损等。结肠进展期各型癌肿X线征象均较明确,诊断不难。

　　结肠癌有时需注意和结肠其他少见肿瘤的鉴别:① 平滑肌瘤以累及直肠为多,X线表现为黏膜下肿瘤的特点,其大部分位于肠腔外是其特征。② 淋巴瘤少见,多发生于盲肠或直肠,常常累及末端回肠,环状浸润范围较长,可表现为向心性狭窄,但很少出现梗阻,弥漫型可累及长段或全结肠与结肠癌不同。③ 类癌大多发生于直肠,其次为盲肠;X线表现为不规则伞状充盈缺损,另一种为不规则环状狭窄,与结肠癌不易鉴别;发生在直肠的类癌,直肠镜检查优于X线检查。

第七节　急腹症

病例 256　胃穿孔

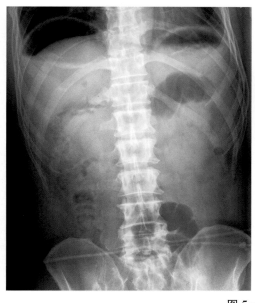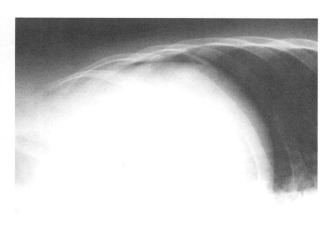

图 5-7-1　消化道穿孔

【**病史摘要**】　男性,45 岁。进食后突发持续性剧烈腹痛 1 小时,伴恶心、呕吐,既往有胃溃疡病史。体格检查:全腹压痛、反跳痛与肌紧张,肠鸣音减弱,体温 38.2℃。血常规:血白细胞计数 $11.7 \times 10^9 / L$,中性粒细胞比例 85%。

【**X 线表现**】　立位腹部平片示两侧膈下见新月形游离气体影;左侧卧位片示右侧胸腹壁下见半月形游离气体影。

【**X 线诊断**】　消化道穿孔,结合胃溃疡病史,诊断胃溃疡急性穿孔。

【**评　　述**】　本例经手术证实为胃体小弯侧溃疡穿孔。胃肠腔外气体的来源最多见于消化道穿孔,气体游离于腹腔内,其次是腹腔内产气细菌性脓肿及外科腹部手术或外伤后空气进入腹腔。膈下游离气体是胃肠道穿孔的最重要的 X 线表现。立位 X 线检查时,腹腔内游离气体上升于膈下,呈镰刀样或半月形透明阴影。右侧比左侧多见,但亦有单独出现在左侧的,此时要注意与结肠脾曲及单纯胃泡相区别。若有疑问可进一步做左侧卧位水平 X 线投照及半立位侧水平 X 线片检查,观察肝脏上方及剑突下有无游离气体。胃后壁溃疡穿孔时,气体进入小网膜囊,于上腹部或左上腹部存在透明气影,它不随体位变化而移动。

　　膈下游离气体应与假性气腹相鉴别,以免误诊。可出现假性气腹的有:① 横膈下脂肪垫,肥胖患者在透视或平片 X 线检查时,于膈下有时可见条状或带状不规则透亮阴影,很似膈下游离气体,但透亮度一般比气腹低,变换体位时,此透亮影固定不变,无移动性。② 膈下脓疡,于膈下可见一局限性包裹性气影,可有液平面。此外尚有患侧膈肌升高、运动减弱或消失,有胸膜反应或胸腔积液等 X 线征象。③ 间位结肠或间位小肠,仔细观察可见到结肠袋间隔或小肠的环形皱襞阴影,可与膈下游离气体相鉴别。④ 两侧弥漫性阻塞性肺气肿或下肺野局限性肺气肿时,其气肿的肺组织投影于膈下区域,有时很像膈下游离气体,要注意鉴别。⑤ 内脏转位,内脏反位患者,胃泡气影位于右侧膈下,同时可见到其他脏器的反位现象,区别并不困难。气腹除见于上述原因外,还可见于下列原因:人工气腹、腹腔穿刺后、输卵管通气术后、阴道冲洗后、肠壁气囊肿破裂等,故诊断消化道穿孔需密切结合临床资料,综合分析诊断。

病例 257　小肠机械性肠梗阻

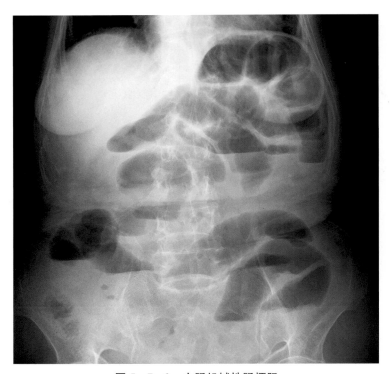

图 5-7-2　小肠机械性肠梗阻

【**病史摘要**】　女性,65 岁。阵发性腹痛 3 天并逐渐加重,伴恶心、呕吐、肛门停止排便、排气 1 天。体格检查:腹部膨隆,脐周压痛,肠鸣音亢进,可闻及气过水声。

【**X线表现**】　立位腹部平片示肠腔气体郁积,见多发宽窄不等、阶梯状排列的气液平面。

【**X线诊断**】　低位单纯性小肠机械性梗阻。

【**评　　述**】　肠梗阻为常见的急腹症,X 线检查是诊断的可靠方法之一。本例立位腹部平片梗阻征象明确,诊断成立。小肠高位机械性肠梗阻时,梗阻近端之肠管内大量液体滞留,而气体多反流入胃内,故 X 线征象不多,平片诊断常很困难。最好采用口服有机碘溶液造影检查。低位性小肠梗阻时,梗阻近端的小肠积气扩张,小肠呈线团状或鱼骨状黏膜皱襞形态,主要见于空肠。回肠环形黏膜皱襞较少,特别是远端回肠更少。当肠管明显扩张时,回肠黏膜皱襞可完全消失。梗阻远端肠曲收缩,结肠内很少或没有气体存留。于立位摄片时,腹部可见多个呈阶梯状液平面,似倒 U 形。透视可见液平面上下不规则地移动。如机械性肠梗阻持续时间长,可继发肠麻痹(反射性肠淤张)。此时前者的征象可以完全被掩盖,对诊断及识别病变的真正过程造成一定困难,需全面检查并结合临床仔细分析才能得出正确结论。

病例 258 小肠麻痹性肠梗阻

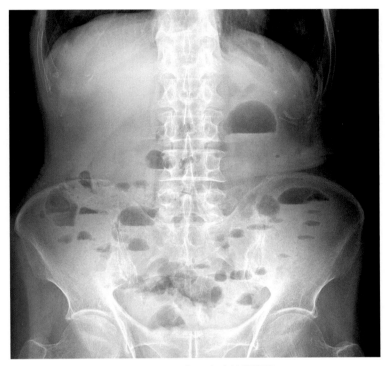

图 5 - 7 - 3 小肠麻痹性肠梗阻

【病史摘要】 女性,56 岁。1 周前因胃癌行 Billroth Ⅰ 式胃大部分切除术,现自述腹胀,肛门无排便、排气。体格检查:腹部见手术吻合钉影,腹部膨隆,压痛,未及包块,肝、脾未及,心、肺阴性。

【X线表现】 立位腹部平片示残胃、小肠、结肠均积气,肠腔扩张不明显,可见多发小液平。

【X线诊断】 小肠麻痹性肠梗阻。

【评 述】 本例患者有近期胃大部分切除术史,现临床出现肠梗阻症状,结合立位腹部平片表现,麻痹性肠梗阻诊断不难。麻痹性肠梗阻常见于腹部手术后、腹部炎症、腹膜炎、胸腹部外伤及感染等。临床症状表现为疼痛,呕吐,腹胀,肛门停止排便、排气,腹软,肠鸣音减弱或消失。麻痹性肠梗阻由于没有肠管的器质性狭窄,而是肠管处于麻痹状态,引起肠内容物的通过和吸收障碍。其 X 线特点为胃、大肠、小肠呈均等的积气扩张并有液平面,液平面较宽,但小于机械性小肠梗阻。多次复查肠管形态改变不明显。如果不合并有腹膜炎,则扩张的肠曲相互靠近,肠间隙正常;如果同时合并腹腔内感染,则肠间隙可增宽,腹脂线模糊。

病例 259　小肠绞窄性肠梗阻

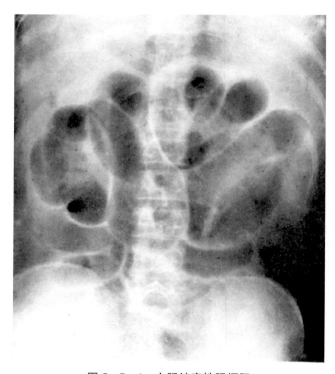

图 5-7-4　小肠绞窄性肠梗阻

【病史摘要】　男性,48岁。突然出现腹部剧痛伴恶心、呕吐,肛门停止排便、排气1天。体格检查:腹部膨隆,有压痛,可见肠形,听诊肠鸣音亢进,有气过水声,血压110/70 mmHg。

【X线表现】　卧位腹部平片示小肠积气,扩张明显,中腹部见多个跨度卷曲肠襻,呈花瓣型。

【X线诊断】　小肠绞窄性肠梗阻。

【评　　述】　绞窄性肠梗阻是由于肠系膜血管发生狭窄,致使血循环发生障碍,引起小肠坏死。常见的原因是小肠扭转、粘连带压迫和内疝等。肠系膜过长、肠管功能紊乱以及肠内容物增加均易造成小肠扭转。绞窄性肠梗阻时,早期即出现严重的临床症状:休克、呕吐、便血、脉快而弱等。

　　X线表现:① 假肿瘤征,充满液体的嵌闭肠曲呈圆形肿块,边缘清楚,不可活动,多位于下腹部,可压迫周围肠曲或膀胱引起移位。立位时可见液平面,但若是完全性绞窄性梗阻,则绞窄肠曲内多无气体。② 咖啡豆状征,这是较具特征性的改变。当肠系膜绞窄时,系膜因痉挛水肿而挛缩变短,于是以肠系膜为中心,牵拉闭襻梗阻肠曲的两端使之纠集变位,出现各种排列状态,如C字形、8字形、花瓣征、香蕉征等。③ 阻塞近端肠管大量积液扩张并有液平面。因肠管麻痹,气体多反流至胃,形成小肠内气体较少,液平面较长,其上气柱低而扁且活动度低。④ 空回肠换位征。本例患者出现典型的花瓣征,结合临床症状,诊断小肠绞窄性肠梗阻。绞窄性肠梗阻的诊断非常重要,因为明确绞窄性肠梗阻诊断后,外科需立即急诊手术治疗,否则病死率极高。因此,当已确定小肠梗阻时,还必须检查分析是否有绞窄性肠梗阻可能,并结合临床症状、体征和发病过程,再排除与其相似的疾病,可做出初步诊断。

病例 260 乙状结肠扭转

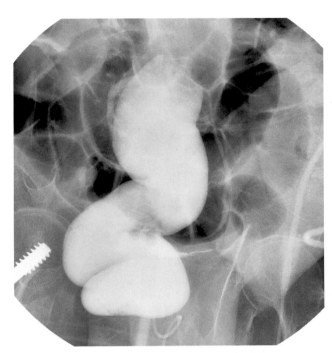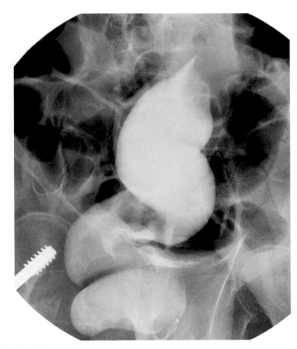

图 5－7－5 乙状结肠扭转

【病史摘要】 男性,55 岁。突发腹部持续性剧烈疼痛半天,肛门停止排气、排便。有右股骨颈骨折内固定手术史。体格检查:腹部膨隆,左下腹压痛明显,肝、脾未及,心、肺阴性。

【X线表现】 钡剂灌肠示乙状结肠中段阻塞,近端狭窄呈鸟嘴状,鸟嘴尖端指向左侧,远端直肠、乙状结肠扩张明显。

【X线诊断】 乙状结肠扭转。

【评　述】 本例经手术明确诊断为乙状结肠扭转。乙状结肠较长,而乙状结肠系膜附着处又短窄,近侧和远侧两侧肠管接近,肠襻活动度大,这是容易发生扭转的解剖基础。乙状结肠扭转可以呈顺时针或逆时针方向。扭转对肠管血循环的影响程度主要决定于扭转的多少和松紧程度,如扭转 180°时,肠系膜血循环可无绞窄,仅位于乙状结肠壁后面的直肠受压而出现单纯性肠梗阻;扭转超过 360°时,必将造成绞窄性闭襻性肠梗阻。X线检查腹部平片可见腹部偏左明显充气的巨大孤立肠襻自盆腔达中上腹部,甚至可达膈下,占据腹腔大部形成所谓弯曲管征。在巨大乙状结肠肠襻内,常可看到两个处于不同平面的液气面。左、右半结肠及小肠有不同程度的胀气。钡剂灌肠造影可见钡剂在直肠与乙状结肠交界处受阻,钡柱尖端呈锥形或鸟嘴形,且灌肠之容量往往不及 500 ml(正常可灌入 2 000 ml 以上),并向外流出,即可证明在乙状结肠处有梗阻。此项检查仅适用于一般情况较好的早期扭转病例,当有腹膜刺激征或腹部压痛明显者禁忌钡剂灌肠检查,否则有发生肠穿孔的危险。

第八节　胆道疾病

病例 261　先天性胆总管囊肿

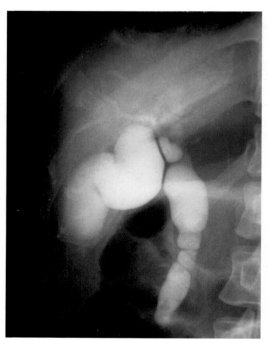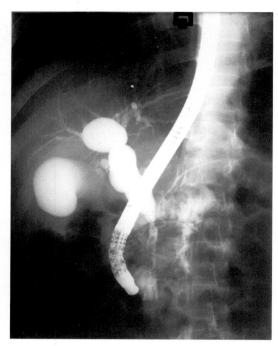

图 5-8-1　先天性胆总管囊肿

【病史摘要】　男性,9岁。反复发作性右上腹痛伴皮肤发黄、瘙痒,近期疼痛加剧并伴发热。体格检查:皮肤、巩膜黄染,腹软,右上腹可触及一鸡蛋大小肿块,质软,可推动,轻度压痛,心、肺阴性。

【X线表现】　经皮肝穿胆管造影示胆总管扩张明显,呈囊状,壁光滑,其扩张段直径与胆道其余部分失去比例关系。

【X线诊断】　先天性胆总管囊肿。

【评　　述】　本例经手术证实为先天性胆总管囊肿。先天性胆总管囊肿又称为胆总管囊性扩张,病因尚不明确,多见于女性、儿童。胆总管囊性扩张范围不一定,可涉及胆总管某一部分或全部,囊肿大小不等,多位于胆总管中段。胆总管囊肿的典型三联症是腹痛、黄疸和腹部包块,其中以腹部疼痛最为明显。口服或静脉胆管造影多不显影,囊肿穿刺造影虽可显示囊肿大小和位置,但有一定的危险性,即有可能继发胆汁性腹膜炎。内镜逆行胰胆管造影(ERCP)则能直接显示整个胆道系统,尤其是对了解胰管与胆管的关系,肝内胆管有无结石和狭窄等提供直接证据。先天性胆总管囊肿,有时需注意与胆总管下端肿瘤或结石引起的肝内外胆管扩张相鉴别,前者胆总管呈球形或梭形局限性扩张,肝内胆管扩张但并不广泛,以靠近肝门近端周围肝管扩张为其特点;后者形成梗阻所致梗阻以上肝内外胆管扩张广泛而均匀,胆总管下端可见圆形或类圆形低密度充盈缺损结石影为其特点。

病例 262　先天性胆囊畸形

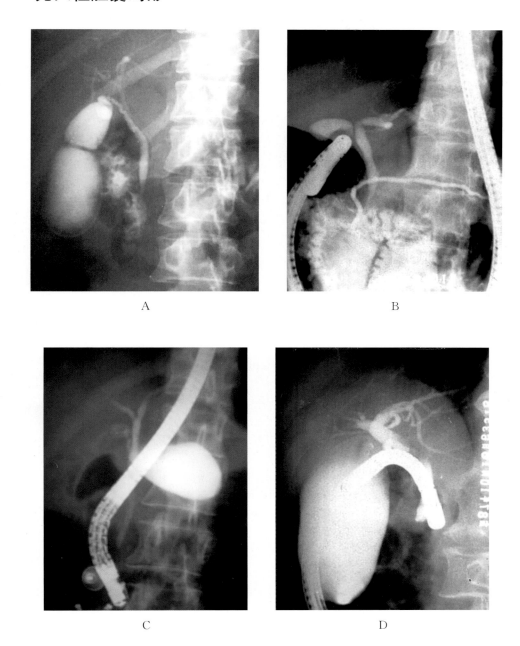

图 5 - 8 - 2　先天性胆囊畸形

【病史摘要】　男性,42 岁。右上腹痛 1 年,向肩背部放射,疼痛时伴恶心、呕吐。体格检查:腹软,右上腹轻压痛,未扪及包块,皮肤、巩膜无黄染,心、肺阴性。

【X 线表现】　胆囊造影示胆囊呈葫芦形,上部见囊壁局部缩窄,胆囊壁光整,肝内胆管及肝总管、胆总管未见充盈缺损及扩张,造影剂经十二指肠弥散通畅(图 A)。

【X 线诊断】　胆囊炎;先天性胆囊畸形(葫芦形)。

【评　　述】　一般的胆囊先天性异常无临床症状且不影响生理功能,仅在影像检查时偶然发现。如葫芦形胆囊(图 A);错位胆囊,包括肝内胆囊(图 B)及左位胆囊(图 C);巨胆囊(图 D)等。此类异常的诊断有赖于对影像的正确认识,最好有两种以上的检查印证,如 B 超、胆囊造影、磁共振胰胆管造影(MRCP)等。其诊断的意义在于与病理状态的鉴别及了解有无合并其他病变。

病例 263　胆道蛔虫症

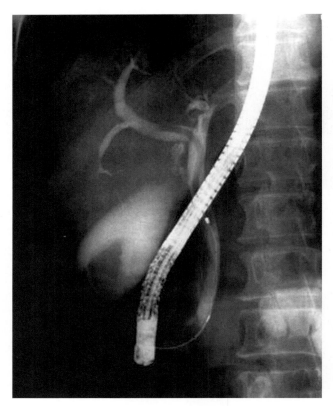

图 5 - 8 - 3　胆道蛔虫症

【**病史摘要**】　男性，23岁。右上腹部剧痛伴恶心、呕吐。体格检查：右上腹压痛明显，肝、脾未及，心、肺阴性。

【**X线表现**】　胆总管及右肝管内见一边缘光整、稍呈弯曲的条状透亮阴影，右肝管稍扩张，胆总管未见扩张。

【**X线诊断**】　胆道蛔虫症。

【**评　　述**】　依据胆管内显示边缘平滑并呈弯曲的条状透亮阴影，形状与蛔虫相似，两侧的造影剂呈现出双轨征，胆道蛔虫症可以确诊。胆道蛔虫症是肠蛔虫病的常见并发症，也是常见的急腹症。X线检查以胃肠道钡剂造影和直接胆管造影为主。平片检查价值有限，静脉胆道造影作用也有限。超声能清楚显示进入胆管的蛔虫，并能在超声导向下做取虫治疗。胆道造影检查常表现为胆管内发辫状或长圆柱状充盈缺损，为蛔虫的直接征象。充盈缺损影纵轴与胆管方向一致，多为一条，也有数目较多者。蛔虫不仅位于肝外胆管，也可伸入肝内胆管。蛔虫死亡解体后的残体以及所形成的结石亦形成充盈缺损，形态各异，注意同单纯胆石鉴别。除充盈缺损外，还可显示胆管扩张性改变。

病例 264　胆总管结石

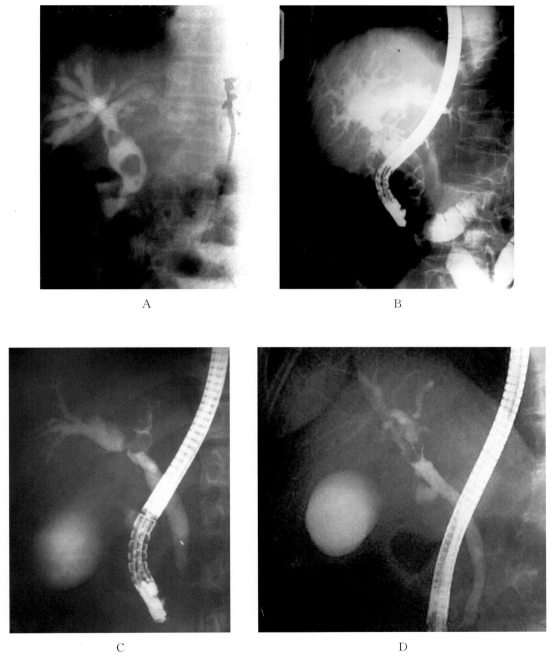

图 5-8-4　胆道多发性结石

【病史摘要】　男性,55 岁。胆囊结石行胆囊切除术后,反复发作性右上腹胀痛、不适近 3 年,无明显发热、恶心、呕吐,近 1 周巩膜、皮肤黄染,伴有呕吐,食欲减退。体格检查:皮肤、巩膜黄染,上腹部压痛,未扪及包块,肝、脾无增大,心、肺阴性。

【X 线表现】　胆总管内见两枚大小不一的充盈缺损,胆总管及肝内胆管均显示扩张(图 A),胆囊未见。

【X 线诊断】　胆总管多发结石。

【评　述】　本例经十二指肠大乳头括约肌切开,网篮取出两枚完整结石。胆管结石常见。结石可位于肝胆管的任何部位,如胆总管下端(图 B),肝内胆管(图 C),肝总管(图 D),以胆总管结石为多见。胆总管结石大多由胆色素及胆固醇组成,一般含钙盐较少,通常透 X 线,故胆区平片观察结石价值不大。B 超检查可发现胆管内结石及胆管扩张影像,故胆管结石一般首选 B 超检查,必要时可加行 ERCP 或 PTC。

PTC 的 X 线特征:① 肝总管或左、右肝管处有环形狭窄,狭窄近端胆管扩张,其中可见结石阴影。② 左、右肝管或肝内某部分胆管不显影。③ 左、右叶肝内胆管呈不对称性、局限性、纺锤状或哑铃状扩张。ERCP 可选择胆管造影,对肝内胆管结石具有较高的诊断价值,可清晰显示肝内胆管结石,确定结石的部位、大小、数量,肝内胆管的狭窄或远端扩张。CT 扫描对于肝内胆管结石的诊断意义较大,胆总管结石由于较大而容易被发现,而胰腺钩突内结石则较小,尤其是含钙量少时只表现为小致密点,由于 CT 密度分辨率较高,则可显示。胆总管扩张时,胆总管的横断面呈边界清楚的圆形或椭圆形低密度影,自上而下逐渐变小。MRCP 是不同于 ERCP 的检查方法,属无创性检查,不需要做十二指肠镜即可诊断肝内、外胆管结石。对肝内胆管结石有较大诊断价值,但价格较贵,不易普及。总之,B 超、ERCP、胆道镜等方法诊断价值较大,简便易行,是诊断肝内胆管结石的首选方法。尤其是 ERCP 和胆道镜,对肝内胆管结石诊断的准确性高于 B 超。在 B 超检查发现肝内胆管结石后,应常规进行上述方法的检查。

胆管结石需与胆管肿瘤鉴别。胆管良性肿瘤极为少见。多见的胆管癌阻塞端常有破坏、狭窄、僵直及不规则充盈缺损。胆管结石的阻塞端多为圆形充盈缺损,典型者则显示特征性杯口状充盈缺损,无破坏、狭窄及僵直改变。胆管癌扩张的肝内胆管往往呈软藤状,而结石扩张的肝内胆管则显示枯枝状,两者表现不同。

病例 265　慢性胆囊炎、胆结石

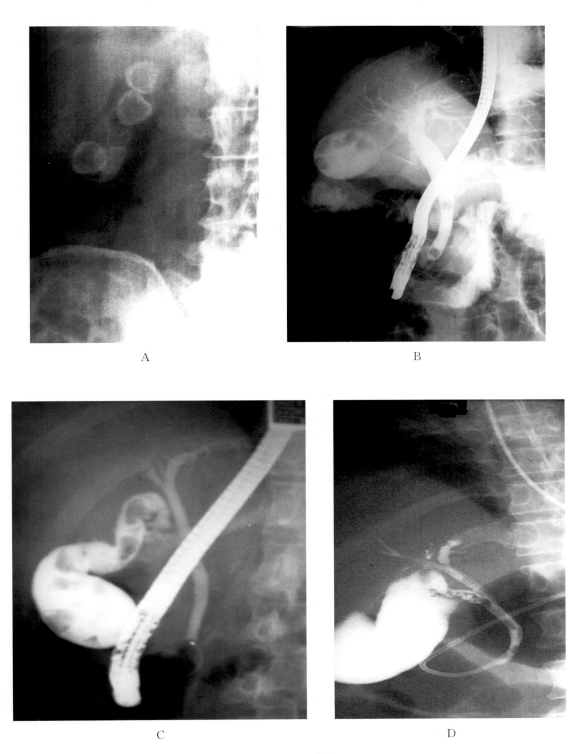

A

B

C

D

图 5-8-5　胆囊结石

【病史摘要】　女性，35 岁。右上腹疼痛近 1 年，伴发作时恶心、呕吐。体格检查：腹软，右上腹压痛，未扪及包块，皮肤、巩膜无黄染，心、肺阴性。

【X 线表现】　腹部平片示胆囊内见多发大小不等结节样充盈缺损，边缘密度较高，中央密度较低，边缘光整（图A）。

【X线诊断】 胆囊结石。

【评　　述】 胆囊炎、胆结石临床常见。结石可发生在胆囊任何部位,如胆囊底部(图B);胆囊底、体颈部(图C);胆囊管部(图D)。胆囊阳性结石为10％～20％,结石密度不均匀,可为年轮状致密影,中央透光而周围呈不同厚度的环形影,形如石榴子状。急性胆囊炎依据患者的病史、症状及实验室检查,即可做出诊断,X线检查对其诊断有一定限度。慢性胆囊炎由于胆囊壁增厚、瘢痕收缩以及周围组织粘连,并经常与胆囊结石并发,故X线征象典型。阳性胆囊结石平片诊断中需与肾结石、肾上腺钙化、肠系膜淋巴钙化、胰腺结石、肝包囊虫钙化等进行鉴别,一般通过改变体位不难区别。阴性结石在造影中形成充盈缺损,这需与胆囊良性肿瘤、胆固醇息肉、胆囊腺肌增生症、胆囊癌以及结肠内气体重叠干扰等进行鉴别。胆囊癌为胆囊腔内分叶状不规则充盈缺损,囊壁僵硬,有内陷,轮廓不光整,特别是患者的临床表现以及胆囊区可触及的质硬肿块为鉴别的重要参考,而胆石在不同体位时可以移动,是重要鉴别点。

病例 266　胆管癌

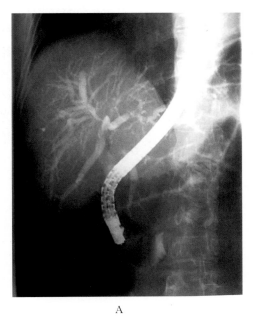
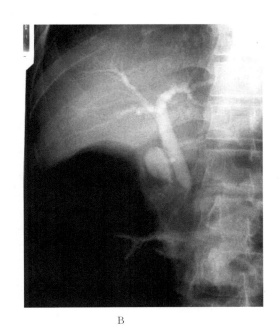

A　　　　　　　　　　　　　　　　　　　B

图 5‑8‑6　胆管癌

【病史摘要】　　男性,65 岁。因胆囊炎、胆结石行胆囊切除术后 5 年,近 1 个月来右上腹部疼痛伴黄疸。体格检查:体瘦,皮肤、巩膜黄染,腹壁紧张,右上腹压痛,未扪及包块,肝、脾未及,心、肺阴性。

【X 线表现】　　ERCP 造影示肝总管不规则狭窄、扭曲,梗阻近侧端胆管正常,肝内胆管扩张(图 A)。

【X 线诊断】　　肝总管胆管癌。

【评　　述】　　胆管癌可发生于胆管的各个部位,如胆总管下段(图 B)。近 50% 肝外阻塞的患者是由非结石性病因引起的,其中以恶性肿瘤最多见。这些恶性肿瘤大多数发生于远端胆总管所在的胰头部,少数发生于壶腹部、胆管、胆囊和肝内。由转移性肿瘤和淋巴结阻塞胆管的现象极为少见。发生在胆管的一些良性乳头状瘤或绒毛状腺瘤也可阻塞胆管。早期肿瘤较小时,多无临床症状。随着胆管阻塞的症状和体征进行性加重,可见黄疸、不同程度的腹部不适、厌食、体重下降、皮肤瘙痒、腹部可触及包块或胆囊等,但寒战、高热少见。

X 线表现:早期多为偏侧性充盈缺损而造成胆管狭窄,其范围多在 1 cm 以下,边缘光滑者应考虑为良性肿瘤,边缘不规则者多为癌,同时伴有狭窄上端胆管扩张;晚期则胆管不显影。

胆管肿瘤需与胆管结石相鉴别。胆管良性肿瘤极为少见。多见的胆管癌阻塞端常有破坏、狭窄、僵直及不规则充盈缺损。胆管结石的阻塞端多为圆形充盈缺损,典型者则显示特征性的杯口状充盈缺损,无破坏、狭窄及僵直改变。胆管癌扩张的肝内胆管往往呈软藤状,而结石扩张的肝内胆管则显示枯枝状,两者表现不同。

结节型胆管癌影像学有时需与胆管良性肿瘤如乳头状腺瘤相鉴别,后者少见,其在胆管内可形成广基底或带蒂的充盈缺损,轮廓光整,胆管壁光滑无内陷。而浸润型胆管癌所致胆管不规则狭窄,管壁粗糙僵硬与硬化型胆管炎累及范围较长、管腔狭窄、管壁光滑的影像也不同。

<h2>第九节　胰腺病变</h2>

<h3>病例 267　慢性胰腺炎</h3>

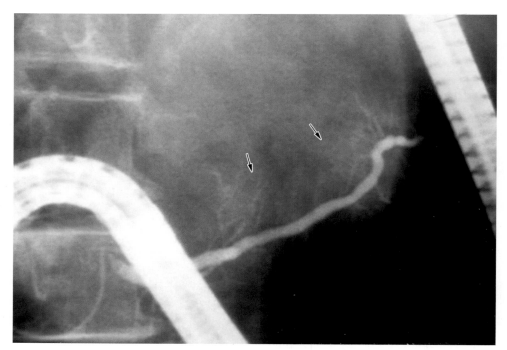

图 5-9-1　慢性胰腺炎

【病史摘要】　男性,55岁。反复发作性上腹部痛2年,伴恶心、呕吐,诊断为慢性胰腺炎,行药物及饮食治疗,近1周出现上腹部疼痛加剧,伴腹泻、恶心、呕吐,食欲减退。体格检查:上腹部压痛明显,未扪及包块,心、肺阴性。实验室检查:血清淀粉酶650 U。

【X线表现】　主胰管扩张、迂曲,主胰管周围胰管分支扩张、粗细不均(箭头),胰管内未见明显充盈缺损。

【X线诊断】　慢性胰腺炎。

【评　　述】　慢性胰腺炎的病因是多方面的,70%～80%的病例与长期酗酒有关。乙醇作用可减少胰液的分泌,使胰液中的蛋白质成分增加,在小胰管中沉积,引起填塞、慢性炎症和钙化。本例 ERCP 检查见主胰管扩张改变,结合临床表现及实验室检查,慢性胰腺炎可以确诊。慢性胰腺炎部分患者 X线平片在胰腺区可见不规则斑点状钙化阴影。ERCP 主要表现为主胰管及其分支规则、均匀性扩张,也可表现为扩张与狭窄交替,扭曲呈串珠状改变。

　　主胰管内形成结石或囊肿以及纤维化,可出现杯口及截断性梗阻,需与胰腺癌相鉴别,后者主胰管因癌症浸润截然中断,阻塞部断端锐利,并伴有不规则僵硬征象,邻近胰管小分支消失;而前者阻塞部断端表现圆钝而光滑,周围可见胰管小分支显影。主胰管狭窄,胰腺癌可呈直线状,或尖端变细如鼠尾状,明显僵直;胰腺炎狭窄,可为局限性,或为范围较长,但边缘一般比较光滑,狭窄部与扩张部移行性过度,周围胰管分支可见,两者征象表现不同应能鉴别。但实践中胰腺炎特别是局限性胰腺炎与胰腺癌的鉴别仍有许多困难,临床工作中应采用影像学综合检查明确诊断。近年来由于 CT、MRI 检查的运用,诊断符合率明显增加。

病例 268 胰头癌

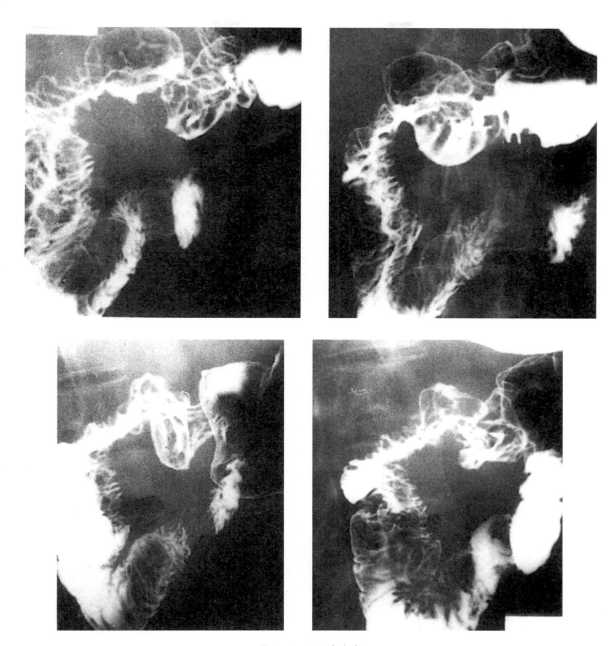

图 5-9-2 胰头癌

【病史摘要】 女性,55岁。上腹部疼痛不适伴黄疸近2个月,恶心、呕吐,食欲减退。体格检查:体瘦,皮肤、巩膜黄染,上腹部压痛,未扪及包块,肝、脾肋下未及,心、肺阴性。

【X线表现】 上消化道钡餐造影示胃窦、十二指肠球部大弯侧、十二指肠肠曲内侧缘黏膜皱襞紊乱、固定,呈锯齿状改变。

【X线诊断】 胰头癌,侵犯十二指肠及胃窦。

【评 述】 本例经手术病理证实为胰头癌,侵及十二指肠及胃窦。胰腺癌是胰腺最常见的肿瘤。多发生于40岁以上的中老年人。临床表现主要为腹部胀痛不适、食欲减退、体重减轻、黄疸和腰背部疼痛。胰腺癌发生于胰头部最多,占60%～70%,胰体癌其次,胰尾癌更次之。胰头癌因常常早期侵犯胆总管下端、引起梗阻性黄疸而发现较早。

　　X线平片检查不能显示胰腺,故没有价值。在胰头癌肿块较大、侵犯十二指肠时做低张十二指肠钡剂造影检查,可见十二指肠内缘反3字形压迹,并有内缘肠黏膜破坏。胰体、胰尾癌进展期可侵犯十二指肠水平段,致局限性肠管狭窄、僵硬、黏膜破坏、钡剂通过受阻。CT因其无创、分辨率高,是首选的检查方法。其主要表现为胰腺局部增大,肿块形成,增强扫描时肿块密度增加不明显,胰管扩张,胰头癌时胆总管扩张呈所谓双管征。MRI检查除能横断位成像外,还能做MRCP检查,有其独特的价值。内镜逆行胰胆管造影(ER-CP)是显示胰管影像的可靠方法,故诊断胰头癌相当有价值,胰头癌ERCP典型改变以主胰管的狭窄阻塞、断端僵直、锐利、边缘受压、远端扩张为主要表现。

　　胰头癌侵犯胆总管特别是胆总管下端需注意与肝胰壶腹癌相鉴别。肝胰壶腹癌多见息肉型,乳头状息肉突入胆管腔内或侵犯一侧管壁使管腔变形与胰头癌围管浸润的特点,X线征象不同,有时两者表现也极为相似,影像学检查难以区分,必要时应做内镜检查及临床综合分析判断。

病例 269 壶腹癌

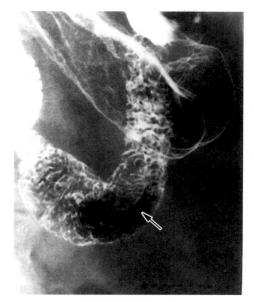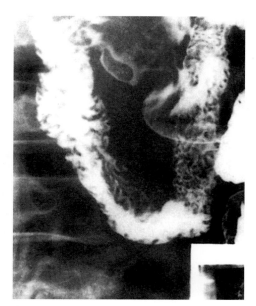

图 5-9-3 壶腹癌

【病史摘要】 男性,61岁。上腹部不适1年,近1周皮肤黄染,恶心、呕吐,食欲减退。体格检查:上腹部轻压痛,未扪及明显包块,肝右侧肋下触及,脾不大,心、肺阴性。

【X线表现】 上消化道钡餐造影示十二指肠下曲乳头部可见2 cm×2 cm大小的隆起性病变,边缘比较光滑,内侧缘肠壁稍显僵直。

【X线诊断】 壶腹癌(肿瘤型)。

【评 述】 本例经手术病理证实为壶腹部低分化腺癌,侵及肠壁全层。壶腹癌为腺癌,位置在胰管与胆总管接合处,称为乏特氏乳头。其发生率占所有胆管癌的8%,占所有壶腹周围癌的10%。

低张十二指肠钡餐造影X线表现:① 直接征象,肿瘤型壶腹癌壶腹的正常形态消失,代之以局限性不规则的充盈缺损,当浸润黏膜时,可见周围横行皱襞中断、破坏。溃疡型壶腹癌可见壶腹部边缘不规则的局限性充盈缺损,其内可见形态不规则的溃疡形成,多伴有黏膜皱襞的中断、破坏。② 间接征象,可见因胆总管扩张或胆囊扩大,在十二指肠上部可见光滑的压迹。内镜逆行胰胆管造影(ERCP)对于壶腹部癌有明显诊断作用。其主要表现为胆总管末端可见局限性不规则充盈缺损,与低张十二指肠造影所见的充盈缺损部位一致,其上部胆总管扩张。

第六章 泌尿系统

史新平 张永成 卢海涛 邢兆宇

第一节 正常泌尿系统 X 线解剖

两侧肾脏呈蚕豆状，位于腹膜后脊柱的两侧。两侧肾脏的后方组织相同，上为横膈，下为腰大肌、腰方肌和腹横肌的筋膜。前面的结构右侧自上往下为右侧肾上腺、肝脏、十二指肠降部和结肠肝曲，左侧为左肾上腺、胃、胰腺、空肠，外侧为脾脏及结肠脾曲。肾脏及肾上腺均位于肾筋膜（Gerota 筋膜）囊内。在肾脏的外侧，前、后层筋膜互相融合。在肾脏的内侧，肾前筋膜越过主动脉腹部和下腔静脉的前方与对侧的筋膜相连续，肾后筋膜向内附着于腰椎椎体和椎间盘。在肾脏的上方，两层筋膜于肾上腺上方相连合，并与膈下筋膜相续。在肾脏的下方，肾前筋膜向下消失于腹膜下筋膜中，肾后筋膜向下至髂嵴与髂筋膜相连。由于肾前、后筋膜在下方互不融合，其间有输尿管通过，向下与直肠后隙相通，经此通路可在骶骨前方做腹膜后注气造影。

肾周筋膜囊内的脂肪组织形成自然对比，所以大多数经过腹部准备的患者，其肾的外形均能较清晰的显示，通常以肾的下极较上极显示为佳。肾的长度是 10～15 cm，宽度是 5～8 cm。由于人的体形不同，故最好用各自的腰椎椎体的高度加上椎间隙的高度来作为测量的标准。肾的长度约为第 1 腰椎上缘至第 3 腰椎下缘与第 4 腰椎下缘之间。女性较男性低半个椎体，右肾较左肾略低。肾的长轴是自内后上方斜向前外下方，因此 X 线投照时，肾影常显得较短一些。肾的内缘靠在腰大肌的直而清晰的边缘上，且常与后者平行。肾脏长轴与正中线的夹角叫倾斜角，一般为 15°～20°，右大于左，男性大于女性。在仰卧位，随呼吸运动肾影可以有 2 cm 左右的上下活动度。此外，自卧位改换到立位时，肾脏下降距离可为邻近一个椎体的高度左右。

一、肾脏的解剖及组织学结构

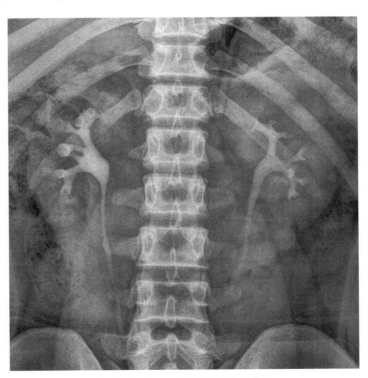

图 6-1-1 中间型肾盂，典型肾盂

肾脏分肾实质及肾盂两部分。肾实质又分为皮质和髓质。肾脏皮质大多在肾脏表层，以两极为最厚，但也形成锥体间的分隔深入内部。肾的髓质在肾脏深部，由许多肾锥体构成，锥体的基底向外围，尖端向内形成乳头。乳头的顶部有 7～50 个乳头管开口，开口于肾小盏。肾盂上连大肾盏而下连输尿管。每一个大肾盏分底、颈及尖三部分,其底与肾盂相连,尖部则有 1～2 个小肾盏。每一个小肾盏又可分为体部及穹隆部,穹隆外缘内凹,为肾乳头伸入所致。通常有 2～4 个大肾盏,6～14 个小肾盏,两侧可不对称。肾盂的容量通常为 3～10 ml。肾盂造影后表现为 3 种基本形态:① 壶腹型肾盂,肾盂较大,与肾小盏直接相连,往往看不到肾大盏。② 分支型肾盂,肾盂往往较小,相反肾大盏狭长、明显。③ 中间型肾盂,即所谓常见的典型肾盂,介于壶腹型与分支型之间。

依肾盂与肾窦的关系,肾盂又可分为:① 肾内型肾盂,肾盂位于肾窦内,肾盏短小。② 肾外型肾盂,肾盂位于肾窦外,肾盏则往往狭长。

肾盂的回流现象:在逆行尿路造影及部分静脉肾盂造影中,由于肾盂肾盏内压力增高,造影剂进入肾盂肾盏以外的区域,称为回流。回流有以下几种:

1. 肾小管及肾实质回流　造影剂自肾盂肾盏进入乳头小管并向收集系统扩散,表现为肾小盏向外呈刷状阴影,或进入肾小管旁肾皮质,呈扇状影。

2. 肾盏血管回流　即静脉周围回流,表现为肾盏附近有弓形或弧状的线条影。

3. 肾盂淋巴管回流　表现为肾间质内有一条或多条线条状致密影。

4. 肾盂、肾窦及肾盂、肾盏旁回流　造影剂自肾盏边缘外溢入肾窦或沿肾盏及肾旁组织到达输尿管周围。

二、 输尿管

在尿路造影上输尿管为宽 3～5 mm、长 25～30 cm 的细条状影,外形光滑,不时出现蠕动,有轻度弯曲或波浪状外形。

输尿管分段以骨性标记为界线,两髂嵴水平连线以上为上段,两骶髂关节下端水平连线与髂嵴水平连线之间为中段,以下为输尿管下段。输尿管有三个生理性狭窄,即输尿管与肾盂交界处、髂嵴水平处、输尿管与膀胱交界处。

三、 膀胱

膀胱的形态、大小随其内充盈造影剂量的多少而改变,可为椭圆形、圆形等。密度均匀,边缘光滑。在静脉肾盂造影时,若输尿管下端有强烈蠕动,含造影剂的尿液成一条高密度的流注喷入膀胱内,叫输尿管喷射征。

四、 尿道

男性尿道分为前后两部分。后部自外向内可分为膜部和前列腺部,膜部尿道为最狭窄部,因其周围有外括约肌围绕。前部尿道较宽,自外向内为舟状窝、海绵体部与球部,球部尿道最宽。前尿道长 13～17 cm,后尿道长 3～4 cm,全尿道总长 16～21 cm。女性尿道很短,仅 3.5 cm。由膀胱颈部开始,向前下方开口于阴道口前壁。

第二节 先天性异常

病例 270 驼峰肾

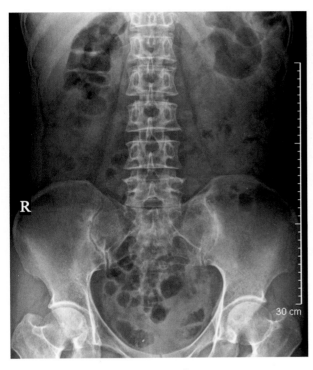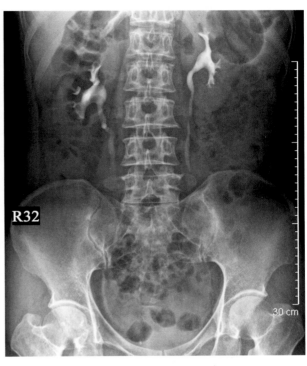

A KUB片   B IVP片

图 6-2-1 驼峰肾

【病史摘要】 女性,58 岁。乏力,食欲缺乏,腰酸痛,伴有低热。

【X线表现】 KUB示左侧肾脏外下缘局限性膨隆。造影后肾盂、肾盏显示清晰,未见明显受压及破坏改变。

【X线诊断】 左侧驼峰肾。

【评 述】 驼峰肾是一种肾脏形态正常的局部变形,多见于左肾,表现为肾脏局部外形的凸起,应与肾脏病变鉴别,动态增强 CT 及 MRI 上可见局部凸起为正常肾组织,皮髓质交界清晰。

病例 271 肾旋转不良

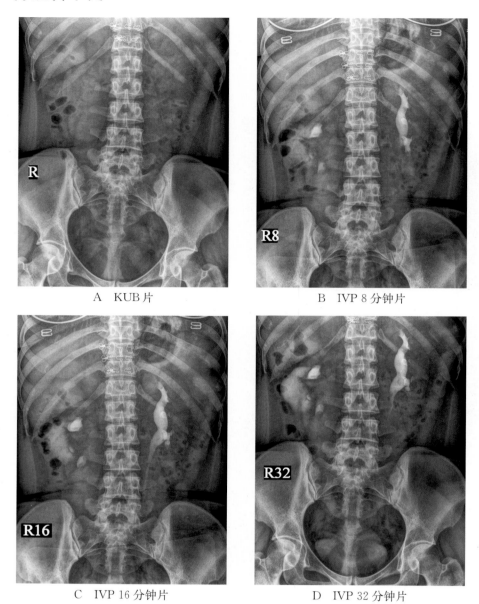

A   KUB 片

B   IVP 8 分钟片

C   IVP 16 分钟片

D   IVP 32 分钟片

图 6‐2‐2   肾旋转不良

【病史摘要】   女性,25 岁。腰痛数年,近来加重,伴镜下血尿(+)。

【X线表现】   尿路造影示右侧肾盂、肾盏方向异常,左侧肾盂扁平且伸长,肾长轴与中线交角变小,上1/3输尿管向外移位,双侧肾盂与输尿管交界处狭窄。

【X线诊断】   肾旋转不良。

【评   述】   胚胎发育过程中,肾脏从骨盆的始基处上升到最终的位置即第 2 腰椎水平。在上升的过程中要经历一个沿肾脏本身纵轴向内 90°的旋转,最后两肾门位置是直接朝内轻度偏前,两肾纵轴呈现八字形。在旋转过程中可以发生不旋转或旋转不足、旋转过度和反向旋转,这些称为旋转不良。肾旋转不良可以作为单独病变存在,也常可与融合肾、交叉肾合并存在。临床上肾旋转不良本身并不引起症状,但当输尿管因之而受压迫时,可导致输尿管梗阻并引起继发感染症状。尿路造影可以明确诊断。鉴别诊断主要是与融合肾,特别是与马蹄肾相区别,后者的位置较低,且一般为两侧性的旋转不良,在静脉肾盂造影片上可见两肾下极的肾皮质影互相连接、融合。

病例 272 异位肾

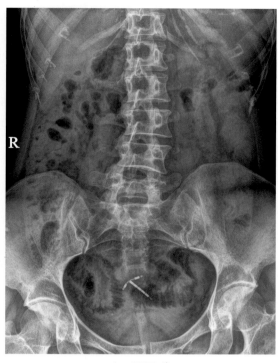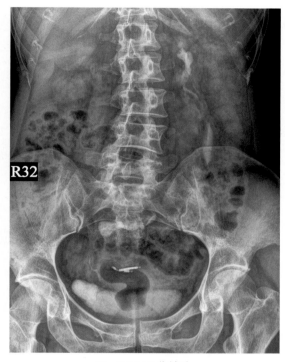

A KUB 片   B IVP 32 分钟片

图 6-2-3 异位肾

【病史摘要】 女性,46 岁。左腰酸痛,B 超提示左肾积水,右肾未见。

【X 线表现】 KUB 平片示右肾区无肾影。尿路造影示骶骨前方见造影剂积聚,为异位缩小的右肾,左侧肾盂、肾盏扩张,左肾长轴与脊柱平行,左输尿管扩张、外移。

【X 线诊断】 右侧盆腔异位肾,左肾旋转不良。

【评 述】 胚胎发育过程中,肾脏从骨盆的始基处上升到最终的位置即第 2 腰椎水平。在此过程中因血供障碍或导向错误即形成异位肾。异位肾可以分为单纯性异位肾和交叉肾伴有融合或不伴融合两种。单纯性异位肾是指仅有上下位置改变而没有交叉到对侧肾脏。异位肾可以高于或低于正常肾的位置。低位最常见,常位于腰部、髂骨水平或骨盆腔区域。异位肾输尿管的长度没有迂曲、延长,这是与肾下垂鉴别的重要特点。单纯性异位肾一般不发生症状,但易并发感染与结石。静脉肾盂造影可以明确诊断。

病例 273 肾发育不全

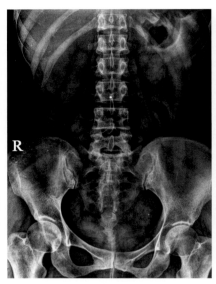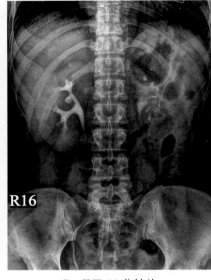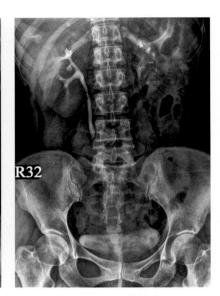

A KUB片   B IVP 16分钟片   C IVP 32分钟片

图 6-2-4 肾发育不全

【病史摘要】   女性,42岁。进行性高血压,B超示左侧肾脏体积缩小。

【X线表现】   尿路顺行造影示左侧肾影明显缩小,肾实质菲薄,左侧肾盂、肾盏发育不良、狭小。左肾失去正常轮廓。右侧肾脏代偿性肥大。

【X线诊断】   左肾发育不全。

【评   述】   本病为肾脏在胚胎发育过程中生肾组织或后肾管发育障碍及血供不正常所致。肾脏因发育不全而体积变小,多为一侧性,两侧性罕见。发育不全的肾脏体积变小,肾功能变差。KUB平片及静脉肾盂造影可发现肾发育不全,但需与慢性肾盂肾炎及肾血管狭窄所致肾萎缩相鉴别。

病例 274　马蹄肾

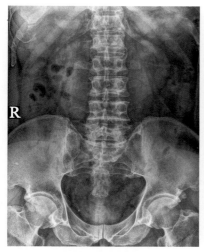
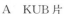
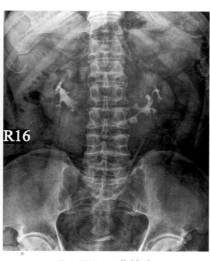
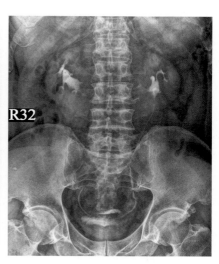

A　KUB 片　　　　　　B　IVP 16 分钟片　　　　　　C　IVP 32 分钟片

图 6-2-5　马蹄肾

【病史摘要】　男性,30 岁。腰酸痛数月,尿检镜下血尿(＋＋)。

【X 线表现】　两侧肾影靠近脊椎,位置降低,长轴向外倾斜,下极向内靠近。尿路造影示下肾盏指向中线,肾盂、肾盏长轴上端向外下端向内呈倒八字形,输尿管向中线靠近。

【X 线诊断】　马蹄肾。

【评　　述】　马蹄肾发生于胚胎早期,是两侧肾脏胚基在两脐动脉之间被紧挤而融合的结果。融合大多发生在下极,发生在上极的很少。两肾融合部分称为峡部,为肾实质或结缔组织所构成。两肾具有各自独立的肾盂和输尿管。马蹄肾多数是肾旋转不良,其长轴转为斜向内向下,使两肾的上极远离,两肾下极靠拢并联合于脊柱部位。肾盂因受融合影响,不能正常的旋转而位于前方,输尿管较正常为短。马蹄肾可无症状,亦可有腰痛、血尿、排尿困难及腹部肿块等症状及体征。常并发积水、结石、肾炎等,其血液供应比较复杂,可由肾动脉、髂总动脉、肠系膜下动脉供应。平片及静脉肾盂造影可确诊本病,但本病需与游走肾与异位肾相鉴别。

病例 275　孤立肾

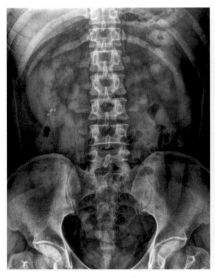
A　KUB片

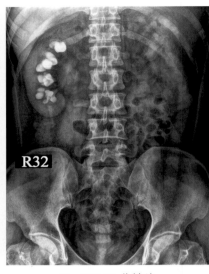
B　IVP 32分钟片

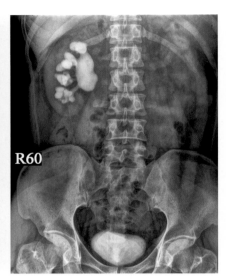
C　IVP 60分钟片

图 6-2-6　孤立肾

【病史摘要】　男性,37岁。右腰部胀痛,有时有绞痛,B超示右肾结石、右肾积水。

【X线表现】　KUB示右肾影增大明显,左肾区空虚,右肾下极见数枚小、高密度结石影。尿路造影示右肾盂、肾盏扩张积水,左肾未显影。

【X线诊断】　右肾孤立肾,右肾结石、积水。

【评　　述】　单侧肾缺如即孤立肾是一种相对常见的先天性发育异常,由于一侧生肾组织及输尿管芽不发育或仅有残缺的后肾组织所引起。故单侧肾缺如的同侧输尿管和膀胱三角区也同时缺如。平片及静脉肾盂造影可发现一侧肾区无肾影。需与异位肾及由于结核或炎症等病变所致肾无功能、萎缩相鉴别。单靠静脉肾盂造影明确诊断有一定困难,CT或MRI可明确诊断。

病例 276　重复肾盂及重复输尿管

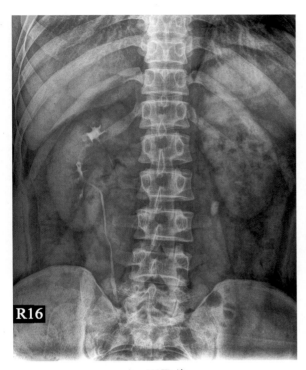
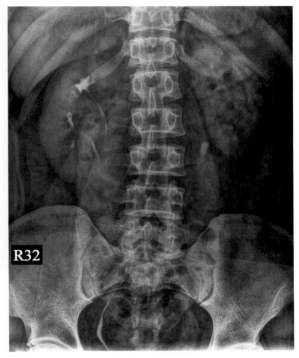

A　KUB 片　　　　　　　　　　　B　IVP 32 分钟片

图 6-2-7　重复肾盂及重复输尿管

【病史摘要】　女性,30 岁。左肾绞痛入院,B 超示左输尿管结石。

【X 线表现】　尿路造影示左输尿管上段结石,左肾积水,右侧双肾盂、双输尿管重复畸形。

【X 线诊断】　左输尿管上段结石伴左肾积水,右侧双肾盂、双输尿管重复畸形。

【评　　述】　重复肾盂及重复输尿管是上泌尿道最常见的先天畸形,在人群中的发病率为 0.7%～4%,一般较多发生于女性。重复畸形可为部分性,形成一个单输尿管开口;亦可为完全性,两个输尿管开口于膀胱三角区。完全重复的输尿管系由中肾管两个输尿管芽形成,重复的输尿管完全分开,分别引流重复肾的两个肾盂的尿液,但此两个肾脏常融合成一体,称为双肾或重复肾。重复肾的上肾段发育较小,且常为单个肾盏,易于感染或积水。重复的输尿管分开,可并行或交叉向下引流,其进入膀胱依照 Weigert-Meyer 规律,即来自下肾盂的输尿管在进入膀胱时,越过来自上肾盂的输尿管,在膀胱内前者开口于后者的外上方,即上肾盂输尿管在膀胱开口位于下肾盂输尿管的内下方。重复输尿管往往伴有输尿管开口异位,男性开口可位于后尿道、精囊、输精管等处,女性可开口于尿道、阴道、外阴前庭等处,因异位开口于括约肌外,故常伴有尿失禁。静脉肾盂造影为本病的主要诊断方法。MR 水成像技术,可显示静脉肾盂造影无显影的输尿管影,可作为补充诊断。

病例 277　先天性巨输尿管

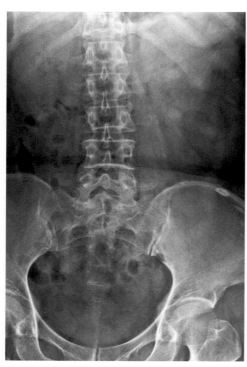 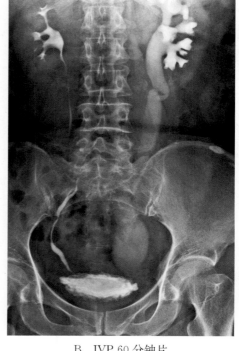

A　KUB片　　　　　　　　　　　B　IVP 60 分钟片

图 6-2-8　先天性巨输尿管

【**病史摘要**】　女性,60 岁。左侧腰部胀痛数月,B 超示左输尿管扩张明显,左肾积水。

【**X 线表现**】　尿路顺行造影示左侧肾盂、肾盏扩张,左侧输尿管全程扩张,显影延迟。

【**X 线诊断**】　左侧先天性巨输尿管。

【**评　　述**】　先天性巨输尿管系一种先天性输尿管扩大,无输尿管膀胱出口以下的机械性梗阻及逆流。先天性巨输尿管主要是因为与膀胱毗邻的末端输尿管存在功能性狭窄,在 X 线上表现为近膀胱处输尿管常有短段状持续狭窄,为 1~2 cm。本病诊断主要以尿路造影为主,MR 水成像亦有很大帮助。本病需与输尿管狭窄引起的输尿管扩张相鉴别,前者狭窄及位置恒定为近膀胱处,以上输尿管扩张明显,程度较重。

病例 278　先天性输尿管瓣膜症

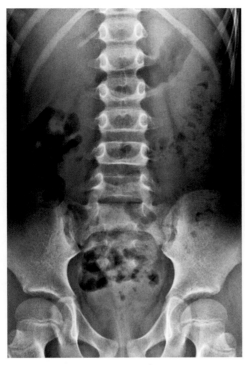
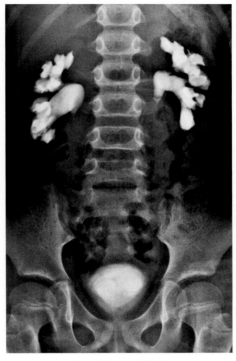

A　KUB 片　　　　　　　　　　B　IVP 32 分钟片

图 6-2-9　先天性输尿管瓣膜症

【病史摘要】　　男性,3 岁。恶心、呕吐数天,腹部触及囊性包块。

【X 线表现】　　IVP 示双侧肾盂、肾盏扩张明显,双侧输尿管上端与肾盂连接处可见充盈缺损,以下输尿管未显影,膀胱显影正常。

【X 线诊断】　　双侧先天性输尿管瓣膜症。

【评　　述】　　先天性输尿管瓣膜症是罕见的病变。输尿管瓣膜是输尿管内一横行的皱襞,伴有平滑肌组织。该病发病机制不明。输尿管瓣膜症在病理上可分为两大类:① 叶瓣型,可为单瓣、重瓣、多瓣。② 环瓣型,环绕输尿管内壁生长,瓣膜表面可因炎症、肌层增生肥厚而增加了输尿管的狭窄与梗阻程度。尿路造影上表现为 V 形或倒 V 形充盈缺损。如瓣膜基底增生而较厚,充盈缺损可不规则。静脉肾盂造影是诊断输尿管瓣膜病变的主要手段。CT 及 MRI 提供输尿管梗阻部位,而无法显示瓣膜的形状。输尿管的局部痉挛亦可以有局部狭窄的表现,但并不固定,其上段尿路大多无扩张、积水现象,可与本病相鉴别。

病例 279　腔静脉后输尿管

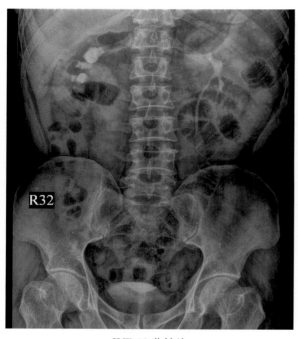

IVP 32 分钟片

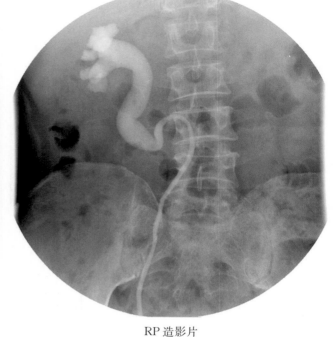

RP 造影片

图 6－2－10　腔静脉后输尿管

【**病史摘要**】　男性,49 岁。右侧腰部胀痛,B 超示右肾积水。

【**X线表现**】　静脉肾盂造影(IVP)示右肾积水,右输尿管上段扩张。逆行造影(RP)示右输尿管受压迂曲,右侧输尿管向中线移位,部分位于脊柱前。

【**X线诊断**】　右侧腔静脉后输尿管。

【**评　　述**】　腔静脉后输尿管是一种少见的畸形,正常的输尿管位于下腔静脉的外侧。腔静脉后输尿管则从下腔静脉后绕至其内侧,再回到正常路线下行。病理上系腔静脉在胚胎发育过程中发生异常所致。病变多发生于右侧输尿管,IVP 及 RP 时,可见输尿管向中线移位,而与脊柱相重叠,上部扩大积水,输尿管形态呈镰刀状或 S 样畸形。侧位片见输尿管被推压而紧贴在第 3～4 腰椎体的前缘。本病表现典型,诊断主要为 IVP 及 RP。但需排除后腹膜占位引起的输尿管移位,CT 扫描有助于进一步明确诊断。

病例 280 先天性输尿管狭窄

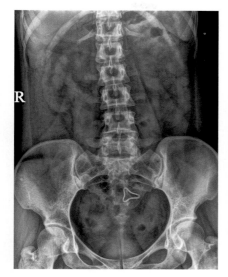

A KUB 片

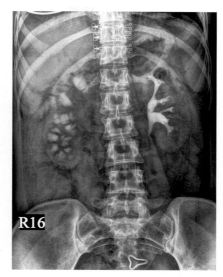

B IVP 16 分钟片

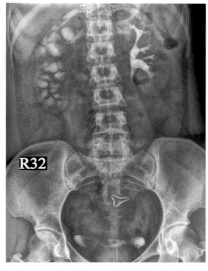

C IVP 32 分钟片

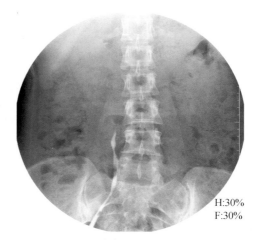

D 右侧 RP 造影片

图 6-2-11 先天性输尿管狭窄

【病史摘要】 女性,28 岁。体检时 B 超发现右肾积水。

【X线表现】 尿路顺行造影示右肾盏扩张,右输尿管未显影。后做逆行尿路造影,导管插入至 L3 椎体右侧横突下缘水平,经导管注入造影剂,示以上输尿管未显影。

【X线诊断】 右输尿管上段狭窄,右肾积水。

【评　　述】 本病原因不明。病理上可以为输尿管黏膜过长,因黏膜的聚集而发生功能性狭窄,也可以为外鞘膜分离导致黏膜皱襞纵行伸直而产生器质性狭窄。狭窄部位常见于肾盂输尿管交界处和输尿管膀胱连接处,中段极少见。1963 年 Compbell 报道 19 046 例小儿尸解中共有 123 例先天性输尿管狭窄,发生率为 0.6%。临床上常由于肾盂积水产生腹部包块而就诊,同时可有腹痛、合并泌尿系感染等。本病需与迷走血管压迫输尿管相鉴别,选择性血管造影可见迷走血管压迫的情况。本病主要依靠静脉肾盂造影确诊,磁共振尿路造影(MRU)对肾功能不好的患者有很大的帮助。

病例 281 膀胱憩室

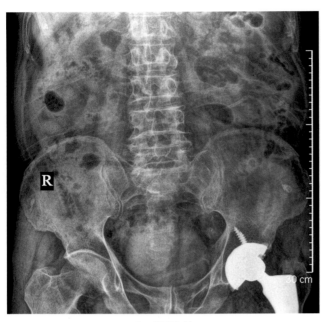 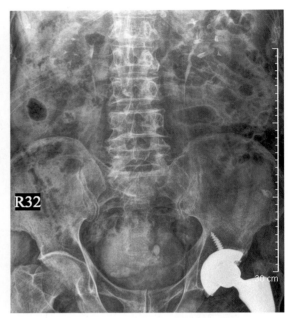

A KUB片   B IVP 32 分钟片

图 6－2－12 膀胱憩室

【病史摘要】 男性,86 岁。尿频,尿急,淋漓不尽。

【X线表现】 尿路造影示膀胱区见类圆形高密度影,平片无此现象,考虑膀胱憩室、造影剂充填。

【X线诊断】 膀胱憩室。

【评　述】 膀胱憩室可能为膀胱壁内胚胎组织发育而成,特别是在胚胎期与中肾管或尿囊连接处发生,或可由于输尿管芽的多发以及脐尿管的残余等先天原因构成。大多由于膀胱壁内肌层存在薄弱点,和与梗阻有关的膀胱内压的增加而形成。好发于膀胱侧后部,常见于三角区上方,成袋形向外突出,颈部较小,开口区与输尿管接近。膀胱排空后,隔数秒钟,又有少数尿液排出,为较特征性症状。憩室内可继发结石,亦可发生肿瘤。静脉肾盂造影或膀胱造影可确诊。本病需与输尿管远端囊样扩张相鉴别,静脉肾盂造影有明显优势。

第三节　泌尿系结石

病例 282　肾铸形结石

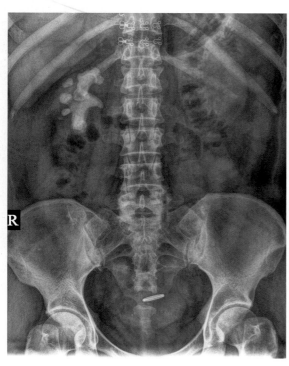

A　KUB 片

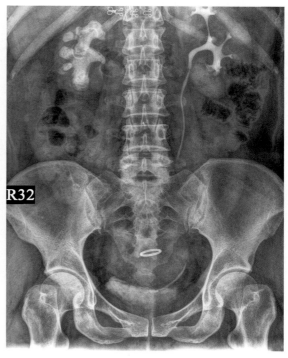

B　IVP 32 分钟片

图 6 - 3 - 1　肾铸形结石

【病史摘要】　女性,47 岁。右腰部胀痛数月,近来加重,B 超示右肾结石。

【X线表现】　平片示右肾区见异常高密度影,呈鹿角形。尿路造影示肾盂、肾盏显影。

【X线诊断】　右肾铸形结石。

【评　　述】　肾结石占据整个肾盂、肾盏称铸形结石或塑形结石、鹿角形结石,也称珊瑚状结石。尿石症为泌尿系统最常见疾病之一。结石的形成机制复杂且无确切定论,主要有如下学说:① 晶体沉淀学说;② 基质核心学说;③ 抑制剂缺乏学说;④ 酸碱度改变学说;⑤ 激素学说。

泌尿系结石常为两种或两种以上且以一种晶体为主混合而成。在我国,最常见为磷酸钙和草酸钙为主的混合结石。90%以上结石为吸收 X 线的盐类,平片可以看出。肾铸形结石占据整个肾盂、肾盏,直接影响肾分泌功能,直至肾功能完全丧失。肾结石主要需与肾结核钙化相鉴别,肾结核钙化多偏近肾的边缘,即在肾皮质内,不能移动,此外可见相应的肾盏边缘常有破坏。与肿瘤内钙化的区别是后者有局部的肾外形扩大,肾盂、肾盏有压迫或浸润现象。

病例 283 肾盂和肾盏结石

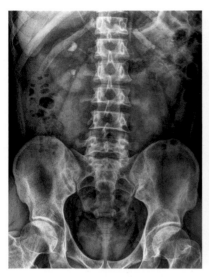

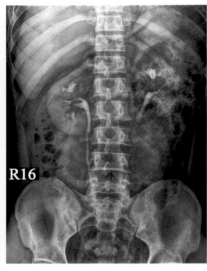
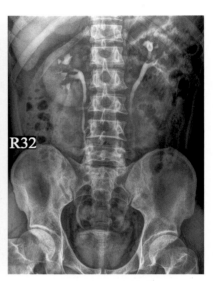

A KUB 片   B IVP 16 分钟片   C IVP 32 分钟片

图 6-3-2 肾盂和肾盏结石

【病史摘要】 男性,35 岁。左腰部痛 1 天。

【X线表现】 双侧肾区见不规则高密度影,左输尿管下段见小高密度影,静脉肾盂造影示右肾区高密度影位于肾上盏与肾下盏内,左输尿管上段略扩张。

【X线诊断】 右肾盏结石,左肾结石,左输尿管下段结石,左肾轻度积水。

【评　　述】 肾盂结石呈圆形、类圆形或类肾盂形态的三角形,可致密、浅淡或分层。结石可引起肾盂、肾盏的损伤、感染和阻塞,导致上皮脱落、溃疡并最后有纤维瘢痕形成。结石引起的梗阻常是不完全性的,尿液可通过结石的周围而流入输尿管,肾盂或肾盏的壁可以肥厚并纤维化,因此很少发生扩大。若肾结石位于肾盂与输尿管交界处,则肾盂积水就明显,肾盏亦扩大。大多数结石 KUB 平片能确诊。右上腹的结石应与胆囊结石相鉴别,加摄侧位片,肾结石与脊柱重叠,而胆囊结石位于脊柱前方。静脉肾盂造影可对肾功能进行初步评价。

病例 284　输尿管结石

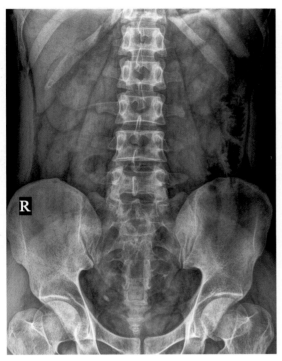
A　KUB 片

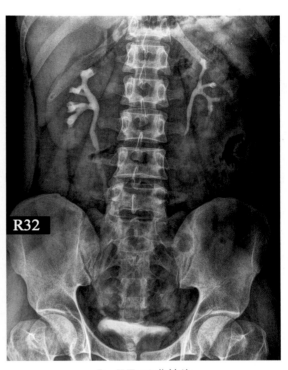
B　IVP 32 分钟片

图 6-3-3　输尿管结石

【病史摘要】　男性,28 岁。右侧腰部绞痛 1 天。

【X 线表现】　膀胱区右侧见小高密度影,尿路造影示右肾盂、肾盏扩张,肾盏杯口消失,右输尿管全程扩张。

【X 线诊断】　右输尿管末端结石伴右肾积水。

【评　　述】　输尿管结石主要是由肾结石落入输尿管内形成。输尿管结石引起的病理改变主要为梗阻,可继发结石周围的输尿管炎和输尿管周围炎,晚期纤维组织增生,管壁增厚并发狭窄。感染引起的狭窄多位于结石以下。输尿管结石多位于输尿管解剖生理狭窄处,即输尿管与肾盂交界处,输尿管跨过髂动脉处,输尿管进入膀胱外肌层处以及输尿管在膀胱内的开口处,其中以输尿管跨过髂动脉处以及进入膀胱的两个部位最为常见。输尿管结石的诊断以 KUB 平片为主,结石位于输尿管行经区,形态多呈长圆形或梭形,其长轴与输尿管的长轴一致。腰椎的横突和骶髂骨可与结石影重叠,应摄斜位片鉴别。静脉肾盂造影可明确结石位置以及有无肾积水及肾功能情况。阴性结石及静脉肾盂造影不显影患者可行 MRU 及 CT 检查。主要需与肠道内容物及肠系膜淋巴结钙化相鉴别,后者位置常可变动且密度不均匀。与动脉壁钙化的区别是后者多呈线条状且多为平行的。与盆腔静脉石的区别是后者位置较偏外,多为光滑圆形,大多边缘密度较浓,中心较淡,且往往是多发的。

病例 285　膀胱结石

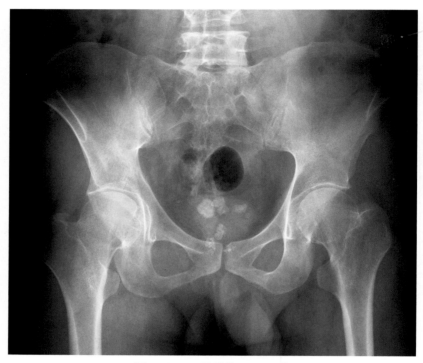

图 6 - 3 - 4　膀胱结石 KUB 片

【病史摘要】　男性,38 岁。尿不尽、尿痛。镜下血尿(＋＋＋)。

【X线表现】　KUB 平片示膀胱区多发大小不等高密度影。

【X线诊断】　膀胱结石。

【评　　述】　本病大多见于男性,约占 95％。可发生于任何年龄,以 50 岁以上的老年人较常见。膀胱结石大多是由上尿路结石坠入膀胱内逐渐变大的,主要依靠平片检查,形态大小多样,小如沙砾,大者能占据整个膀胱;可单发或多发;可随体位变动。膀胱造影可证实平片发现的膀胱内结石,也可发现阴性结石及膀胱憩室内的结石。膀胱结石需与前列腺钙化、粪石、静脉石、盆腔肿瘤钙化相鉴别。进一步确诊可行 CT 或 B 超检查。

病例 286　尿道结石

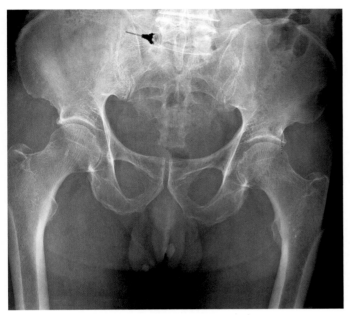

| A　膀胱区平片 | B　尿道侧位片 |

图 6-3-5　尿道结石

【病史摘要】　男性,62 岁。尿不尽、尿痛。

【X 线表现】　尿道舟状窝见高密度影,边缘毛糙,右侧阴囊区见高密度影。

【X 线诊断】　尿道结石。右侧阴囊区高密度影。

【评　　述】　尿道结石较少见,占泌尿道结石的 10% 左右,多见于男性。尿道结石一般为单发,也可以为多发。一般结石较小,结石所在部位不同,形状也不同。结石常位于尿道,次之在球部和舟状窝内。临床上主要表现为会阴部或阴茎疼痛、尿频、尿急、尿流变慢而无力、慢性尿潴留、滴尿、尿失禁和血尿。扪诊时,有时可扪到结石。

　　X 线平片能诊断,所见结石与尿道平行,结石一般较小。一般需与阴茎静脉石及慢性海绵体炎所致的钙化相鉴别,因其引起的钙化位置及形态均不相同,较易鉴别。

病例 287　异物性膀胱结石

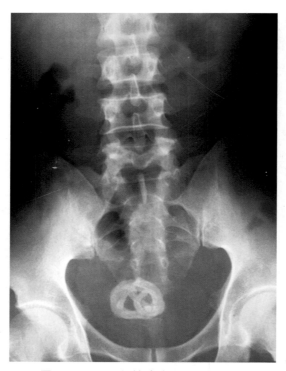

图 6 - 3 - 6　异物性膀胱结石 KUB 平片

【**病史摘要**】　男性,25 岁。有异物插入尿道史,现尿频、尿急。

【**X线表现**】　膀胱区见蜷曲的条形高密度影。

【**X线诊断**】　异物性膀胱结石。

【**评　　述**】　异物性膀胱结石少见,异物存留在膀胱中,形成以异物为核心的结石,结石可逐渐增大,异物性膀胱结石一般与在膀胱中的异物形态相一致。异物最多见于从尿道口插入,其次为手术遗留。结合病史,可明确诊断。

第四节 泌尿系结核和非特异性炎症

病例 288 结核性肾皮质脓疡

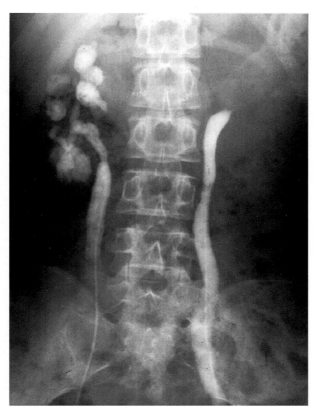

图 6-4-1 结核性肾皮质脓疡 IVP 32 分钟平片

【病史摘要】 男性,35 岁。右侧腰痛半年余,伴有低热、盗汗、尿频、尿痛,有脓尿 1 个月余。

【X线表现】 逆行造影示右侧肾盂、肾盏变形,肾盏与肾实质内脓腔连通形成大而不规则的脓腔,输尿管近端亦受累。同侧腰大肌影消失。左侧输尿管全程扩张,左肾未显影。

【X线诊断】 右肾及双侧输尿管结核伴右肾皮质脓疡形成,左肾未显影。

【评 述】 结核是常见的泌尿系统疾病,肾、输尿管、膀胱均可累及,其中尤以肾结核最为重要。肾是泌尿系及男性生殖系统结核病的初发器官,而肾结核多继发于身体其他器官的结核病灶。肺结核患者中,1%~4%有临床泌尿生殖系结核病。骨关节结核患者中,尿结核杆菌阳性占 20%。结核杆菌到达肾的路径有 4 种:经血液、尿路、淋巴管和直接蔓延,其中结核杆菌经血液到达肾是最重要的途径。结核杆菌血行到达肾脏,即原发病变在肾小球的血管丛,病变的特点是位于肾皮质部分,多发,两侧性,病变多数可自愈,仅少数随后发展为慢性进行性结核病变。

病变进展,皮质内的结核结节逐渐扩大互相融合,在中心发生坏死,病变侵入肾的髓质或是病灶破入肾曲小管,结核杆菌经肾曲小管到达肾乳头,在肾的髓质形成病灶。病灶进行性发展引起临床症状,这就是临床肾结核。临床肾结核阶段,肾乳头产生溃疡,直接侵犯相应肾盏黏膜和肌层,逐渐产生狭窄使相应肾锥体很快产生空洞,空洞壁为不规则的肉芽组织,表现为肾杯口的破坏和肾盏体、颈部僵硬狭窄,多个空洞形成。

在病变的发展过程中,因机体免疫力强弱不同,病灶的反应也不相同。肾结核往往新老病灶同时存在,病变发展互相重叠,不能单独孤立分开,有的只是某一特征性表现在 X 线片显示明显而已。本病主要以静脉肾盂造影诊断为主,无肾功能者,可行 MRU 检查。CT 可明确脓疡的存在和部位。结核性肾皮质脓肿需与灶性肾炎、化脓性脓肿和肾囊肿鉴别。需密切结合临床、检验,确诊为细菌学检查。影像学上结核性脓肾常伴有其他结核性改变如钙化,或纤维增生造成肾脏变形缩小。

病例 289　空洞溃疡型肾结核

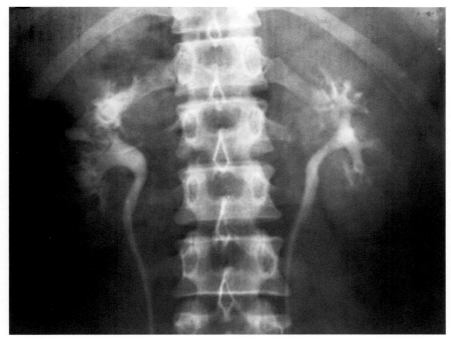

图 6-4-2　空洞溃疡型肾结核 IVP 平片

【病史摘要】　男性,33 岁。肺结核病史 3 年,现腰部酸痛,加重 3 天。

【X 线表现】　尿路造影示双侧肾盏杯口虫蚀样改变,边缘毛糙,可见空洞形成。

【X 线诊断】　双肾结核。

【评　　述】　此种类型常见。肾皮质脓疡继续发展,侵犯肾乳头,继而侵犯肾盏。肾小盏杯口部分显示有虫蚀样改变,边缘毛糙。破坏区扩大,由一个肾小盏扩大到数个小盏,干酪样物质破溃形成空洞。造影显示为云朵状,边缘不整的空洞阴影和肾盂、肾盏虫蚀样改变。由于肉芽增生形成肾盏颈部瘢痕狭窄。逆行造影(RP)时,造影剂无法进入病变的肾盏而显示肾盏缺如。但静脉肾盂造影可显示出狭窄上方的肾盏,并见狭窄前扩张。

病例 290　结核脓肾和膀胱结核

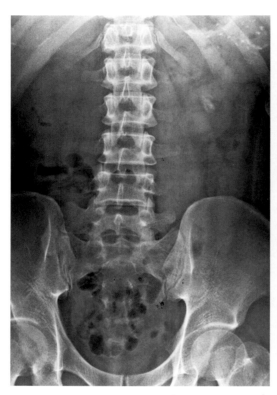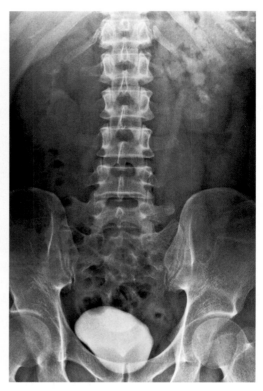

A　KUB平片　　　　　　　　　　　B　IVP片

图 6-4-3　结核脓肾和膀胱结核

【**病史摘要**】　男性,45 岁。有肾结核病史 2 年,近来乏力,食欲缺乏。

【**X线表现**】　左肾局限性膨隆,左肾实质见钙化灶,尿路造影示左肾盏扩张积水,边缘毛糙,虫蚀样改变,左输尿管扩张。

【**X线诊断**】　左肾结核。

【**评　　述**】　病变继续发展,使输尿管痉挛、狭窄、梗塞而形成肾盂积脓。肾脏轮廓扩大,肾盂扩张。肾盂边缘呈广泛虫蚀样改变。输尿管受累,管腔变得粗细不一、僵硬,影像模糊。最后更多的肾小盏、肾盂破坏,使肾脏全部破坏,成为含脓的囊腔。肾结核常可继发膀胱结核,使膀胱黏膜产生结核性溃疡和纤维组织增生,并影响健侧输尿管口而产生狭窄,从而形成健侧肾盂积水。静脉肾盂造影示患侧肾脏不显影,健侧肾脏显影延迟,肾盂、输尿管扩张。对于不显影的患者,可以行 MRU 检查,能较好地显示患侧的肾盂、输尿管及挛缩的小膀胱。

病例 291　肾自截

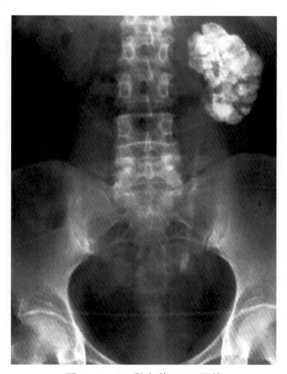

图 6 - 4 - 4　肾自截 KUB 平片

【**病史摘要**】　女性,30 岁。有肾结核病史 5 年,近来左腰部酸痛加重。

【**X 线表现**】　左肾大量不规则钙化,左侧输尿管中上段钙化。

【**X 线诊断**】　左肾及左输尿管结核晚期,左肾自截。

【**评　　述**】　病变波及整个肾脏,全肾广泛破坏,破坏的囊腔内充满干酪样坏死物质,继而大量钙质沉积,并形成肾大部或全部钙化且肾功能完全丧失。

病例 292　输尿管结核

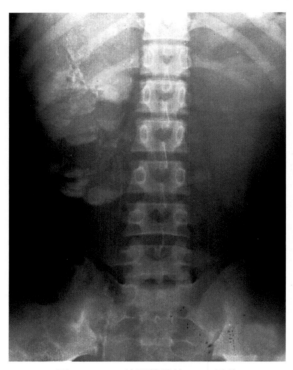

图 6 - 4 - 5　输尿管结核 KUB 平片

【**病史摘要**】　女性,32 岁。肾结核病史 3 年,近来右腰部酸胀明显加重。

【**X 线表现**】　腹部平片示右肾不规则钙化,右输尿管钙化。

【**X 线诊断**】　右肾及右输尿管结核后期。

【**评　　述**】　输尿管结核由肾结核蔓延而来,结核致输尿管改变主要为黏膜溃疡和管壁纤维化形成狭窄,狭窄与扩张相间存在,影响尿液的引流。造影片上可见串珠样改变。晚期可见管壁的条状钙化。

病例 293　慢性肾盂肾炎

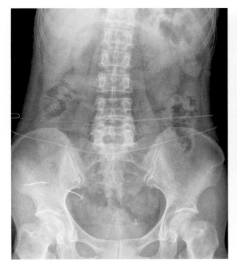
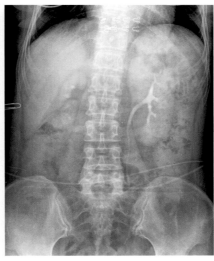
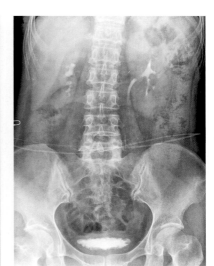

A　KUB 平片　　　　　　B　IVP 16 分钟平片　　　　　C　IVP 32 分钟平片

图 6 - 4 - 6　慢性肾盂肾炎

【病史摘要】　女性,58 岁。右腰痛数年。尿白细胞增高,镜下血尿(＋＋)。

【X 线表现】　右肾体积缩小,右肾实质见不规则高密度影,右肾显影延迟。

【X 线诊断】　结合病史,考虑右侧肾盂肾炎。

【评　　述】　肾盂肾炎好发于女性。多为逆行感染所致,亦可因先天性发育异常或结石引起阻塞而继发感染。此外,血行和淋巴的传染途径亦很重要。常见的致病菌为大肠杆菌。病变多为双侧感染,因纤维组织增生和瘢痕收缩,使得肾脏轮廓呈分叶状。肾盂、肾盏变形僵硬、扭曲,边缘变钝而平,有扩大积水现象。肾萎缩可致皮质变薄。肾功能受损,可致肾盂、肾盏的显影延迟和密度减低。本病变需与先天性小肾和肾血管性狭窄引起的肾萎缩相鉴别。本病确诊需结合实验室检查。静脉肾盂造影可观察肾功能情况及病变程度。

病例 294　输尿管炎

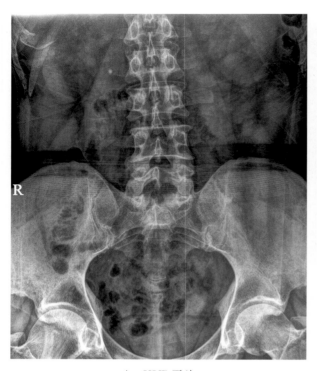 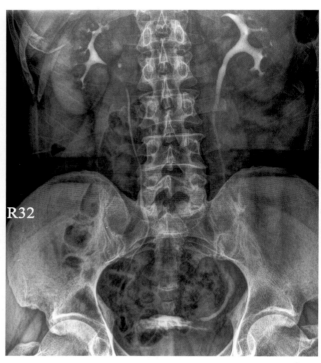

A　KUB平片　　　　　　　　　　　　B　IVP 32分钟平片

图6-4-7　输尿管炎

【**病史摘要**】　男性,60岁。腰痛。尿蛋白增高,镜下血尿(++)。

【**X线表现**】　尿路造影示左侧输尿管略僵硬,壁略毛糙,管腔不均匀性狭窄伴扩张。

【**X线诊断**】　左侧输尿管炎。

【**评　　述**】　输尿管炎为输尿管的炎性改变,常继发于肾盂肾炎、膀胱炎等,部分患者因尿路器械检查、尿路结石而发生,由于黏膜和肌层病变表现为输尿管壁的变硬、僵直、变薄、扩张与狭窄相间。本病需与结核性输尿管炎及输尿管乳头状瘤相鉴别,结核性输尿管炎有肾结核病史,输尿管乳头状瘤主要表现为静脉肾盂造影上输尿管局限性的充盈缺损。

第五节 泌尿系肿瘤

病例 295 肾细胞癌

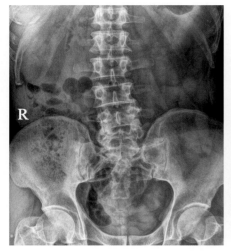
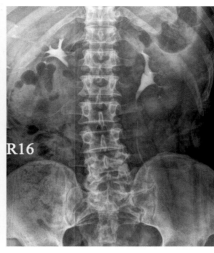
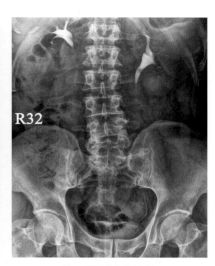

A KUB平片　　　　　　B IVP 16分钟片　　　　　　C IVP 32分钟片

图 6-5-1 肾细胞癌

【病史摘要】 男性,58岁。体检时B超发现右肾占位。

【X线表现】 右肾下极膨隆,右肾体积明显增大,尿路造影示右侧肾盂、肾盏向上推移。

【X线诊断】 右肾细胞癌。

【评　　述】 肾细胞癌为肾脏最常见的恶性肿瘤,来源于肾小管上皮,发生于肾实质内。肿瘤大小不一,大多伴有出血坏死、纤维化斑块,中心坏死区形成囊肿。肿瘤内可见钙化。肾细胞癌易侵犯肾筋膜及肾包膜以及周围结构,并易形成肾静脉及下腔静脉癌栓。晚期可血行转移到肺、脑、骨、肝、肾上腺等全身各个脏器。X线平片上主要观察肾脏轮廓的改变及有无钙化灶。静脉肾盂造影上,当肿瘤生长到一定程度,可对肾盂、肾盏产生压迫及破坏,使肾盂、肾盏牵拉变长、变形、变细、扭曲,甚至数个小盏破坏、闭锁或分离,形成蜘蛛足样征。较小的肾细胞癌在静脉肾盂造影上无明显表现,与肾囊肿也较难鉴别,需行CT或MRI检查以明确诊断。

病例 296　肾胚胎瘤

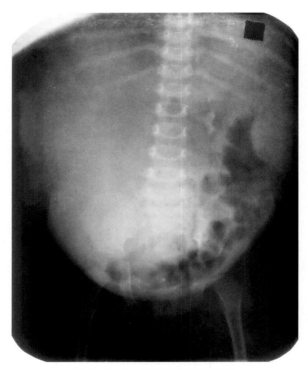

图 6 - 5 - 2　肾胚胎瘤 IVP 平片

【**病史摘要**】　1 岁幼儿。偶尔发现腹部膨隆,体检时发现腹部巨大肿块。

【**X 线表现**】　IVP 示右肾未显影,见巨大软组织肿块影,左肾盂、肾盏显影可。

【**X 线诊断**】　右肾胚胎瘤。

【**评　　述**】　肾胚胎瘤又称肾母细胞瘤或 Wilms 瘤,1899 年 Wilms 对该病做了详细阐述。为小儿最常见的肿瘤,占小儿恶性肿瘤的 10%～24%。发病年龄自出生后 12 小时至 83 岁,但以 6 个月龄至 3 岁组最常见。90% 的病例小于 7 岁。双侧发病占 1%～10%。临床表现主要的症状为腹部肿块,常为小儿的家长偶尔发现。X 线平片上为患侧肾影明显增大,或肿块影与肾影融合呈巨大软组织包块。患侧腰大肌影可模糊,肿块内偶见钙化,呈弧线状或粗颗粒状,常位于肿瘤的边缘。静脉肾盂造影可见肾盂、肾盏发生明显的压迫、旋转、移位、扩张、变形、拉长、分离和破坏等异常。部分病例可由于肿瘤肾组织的大量破坏及肾静脉栓塞使病变肾脏不显影。本病需与后腹膜肿瘤,如肾癌、神经母细胞瘤、腹膜后畸胎瘤等病变相鉴别。CT 及 MRI 检查可进一步明确诊断。

病例 297　肾盂癌

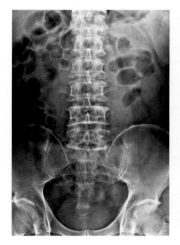
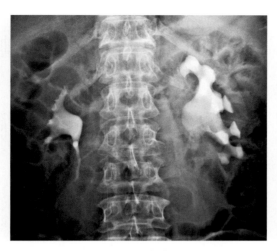
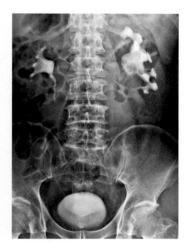

A　KUB平片　　　　　　　　　B　IVP 16 分钟平片　　　　　　　　C　IVP 32 分钟平片

图 6 - 5 - 3　肾盂癌

【病史摘要】　男性,60 岁。肉眼血尿,伴左侧腰部胀痛。

【X线表现】　KUB 平片示未见明显异常,尿路造影示左侧肾盂扩张,其内见不规则充盈缺损,左侧肾盏杯口消失,左输尿管未显影。膀胱显影好,边界光整,未见明显充盈缺损。

【X线诊断】　左侧肾盂癌。

【评　　述】　肾盂癌来源于肾盂上皮细胞,好发于 40 岁以上的成年人,以 50～70 岁以上更多见,男女比例为(2～4):1。大多肿瘤生长缓慢,主要的临床症状为血尿。病理上,肾盂肿瘤 85%～95% 为移行细胞癌,大约 10% 为鳞状细胞癌,腺癌非常罕见。肾盂乳头状瘤是指细胞分化程度较好,组织结构类似良性病变的肿瘤,极易恶变,应视为早期恶性病变。X 线平片常无异常发现。静脉肾盂造影可见肾盂或肾盏内出现固定不变的充盈缺损,其大小、形状及数目随肿瘤生长的情况而定。当发现肾盂内有充盈缺损时,应仔细观察输尿管及膀胱是否有充盈缺损存在,因肾盂肿瘤可移植到输尿管及膀胱。CTU 可显示与静脉肾盂造影类似的图像,同时可观察病灶及与周围组织的关系。对静脉肾盂造影不显影病变可行 MRU 检查。造成肾盂占位的病变较多,需与肾盂癌相鉴别:① 黄色肉芽肿性肾盂肾炎,为慢性肾盂肾炎,由于肾盂与输尿管连接部梗阻,反复感染引起,可引起肾盂、肾盏扩大,其内密度较高,与肾盂癌相似。大约 80% 合并肾盂或肾盏内结石,CT 扫描时增强后肾盂内无强化。② 肾盂血肿,临床有血尿,静脉肾盂造影上肾盂内见充盈缺损。应做 CT 扫描,血肿密度较高,增强后无强化。③ 肾细胞癌,肾细胞癌侵犯肾盂时,与肾盂癌相似,CT 扫描可鉴别,一般肾细胞癌的血供丰富,肿瘤常引起肾脏轮廓改变,肿瘤内较多出血坏死。④ 肾盂旁囊肿,CT 上囊内为水样密度,增强后无强化。⑤ 多房囊性肾瘤,可发生在肾盂内,病变由多数小的囊腔构成,CT 扫描可为软组织密度,增强后有不均匀强化。较难鉴别时需结合其他影像学检查方法。

病例 298　输尿管癌

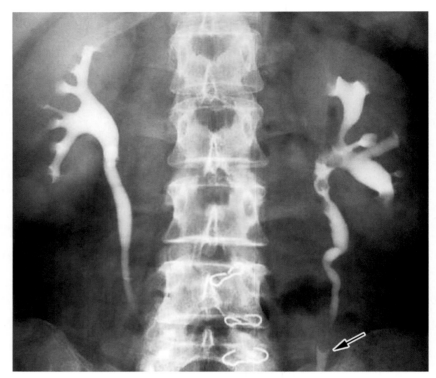

图 6‐5‐4　输尿管癌 IVP 平片

【病史摘要】　男性,60岁。腰痛,肉眼血尿。

【X线表现】　左侧输尿管多发充盈缺损,边缘略毛糙,管壁僵硬,管腔粗细不均。

【X线诊断】　左侧输尿管癌

【评　　述】　输尿管癌少见,占上尿路肿瘤的1%～3%。肿瘤好发年龄为50～70岁,男女比例为3∶1。临床表现主要为血尿,多为无痛性全程或终末血尿。大量的血凝块阻塞输尿管可引起肾绞痛。输尿管肿瘤多发生于左侧,更常见的在下1/3段,病变可单发或多发,也可双侧发生,病变可由肾盂、膀胱肿瘤种植或蔓延引起。

　　常规尿路造影为输尿管肿瘤检查的重要方法。其优点是可观察肾脏、输尿管及膀胱的情况。X线平片,可无阳性发现,如肾脏积水严重,可见肾影增大。静脉肾盂造影可见输尿管腔内圆形或分叶状的充盈缺损。由于输尿管癌形成的梗阻为慢性梗阻,梗阻远端输尿管扩张,扩张的输尿管与充盈缺损形成高脚酒杯征。该征象具有一定特征性。本病需与阴性结石及血凝块形成的梗阻相鉴别,由于结石与血凝块为急性梗阻,梗阻远端输尿管形成痉挛收缩,没有输尿管肿瘤形成的高脚酒杯征。

病例 299　膀胱癌

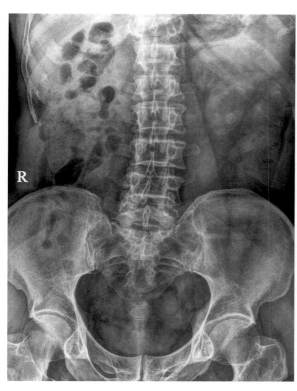 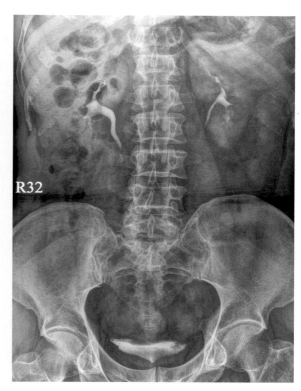

A　KUB平片　　　　　　　　　　　　B　IVP 32 分钟平片

图 6 - 5 - 5　膀胱癌

【病史摘要】　男性,65 岁。肉眼血尿 1 周。

【X 线表现】　尿路造影示膀胱左输尿管入口处见不规则小充盈缺损,边缘毛糙。

【X 线诊断】　膀胱癌。

【评　　述】　膀胱肿瘤为泌尿系统比较常见的肿瘤,以恶性肿瘤多见。男性多于女性,为(2～4)∶1。膀胱肿瘤以上皮来源肿瘤最常见,其中以乳头状瘤、乳头状癌的发病率最高。膀胱肿瘤常为单发,亦可多发。绝大多数肿瘤位于膀胱三角区和两侧壁。

造影检查为膀胱癌的重要检查方法。主要征象为局部充盈缺损,肿瘤轮廓不规则。肿瘤可引起输尿管开口阻塞。肿瘤较小者,可能无阳性发现,膀胱镜检查可确诊。膀胱癌应与下列疾病相鉴别:① 膀胱血块,形态不规则,变换体位,血块位置可变。CT 扫描密度较高,无强化。② 腺性膀胱炎,乳头状瘤型腺性膀胱炎的影像学表现与膀胱肿瘤极为相似,确诊依靠病理检查。③ 前列腺增生,多见于老年人,膀胱底部有边缘光滑的半球形压迹。

第六节 肾囊肿性病变

病例 300 多囊肾

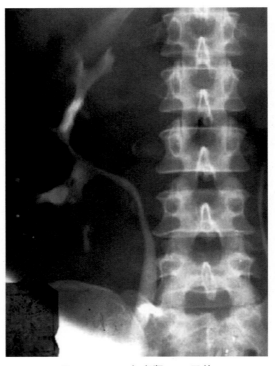

图 6 - 6 - 1 多囊肾 IVP 平片

【**病史摘要**】 男性,54 岁。右腰痛,加重 1 周。

【**X 线表现**】 右侧肾盂、肾盏伸长、变细,并显示多处弧形压迹。

【**X 线诊断**】 右侧多囊肾。

【**评 述**】 多囊肾为先天性囊肿,为常染色体显性遗传性疾病。95％～98％发生于两侧肾脏。病理上,两侧肾脏皮质及髓质满布大小不等的囊肿。临床上,幼年时很少出现症状,一般 30 岁以后出现症状,表现为肾脏增大、局部不适、血尿、蛋白尿、高血压等。晚期出现慢性肾衰竭。静脉肾盂造影表现为两侧肾影增大,边缘可呈波浪形,两侧的肾盂、肾盏不同程度地受压、变形和分离。肾盏边缘出现半月形压迹、颈部伸长,有时可呈一种特殊的蜘蛛足状,肾盂、肾盏的本身和大小肾盏都伸直、增长和狭窄。肾功能常有不同程度的受损。与肾细胞癌相鉴别:本病为两侧性,累及全肾,不造成肾盂、肾盏的侵蚀、破坏,必要时行 CT 及 MR 鉴别。

病例 301　肾囊肿

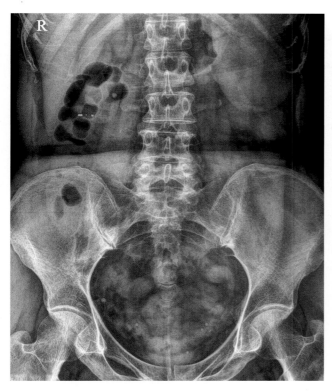
A　KUB平片

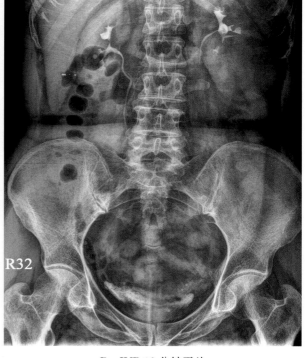
B　IVP 32分钟平片

图 6-6-2　肾囊肿

【病史摘要】　女性,62岁。B超发现左肾囊肿1个月。

【X线表现】　KUB示左肾下极膨大明显,边界清晰。尿路造影示左侧肾盂、肾盏受压向上推移,肾盏杯口锐利。双侧输尿管通畅。

【X线诊断】　左肾囊肿。

【评　　述】　单纯性肾囊肿最为常见,主要发生于成年人,随着年龄增加,50岁以上约有一半人的肾上至少有一个囊肿。肾囊肿的病理机制不甚明了,囊肿多见于肾皮质。囊壁薄,内衬以单层扁平上皮细胞。平片上较大的囊肿可见轮廓的改变,边缘较光整。静脉肾盂造影见肾盏受压、伸长、移位和新月状变形,边缘光滑锐利,通常囊肿不显影。囊肿部位密度较浅,有时与肾细胞癌较难鉴别,CT或MR检查可鉴别。

病例 302　肾盏憩室

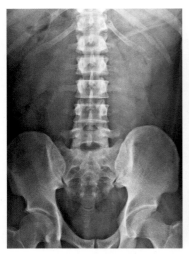
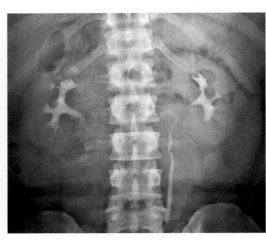
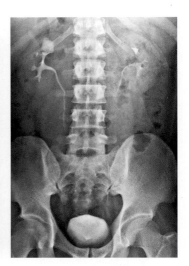

A　KUB平片　　　　　　　　B　IVP 16分钟平片　　　　　　C　IVP 32分钟平片

图 6-6-3　肾盏憩室

【病史摘要】　男性,30岁。腰痛,镜下血尿(＋)。

【X线表现】　KUB未见明显异常,尿路造影示右侧肾上盏上方见囊性造影剂充填区,边界光整。

【X线诊断】　右肾上盏憩室。

【评　　述】　有学者认为肾盏憩室就是肾盂源性囊肿,但其病理基础不一样,不是先天性的。该病的病理机制是由于肾盏颈部的肌肉功能紊乱、发生痉挛,继而因缺血产生纤维化,进一步发生狭窄阻塞,在其远端部分的肾盏就可扩大,并分离而成为憩室。狭窄段就成为原来的肾盏与新形成的憩室之间相通的细管。平片上常无异常发现。静脉肾盂造影憩室可显影,大的憩室内残留的尿液稀释造影剂使得开始显影较淡,延迟后显影逐渐增高,此时可确诊。

病例 303　肾盂源性囊肿

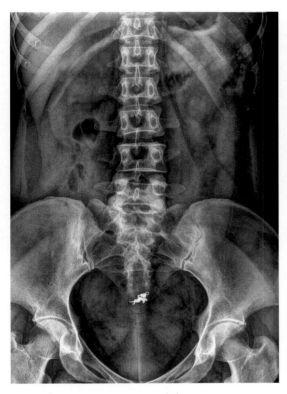

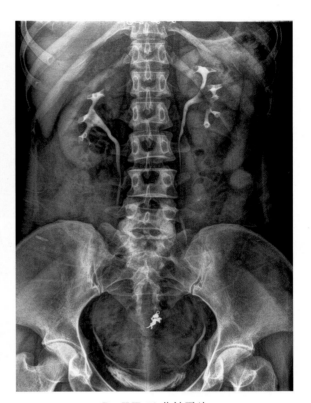

A　KUB平片　　　　　　　　　　　　B　IVP 32分钟平片

图 6 - 6 - 4　肾盂源性囊肿

【病史摘要】　女性,41岁。体检时B超发现左肾局限性积水。

【X线表现】　KUB未见明显异常,尿路造影示左肾下盏基底部向外突出囊性略高密度影。

【X线诊断】　左侧肾盂源性囊肿。

【评　　述】　肾盂源性囊肿直径大小为2～4 cm,大多位于肾髓质部,且在大肾盏或肾盂旁,与囊肿之间常有一细管相通。但不一定能显示。静脉肾盂造影见肾功能正常,囊肿较大时在肾盂、肾盏上造成压迹。囊肿通常不显影。本病需与肾结核瘤相鉴别,后者常见肿块内有钙化且造影时不显影。

病例 304   海绵肾

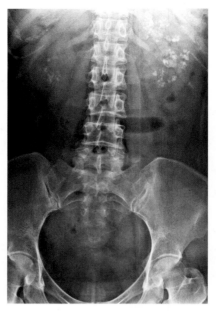

A   KUB平片

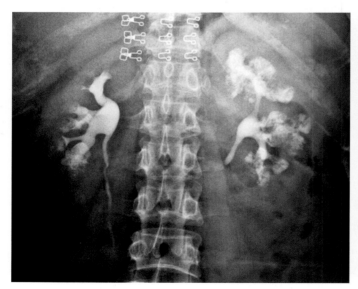

B   IVP 16分钟平片

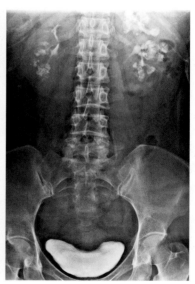

C   IVP 32分钟平片

图6-6-5   海绵肾

【**病史摘要**】   女性,55岁。腰部酸痛,加重数月。镜下血尿(+++)。

【**X线表现**】   KUB示双侧肾脏多发弥漫性微小钙化灶。尿路造影示双侧肾盏扩张积水,结石位于肾盏周围。

【**X线诊断**】   双侧髓质海绵肾。

【**评　　述**】   本病是一种先天性非特异性肾集合小管的扩大。70%系双肾患病,每侧肾脏有一个至数个肾乳头受累。在平片上可见双肾广泛存在微小结石。静脉肾盂造影是很重要的检查方法,可以显示造影剂潴留在扩大的肾小管、乳头管及小囊肿处,还可确定结石特殊的位置。典型病例根据钙化的形态与分布可以明确诊断。

第七节　肾上腺疾病

病例 305　肾上腺嗜铬细胞瘤

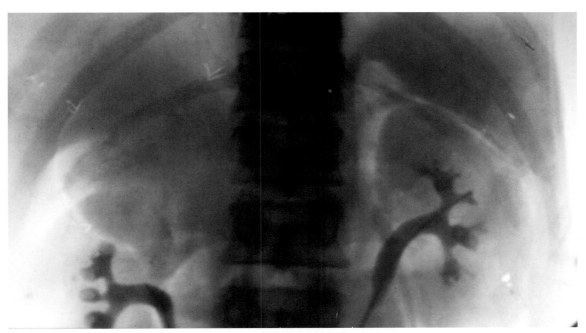

图 6-7-1　肾上腺嗜铬细胞瘤腹膜后充气造影

【病史摘要】　男性,25 岁。高血压,血糖增高,消瘦。

【X线表现】　腹膜后充气造影示右侧肾上腺体积明显增大,呈肿块样改变。

【X线诊断】　右侧肾上腺嗜铬细胞瘤。

【评　　述】　嗜铬细胞瘤是一种产生儿茶酚胺的肿瘤,占初诊高血压患者的0.5%,肿瘤的诊断具有重要的临床意义,切除肿瘤可以治愈高血压。嗜铬细胞瘤好发于青壮年。肿瘤90%发生于肾上腺,10%位于肾上腺之外,10%为恶性,10%为多发肿瘤,因此称为 10%肿瘤。嗜铬细胞瘤的典型临床症状为阵发性高血压、头痛、心悸、多汗,发作数分钟后症状缓解。原发性肾上腺占位性病灶常见还有肾上腺腺瘤。仅靠 X 线无法区分肿瘤类型,较小的肿瘤不易发现。必须行 CT 或 MR 检查,对诊断及鉴别诊断具有较重要的作用。

第八节　其他

病例 306　肾下垂

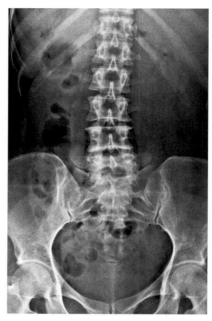

A　KUB平片

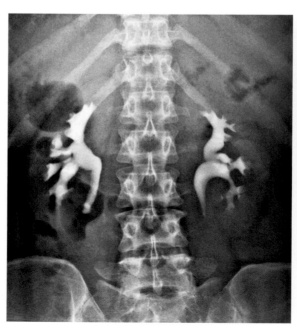

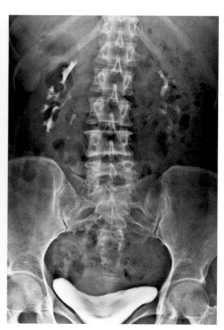

B　IVP 16分钟平片　　　　　　　　　　C　IVP 32分钟平片

图 6 - 8 - 1　肾下垂

【病史摘要】　女性,50 岁。腰酸,加重 1 周。镜下血尿(+)。

【X线表现】　双侧肾脏位置下移,肾门位于 L2/3 椎间隙水平,余未见明显异常。

【X线诊断】　双侧肾下垂。

【评　　述】　肾的位置自卧位变换到立位时可下降两个椎体以上的距离。患者的年龄一般较大,且伴有其他内脏下垂。由于肾脏的移动度较大,引起排空延迟,容易产生肾盂、肾盏积水而并发感染。X线检查主要依靠静脉肾盂造影,肾脏显影时,分别摄卧位及立位片,此时下垂的一侧肾脏常可下降达两个以上椎体的距离。主要与先天性游走肾和异位肾相鉴别:先天性游走肾的输尿管特别长,且肾脏活动的范围亦不受限制;异位肾位于盆腔内时输尿管特别短,且肾脏的血供多来自髂动脉。

病例 307 神经源性膀胱

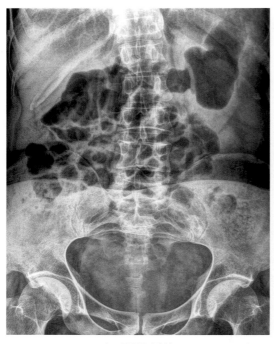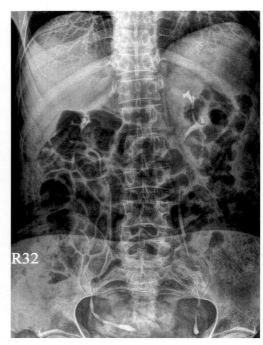

A KUB平片   B IVP 32分钟平片

图 6-8-2 神经源性膀胱

【病史摘要】 男性,56岁。肉眼血尿10余天。

【X线表现】 KUB示膀胱体积增大,边界欠光整。尿路造影示膀胱显影密度不均。

【X线诊断】 神经源性膀胱。

【评 述】 由于支配膀胱的外周神经或中枢神经发生障碍时均可发生排尿障碍,这种神经功能性排尿障碍导致的膀胱病变就是神经源性膀胱。高级中枢损伤:由于膀胱张力持续升高,膀胱造影表现为膀胱壁增厚,膀胱小梁或憩室形成,憩室不大,数目较多,可有结石,由于膀胱括约肌痉挛,膀胱内缘可呈高低不平小波浪状,膀胱体积常增大,典型呈宝塔形。低级中枢损伤:膀胱张力低,膀胱体积明显增大,膀胱表面光滑。慢性膀胱炎伴下尿路梗阻,影像学表现与神经源性膀胱较难鉴别,诊断需结合病史及有无神经损伤的相应表现等。

病例 308　尿道及膀胱异物

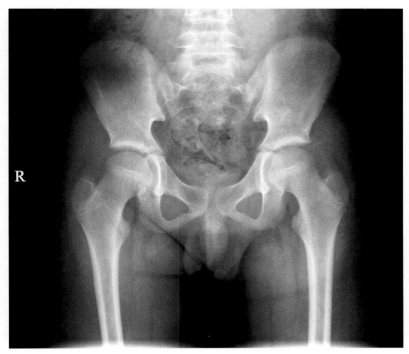

图 6-8-3　尿道及膀胱异物膀胱区平片

【病史摘要】　男性,11 岁。铅笔芯断入尿道 5 小时。

【X 线表现】　尿道海绵体部见点状高密度影。

【X 线诊断】　尿道异物。

【评　　述】　尿道及膀胱异物,最多为经尿道外口插入。少数为外伤或前列腺手术时遗留于尿道内。男性多见。异物种类较多,金属异物平片可见,异物在膀胱中可以以异物为中心形成结石,但较少见。在平片无法显示的异物,CT 较易诊断。

第七章　头颈部

陈　明　卢又燃　张京刚　何展飞

第一节　正常头颈部 X 线解剖

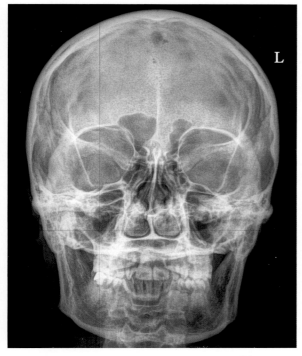
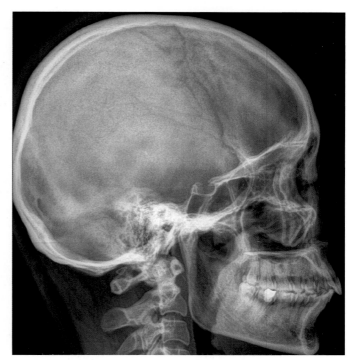

图 7 - 1 - 1　正常眼眶正位片和侧位片

【X线表现】　两侧眼眶对称,骨质连续光滑,眶内密度正常,未见明显异常密度影,眶上裂基本对称。

【X线诊断】　正常眼眶。

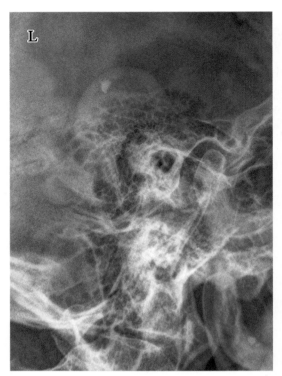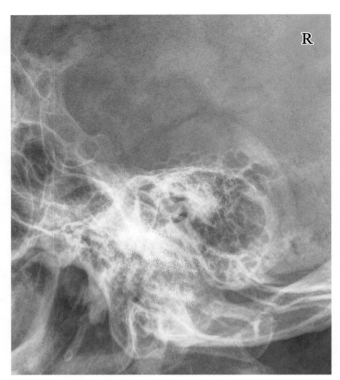

图7－1－2　左、右乳突梅氏位

【**X线表现**】　双侧乳突气化良好，气房集中在鼓窦周围，气房向周边发展，容积逐渐变大，呈扇样分布。气房骨间隔由大小不等的致密骨组成，呈蜂窝状。

【**X线诊断**】　正常乳突梅氏位。

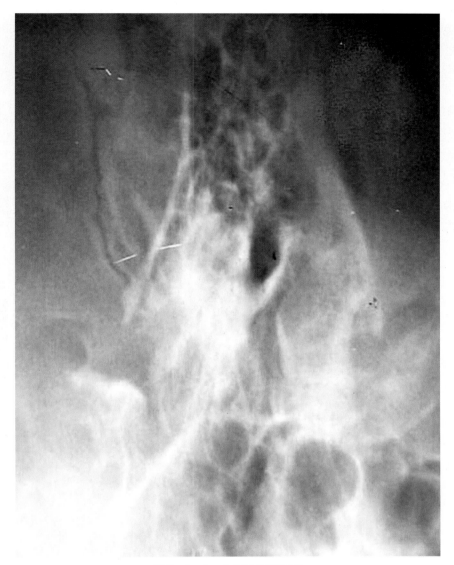

图 7 - 1 - 3 　右侧乳突梅氏位

【X 线表现】　外耳孔位于正中,上鼓室、鼓窦及鼓室入口可清晰显示。骨质连续,未见破坏。

【X 线诊断】　正常气化型乳突。

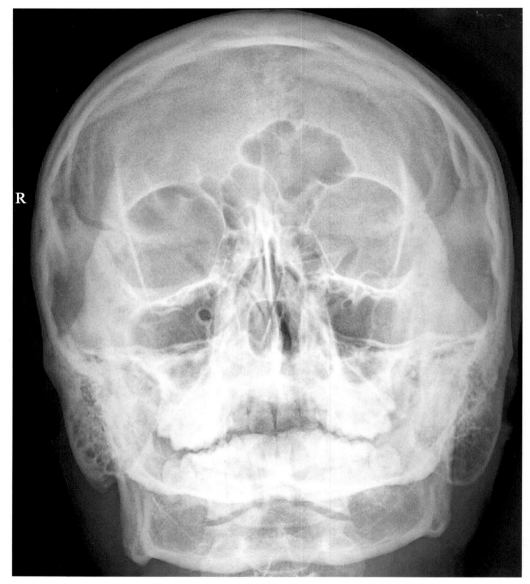

图 7 - 1 - 4 鼻旁窦华氏位

【**X线表现**】 显示双侧鼻旁窦包括上颌窦、筛窦及额窦窦壁光整,未见破坏,窦腔清晰呈低密度,未见软组织影。与双侧眼眶密度接近。

【**X线诊断**】 正常鼻旁窦华氏位。

【**评 述**】 为检查鼻旁窦,常规应用的体位可分为坐位及卧位。坐位对观察上颌窦内有无积液较好。

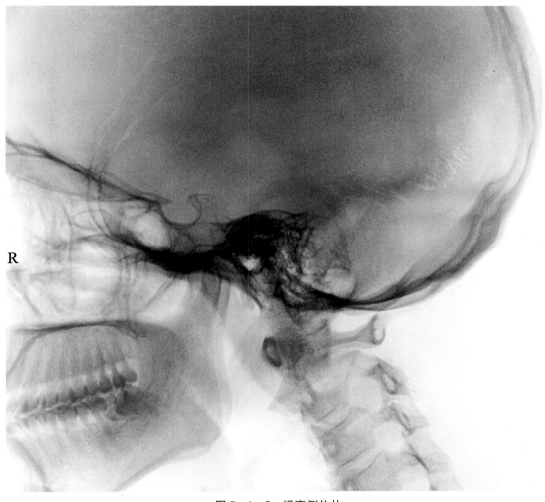

图 7 - 1 - 5 蝶窦侧位片

【X线表现】 蝶窦位于蝶骨体中央,气化良好,鞍结节及鞍背显示清楚,垂体窝位于正中,其内垂体密度正常,未见异常密度影。

【X线诊断】 正常蝶窦。

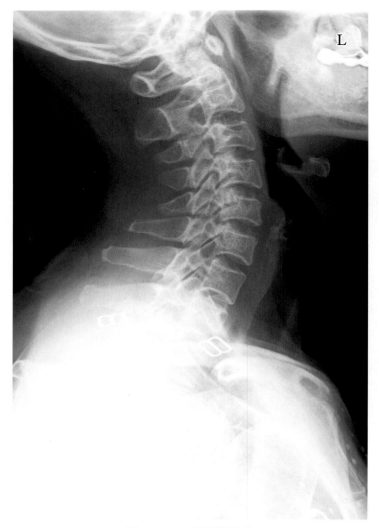

图7-1-6　颈部侧位片

【X线表现】　颈部侧位片可清晰显示咽喉部、咽后区、气管颈段、颈椎及舌骨等，气管内充满气体，对比度较好，能清晰显示咽喉、咽后壁等部位病变。

【X线诊断】　正常颈部。

第二节 眼及眼眶病变

病例 309 视网膜母细胞瘤

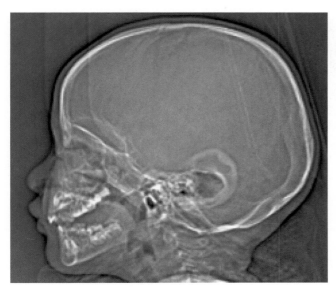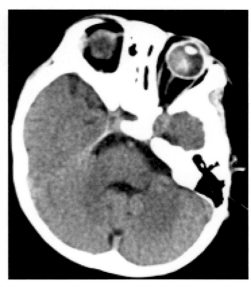

图 7-2-1 左侧视网膜母细胞瘤

【病史摘要】 男性,3 岁。左眼视物模糊。体格检查:左眼白瞳症。

【X 线表现】 左侧眼球球后可见圆形高密度致密灶,呈斑片状,边界清楚,左侧眼眶增大。

【X 线诊断】 左侧视网膜母细胞瘤。

【评　　述】 视网膜母细胞瘤是儿童眼内最常见的恶性肿瘤,多发于 7 岁以下。主要 X 线表现为球内钙化,钙化率达 80%,平片显示率仅为 10%,早期呈细沙状,以后进展为斑块状,钙化常位于球内肿瘤组织中,但也可向球外或眶外蔓延;视神经孔扩大,双侧视神经孔差异超过 10% 或 1 mm 提示异常,视神经孔呈圆形,扩大后边缘骨质变薄,是肿瘤向颅内浸润生长的重要标志;其他还有眼眶密度增高,眼眶窝均匀性增大等表现。

病例 310　视神经胶质瘤

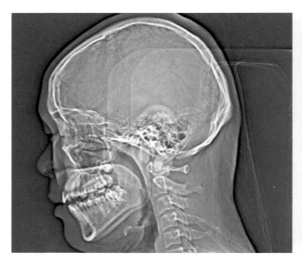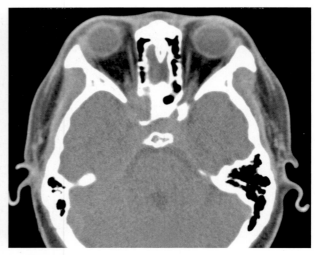

图 7－2－2　右侧视神经胶质瘤累及视神经管

【病史摘要】　男性，16 岁。右眼视力下降 5 天，视野模糊。

【X 线表现】　双侧眼球等大，球壁光整，右侧视神经孔扩大，较左侧增大 2 倍左右，骨质边缘光滑清晰而无骨质硬化。

【X 线诊断】　右侧视神经胶质瘤累及视神经管内段。

【评　　述】　视神经胶质瘤是原发于视交叉或视神经的良性或低度恶性肿瘤，多发于儿童。临床表现为单眼或双眼视力减退，视野模糊，眼球突出，且视力减退多发生于眼球突出之前。视神经胶质瘤累及视神经管内段时，X 线表现为视神经孔扩大，可达对侧孔径的 2～4 倍，而边缘骨质正常，无骨质硬化。眼眶轻度或中度扩大，少数可引起视交叉沟加深、扩大和蝶鞍变形。进展期可向颅内侵犯，视交叉沟向后凹陷，鞍结节变平，蝶鞍呈 W 形表现。需要与视神经胶质瘤鉴别的病变主要包括视神经鞘脑膜瘤、视神经炎、视神经转移瘤和视神经蛛网膜下腔扩大等，仅凭普通 X 线检查诊断此病较难，应结合 CT 及 MRI 检查。

病例 311 眼眶脑膜瘤

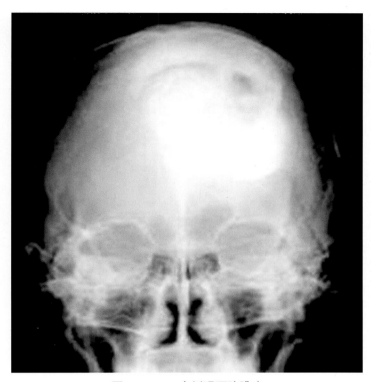

图 7 - 2 - 3 右侧眼眶脑膜瘤

【病史摘要】 女性,45 岁。右眼眼球外凸 1 年余,伴视力模糊、视力减退。

【X 线表现】 右侧眼眶稍扩大,底部可见扁圆形稍高密度软组织影,附着在眶壁上,边界较清楚。

【X 线诊断】 右侧眼眶脑膜瘤。

【评　　述】 眼眶脑膜瘤包括原发性和继发性:① 原发性非常少见,包括视神经管脑膜瘤、神经鞘脑膜瘤及眶内脑膜瘤,多见于中年女性。临床首先表现为视力减退,然后进行性眼球突出。X 线表现:视神经管脑膜瘤,表现为视神经孔周、眶尖或前床突骨膜增生,孔腔轮廓不规则缩小;周围型脑膜瘤局部眶骨骨膜增生,眼眶增大伴眶内肿块钙化灶,偶见眶上裂扩大。② 继发性的常来源于蝶骨翼或颅前窝底,临床症状与原发性类似,X 线表现为局部骨质增生,呈扁平状或骨瘤状,极少数引起骨质破坏。

病例 312　眼眶神经纤维瘤

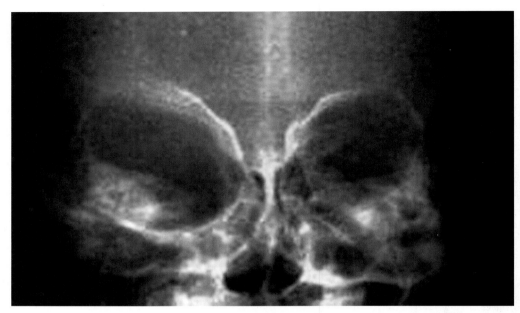

图 7-2-4　眼眶神经纤维瘤

【病史摘要】　男性,25 岁。右侧眼球向前方外凸,视力较前明显下降。

【X线表现】　右侧眼眶增大,眼眶底部可见不规则高密度影,边界欠清楚,附着在眼眶壁下缘。

【X线诊断】　右侧眼眶神经纤维瘤。

【评　　述】　眼眶神经纤维瘤属于神经外胚层肿瘤,瘤内多种神经组织成分增生,以神经鞘膜细胞核显微组织为主。临床上分为孤立性和丛状神经纤维瘤。多发于青中年。神经纤维瘤病常见眼眶和颅底骨发育障碍,以蝶骨为中心,主要表现为蝶骨大翼骨缺损,蝶骨小翼骨很小,眶上裂扩大或伴眼眶普遍性扩大,颞骨缺损。X线表现为稍高密度软组织肿块影,有时伴随眼眶变大,以眶顶区为著。X线表现无特异性,诊断应结合 CT、MRI 及临床表现综合分析。

病例 313　眼眶异物

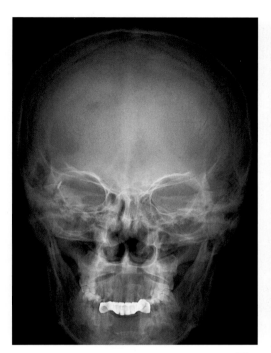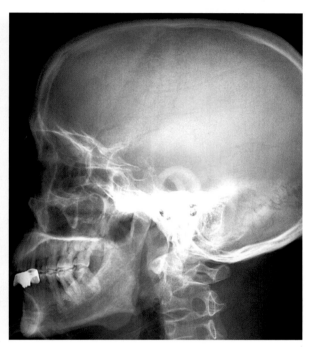

图 7－2－5　眼眶异物

【病史摘要】　男性,54 岁。刨木屑致右眼眶损伤,出现异物感约 1 周。

【X 线表现】　右侧眼眶壁外侧缘可见条状高密度影,侧位片示病灶位于眼窝内。

【X 线诊断】　右侧眼眶异物。

【评　　述】　X 线平片可以确定异物的存在。若不能确定眼球内、外异物时,做 X 线定位检查,包括确定异物在眼球的位置,鉴别异物在球内还是球外,测定异物对应于巩膜表面的位置、异物在球内是否移动等。其中直接定位法较简单,定位误差在 2 mm 之内,能满足一般临床需求。

病例 314　泪腺肿瘤

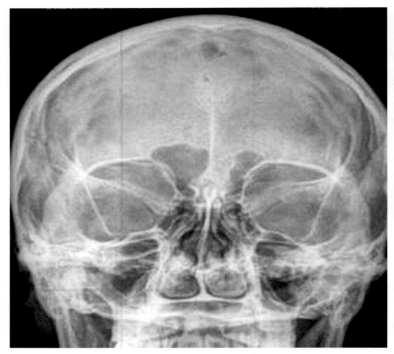

图 7−2−6　左侧泪腺混合瘤

【**病史摘要**】　女性,38 岁。左侧眼球轻度突出,并向内下移位,视力下降。

【**X线表现**】　左侧眼眶稍增大,眶内外上方密度增高,局部眶骨皮质欠光整。泪腺窝增大。

【**X线诊断**】　左侧泪腺混合瘤。

【**评　　述**】　泪腺肿瘤来源于泪腺或副泪腺,大多为良性的混合瘤,少数为腺癌。好发于中年人,良性生长缓慢,临床表现为睑外侧隆起或伴突眼向内下方。X 线最常见的表现为眼眶外上方的泪腺窝变形和扩大;骨质破坏,混合瘤主要表现为局部或边缘骨质吸收,癌则表现为泪腺边缘模糊或骨质吸收,破坏多局限于泪腺窝,进展期可侵犯额骨、肌锥、视神经孔和颅底;骨膜硬化,泪腺窝及眶外上方骨质硬化,为骨膜受累表现;眼眶普遍扩大,常发生于病程长或较大的肿瘤。

病例 315　眶内海绵状血管瘤

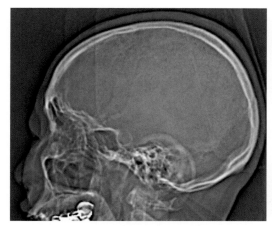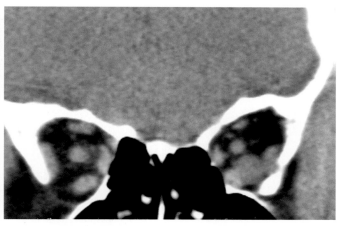

图 7-2-7　左侧眶内海绵状血管瘤

【病史摘要】　女性,54 岁。左眼先天性上睑下垂,视力未见明显改变。

【X 线表现】　左侧眼眶侧位片示左侧眼眶稍增大,其下方似见类圆形稍高密度影,边缘尚光整,周围骨质未见明显破坏、硬化。CT 冠状位片示左侧下直肌上方椭圆形软组织密度影,边缘光整,有一定占位现象。

【X 线诊断】　左侧眶内海绵状血管瘤。

【评　　述】　海绵状血管瘤是成人眶内最常见的良性肿瘤,常于中青年时期发病,女性稍多。肿瘤多位于眼眶肌锥内,绝大多数为单发,极少数为多发,生长缓慢,视力一般不受影响。常见体征为无痛性、慢性进行性眼球突出。X 线表现为眼眶扩大,特征性的表现是眼眶内可见静脉石和斑片状钙化。普通 X 线片对于眶内海绵状血管瘤的诊断较难,应结合 CT 及 MRI 检查。CT 主要表现为肌锥内圆形或椭圆形病灶,边界清楚。大部分肿瘤与眼外肌等密度,且密度均匀,少数可见小圆形高密度钙化,为静脉石,增强后呈中重度强化。MRI 检查海绵状血管瘤 T_1WI 呈低信号或等信号,T_2WI 呈高信号,信号均匀。动态增强可表现为渐进性强化,最终整个肿瘤明显均匀强化,此表现为诊断海绵状血管瘤的特异征象。

第三节　耳病变

病例 316　急性化脓性中耳炎

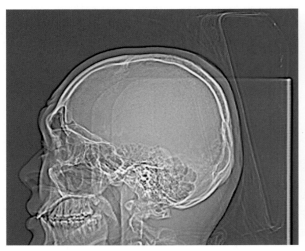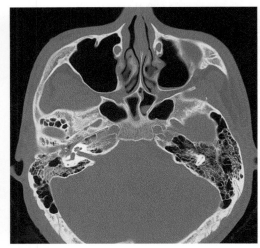

图 7-3-1　急性化脓性中耳炎

【病史摘要】　男性,18 岁。双耳流脓 10 天。体格检查:双侧耳道及耳后软组织肿胀明显。

【X线表现】　右侧乳突气房透光度减低、密度增高、模糊,小房间隔模糊,鼓窦区无明显骨质破坏。CT 横断位示中耳腔内见软组织影。

【X线诊断】　急性化脓性中耳炎。

【评　　述】　本病好发于儿童,炎症常局限于鼓室和鼓窦,一般称为中耳鼓窦炎。临床症状为耳内和耳后深部阵痛或持续疼痛,穿孔后疼痛减轻出现耳漏。X 线表现为中耳透亮度减低,早期表现为鼓窦周围的小气房,当气房内气体被炎症病变和积液所替代时,气房透亮度减低,呈片状致密影,骨间隔却正常;当有脓腔形成时,局部网状结构中断,形成相对小片状无结构透亮区。

病例 317 慢性化脓性中耳炎

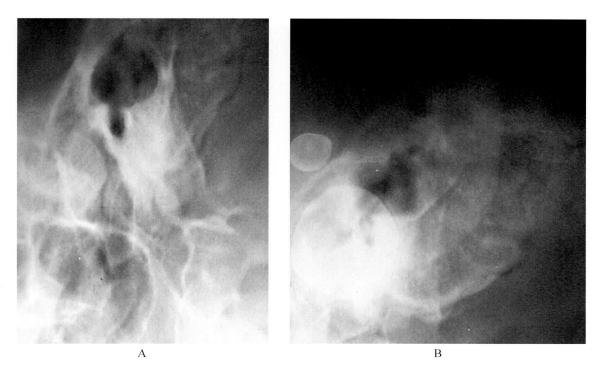

图 7-3-2 右耳中耳乳突炎

【病史摘要】 男性,34 岁。右耳持续性流脓 3 个月余,耳痛伴听力下降 1 个月。

【X 线表现】 图 A、图 B 分别为右乳突梅氏位和许氏位乳突片,鼓窦区可见骨质破坏,部分边缘锐利硬化,鼓窦入口扩大。

【X 线诊断】 右耳中耳乳突炎(胆脂瘤型)。

【评　述】 急性化脓性中耳炎症未能及时治疗或病情较重,治疗后未痊愈,病程超过 6～8 周则称为慢性中耳炎,临床症状主要为长期间歇性流脓史,伴有不同程度听力障碍。临床分为 3 型:单纯型、肉芽肿型及胆脂瘤型。单纯型表现为鼓窦、中耳腔慢性炎症,透亮度减低,周围骨质硬化,而无上鼓室、入口和鼓窦区的骨破坏,乳突透亮度减低,骨间隔增厚,粗细不均。肉芽肿型多见于板障型乳突,局限于上鼓室,表现为上鼓室扩大,边缘模糊,累及鼓窦入口,则见上鼓室-鼓窦入口扩大,侵犯鼓窦后则鼓窦区破坏。胆脂瘤型早期局限于上鼓室,继之进入鼓窦入口、鼓窦及向周围乳突部扩展,形成大的破坏腔,呈透亮区,病灶边缘光滑锐利,可见致密硬化带。

病例 318　中耳癌

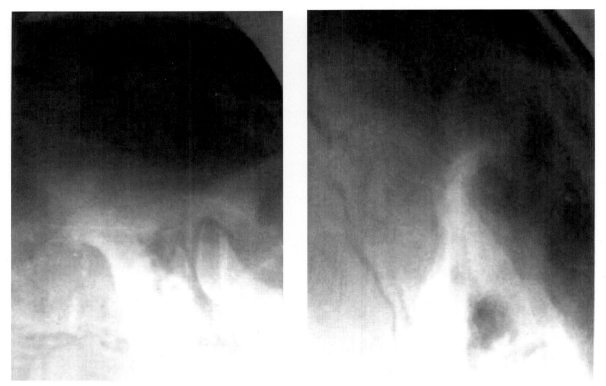

图 7‑3‑3　左侧中耳癌

【**病史摘要**】　男性,65 岁。左耳反复流脓 10 余年,近来耳痛。体格检查:左侧外耳道见血性分泌物及肉芽组织,左中耳腔积液。

【**X线表现**】　左侧乳突密度增高,气房消失。外耳道壁骨质破坏、断裂,外耳孔扩大明显,鼓窦入口及上鼓室骨质吸收,边缘模糊。

【**X线诊断**】　左侧中耳癌。

【**评　　述**】　本病多见于中老年人,病理多为鳞癌,少数为基底细胞癌、腺癌。临床表现为耳聋,多见水样或带血或有臭味分泌物,疼痛明显,晚期可有面瘫。中耳癌早期可致听小骨破坏,中耳腔透亮度减低,中耳骨壁稀疏或骨质破坏,咽鼓管骨性段常累及,以颅底片显示较佳。侧斜位片可见上鼓室入口向上扩大,边缘不齐,呈充实状破坏。与慢性中耳炎有时较难鉴别,需结合临床检查。

第四节 鼻及鼻旁窦病变

病例 319 鼻骨骨折

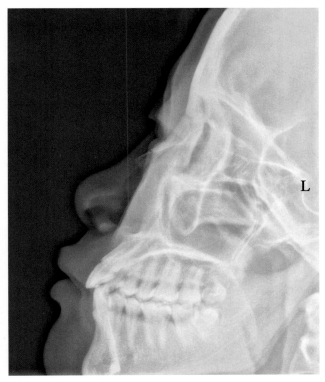

图 7 - 4 - 1 鼻骨侧位,鼻骨骨折

【病史摘要】 男性,40 岁。鼻部拳打损伤约 1 个小时,鼻尖部疼痛。

【X 线表现】 鼻骨鼻尖部骨皮质不连续,局部凹陷断裂。

【X 线诊断】 鼻骨骨折。

【评　　述】 本病较常见,可单发,或与颅面骨骨折并发。分为线状、移位或粉碎性骨折。侧位片可见一条横形或斜形透亮线或呈凹陷性改变,可伴有皮肤或黏膜的损伤,有时可见积气等。

病例 320　筛窦骨瘤

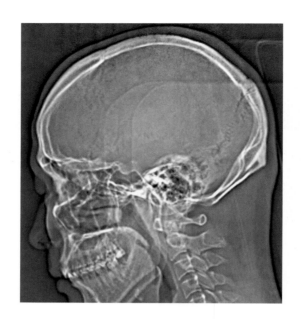

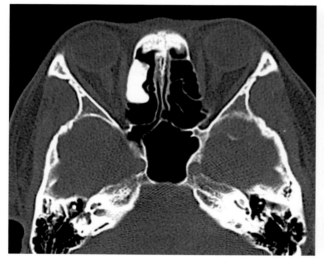
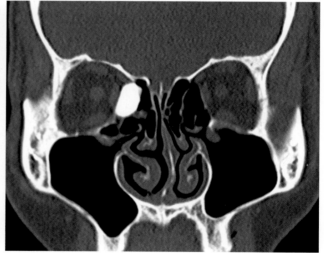

图 7－4－2　筛窦骨瘤

【**病史摘要**】　男性,49 岁。前额部触及骨性隆起 1 年余。

【**X线表现**】　头颅侧位片示筛窦部前缘可见骨性隆起,密度与骨质密度类似。CT 横断位片及冠状位片示右组筛窦内见椭圆形高密度影,密度近似骨皮质,边缘光整。

【**X线诊断**】　筛窦骨瘤（致密型）。

【**评　　述**】　骨瘤是鼻窦常见的良性肿瘤,多见于 20～40 岁。分为致密型、松质型和混合型。骨瘤多见于额窦,其次为筛窦、上颌窦。X 线表现为圆形或卵圆形,大小不等,致密型呈高密度,类似象牙质状;松质型外围为高密度致密骨,内为松质骨,类似海绵状;混合型由两种混合构成。

病例 321　上颌窦炎

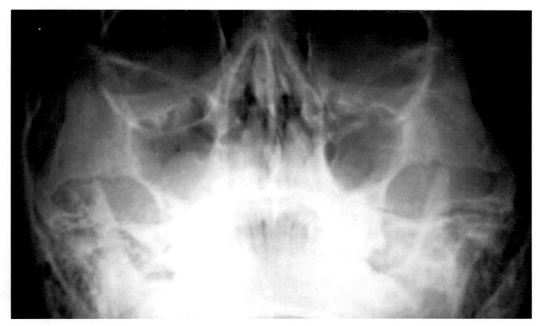

图 7 - 4 - 3　右侧上颌窦炎

【病史摘要】　男性,56 岁。流脓涕 4 年余,偶见血丝。

【X 线表现】　右侧上颌窦下壁及外侧壁黏膜增厚,窦壁骨质稍变薄。

【X 线诊断】　右侧上颌窦炎。

【评　　述】　鼻窦炎是鼻部最常见的病变,可继发于感染、过敏、免疫状态改变或以上几种因素共同作用。由于炎症反应,鼻窦黏膜肿胀、窦口鼻道复合体狭窄,导致黏液阻塞和分泌物潴留。鼻窦炎按病程可分为急性及慢性炎症两种。急性或慢性上颌窦炎均有黏膜增厚,表现为环绕窦壁的带状阴影和窦壁平行,中央有透光区,有时黏膜可高度肿胀,闭塞整个窦腔;窦内积液,坐位水平投照为显示上颌窦积液的最好方法。慢性炎症可见窦壁硬化。

病例 322　鼻旁窦炎

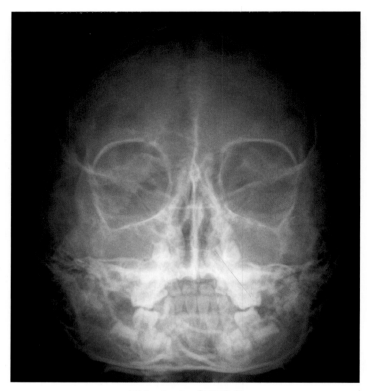

图 7-4-4　鼻旁窦炎

【病史摘要】　女性,8岁。发热、流脓涕2天。体格检查:双侧上颌窦区压痛。

【X线表现】　双侧筛窦、额窦及上颌窦密度均增高,窦壁未见明显破坏。

【X线诊断】　全组鼻旁窦炎。

【评　　述】　鼻窦炎为常见病变,感染多来自鼻窦,少数来自咽部。上呼吸道感染,异物或外伤等是常见诱因,局部因素如鼻中隔偏曲、鼻甲肥大等也可诱发。急性鼻窦炎除有全身不适、头痛、发热等全身症状外,还可有鼻窦区疼痛等,慢性鼻窦炎可无全身症状,临床常以鼻塞、流鼻涕为著。鼻窦炎的主要X线表现为鼻腔软组织增生,窦腔透亮度减低,窦腔软组织增厚,窦腔壁骨质变薄,邻近结构被侵犯。

病例 323 鼻窦黏膜囊肿

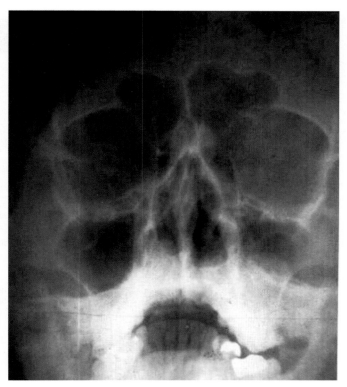

图 7 - 4 - 5 左侧上颌窦黏膜下囊肿华氏位

【**病史摘要**】 男性,30 岁。左鼻常流鼻涕,近年加重。

【**X 线表现**】 左侧上颌窦底部可见一枚类圆形软组织影,密度均匀,表面光滑,周边窦壁未见明显受压。右侧上颌窦黏膜增厚。

【**X 线诊断**】 左侧上颌窦黏膜囊肿,右侧上颌窦炎。

【**评 述**】 鼻窦的黏膜囊肿主要有黏液腺潴留囊肿和黏膜下囊肿。一般无症状,多为 X 线检查发现。少数可自行破裂,鼻流黄水,一般不引起窦腔扩大和骨质改变。普通 X 线检查以华氏位显示最佳,柯氏位和侧位可辅助诊断。囊肿多见于上颌窦,沿着窦壁可见半球形软组织突入窦腔,边界较清楚,大的囊肿可充满窦腔,表现为窦腔透亮度减低,窦壁骨质一般不受累。需要鉴别诊断的是鼻窦黏液囊肿及鼻窦肿瘤:黏液囊肿更多见于额窦、筛窦,呈明显膨胀改变,易侵入邻近结构;鼻窦肿瘤仅靠普通 X 线检查鉴别较难,需结合 CT 或 MRI 检查,一般肿瘤在 CT 或 MRI 上呈实性强化,而囊肿无强化。

病例 324 鼻窦黏液囊肿

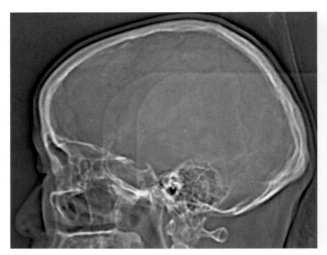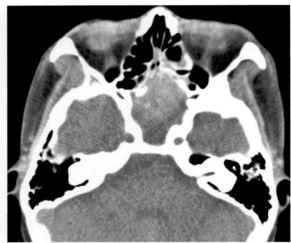

图 7 - 4 - 6 筛窦、蝶窦黏液囊肿

【病史摘要】 女性,26 岁。鼻塞、头痛数月。

【X线表现】 头颅侧位片可见蝶窦区密度明显增高,蝶窦扩大。CT 横断位片示蝶窦膨胀性扩大,骨壁吸收改变,蝶窦及筛窦内见软组织密度影。

【X线诊断】 蝶窦黏液囊肿。

【评　　述】 鼻窦黏液囊肿多是窦腔开口阻塞而造成窦腔膨胀性病变,通常继发于炎症。黏液囊肿壁即囊腔膜因受压变薄,纤维柱状上皮变为扁平形,黏膜下层可见炎性细胞浸润。黏液囊肿绝大多数为单发,极少数为多发。额窦最常累及,多见于中老年人,其次为筛窦,多见于青年或中年人,上颌窦及蝶窦受累较少。黏液囊肿生长缓慢,患者早期无任何不适,随着囊肿逐渐扩大,压迫囊壁而出现相应症状,额窦、筛窦黏液囊肿多因眼球突出就诊,蝶窦黏液囊肿最常见症状为视力下降,严重者可出现眶尖综合征。X线表现为窦腔透亮度改变,窦腔密度增高呈膨胀性扩大,窦壁膨隆变形,且最先向压力小的眼眶内上方移位;窦壁骨质改变,窦壁吸收变薄,窦周骨质呈硬化改变,以筛窦间隔和纸板消失最常见。鼻窦黏液囊肿病史常有典型的影像学表现,一般诊断不难。主要应与鼻窦肿瘤及黏膜下囊肿鉴别:鼻窦肿瘤 CT 及 MRI 呈均匀或不均匀的实性强化;黏膜下囊肿紧贴窦壁,一般不会引起窦壁骨质变薄、吸收,亦不会造成窦腔膨胀改变。

病例 325　上颌窦癌

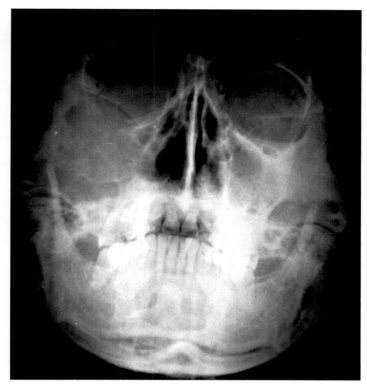

图 7-4-7　右侧上颌窦癌

【**病史摘要**】　男性,68 岁。右侧颌面部肿胀、疼痛 4 个月。

【**X 线表现**】　右侧上颌窦明显扩大,周边窦壁边界模糊,骨质破坏,向周边浸润生长,向上累及眶下缘。

【**X 线诊断**】　右侧上颌窦癌。

【**评　　述**】　鼻及鼻窦恶性肿瘤较少见,大约占所有头颈部肿瘤的 3%,其中最多见于上颌窦。鼻及鼻窦恶性肿瘤的早期症状与慢性鼻窦炎相似,为持续性流涕和面部疼痛,偶尔伴血涕(出现血涕应引起重视)。上颌窦癌是最常见的鼻窦恶性肿瘤,主要 X 线表现为窦腔内软组织肿块,鼻窦透亮度减低,窦壁骨质破坏和周围软组织侵犯,少数有窦腔变大和骨质增生变化。鼻窦透亮度减低不具有特异性,鼻窦炎亦可有此种表现;骨质破坏最具特征性,对肿瘤发生部位、侵犯范围和病变性质有重要提示作用。一般早期骨质破坏程度轻,X 线较难早期发现,晚期骨质破坏范围大,累及重要结构。上颌窦癌以内侧壁破坏最常见,次为眶底壁,一般向上累及筛窦;向后破坏上颌窦后外侧壁及翼腭窝,甚至可累及翼突、蝶骨大翼等;向下可累及下牙槽和硬腭;向外可致颧突破坏;晚期患者还可见眶下神经管或圆孔的破坏。CT 和 MRI 检查对病变的侵犯及扩展程度有更大优势。

<h2 style="text-align:center">第五节　颈部</h2>

病例 326　咽后壁脓肿

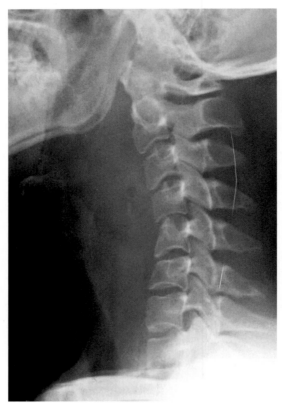

图 7-5-1　咽后壁脓肿

【**病史摘要**】　女性,42岁。咽部疼痛7天,高热4天。

【**X线表现**】　C1～T1椎体水平咽后壁软组织呈梭形肿胀,最厚处约4cm,增厚软组织中似见气泡影,颈椎受压生理曲度呈反弧表现,气管向前推移。

【**X线诊断**】　咽后壁脓肿。

【**评　述**】　咽后壁脓肿主要来源于咽后间隙的淋巴结炎症,常见于婴幼儿,少数为咽后壁异物或损伤引起。正常人咽后壁厚度约为C4或C5椎体前后径的1/5,若超过这一范围,一般表明咽后壁增厚,以颈部侧位片为基础,表现为软组织肿胀增厚,向前推移气管,若肿胀的软组织中间可见气体或液平则强烈提示咽后壁脓肿。软组织向后压迫颈椎,可致颈椎生理曲度改变,如消失、变直或反弧。若脓肿长期存在可致椎体骨质改变,还可引起椎前韧带的骨化或钙化。咽后壁脓肿表现为咽后壁软组织增厚,但缺乏特异性,血肿、肉芽肿及恶性淋巴瘤等也有这种表现。

病例 327 腺样体肥大

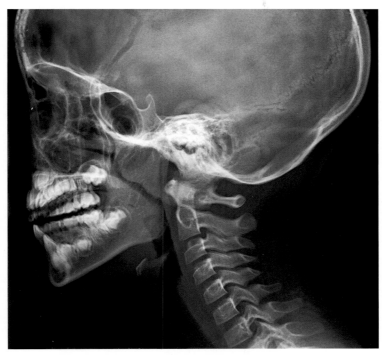

图 7-5-2 腺样体肥大

【病史摘要】 男性,7 岁。夜间打鼾 1 个月余。

【X 线表现】 鼻咽侧位片显示鼻咽顶壁软组织增厚(>10 mm),表面较光滑,前抵后鼻孔,后达颈椎前,导致鼻咽腔狭小。

【X 线诊断】 腺样体轻度肥大。

【评　　述】 小儿腺样体肥大或增生是小儿打鼾的主要原因,腺样体肥大可引起鼻咽腔气道狭窄。判断腺样体增生程度主要测量鼻咽顶后壁软组织影的厚度。因 X 线片放大率的原因,以及鼻咽部软组织厚度和鼻咽腔大小的个体差异,不宜单纯以鼻咽顶部软组织厚度作为诊断标准,可以鼻咽顶软组织厚度与鼻咽腔上下径的比值(A/N)或鼻咽气道宽度(PAS)作为诊断依据。A/N:取腺样体最突点,至枕骨斜坡颅骨外面切线间做垂线,此距离即为腺样体厚度(A);硬腭后上端点与翼板和颅底结合点之间连线为鼻咽腔宽度 N。PSA:软腭与腺样体之间的最小气道间隙。A/N≤0.6 是正常范围;0.61~0.70 为中度肥大;≥0.71 为重度肥大。PSA>10 mm 为正常,5~10 mm 为轻中度肥大,<5 mm 为重度肥大。因本病主要引起通气功能障碍,故以 PSA 值作为诊断依据更加可靠。鼻咽侧位片可较清楚显示腺样体增大的部位和局部气道狭窄的程度,可以辅助制订手术计划。

目前研究认为,鼻内窥镜(鼻咽镜)在诊断轻、中度腺样体肥大中具有更高的正确性和可靠性,与 X 线检查侧位片相比,鼻内窥镜的阳性预测值更高,与诊断结果符合率更高。但鼻咽部侧位 X 线片检查由于价格低廉、操作简单,仍在临床上广泛应用。

病例 328　鼻咽癌

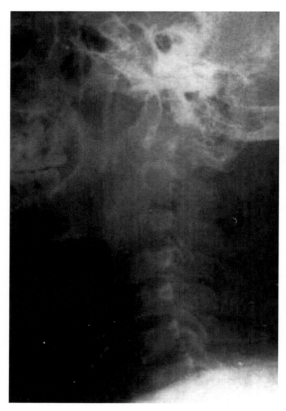

图7‐5‐3　鼻咽癌颈部侧位片

【**病史摘要**】　女性,45岁。发现颈部肿块1天入院。体格检查:左侧颈部触及直径约3cm左右包块。

【**X线表现**】　鼻咽部顶后壁软组织增厚、肿胀,向前隆起。颈椎椎体未见明显骨质破坏。

【**X线诊断**】　鼻咽癌。

【**评　　述**】　鼻咽癌是发生于鼻咽部上皮细胞的恶性肿瘤,大多数起自咽隐窝。早期临床表现常较隐匿,中、晚期因肿物的侵犯范围不同而表现各异。患者就诊时往往以颈部淋巴结肿大为首发症状,其主要临床症状有回缩性血涕、鼻出血等。鼻咽癌X线检查常规应摄取鼻咽侧位片及颅底片。主要X线表现为鼻咽部软组织肿块,癌肿向上可侵蚀颅底骨质,表现为骨质破坏,少数为骨质硬化。鼻咽癌需与鼻咽部病变如鼻咽部纤维血管瘤等相鉴别。鼻咽部纤维血管瘤也可引起骨质呈压迫性吸收、变形等改变,但临床多见于青年男性,有反复多量出血史,这有助于两者的鉴别。

第八章 乳 腺

俞胜男　张永成

<h1 style="text-align:center">第一节 概 述</h1>

一、正常乳腺 X 线解剖

正常乳腺 X 线解剖如图 8-1-1 所示。

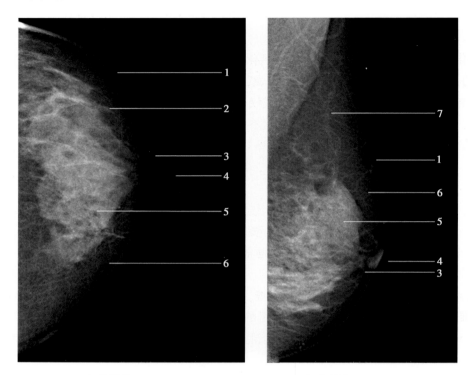

左乳轴位(L-CC)　　　　　左乳斜位(L-MLO)

图 8-1-1 正常乳腺 X 线解剖

1. 皮肤 2. 悬吊韧带(Cooper 韧带) 3. 乳晕 4. 乳头 5. 腺体 6. 皮下脂肪 7. 血管

二、乳腺实质构成分类

根据乳腺构成的纤维腺体组织密度高低和分布范围将乳腺实质构成分为四种类型:

a 类,脂肪型,双侧乳腺几乎都为脂肪。

b 类,散在纤维腺体型,纤维腺体密度呈小区域性分散存在。

c 类,不均匀致密型,双侧乳腺不均匀性致密,可遮掩小肿块,可分为弥漫和局限两种。

d 类,极度致密型,双侧乳腺极度致密,X 线摄影敏感度降低。

三、乳腺影像检查技术

1. 乳腺 X 线摄影 能准确显示乳腺的大体结构,空间分别率高,对乳腺疾病具有较高的特异性和敏感性。操作简单、检查手段经济、病变诊断经验丰富,是目前乳腺疾病的常用检查方法。但较难显示乳后间隙病变,密度分辨率低,对微小病灶、致密型乳腺中的早期病变及特殊部位病灶的发现尚有不足。

2. 乳腺 MRI 对钼靶评价困难的致密型乳腺,乳腺癌术后复发的评估,乳房成形术后对其位置的观察、有无逸漏或并发症等有一定优势,定位更准确、直观。对胸壁侵犯腋淋巴结转移优于其他影像检查。但对微小钙化显示不敏感。检查设备昂贵,检查时间长。

四、乳腺影像主要 X 线征象

1. 肿块 在两个不同投照位置均可见到的占位性病变,有鼓出的边缘;仅在一个投照位置见到,在其被确定具有三维占位特征前称为"不对称致密影"。

（1）形态：圆形或椭圆形、分叶形、不规则形。

（2）边缘：清楚、浅分叶、模糊、浸润、星芒状。

（3）密度：高密度、等密度、低密度、含脂肪密度。

2. 钙化　微钙化是乳腺癌的一个重要的早期表现。

（1）形态分类：形态上钙化分为良性钙化和可疑钙化。

1）良性钙化：包括皮肤钙化、血管钙化、粗棒状钙化、圆点状钙化、牛奶样钙化、缝线钙化、营养不良钙化，粗糙或爆米花样钙化，环状或蛋壳样钙化。

2）可疑钙化：包括不定性钙化、粗糙不均质钙化、细的多形性钙化，细线或细分支状钙化。

（2）钙化的分布：弥漫性/散在、区域性、成组、线性、节段性。

3. 结构扭曲　纤维腺体组织扭曲呈放射状或线样毛刺，无明显肿块，可伴不对称或钙化。

4. 不对称致密　分4种类型：不对称、大范围不对称、局灶不对称及进展性不对称。

五、 乳腺影像学报告与数据系统（BI‐RADS）评估分类

0 类（category 0）　影像评估不完成，需要进一步影像学检查。处理：召回加摄投照体位、超声、MRI或旧片对照。

1 类（category 1）　乳腺结构对称，未见肿块、结构扭曲及可疑钙化。处理：常规乳腺筛查。

2 类（category 2）　肯定良性肿块、良性钙化，萎缩退化、已钙化的纤维腺瘤，导管扩张的多发钙化，油脂囊肿、脂肪瘤、积乳囊肿等含脂肪的病变或错构瘤等混合密度的病变。乳内淋巴结、丰胸术等，归入此类。处理：常规乳腺筛查。

3 类（category 3）　可能良性，建议短期内复查。其恶性可能性0～2%。无钙化的境界清晰光滑的实性肿块（囊肿、纤维腺瘤等），局灶性不对称、孤立成组的点状钙化等，归入此类。处理：短期随访（6个月）。

4 类（category 4）　可疑异常需要进行组织细胞学活检（2%～95%），若活检结果为良性，建议半年后随访。

4A：恶性度较低（2%～10%），如果活检或细胞学检查为良性，结果的可信性很高，半年后随访。部分边缘清晰的肿块（<75%），而超声提示可能为纤维腺瘤的实性肿块，可扪及的肿块均归在这一亚级。

4B：中等恶性（10%～50%），成组分布的无定型或细小多形性钙化，边界不清的肿块。

4C：中等稍强疑似恶性病变（50%～95%），怀疑为恶性病变的可能性提高，但还未达到5类的一组病变。如新发现的边界不清、不规则实性肿块，新发的成簇分布的粗线样钙化可归入这一亚级。

5 类（category 5）　几乎肯定为恶性（>95%），有毛刺的不规则高密度肿块伴微钙化，新发的段样分布的细线或细线分枝状钙化等，归入此类。

6 类（category 6）　活检病理证实为恶性，但尚未进行完整的手术切除。

第二节　良性病变

病例 329　乳腺纤维腺瘤

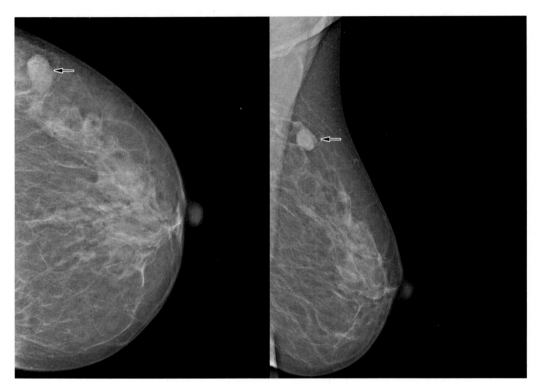

左乳轴位(L-CC)　　　　　　　　　　　左乳斜位(L-MLO)

图 8-2-1　乳腺纤维腺瘤

【病史摘要】　女性,49 岁。1 个多月前发现左乳肿块,肿块无痛,与月经无关,发现以来无明显增长,无发热、皮肤红肿,无乳头溢液,无乳头、乳晕糜烂。

【X线表现】　左乳腋尾区浅分叶状肿块,边缘光整,大小约为 1.3 cm×2.0 cm。

【X线诊断】　左乳外上象限纤维腺体组织内浅分叶状肿块,良性病变可能大,随访复查,BI-RADS 3。

【评　　述】　乳腺纤维腺瘤是乳腺常见良性肿瘤,多发生于年轻女性,被认为是内分泌紊乱、雌激素水平增高引起的。病理为乳腺上皮细胞和结缔组织混合形成,分为管内型、管外型和混合型。X线表现多为圆形或卵圆形,部分为分叶状,密度均匀,边缘光滑,边界清楚;瘤体密度较高,假如肿瘤所处腺体背景致密可显示为圆形稍高密度或等密度影。肿块质地坚硬,活动性好。肿瘤钙化少见或表现为粗糙良性钙化特征(钙化特征可以作为良恶性鉴别的指征);肿块可以单发和多发。乳腺纤维腺瘤有恶变可能(癌变率为0.12%~0.30%),尤其是巨大纤维腺瘤、多发性纤维腺瘤、分叶状纤维腺瘤、组织病理学为复杂性纤维腺瘤等。青春期纤维腺瘤为其特殊类型,生长较快,密度低于一般纤维腺瘤,好发于青春期少女。

2016 年,中华预防医学会妇女保健分会乳腺保健与乳腺疾病防治学组组织国内部分专家编写了《乳腺纤维腺瘤诊治专家共识》,文中指出:初步诊断为纤维腺瘤的病灶应尽量取得病理学诊断。对于影像学诊断乳腺影像学报告与数据系统(BI-RADS)3 类以上的可疑纤维腺瘤,均应取得病理学诊断。推荐组织获取方法为空芯针穿刺活检(CNB)。

病例 330 乳腺导管内乳头状瘤

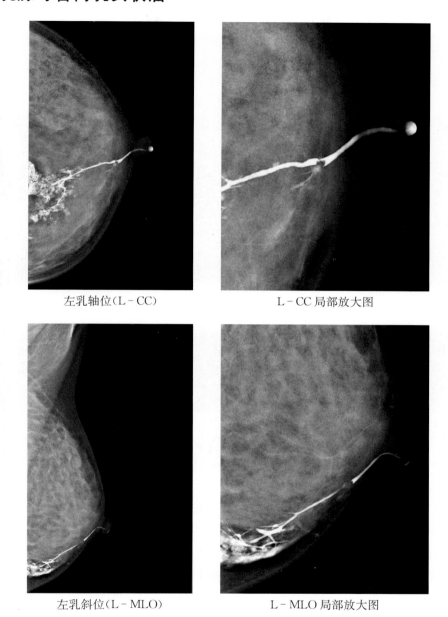

左乳轴位（L-CC）　　　　　　　　L-CC 局部放大图

左乳斜位（L-MLO）　　　　　　　L-MLO 局部放大图

图 8-2-2 乳腺导管内乳头状瘤

【**病史摘要**】 女性，30 岁。左乳头溢液。

【**X 线表现**】 左乳导管造影显示左乳下部分支导管扩张，其一分支导管内见不规则充盈缺损。

【**X 线诊断**】 左乳导管内乳头状瘤。

【**评　　述**】 乳腺导管内乳头状瘤是起源于乳腺导管上皮的良性肿瘤，多认为与体内雌激素水平升高有一定的关系。在良性乳腺肿瘤的发病率仅次于乳腺纤维腺瘤，以中青年女性多见。临床上一般多为间歇性乳头溢液，为浆液性、血性或混合性；当瘤体阻塞乳导管时，可产生疼痛和肿块。多发生于乳头乳晕区的大导管内。X 线表现为乳晕下区及中央区小结节影伴弧形和粗颗粒样钙化。X 线导管造影有特征性，当肿瘤完全阻塞导管时可见扩张的乳导管末端杯口样或新月状改变，扩张的导管走形柔和，边缘光整，末端杯口样截断，边缘整齐光滑；当肿瘤较小，导管未完全阻塞时，多表现为扩张导管内的充盈缺损。本病需与乳腺导管内乳头状癌相鉴别，乳腺导管内乳头状癌肿块多位于乳晕下区以外，可见簇状、细沙样钙化，周围有增粗的血管，易与皮肤粘连，导管造影示导管僵硬、粗细不等。

病例 331　乳腺囊肿

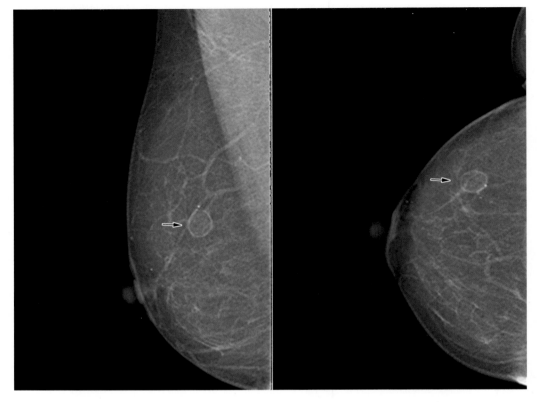

右乳斜位(R-MLO)　　　　　　　右乳轴位(R-CC)

图 8-2-3　乳腺囊肿

【**病史摘要**】　女性,54岁。B超发现右乳肿块1年余。

【**X线表现**】　右乳外上象限纤维腺体组织内圆形高密度影,密度均匀,边缘光整,边界清。

【**X线诊断**】　右乳外上象限纤维腺体组织内圆形肿块,良性病变,BI-RADS 2。

【**评　　述**】　乳腺囊肿是各种原因引起的终末导管小叶单位扩张和积液,是乳腺常见良性病变,好发于30~50岁女性,临床可无明显症状或有刺痛和胀痛,触诊可摸到质韧圆形肿块,活动度好。根据囊内容物不同,可分为积乳囊肿、分泌性囊肿、大汗腺囊肿、单纯囊肿和假性囊肿。囊肿内上皮非典型增生和乳头状瘤形成时,可视为癌前病变。X线表现:囊肿形态以圆形和椭圆形居多,少数呈分支状或片状致密影。大部分囊肿密度均匀增高,有时可呈混杂密度或低密度。囊壁多光滑锐利,边界清晰。发生于致密型乳腺的囊肿边缘多表现为部分遮盖。乳腺囊肿钙化少见,极个别囊肿壁可呈蛋壳样钙化或囊内多发斑点状钙化灶。囊肿伴感染时边缘模糊,周围血管增粗,与囊性增生表现相似,需与乳腺癌鉴别。

病例 332 乳腺海绵状血管瘤

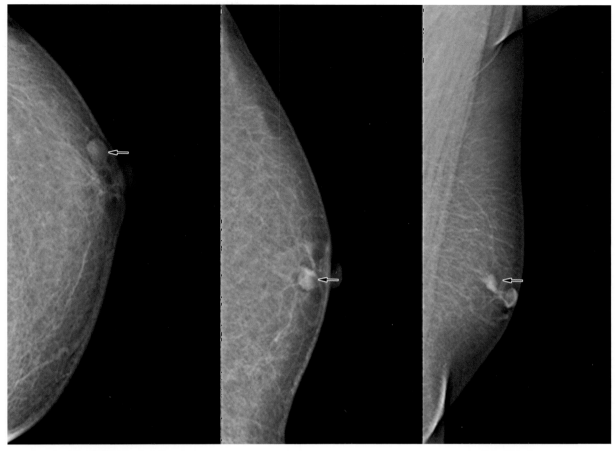

左乳轴位(L-CC)　　　　　　左乳侧位(L-ML)　　　　　　左乳斜位(L-MLO)

图 8-2-4 乳腺海绵状血管瘤

【病史摘要】 女性,66 岁。左乳头外侧乳晕下区肿块。

【X 线表现】 左乳晕下区乳头外侧不规则肿块,密度均匀,部分边界不清。

【X 线诊断】 左乳晕下区肿块,建议进一步组织学检查,BI-RADS 4A。

【评　　述】 本病是由血管组织构成的先天性血管良性畸形,较为少见。可见于任何年龄。可发生于乳腺的各个象限,一般为单发,也可多发。临床一般无症状,位置浅表的血管瘤可伴有皮肤颜色的改变。肿瘤内血栓形成伴梗死时可有疼痛。恶变的可能性极低。X 线一般表现为边界清楚的肿块或结节影,圆形或分叶状,其内可见细小或粗大的钙化影,为静脉石形成。血管瘤的临床和 X 线表现无特征性,MRI 检查可对血管的诊断提供帮助,表现为 T_2WI 由于血流缓慢而呈高信号,增强扫描呈渐进性缓慢强化。

病例 333 乳腺脂肪坏死

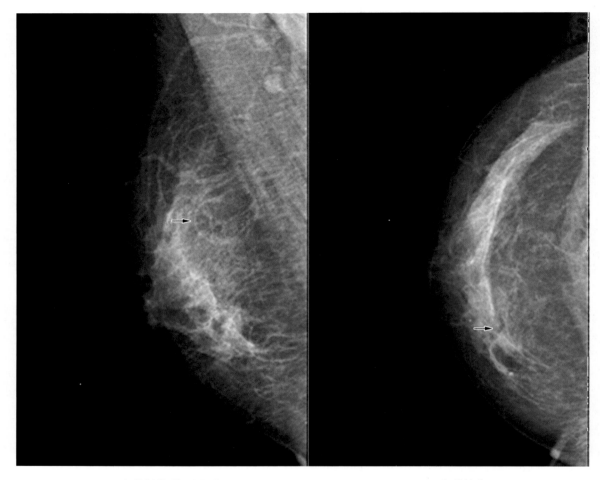

右乳斜位(R-MLO)　　　　　　　　　　　右乳轴位(R-CC)

图 8-2-5 乳腺脂肪坏死

【病史摘要】　女性,30岁。双侧自体脂肪注射术后1年余,发现右乳肿块3天。

【X线表现】　右乳内上象限纤维腺体组织内类圆形脂肪密度肿块,密度欠均匀、边界清,大小为2.0 cm×2.4 cm。

【X线诊断】　右乳内上象限纤维腺体组织内类圆形脂肪密度肿块,良性病变,BI-RADS 2。

【评　　述】　本病为局部脂肪细胞坏死液化后引起的非化脓性无菌性炎症反应,是一种少见的乳腺良性病变。多见于中老年人,尤其是肥胖和有悬垂型乳腺的女性。根据疾病的病因可将其分为原发性和继发性两类,其中大多数为原发性,主要是由外伤引起;继发性脂肪坏死可由各种原因引起的导管内残屑溢出,致使周围的脂肪组织坏死。临床上分为腺内型和腺外型两类,腺外型位置表浅,位于乳腺皮下脂肪层;腺内型位于乳腺实质内。肿块初期较大,随着时间推移,病灶逐渐变小,与周围组织轻度粘连,边界常不清,病变后期由于纤维组织的增生,肿块纤维样变,可出现牵拉征,如皮肤凹陷、乳头内陷等,易误诊为乳腺癌。X线表现由于疾病过程的不同而表现多样。X线特征性表现为脂性囊肿,囊壁薄而光滑,可伴钙化,也可表现为肿块或结节,其内可见大小不等的低密度影或均匀致密影,部分边缘可见毛刺。乳腺脂肪坏死后期纤维组织增生明显,表现为星芒状、斑片状、条索影及网状结构,当纤维化累及皮肤时,可出现皮肤局部凹陷及乳头内陷。鉴别诊断主要是表现不典型时需与乳腺癌相鉴别,一般乳腺癌渐进性增大,脂肪坏死大多呈缩小趋势,密度比癌灶低,其内可见脂肪密度影。

病例 334 乳腺脂肪瘤

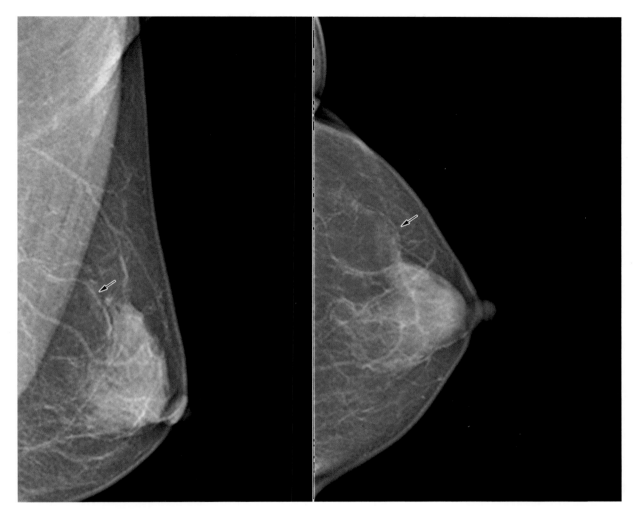

左乳斜位(L-MLO)　　　　　　　　　　　　　　左乳轴位(L-CC)

图 8-2-6　乳腺脂肪瘤

【病史摘要】　女性,59 岁。1 个多月前体检时 B 超发现左乳肿块,无痛,与月经无关,发现以来无明显增长,无发热,无皮肤红肿,无乳头溢液,无乳头、乳晕糜烂。

【X 线表现】　左乳外上象限纤维腺体组织内椭圆形脂肪密度肿块,密度均匀、边缘光整、边界清,大小为 2.8 cm×3.3 cm。

【X 线诊断】　左乳外上象限纤维腺体组织内脂肪密度肿块,良性病变,BI-RADS 2。

【评　　述】　本病可发生于任何年龄,但常见于中年以上女性。多见于乳房丰满、肥胖者。多单发、质软,无不适症状,多为无意中发现。脂肪瘤分为腺内脂肪瘤和间质性脂肪瘤。腺内脂肪瘤含大量腺上皮组织、小叶结构和少量的纤维组织,也称为纤维腺脂肪瘤;间质性脂肪瘤好发于皮下和乳后脂肪层内。脂肪瘤以特殊化的脂肪组织为主,合并少量的结缔组织,有一层很薄的包膜。一般体积较小的脂肪瘤,因临床没有症状,很难被发现,但肿块增大压迫乳腺时,有胀痛感,可触及质软或较韧的肿块,容易变形。脂肪瘤如果与周围组织粘连并伴有钙化时,触诊与恶性肿瘤近似,但 X 线表现明显不同,X 线表现为圆形或分叶状,有包膜,内见细线样分隔或少量腺体和导管结构。密度低于腺体,与脂肪组织近似,以致在腺体退化的乳房内,只能见到包膜外形。脂肪瘤合并钙化常见,呈良性钙化表现。

病例 335　乳腺错构瘤

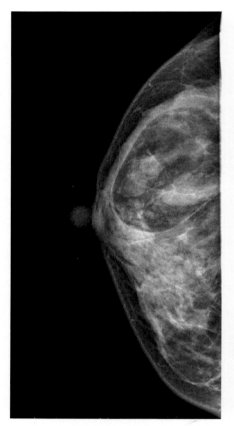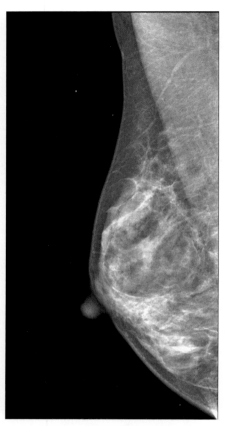

右乳轴位(R-CC)　　　　　　　　右乳斜位(R-MLO)

图 8-2-7　乳腺错构瘤

【病史摘要】　女性,45岁。3年前发现右乳肿块,无疼痛,与月经无关。肿块自发现后无明显增大。

【X线表现】　右乳外上象限纤维腺体组织内椭圆形肿块,其内见等密度及脂肪密度混杂,边缘光整,边界清,大小为4 cm×5.4 cm。右乳内下象限纤维腺体组织内脂肪密度肿块,密度均匀,边缘光整,边界清楚,大小为2.4 cm×2.7 cm。右乳头无凹陷,右乳皮肤无增厚,右腋下未见肿大淋巴结。

【X线诊断】　① 右乳外上象限纤维腺体组织内椭圆形肿块,建议进一步组织学检查,BI-RADS 4A。② 右乳内下象限纤维腺体组织内脂肪密度肿块,良性病变,BI-RADS 2。

【评　　述】　乳腺错构瘤是临床少见的乳腺良性肿瘤,系残留的乳腺管胚芽及纤维脂肪组织异常发育而形成的良性肿瘤,为乳腺组织异常排列形成的瘤样病变,而非真性肿瘤。依肿瘤含乳腺导管、小叶、纤维、脂肪成分比例不同可分为致密型、脂肪型、混合型。以混合型多见,其钼靶X线表现也较典型,易于诊断,而致密型及脂肪型相对诊断困难,易与其他良性肿瘤混淆。乳腺错构瘤应与乳腺纤维腺瘤、囊肿、脂肪瘤、分叶状肿瘤及其他良性肿瘤区别。① 乳腺纤维腺瘤:多发生于青春期,肿瘤直径多在1～3 cm,临床症状较重,一般有刺激性疼痛,且呈周期性改变。而错构瘤多发生于绝经期女性,瘤体一般较大,临床症状轻微或无。② 囊肿:按压质韧,易推动,边界较清楚,与错构瘤鉴别困难,可依据超声及MRI进行区别。③ 脂肪瘤:与脂肪型错构瘤在鉴别上有难度。脂肪瘤钼靶下仅见少许条索状影,而错构瘤则呈斑片状高密度影。④ 分叶状肿瘤:可发生于任何年龄的女性,绝经前、多产和哺乳者相对多发。肿块生长缓慢,多为无意中发现,且有短期内迅速增大史,钼靶上与致密型错构瘤鉴别困难,前者密度会更高,肿块大多呈分叶状,后者则相对密度稍低,并且不特别均匀,形态也多为圆形、椭圆形。错构瘤因成分不同,钼靶表现也多种多样。该病预后较好,几乎无复发和转移。

第三节　恶性病变

病例 336　浸润性导管癌

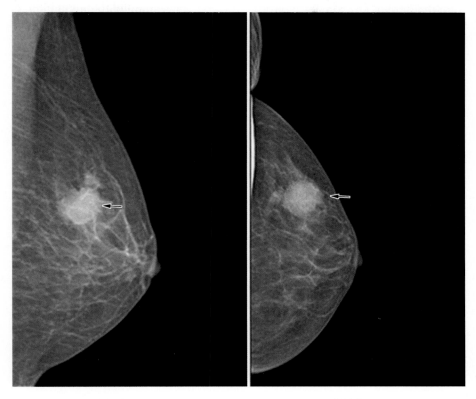

左乳斜位(L-MLO)　　　　　　　　左乳轴位(L-CC)

图 8-3-1　浸润性导管癌

【病史摘要】　女性,76 岁。1 个月前体检时发现左乳肿块,无痛,与月经无关,发现以来无明显增长,无发热,无皮肤红肿,无乳头溢液,无乳头、乳晕糜烂。

【X 线表现】　左乳外上象限纤维腺体组织内不规则肿块伴相邻结节,肿块密度不均、边缘毛糙、边界不清,大小为 2.2 cm×2.5 cm,邻近见小结节灶,大小为 0.7 cm×1.0 cm。

【X 线诊断】　左乳外上象限纤维腺体组织内不规则肿块,恶性可能,BI-RADS 4B。

【评　　述】　浸润性导管癌是最常见的乳腺癌病理类型,占乳腺癌的 65%～80%。肿瘤缺乏充分的组织学特征,所以影像学的表现多样且缺乏特征性。临床上常以触及乳房肿块而就诊。肿块常不光整,与胸壁或皮肤粘连,有些患者有乳头溢血表现。发病年龄高峰为 45 岁以后。X 线表现可出现乳腺癌的各种征象,可见浸润性边缘、星芒状边缘和小分叶边缘的肿块,多形性钙化,结构扭曲。单纯肿块最常见,肿块密度高于正常组织,可见其边缘不规则、分叶及长短不一的毛刺,边界不清,提示肿块的浸润性生长趋势,对于定性诊断具有较重要的意义。肿块伴钙化也多见,钙化颗粒一般大于 10 枚,钙化可位于肿块内或肿块边缘和周围,也可不伴有肿块而单独存在。钙化的形成是由于癌组织坏死后钙盐在导管内沉积,癌细胞分泌所引起的异常代谢或某些与矿化相关的蛋白和细胞因子的参与所导致。当 X 线片上表现为肿块伴有钙化时,则浸润性导管癌的比例就增高,形态为针尖样、沙砾样或不规则等。单纯的钙化和结构扭曲也可能是浸润性导管癌的唯一征象。对于表现为结构扭曲伴有钙化的病灶,首先考虑浸润性导管癌。

病例 337　浸润性小叶癌

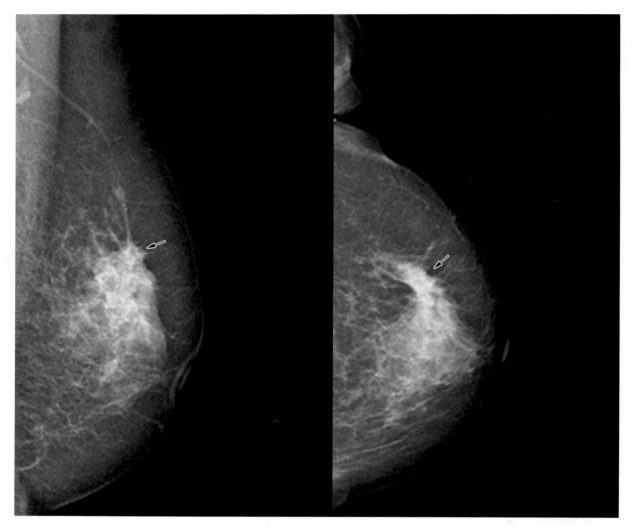

左乳斜位(L-MLO)　　　　　　　　　　　　　　　左乳轴位(L-CC)

图 8 - 3 - 2　浸润性小叶癌

【病史摘要】　女性,62 岁。2 个月前体检时 B 超发现左乳肿块,无痛,与月经无关,发现以来未见明显增长,无发热,无皮肤红肿,无乳头溢液,无乳头、乳晕糜烂。

【X 线表现】　左乳外上象限纤维腺体组织内不规则肿块,密度不均、边缘毛刺、边界不清,大小为 3.3 cm×6.9 cm,局部见多发多形性钙化灶。左腋下肿大淋巴结。

【X 线诊断】　左乳外上象限纤维腺体组织内不规则肿块,恶性可能大,BI - RADS 4C。

【评　　述】　浸润性小叶癌是乳腺第二位好发的恶性肿瘤,仅次于浸润性导管癌。以多灶性、多中心及双侧生长为特征,肿瘤多较大。大部分肿瘤表现为雌激素受体和孕激素受体阳性,腋下淋巴结转移少见。临床发病年龄较浸润性导管癌大,触及肿块为最常见表现。因其密度较低,与正常乳腺腺体近似,X 线片容易漏诊。X 线表现为星芒状肿块、结构扭曲、边缘浸润性肿块,以及局灶性不对称。钙化少见,有时仅表现为局部结构排列紊乱,常需仔细比较、观察双侧同一投照位置方能发现,应提高警惕。

病例 338　乳腺黏液腺癌

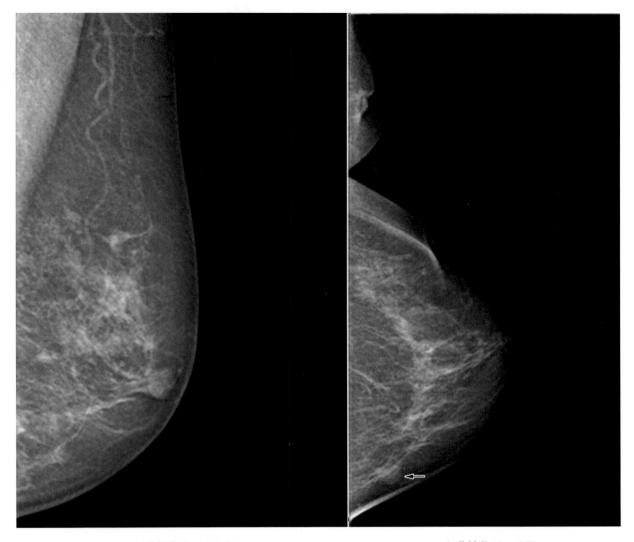

左乳斜位(L-MLO)　　　　　　　　　　　　左乳轴位(L-CC)

图 8-3-3　乳腺黏液腺癌

【病史摘要】　女性,65 岁。发现左乳肿块 2 个月,无痛,与月经无关,无明显增长,无发热,无皮肤红肿,无乳头溢液,无乳头、乳晕糜烂。

【X 线表现】　左乳内侧纤维腺体组织内不规则结节,密度不均,边缘模糊,大小为 0.8 cm×0.9 cm。

【X 线诊断】　左乳内侧纤维腺体组织内不规则结节,恶性可能,BI-RADS 4B。

【评　　述】　乳腺黏液腺癌是分化较好的浸润性腺癌,常见于 50 岁以上的绝经后女性,发病年龄较其他乳腺癌晚。临床以触及肿块为最常见表现。病理上黏液腺癌是肿瘤细胞漂浮于黏液内,黏液组织至少占1/3,又根据是否含有其他类型肿瘤细胞分为单纯型和混合型,含有其他浸润性癌成分者称为混合型。X 线表现与病理分型有相关性,单纯型黏液腺癌多为边界清晰或分叶状边界肿块,而混合型则可表现为边缘浸润或星芒状肿块。老年女性如发现似良性病变的边缘光整肿块,需注意是否为黏液腺癌,需与乳腺髓样癌相鉴别。髓样癌好发于年轻女性,平均年龄 50 岁。

病例 339 乳腺隆起性皮肤纤维肉瘤

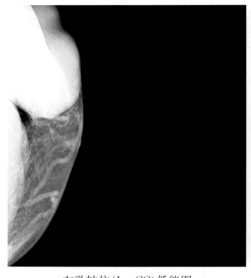
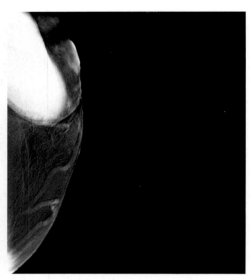

左乳轴位(L‐CC)低能图 　　　　　　左乳斜位(L‐MLO)减影图

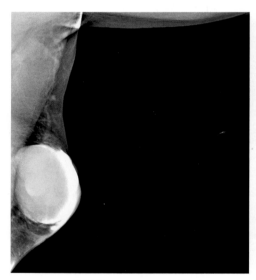
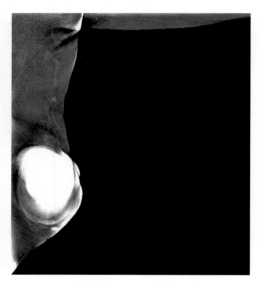

左乳斜位(L‐MLO)低能图 　　　　　　左乳斜位(L‐MLO)减影图

图 8‐3‐4　乳腺隆起性皮肤纤维肉瘤

【病史摘要】　男性,46 岁。发现左乳肿块近 20 年,近 1 年来明显增大。肿块无明显疼痛,境界清,无红肿。

【X线表现】　对比增强能谱乳腺 X 线摄影(CESM)低能图显示左乳外侧纤维腺体组织内椭圆形肿块,密度不均,边缘浅分叶,边界清楚,大小为 5.0 cm×5.5 cm。减影图病灶不均匀强化。左乳头无凹陷,左乳皮肤无增厚,左腋下未见肿大淋巴结。

【X线诊断】　左乳肿块,恶性可能,BI‐RADS 4B。

【评　　述】　隆起性皮肤纤维肉瘤(DFSP)是一种发生于皮肤真皮层、可局部侵蚀的低度恶性皮肤纤维肉瘤,多见于成年男性,可发生于身体任何部位,躯干多于四肢,本例发生于男性左侧乳房。DFSP 临床多表现为无痛性持续性缓慢生长的皮肤及皮下脂肪层的结节状肿块,可不同程度突出体表,多呈深红色,形态规则,边界清楚,无痛性,病灶可持续数年或数十年无症状。乳腺隆起性皮肤纤维肉瘤 X 线表现多呈等密度或高密度类圆形结节肿块影,无明显特异性,最终确诊需依赖病理学检查。乳腺隆起性皮肤纤维肉瘤发生部位较表浅,需与乳腺皮脂腺囊肿及脂肪瘤鉴别。